Pocket Guide Anästhesie

Hadi Taghizadeh

Pocket Guide Anästhesie

Mit 43 Abbildungen

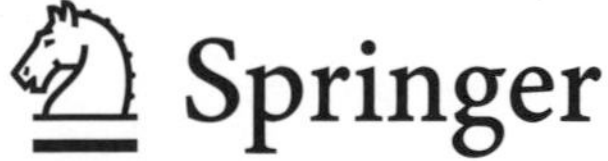

Hadi Taghizadeh
Klinik für Anästhesie, Intensiv- und Notfallmedizin
Westpfalz-Klinikum Kaiserslautern
Kaiserslautern, Deutschland

ISBN 978-3-662-52753-5 978-3-662-52754-2 (eBook)
DOI 10.1007/978-3-662-52754-2

Die Deutsche Nationalbibliothek verzeichnet diese Publikation in der Deutschen Nationalbibliografie; detaillierte bibliografische Daten sind im Internet über http://dnb.d-nb.de abrufbar.

Springer

Umschlaggestaltung: deblik Berlin
Fotonachweis Umschlag: © Herjua/Fotolia
Zeichnungen: cgk-Grafik-Christine Goerigk, Ludwigshafen

Gedruckt auf säurefreiem und chlorfrei gebleichtem Papier

Springer ist Teil von Springer Nature
Die eingetragene Gesellschaft ist Springer-Verlag GmbH Deutschland
Die Anschrift der Gesellschaft ist: Heidelberger Platz 3, 14197 Berlin, Germany

Vorwort

» Lernen ist wie Rudern gegen den Strom. Hört man damit auf, treibt man zurück.« (Laotze)

Dieses Taschenbuch ist mit der Intention geschrieben worden, Fragen des Alltags schnell und Präzise zu beantworten. Es kann die führende Hand eines/r erfahrenen Kollegen/in in der Ausbildung und bei der Bewältigung kritischer Situationen nicht ersetzen, aber (hoffentlich) als Grundlage eines interkollegialen Austausches dienen und junge Kolleginnen und Kollegen bei der Lösung alltäglicher anästhesiologischer Problemen unterstützen.

Die angegebenen Vorgehensweisen sind aus der eigenen Praxis heraus beschrieben worden. Dem aufmerksamen Leser wird es nicht entgehen, dass es zahlreiche »andere Wege nach Rom« gibt, die nicht oder nicht ausreichend gewürdigt wurden. Insbesondere die vorgeschlagenen Lagerungen können nicht ohne weiteres auf andere Anästhesiearbeitsplätze übertragen werden. Im Einzelfall sollte immer eine vorherige Absprache mit dem Operateur und Vorkenntnisse über die örtlichen Gegebenheiten, Gepflogenheiten und Standards, einer notwendigen Anpassung der Herangehensweise nach sich ziehen.

Angaben zu Medikamenten und Dosierungen sind sorgfältig überprüft worden, eine Gewährleistung kann aber trotzdem nicht übernommen werden. Die Leser werden angehalten, diese Angaben selbst zu kontrollieren und eventuelle Fehler zwecks Korrektur mitzuteilen.

Bedanken muss ich mich bei Herrn Dr. Marc Oliver Römer, der mir bei der Erstellung dieses Buches mit Rat und Tat zur Seite stand und durch Korrekturlesung sowie wertvolle Kommentare zur Vervollständigung dieses Handbuches beigetragen hat. Frau Dr. Krätz vom Springer-Verlag gebührt mein besonderer Dank für die wunderbare Zusammenarbeit und die geduldige Unterstützung, Herrn Treiber für sein freundliches Engagement. Frau Illig danke ich für ihre akribische Art, das Manuskript zu korrigieren.

Meiner Frau und meiner Kinder widme ich dieses Buch, denn ohne deren Verständnis, Hilfe und Ermutigung wäre ich über diese Seite nicht hinaus gekommen. Ich wünsche mir, dass dieses Buch den Härtetest der alltäglichen Praxis übersteht und bin für Kritik und Anregungen unendlich dankbar.

Dr. med. H. Taghizadeh
Kaiserslautern, im September 2016

Inhaltsverzeichnis

Abkürzungsverzeichnis

A.	Arterie
AA	Absolute Arrhythmie
AAA	Abdominelles Aortenaneurysma
aBE	Aktueller Base Excess
ACB	Aortokoronarer-Bypass
ACE	Angiotensin converting enzyme
ACh	Acetylcholin
AChE	Acetylcholinesterase
ACI	Arteria carotis interna
ACP	Antegrad cerebral perfusion
ACS	Acute coronary syndrome
ACT	Activated clotting time
ACVB	Aortokoronarer Venenbypass
ADH	Antidiuretisches Hormon
ADP	Adenosindiphosphat
AED	Automatisierter externer Defibrillator
AEP	Akustisch evozierte Potenziale
AF	Atemfrequenz
AFP	Alpha-1-Fetoprotein
AFS	Arteria femoralis sinistra
Ag	Antigen
AGS	Anästhesiegasfortleitung
AHA	American Heart Association
aHT	Arterielle Hypertonie
AI	Aorteninsuffizienz
AICD	Automatischer implantierbarer Cardioverter-Defibrillator
AID	Automatischer implantierbarer Defibrillator
Ak	Antikörper
AKE	Aortenklappenersatz
AKR	Aortenklappenrekonstruktion
ALI	Acute lung injury
ALS	Amyotrophe Lateralsklerose
AML	Akute myeloische Leukämie
Amp.	Ampulle
AMV	Atemminutenvolumen
ANA	Antinuclear antibody

ANCA	Anti-neutrophil cytoplasmatic antibody
ANP	Atriales natriuretisches Peptid
ANV	Akutes Nierenversagen
AP	Anus praeter; alkalische Phosphatase, Angina pectoris
APC	Aktiviertes Protein C
ARDS	Acute respiratory distress syndrome
AS	Aortenstenose
ASB	Assisted spontaneous breathing
ASD	Atrial septal defect (Vorhofseptumdefekt)
ASK	Arthroskopie
ASS	Acetylsalicylsäure
AT	Adenotomie; Antithrombin
ATG	Anti-Thymozyten-Globulin
AUG	Ausscheidungsurogramm
AWR	Aufwachraum
AZ	Allgemeinzustand
AZV	Atemzugvolumen
BAA	Bauchaortenaneurysma
BB	Blutbild
BAEP	Brainstem auditory evoked potentials
BD	Bereitschaftsdienst
BE	Base excess (Basenüberschuss)
BEL	Beckenendlage
BET	Brusterhaltende Therapie
BG	Blutgruppe
BGA	Blutgasanalyse
BiPAP	Biphasic positive airway pressure
BIS	Bispectral Index
BLV	Bruchlückenverschluss
BMI	Body-Mass-Index
BNP	Brain natriuretic peptide
BPH	Benigne Prostatahypertrophie
BSV	Bandscheibenvorfall
BTM	Betäubungsmittel
BtMVV	Betäubungsmittelverschreibungsverordnung
BURP	Backward, upward, rightward pressure
BV	Blutvolumen
BWK	Brustwirbelkörper
BWS	Brustwirbelsäule
BZ	Blutzucker

C2	Alkohol
Ca	Carcinoma
CAD	Coronary artery disease
CAP	Community acquired pneumonia
CARS	Compensatory antiinflammatoric response syndrome
CAVHD	Continuous arteriovenous hemodialysis
CAVHF	Continuous arteriovenous hemofiltration
CBF	Zerebraler Blutfluss
CBV	Zerebrales Blutvolumen
CC	Closing capacity
CCS	Canadian Cardiovascular Society
Ce	Effect-site concentration
CFT	Clot formation time
Charr.	Charrière (1 Charr = 1 F=1/3 mm)
CHE	Cholinesterase
CI	Cardiac index
CIP	Critical illness polyneuropathy
CLI	Clot lysis index
CO	Cardiac output
COPD	Chronic obstructive pulmonary disease
CPAP	Continious positive airway pressure
CPE	Carbapenemase-produzierende Enterobacteriaceae
CPP	Cerebral perfusion pressure (zerebraler Perfusionsdruck)
CPR	Cardiopulmonary resuscitation
CRKP	Carbapenem-resistente Klebsiella pneumoniae
CRS	Cytoreductive surgery
CSE	Combined spinal-epidural
CSF	Cerebro-spinal fluid (Liquor cerebrospinalis)
CT	Computer tomography; clotting time bzw. coagulation time
CCT	Cranial computer tomography
CPB	Cardiopulmonary bypass
Cpt	Plasm-concentration targeted
CPU	Chest Pain Unit
CTG	Cardiotocography
CU	Zysto-Urethroskopie
CUP	Cancer of unknown primary
CVVH	Continuous veno-venous hemofiltration
DBS	Double-burst-Stimulation, Deep-brain-Stimulation
DCMP	Dilatative Kardiomyopathie
DD	Differenzialdiagnose

DDAVP	1-Desamino-8-D-Arginin-Vasopressin
DHN	Dynamischer Hüftnagel
DHS	Dynamische Hüftschraube
DIC	Disseminierte intravasale Gerinnung
DJ	Doppel-J-Katheter
DLT	Doppellumentubus
DNR	Do not resuscitate
DSS	Dynamic stabilization system
EA	Eigenanamnese
EBP	Epiduraler Blutpatch
EBUS	Endobronchial ultrasound
ECC	Extracorporeal circulation
ECLA	Extracorporal lung assist
ECLS	Extracorporal life support system
ECMO	Extracorporal membrane oxygenation
ECT	Ecarin clotting time
EDV	Enddiastolisches Volumen
EEA	Eversions-Endarteriektomie
EEG	Elektroenzephalographie
EERPE	Endoskopisch extraperitoneale radikale Prostatektomie
EF	Ejektionsfraktion
EK	Erythrozytenkonzentrat
EKT	Elektrokrampftherapie
EKZ	Extrakorporale Zirkulation
ELV	Ein-Lungen-Ventilation
EMG	Elektromyographie
EP	Evozierte Potenziale
EPU	Elektrophysiologische Untersuchung
ERC	European Resuscitation Council
ERCP	Endoskopisch-retrograde Cholangiopankreatikographie
ESBL	Extended spectrum betalaktamase
ESIN	Elastisch-stabile intramedulläre Nagelung
ESWL	Extrakorporale Stoßwellen-Lithotripsie
et al.	Und die anderen
EtCO2	Endtidales CO_2
EU	Extrauteringravidität
EVAR	Endovascular aneurysm repair (endovaskuläre Aneurysmaausschaltung)
EVD	Externe Ventrikeldrainage
EZ	Ernährungszustand

FEIBA	Faktor-VIII-Inhibitor-Bypassing-Aktivität
FEV1	Ein-Sekunden-Kapazität
FFP	Fresh frozen plasma
FG	Frühgeborene
FiO2	Fraction of inspired oxygen (Inspiratorische Sauerstoffkonzentration)
FRC	Funktionelle Residualkapazität
FSP	Fibrinogenspaltprodukte
FUO	Fever of unknown origin
G.	Gauge
GERD	Gastroesophageal reflux disease
GCS	Glasgow Coma Scale
GIB	Gastrointestinale Blutung
HACEK	Haemophilus parainfluenzae, Aggregatibacter actinomycetem comitans and A. aphrophilus, cardiobacterium hominis, eikenella corodens, Kingella kingae
HCA	Hypothermic circulatory arrest
HD	Hämodialyse
HDM	Herzdruckmassage
HES	Hydroxyethylstärke
HF	Herzfrequenz
HFOT	High-frequency oscillatory ventilation
HFT	Hochfrequenztherapie
HIFU	Hochintensiver fokussierter Ultraschall
HiPEC	Hyperthermic intraoperative chemotherapy
HIT	Heparinindizierte Thrombozytopenie
HIV	Human immundeficiency virus
Hkt	Hämatokrit
HLM	Herz-Lungen-Maschine
HLP	Hyperlipoproteinämie
HOCM	Hypertroph-obstruktive Kardiomyopathie
HOPS	Hirnorganisches Psychosyndrom
HPV	Humanes Papilloma-Virus
HRS	Hepatorenales Syndrom
HRST	Herzrhythmusstörung
HSK	Hysteroskopie
HTEP	Hüft-Totalendoprothese
HU	High urgency
HWK	Halswirbelkörper

HWI	Hinterwandinfarkt; Harnwegsinfekt
HWS	Halswirbelsäule
HWZ	Halbwertzeit
HZV	Herzzeitvolumen
IABP	Intraaortale Ballonpumpe
IAD	Intraabdomineller Druck
IBW	Ideal body weight
ICD	Implantierbarer Kardioverter-Defibrillator, International Classification of Diseases
ICMP	Ischämische Kardiomyopathie
ICP	Intrazerebraler Druck
ICR	Interkostalraum
ICU	Intensive Care Unit
ID	Innendurchmesser
IDDM	Insulin dependent diabetes mellitus
IE	Internationale Einheit
IFT	Isolated forearm technique
iLA	Interventional lung assist
ILM	Intubationslarynxmaske
i.m.	Intramuskulär
INR	International Normalized Ratio
i.o.	Intraossär
IOP	Intraokularer Druck
IOU	Intern-optische Urethrotomie
IPOM	Intraperitoneal onlay mesh
IPP	Induratio penis plastica
IPPV	Intermittent positive pressure ventilation
ISB	Intermittent spontaneous breathing
ISP	Interskalenärer Plexus
ISTA	Aortenisthmusstenose (auch als Koarktation bezeichnet)
ITN	Intubationsnarkose
i.v.	Intravenös
IUAT	Isolierter Unterarmtechnik
IVAT	Isolierter Vorarmtechnik
IVUS	Intravascular ultrasound
KD	Kirschner-Draht
KF	Kammerflimmern
KG	Körpergewicht
KHE	Koronare Herzerkrankung
KHK	Koronare Herzkrankheit

KI	Kontraindikation
KOF	Körperoberfläche
KM	Kontrastmittel
KNS	Koagulase-negative Staphylokokken
Ks-HWZ	Kontextsensitive Halbwertzeit
KTEP	Knie-Totalendoprothese
LA	Lokalanästhesie; left atrium (linker Vorhof)
LAD	Left anterior descending
Lado	Latissimus-dorsi Muskelimplantat
LAP	Left atrial pressure (linksatrialer Druck)
LAST	Left anterior descending artery stabilization
LAUP	Laser-assistierte Uvula-Palato-Plastik
LAVH	Laparoskopisch-assistierte vaginale Hysterektomie
LBM	Lean Body Mass
LCA	Linke Koronararterie, Ligamentum cruciatum anterior
LCO	Low Cardiac Output Syndrom
LDH	Lactatdehydrogenase
LE	Lungenembolie, Lymphknotenextirpation
LIMA	Left internal mammary artery
LISS	Less invasive stabilization system
LK	Lymphknoten
LM	Larynxmaske
LP	Lumbalpunktion
LRIP	Limb remote ischemic preconditioning
LSB	Linksschenkelblock
LSK	Laparoskopie
LTX	Lebertransplantation
LVESD	Left ventricular end-systolic diameters
LV-QSI	Linksventrikulärer Querschnittindex
LV	Linker Ventrikel
LVH	Linksventrikuläre Hypertrophie
LWK	Lendenwirbelkörper
LWS	Lendenwirbelsäule
MAC	Minimal alveolar concentration
MAD	Mucosal atomization device
MAP	Mittlerer arterieller Druck
MAT	Maschinelle Autotransfusion
MCA	Middle cerebral artery (A. cerebri media)
MCF	Maximum clot firmness
MCU	Miktions-Zysto-Urethroskopie

ME	Metallentfernung
MECC	Minimal extracorporeal circulation
MEF	Mean expiratory flow
MEN	Multiple endocrine Neoplasie
MEP	Motorisch evozierte Potenziale
MESE	Microsurgical epididymal sperm extraction
MH	Maligne Hyperthermie
MI	Mitralinsuffizienz, Myokardinfarkt
MIC	Minimalinvasive Chirurgie
MIDCAB	Minimalinvasiver direkter koronar-arterieller Bypass
MIT	Minimal-invasive Thyreoidektomie
MK	Muschelkappung
MKE	Mitralklappenersatz
MKG	Mund-Kiefer-Gesicht
MKP	Mitralklappenplastik
MKR	Mitralklappenrekonstruktion
ML	Mittellappen; maximum lysis
MLS	Mikrolaryngoskopie
MNS	Malignes neuroleptisches Syndrom
MOV	Multiorganversagen
MRE	Multiresistente Erreger
MRSA	Methicillin-resistente Staphylokokken
MRT	Magnetresonanztomographie
MS	Magensonde; Multiple Sklerose; Mitralstenose
NAS	Numerischer Analogskala
NCC	Nierenzellkarzinom
NG	Neugeborene
NI	Niereninsuffizienz
NIB	Nichtinvasive Blutdruckmessung
NIDDM	Non insulin dependent diabetes mellitus
NIRS	Near infrared spectroscopy
NIV	Nichtinvasive Ventilation
NKBS	Nierenbeckenkelchsystem
NMDA-Rezeptor	N-Methyl-D-Aspartate-Rezeptor
NNH	Nasennebenhöhle
NMH	Niedermolekulare Heparine
NNM	Nebennierenmark
NPL	Neoplasie
NPO	Nil per os (Nüchternheit)
NPP	Nucleus pulposus prolaps
NPPE	Negative pressure pulmonary edema

NRS	Numeric Rating Scale
NSAR	Nichtsteroidale Antirheumatika
NSTEMI	Non ST-elevation myocardial infarction
NTX	Nierentransplantation
NW	Nebenwirkung
NYHA	New York Heart Association
OAB	Overactive bladder
OAK	Orale Antikoagulation
o.B.	Ohne Besonderheiten, ohne Befund
OD	Osteochondrosis dissecans
OIH	Opioid-induzierte Hyperalgesie
ÖGD	Ösophago-Gastro-Duodenoskopie
OPCAB	Off-pump coronary artery bypass
ORIF	Open reduction internal fixation
OSAS	Obstruktive Schlaf-Apnoe-Syndrom
OSG	Oberes Sprunggelenk
P	Pressure (= Druck)
PA	Pulmonalarterie
PACS	Picture Archiving and Communication System
PAH	Pulmonal-arterielle Hypertonie
PAK	Pulmonalarterienkatheter
PAP	Pulmonary artery pressure
PaO_2	Arterieller Sauerstoffpartialdruck
pAVK	Periphere arterielle Veschlusskrankheit
Paw	Atemwegsdruck
Pc	Paracentese
PCA	Patientenkontrollierte Analgesie
Pca	Prostatakarzinom
PCCS	Postcardiotomy cardiogenic schock
PCEA	Patient-controlled epidural analgesia
PCI	Percutaneous coronary intervention
PCNL	Perkutane Nephrolithotomie/Nephrolitholapaxie
PCV	Pressure controlled ventilation
PCWP	Pulmonary Capillary Wedge Pressure
Pd	Paukenrainage
PDA	Persistierender Ductus arteriosus (botalli); Periduralanästhesie
PDE	Phosphodiesterase
PDK	Periduralkatheter
PDPH	Postpunktioneller Kopfschmerzen

PE	Probeentnahme
PEA	Pulslose elektrische Aktivität
pECLA	Pumpless extracorporeal lung assist
PEEP	Positive endexpiratory pressure
PEF	Peak expiratory flow
PEG	Perkutane endoskopische Gastrostomie
PFA-100	Platelet Function Analyzer-100
PFN	Perkutane Femurnagel
PiCCO	Pulse contour cardiac output
PIEB	Programmed intermittent epidural bolus
PIPAC	Pressurized Intraperitoneal Aerosol-Chemotherapie
PLA	Pelvine Lymphadenektomie
PLIF	Posterior lumbar intervertebral fusion
PM	Pacemaker
PMB	Postmenopausale Blutung
PMMF	Pectoralis major myocutaneus flap
PMMR	Peritoneale mesometriale Resektion
PNE	Perkutane Nervenevaluation
PNL	Perkutane Nephrolithotomie/Nephrolitholapaxie
PNS	Perkutane Nephrostomie
POCD	Postoperative Kognitive Dysfunktion
PONV	Postoperative nausea and vomitus
PPD	Postpartale Depression
Ppm	parts per million
PPPD	Pyloruserhaltende Pankreatikoduodenektomie
PPSB	Prothrombinkonzentrat
PPV	Pars-plana-Vitrektomie
PPVI	Percutaneous pulmonary valve implantation
PRIND	Prolongiertes reversibles ischämisches neurologisches Defizit
PRIS	Propofol-Infusionsyndrom
PS	Pulmonalstenose
PSA	Prostataspezifisches Antigen
PT	Prothrombin time
PTC	Post tetanic count
PTCA	Perkutane transluminale koronare Angioplastie
PTH	Parathormon
PTPS	Postthorakotomy pain Syndrom
PTT	Partial thromboplastin time
PTX	Pankreastransplantation
PVR	Pulmonal-vaskulärer Widerstand

QM	Qualitätsmanagement
RCA	Right coronary artery
RCT	Radio-Chemotherapie, randomisierte kontrollierte Studie
RCX	Ramus circumflexus
PEA	Pulslose elektrische Aktivität
RF	Raumforderung, Rheumafaktor
RIMA	Right internal mammary artery
RIS	Rapid infusion system
RIVA	Ramus interventricularis anterior
RIVP	Ramus interventricularis posterior
RLIP	Remote limb ischaemic preconditioning
RLST	Rettungsleitstelle
RMS	Ramus marginalis sinister
ROSC	Return of spontaneous circulation
RoTEM	Rotationsthromboelastometrie
RPE	Radikale Prostatektomie
RPLA	Retroperitoneale Lymphadenektomie
RPLD	Ramus posterolateralis dexter
RPLS	Ramus posterolateralis sinister
RPx	Radikale Prostatektomie
RR	Riva-Rocci, Blutdruck
RRP	Radikale retropubische Prostatektomie
RSB	Rechtsschenkelblock
RSI	Rapid sequence induction
RV	Rechter Ventrikel, Regurgitationsvolumen
RVOT	Right ventricular outflow tract
SAB	Subarachnoidalblutung
SaO_2	Sauerstoffsättigung
SAS	Schlaf-Apnoe-Syndrom
s.c.	Subkutan
SCS	Spinal cord stimulation
SD	Schilddrüse; Septumdeviation, Spätdienst
SDH	Subduralhämatom
SEF	Spectral edge frequency
SEP	Sensorisch evozierte Potenziale
SHF	Schenkelhalsfraktur
SHT	Schädel-Hirn-Trauma
SIDS	Sudden infant death syndrome
SILS	Single incision laparoscopic surgery

SIMV	Synchronized intermittent mandatory
Sin.	Sinister
SjO2	Jugularvenöse Sauerstoffsättigung
s.l.	Sublingual
SLE	Systemische Lupus erythematodes
SM	Schrittmacher
SMA	Spinale Muskelatrophie
SN	Sentinel node (Sentinel-Lymphknoten)
SND	Selektive Neck-Dissection
SOP	Standard operating procedure
SP	Septumplastik
SpA	Spinalanästhesie
SPK	Suprapubischer Katheter
SR	Sinusrhythmus
SS	Schwangerschaft, Schnellschnitt
SSEP	Somatosensorisch evozierte Potenziale
SSL	Steinschnittlage
SSS	Sick-Sinus-Syndrom
SSW	Schwangerschaftswoche
STD	Sexually transmitted disease
STEMI	ST elevation myocardial infarction
Supp.	Suppositorium
SV	Schlagvolumen
SVES	Supraventrikuläre Extrasystole
SVI	Schlagvolumen-Index
SvO_2	Venöse Sauerstoffsättigung
SVR	Systemisch-vaskuläre Widerstand
SVT	Supraventrikuläre Tachykardie
TAA	Tachyarrhythmia absoluta, thorakales Aortenaneurysma
TAAA	Thorakoabdominelles Aortenaneurysma
TA-AVI	Transapical aortic valve implantation
TA-TAVI	Transapical transcatheter aortic valve implantation
TAP-Blockade	Transversus-abdominis-plane-Block
TAPP	Transabdominelle präperitoneale Plastik
TAVI	Transcatheter aortic valve implantation
Tbc	Tuberkulose
Tbl.	Tablette
TBW	Total body weight
TCD	Transkranielle Dopplersonographie
TCI	Target controlled infusion
T_e	Exspirationszeit

TE	Tonsillektomie, Trabekelektomie
TEA	Thrombendarteriektomie
TEE	Transösophageale Echokardiographie
TEG	Thrombelastogramm
TEM	Transrektale endoskopische Mikrochirurgie
TESE	Testikuläre Spermienextraktion
TEP	Totale Endoprothese
TEVAR	Thoracic endovascular aortic repair
TF	Trommelfell
TF-TAVI	Transfemoral transcatheter aortic valve implantation
TGA	Transposition der großen Arterien
THAM	Tris-Hydroxy-Aminomethan
THC	Tetrahydrocannabiol (Marihuana)
T_i	Inspirationszeit
TIA	Transitorische ischämische Attacke
TIPS	Transjugular intrahepatic portosystemic shunt
TK	Thrombozytenkonzentrat; Trachealkanüle
TKG	Totales Körpergewicht
TLC	Total lung capacity
TNG	Trinitroglyzerin
TNS	Transientes neurologisches Syndrom
TO	Tonsillotomie
TOB	Trans-Obturator-Band
TOF	Train-of-four
TPL	Tympanoplastik
TPN	Total parenteral nutrition
TPZ	Thromboplastinzeit
TRALI	Transfusion-related acute lung injury
Trpf.	Tropfen
TRUS	Transrektaler Ultraschall
TSH	Thyroid stimulating hormone
TT	Tracheotomie
TTE	Transthorakale Echokardiographie
TTS	Transdermales therapeutisches System
TUR	Transurethrale Resektion
TURis	Transurethral resection in saline
TV	Tidalvolumen; Tarifvertrag
TVT	Tensionfree vaginal tape; tiefe Beinvenenthrombose
Tx	Transplantation
TZ	Thrombinzeit

U	Unit
UAW	Unerwünschte Arzneimittelwirkung
UBF	Uteriner Blutfluss
UCN	Ureterozystoneostomie
ÜAB	Überaktive Harnblase
UFH	Unfraktioniertes Heparin
UFN	Unaufgebohrter Femurnagel
UHN	Unaufgebohrter Humerusnagel
UPG	Ureteropyelogramm
URS	Ureterorenoskopie
US	Ultraschall; Unterschenkel
USG	Unteres Sprunggelenk
USS	Universal spine system
UTI	Urinary tract infection
V.	Vene
V. a.	Verdacht auf
VAD	Ventricular assist device
VAP	Ventilator-assoziierte Pneumonie
VAMS	Videoassistierte Mediastinoskopie
VAS	Visueller Analogskala
VC	Vitalkapazität
VCI	Vena cava inferior
VCS	Vena cava superior
VE	Vorerkrankung
Ven.	Venös
VES	Ventrikuläre Extrasystole
VF	Ventricular fibrillation (Kammerflimmern)
VHF	Vorhofflimmern
VJI	Vena jugularis interna
VK	Vitalkapazität
VKA	Vereinigung kommunaler Arbeitgeber
VMI	Vena mesenterica inferior
VMS	Vena mesenterica superior
VP-Shunt	Ventrikulo-peritonealer Shunt
VRE	Vancomycin-resistente Enterokokken
VRSA	Vancomycin-resistente Staphylococcus aureus
VSD	Ventrikelseptumdefekt
VT	Ventrikuläre Tachykardie
V_T	Tidalvolumen
VTE	Venöse Thromboembolien
VUR	Vesikoureteraler Reflux

vWF-RiCo	Von-Willebrand-Ristocetin-Kofaktor
vWJS	Von-Willebrand-Jürgens-Syndrom
VWI	Vorderwandinfarkt
WD	Wirkdauer
WS	Wirbelsäule
XLIF	Extreme lateral interbody fusion
z.A.	Zum Ausschluss; zur Abklärung
ZAS	Zentral-anticholinerges Syndrom
ZMK	Zahn-Mund-Kiefer
Z. n.	Zustand nach
ZNA	Zentrale Notaufnahme
ZVK	Zentraler Venenkatheter

Organisation und gesetzliche Bestimmungen

H. Taghizadeh

H. Taghizadeh, *Pocket Guide Anästhesie*,
DOI 10.1007/978-3-662-52754-2_1,

1.1 Arbeitszeit

Die werktägliche Arbeitszeit beträgt 8 h. Sie kann auf bis zu 10 h verlängert werden, wenn innerhalb von 6 Kalendermonaten oder innerhalb von 24 Wochen im Durchschnitt 8 h werktäglich nicht überschritten werden.

Tägliche Höchstarbeitszeit 10 h zuzüglich Pausen.

Ruhepausen Mindestruhezeit bei einer Arbeitszeit von 6–9 h: 30 min. Mindestruhezeit bei einer Arbeitszeit von >9 h: 45 min. Verlängerung der Höchstarbeitszeit über 8 h hinaus bis zur 24 h möglich, wenn die 8 h überschreitende Zeit als Bereitschaftsdienst abgeleistet wird.

Die tägliche Arbeitszeit kann im Schichtdienst auf bis zu 12 h ausschließlich der Pausen ausgedehnt werden. In unmittelbarer Folge dürfen nicht mehr als vier 12-h-Schichten und innerhalb von zwei Kalenderwochen nicht mehr als acht 12-h-Schichten geleistet werden. Solche

Schichten können nicht mit Bereitschaftsdienst kombiniert werden.

Wöchentliche Höchstarbeitszeit: 40 h (ausschließlich Pausen), maximal 48 h im 6 Monatsdurchschnitt. Bei Ableistung von Bereitschaftsdienste kann die wöchentliche Arbeitszeit durchschnittlich bis zu 58 h betragen (Opt-out).

Opt-out: Sich freiwillig aus dem Schutz der Richtlinie begeben. Öffnungsklauseln im Arbeitszeitgesetz für die tägliche und wöchentliche Arbeitszeit. Niemand muss gegen seinen Willen länger als durchschnittlich 48 h/Woche an seinem Arbeitsplatz anwesend sein (physikalische Anwesenheit im Krankenhaus: Regelarbeit + Überstunden + komplette Bereitschaftsdienst-Zeit + Arbeit bei Rufbereitschaft).

1.2 Überstunden

Geleistete Überstunden müssen genau dokumentiert und vom Vorgesetztengegengezeichnet werden. Eine interne Regelung zur Gewährung von Freizeitausgleich ist zwar statthaft, der Anspruch auf die gesetzlich vorgeschriebene Zulage in Höhe von 15 % bleibt hiervon aber unberührt.

1.3 Dienstverpflichtung

Die Arbeitszeit ist im Dienstplan festgeschrieben und bedarf bei Änderungen, die Zustimmung des Mitarbeiters/der Mitarbeiterin. Einseitige Änderungen sind nicht rechtens. Der Arbeitgeber ist nur während der Arbeitszeit weisungsberechtigt.

Der Mitarbeiter/die Mitarbeiterin muss im Frei: nicht erreichbar sein, nicht mit Vorgesetzten Dienstgespräche führen und nicht dienst- und/oder fahrtüchtig sein. Daraus ergibt sich, dass der Mitarbeiter/die Mitarbeiterin die Ableistung eines im Dienstplan nicht vorgesehenen Dienstes ohne Angabe von Gründen, ohne rechtliche Konsequenzen, verweigern kann. Vom Arbeitgeber angeordnete Überstunden sind nur dann zulässig, wenn ein angemessener Zeitraum zur Ankündigung eingehalten wurde.

1.4 Krankmeldung

Bis spätestens vor Beginn der Arbeitsschicht, möglichst mit Angabe der voraussichlichen Dauer der Arbeitsunfähigkeit. Die Arbeitsunfähigkeitsbescheinigung muss binnen 3 Tage der Personalabteilung zugeführt werden. Im allgemeinen wird für eine Krankheitsdauer von bis zu 3 Tagen keine Arbeitsunfähigkeitsbescheinigung vom Arbeitgeber verlangt, allerdings hat er das Recht die Vorlage eines ärztlichen Attests bereits ab dem ersten Krankheitstag zu verlangen. Krankmeldungen während der Urlaub sind nur dann rechtsmäßig, wenn sie dem Arbeitgeber schnellstmöglich mitgeteilt und die entsprechende Arbeitsunfähigkeitsbescheinigung unverzüglich zugeschickt wird.

1.5 Urlaub

Jede Arbeitnehmerin/Arbeitnehmer hat gemäß § 1 BurlG Anspruch auf Erholungsurlaub. Der Urlaubsanspruch beträgt 30 Arbeitstage. Im Falle einer Übertragung muss der Erholungsurlaub in den ersten 3 Monaten des folgenden Kalenderjahres angetreten werden (nur nach Antragstellung mit Angabe von triftigen Gründen und Genehmigung durch Personalabteilung!). Kann der Erholungsurlaub wegen Arbeitsunfähigkeit oder aus betrieblichen/dienstlichen

Gründen nicht bis zum 31. März angetreten werden, ist er bis zum 31. Mai anzutreten.

1.6 Zusatzurlaub

2 Arbeitstage pro Kalenderjahr, wenn mindestens 288 h der Bereitschaftsdienste kalenderjährlich in die Zeit von 21:00 bis 6:00 Uhr fallen (§ 28 Abs. 4 TV-Ärzte/VKA 2015). Zusätzlich besteht für die geleistete Nachtarbeit (z. B. bei Nachtdienstwoche oder Nachtschicht) Anspruch auf Zusatzurlaub (1 Arbeitstag bei mindestens 150 Nachtarbeitsstunden, 2 Arbeitstage bei mindestens 300 Nachtarbeitsstunden, 3 Arbeitstage bei mindestens 450 Nachtarbeitsstunden und 4 Arbeitstage bei mindestens 600 Nachtarbeitsstunden (§ 28 Abs. 3 TV-Ärzte/VKA 2015).

Bei Wechselschichtarbeit erhält jede Ärztin/Arzt einen Arbeitstag Zusatzurlaub für je zwei zusammenhängende Monate, bei Schichtarbeit für je vier zusammenhängende Monate (§ 28 Abs. 1 TV-Ärzte/VKA 2015). Zusatzurlaub nach dem TV-Ärzte/VKA 2015, mit Ausnahme von § 125 SGB IX (Zusatzurlaub bei Schwerbehinderte), wird nur bis zu insgesamt sechs Arbeitstagen im Kalenderjahr gewährt. Erholungsurlaub und Zusatzurlaub (Gesamturlaub) dürfen im Kalenderjahr zusammen 35 Arbeitstage, bei Zusatzurlaub wegen Wechselschichtarbeit, 36 Tage nicht überschreiten.

1.7 Poolbeteiligung

Nachgeordnete Ärzte (Ober- und Assistenzärzte) müssen an Zusatzeinnahmen aus Liquidationsrecht durch Chefärzte oder Krankenhausträger beteiligt werden. In einigen Ländern ist dies bereits im Landeskrankenhausgesetz geregelt

(z. B. LKG Rheinland-Pfalz § 27, 28 und 29). Die Verteilung der Poolgelder erfolgt nach einem, von jeder Klinik selbst entworfenen Schlüssel, welcher mehrheitlich von den Klinikärzten angenommen werden muss.

1.8 Bereitschaftsdienst

Bereitschaftsdienstzeit ist Arbeitszeit. Daher darf die Gesamtarbeitszeit (reguläre Arbeitszeit und abgeleistete Bereitschaftsdienstzeit) die Grenze von 48 h/Woche in 6-Monatsdurchschnitt nicht überschreiten, sofern eine anderweitige Vereinbarung (Opt-out) im Arbeitsvertrag nicht getroffen worden ist. Die Bereitschaftsdienststufen sind in ◘ Tab. 1.1, die Entgelte in ◘ Tab. 1.2 aufgeführt.

1.9 Dokumentation

Aufklärungsgespräch: Der Inhalt des Aufklärungsgespräches, insbesondere der Hinweis auf mögliche, eventuell des jeweiligen Anästhesieverfahren eigenen, Komplikationen muss stichwortartig, schriftlich dokumentiert werden (► Kap. 6).

Bei der medikamentösen Prämedikation muss Art und Menge des zu verabreichenden Medikamentes sowie dessen Verabreichungsroute (p.o., i.v., i.m. etc.) eindeutig schriftlich fixiert werden.

▪ Intra- und postoperative Dokumentation

Zeiten: Regelhaft zu dokumentieren sind die Anwesenheit beim Patienten, der Beginn der Anästhesiemaßnahmen, Freigabe zur Lagerung/Vorbereitung/Abdeckung, Beginn und Ende der operativen/diagnostischen Maßnahmen, Entlagerung/Verband, Ende der Anästhesie sowie Anwesenheitsende des Anästhesisten.

Tab. 1.1 Bereitschaftsdienststufen (TV-Ärzte/VKA 2013)

Stufe	Arbeitsleistung innerhalb des BD	Bewertung als Arbeitszeit
I	bis zu 25 v. H.	60 v. H.
II	mehr als 25 bis 40 v. H.	75 v. H.
III	mehr als 40 bis 49 v. H.	90 v. H.

Tab. 1.2 Entgeltetabelle (TV-Ärzte/VKA 2015, ab dem 01.12.2015)

		Stufe I	Stufe II	Stufe III	Stufe IV	Stufe V	Stufe VI
Assistenzarzt	EG I	27,00 €	27,00 €	28,02 €	28,02 €	29,04 €	29,04 €
Facharzt	EG II	32,10 €	32,10 €	33,12 €	33,12 €	34,14 €	34,14 €
Oberarzt	EG III	34,65 €	34,65 €	35,67 €	–	–	–
Leitender Oberarzt	EG IV	37,70 €	37,70 €	–	–	–	–

Sämtliche Verzögerungen bei der Einbestellung der Patienten, Umbettung, Lagerung bzw. längere Wartezeiten auf Operateure müssen schriftlich dokumentiert werden.

Die Dokumentation der Anästhesieleistungen erfolgt auf dem dafür vorgesehenen Narkoseprotokoll. Zu dokumentieren sind zusätzlich besondere Lagerungen der Extremitäten, hier insbesondere der Infusionsarm, dessen Lagerung in den Zuständigkeitsbereich des Anästhesisten fällt.

▪ Dokumentation von Komplikationen

Komplikationen sind auf dem Anästhesieprotokoll, bei Erfordernis auf einem gesonderten Blatt als Zusatzprotokoll zu dokumentieren. Hier empfiehlt sich die vorherige Absprache mit dem zuständigen Oberarzt/Facharzt. Einwände bei mangelnder Vorbereitung, fehlender Befunde, ungenügender oder fehlender Aufklärung, nichtsachgerechter Lagerung etc. müssen schriftlich dokumentiert werden. Notfallindikationen dürfen nur von Fachärzten oder Assistenten mit Facharztstandard der jeweiligen Klinik gestellt werden. Bei Komplikationen durch Mitwirkung Dritter, z. B. Operateure, wäre die Notierung von eventuellen Zeugen von Vorteil.

Transfusionsreaktionen, intraoperative Reanimation, schwierige oder misslungene Intubation müssen zusätzlich gesondert dokumentiert werden (▶ Kap. 2.25, Reanimationsregister). Bei schwieriger Intubation muss zusätzlich ein Anästhesiepass ausgestellt und der Patient postoperativ darüber informiert werden.

1.10 Transfusionsbeauftragter Arzt

Jede Klinik hat ihren eigenen Transfusionsbeauftragten. Halbjährliche Schulungen sind verpflichtend.

1.11 Hygienebeauftragter Arzt

Hygienebeauftragter Ärzte haben die Aufgabe in Zusammenarbeit mit Hygienefachkräfte (Hygieneschwerster/-pfleger und den Krankenhaushygieniker) im Bereich Prävention, Surveillance und Kontrolle nosokomialer Infektionen tätig zu werden. Zu Hygienebeauftragten Ärzte können nur Fachärzte durch Klinikdirektor berufen werden. Den Aufgaben ist während der regulären Arbeitszeit z. B. durch stundenweise Freistellung nachzukommen (s. Ausführungen der Deutschen Gesellschaft für Krankenhaushygiene e.V.).

1.12 Geräteeinweisung/ Gerätebeauftragte Arzt

Pflicht zur Einweisung vor Inbetriebnahme nach § 5, Abschnitt 2 der Medizinprodukte-Betreiberverordnung (MPBetreibV). Eintrag ins Nachweisheft.

Notfälle

H. Taghizadeh

H. Taghizadeh, *Pocket Guide Anästhesie*,
DOI 10.1007/978-3-662-52754-2_2,

2.1 Anaphylaxie

■ Häufigkeit

1:10.000–1:20.000; häufigste perioperative Ursache ist die Unverträglichkeit gegenüber Muskelrelaxanzien (◘ Tab. 2.1).

■ Therapie

- Antigenzufuhr stoppen (falls unbekannt, z. B. die Gabe von Antibiotika auf Verdacht unterbrechen)
- Schocklagerung
- O_2-Gabe
- Volumengabe (500–1000 ml Kristalloide, ggf. Kolloide; bei Kindern 20 ml/kg KG als Bolus)
- Vasopressortherapie: Noradrenalin
- Adrenalin 0,01 mg/kg (1 mg/10 ml, 0,1 mg/min i.v. repetitiv). Kein unverdünntes Adrenalin i.v. applizieren! Auch eine intramuskuläre Gabe (0,5 mg) möglich
- Großlumige Zugänge
- Bei anaphylaktischem Schock ggf. Larynxmaske durch Intubationsnarkose ersetzen!

Tab. 2.1 Die häufigsten Ursachen anaphylaktischer Reaktionen

		Häufigkeit*
Muskelrelaxanzien		58 %
	Vecuronium	≥1:1000 bis <1:100
	Succinylcholin	≥1:10.000–1:1000
	Rocuronium	<1:10.000
	Mivacurium	<1:10.000
	Atracurium	<1:10.000
	Pancuronium	<1:10.000
Latexallergie		16 %
Antibiotika		15 %
Kolloide		4 %
Hypnotika		3 %
Opioide		1 %
Kontrastmittel		0,004/0,04 %

* Die Häufigkeitsangabe bezieht sich lediglich auf Anaphylaxie/ anaphylaktischen Reaktionen, nicht jedoch immer auf das Auftreten von Hauterytheme und Urtikaria.

▪▪ Begleitende Therapie

- H_1- und H_2-Blocker: Dimetindenmaleat (Fenistil®) 0,1 mg/kg KG und Ranitidin 0,5 mg/kg (50–100 mg i.v.)
- Glukokortikoide, z. B. Prednisolon 250–1000 mg i.v.
- Evtl. Theophyllin i.v. (nur bei bronchospastischer Reaktion, die auf Betamimetika und Kortikosteroide nicht ausreichend anspricht). Bei schwerem therapierefraktären Bronchospasmus evtl. S-Ketamin 0,5–1(–2,5) mg/kg.

- Bei Kindern
  - Dimetinden (Fenistil®): 0,1 mg/kg (1 mg) i.v.
  - Prednisolon (Solu-Decortin®): 2-5 mg/kg i.v.
  - Adrenalin per Inhalationem: 1 mg plus 2 ml NaCl0,9 % (Monitorüberwachung)
  - Adrenalin: 0,01 mg/kg (1 mg/10 ml) i.v., i.o.
- Volumengabe: 10–30 ml/kg KG kristalloide Infusionslösung

Sonstiges

Die Gabe von Kalzium ist nicht evidenzbasiert und kann ein irreversibles Kammerflimmern verursachen!

Sind anaphylaktoide Zwischenfälle anamnestisch bekannt, das auslösende Agens aber unklar, sollten Medikamente mit geringem Risiko verwendet werden. Hierzu zählen beispielsweise:

- Inhalationsanästhetika
- Etomidate
- Propofol
- Ketamin
- Midazolam
- Sufentanil, Fentanyl, Remifentanil
- Bupivacain, Ropivacain
- Rocuronium

Weiterhin wird die prophylaktische Gabe von H_1- und H_2-Blocker präoperativ empfohlen.

! Die alleinige Gabe von H_1-Blockern führt zu einer unvollständigen Blockade der Histaminausschüttung. Daher sollten H_1-Blocker immer mit (und vor) H_2-Blockern gegeben werden.

2.2 Aspiration

Allgemeines

- Inzidenz
  - Allgemein: 1:1600–1:7300
  - Geburtshilfe: 1:660–1:9700
  - Kinderanästhesie: 1:2000
  - Notfalleingriffe: 1:900
  - Notfallintubationen außerhalb von OP: 1:25
- Letalität: 0,14–0,30 ‰

Ca. 1/3 der anästhesiebezogenen Aspirationen ereignen sich präoperativ (bei Maskenbeatmung, Laryngoskopie), 1/3 postoperativ (bei Extubation) und 1/3 intraoperativ (stille Aspirationen).

Risikofaktoren

- Schwangerschaft (ab der 12. SSW)*
- Adipositas
- Schwierige Atemwege/Intubation
- Aszites
- Gastrointestinaler Reflux, Hiatushernie
- Peritonitis
- Blutung im Nasopharynx/oberen Gastrointestinaltrakt
- Tumoren des oberen Gastrointestinaltraktes mit oder ohne Ileussymptomatik
- SHT
- Notfallpatienten (Stress, Schmerz, fehlende Nahrungskarenz)
- Enterale/gastrale Sondenernährung

* Inwieweit Schwangere per se als aspirationsgefährdet gelten ist nicht unumstritten. Es gibt Hinweise darauf, dass eine generelle Annahme der erhöhten Aspirationsgefahr bei

elektiven Sectiones nicht gerechtfertigt ist, auch wenn Schmerz und Stress eine verzögerte Magenentleerung bedingen können. Entscheidend für die Praxis ist es jedoch, die Schwangere durch die Wahl einer RSI nicht zusätzlich zu gefährden, sondern die Sicherung der Atemwege (wenn erforderlich auch mit Larynxmaske) als vordergründig zu betrachten. Eine RSI ist bei erwartet schwierige Atemwege ohnehin kontraindiziert.

▪ Prophylaxe

- Strenge Beachtung der Nüchternheitsgrenzen
- Prophylaktische Gabe von Ranitidin, Metoclopramid und/oder Natriumcitrat
- Einführen einer Magensonde präoperativ und Absaugen des Mageninhaltes (über das Belassen oder Entfernen der Magensonde zur Intubation herrscht Uneinigkeit)
- Oberkörperhochlagerung
- Rapid sequence induction

! Keine Intubationsversuche, bevor ausreichende Anästhesietiefe erreicht ist. Medikamentenwirkung abwarten!

▪ Aspiration bei der Einleitung/Laryngoskopie

- Bei anhaltender Regurgitation Kopftieflage und Kopf seitwärts drehen
- Aspirat mittels Absaugkatheter/Yankauer-Aufsatz entfernen
- Wenn möglich sofortige Intubation
- Initial keine Beatmung, sondern sofortiges Absaugen durch den Tubus
- Beatmung mit FiO_2 1,0, PEEP-Anwendung
- Beta-Mimetikagabe wenn Bronchospasmus

- Bronchoalveoläre Lavage nicht erforderlich. Bronchoskopie nur, wenn festes Aspirat entfernt werden sollte
- Antibiotikagabe nur bei klinischen Zeichen einer Infektion

Aspiration während Ausleitung

- Ausgiebiges Absaugen des Rachenraums, Sauerstoffgabe, Monitoring der Blutgase. Evtl. Reintubation, PEEP-Beatmung, Bronchoskopie, Intensivüberwachung

Therapie

- BGA-Kontrolle (pO_2, pCO_2) intra- und postoperativ
- Dokumentation
- Postoperative Überwachung, evtl. Intensivtherapie
- Rö-Thorax-Aufnahmen postoperativ bei massiver Aspiration, ansonsten im Verlauf nur bei symptomatischen Patienten. Keine prophylaktische Antibiotikagabe!

2.3 Atone Uterusblutung

Allgemeines

- Massive Blutung aus dem Uterus nach der Geburt (unter Umständen mehr als 2 l möglich), hämorrhagischer Schock

Therapie

- 2 großlumige Zugänge, Volumengabe. Infusionswärmegerät und ggf. Massivtransfusionsgeräte wie z. B. Level 1 verwenden
- Kreuzblut, EK's und FFP's bestellen. Rechtzeitig Notfalllabor veranlassen!
- Je nach Ausmaß der Blutung rechtzeitig an Fibrinogen, Tranexamsäure und TK's denken

First-line-Therapie

- Oxytocin: Bolusgaben 3(–10) IE, 10(20–40) IE in 500 ml NaCl 0,9 % mit 125 ml/h (5–8 IE/h). Bei kardial vorbelasteten Patienten auf Bolusgabe zugunsten einer Kurzinfusion verzichten!
- Misoprostol 600 µg rektal
- Sulproston (Nalador®: Tageshöchstdosis 1–1,5 mg; 1 Amp. 0,5 mg auf 50 ml NaCl 0,9 %)
  - Einschwemmphase: 3 min auf 50 ml/h (8,3 µg/min)
  - Reduktionsphase: 7 min auf 10 ml/h (1,7 µg/min)
  - Erhaltungsphase: 1–2 ml/h (0,17–0,33 µg/min)

Keine gleichzeitige Gabe von Prostaglandinen und Oxytocin (Oxytocin-Infusion stoppen)!

Stufenschema der Sulproston-Therapie (Nalador®)

- Stammlösung: 500 µg Sulproston (Nalador®) in 50 ml NaCl 0,9% als Perfusor
- Einschwemmphase: 3 min auf 50 ml/h (8,3 µg/min)
- Reduktionsphase: 7 min auf 10 ml/h (1,7 µg/min)
- Erhaltungsphase: 1–2 ml/h (0,17–0,33 µg/min)
- Therapie für maximal 12–24 h Stunden
- Maximaldosis 1000–1500 µg Sulproston/24 h

Cave: Bronchokonstriktion, Koronarspasmen, Myokardinfarkt, pulmonale Hypertonie, Lungenödem, kardiovaskuläres Versagen

Second-line-Therapie

- Gerinnungsoptimierung
  - Tranexamsäure (Cyclokapron®) 1–2 g i.v., ggf. nach 6–8 h wiederholen
  - Fibrinogen (Hämocomplettan®) 4–6 g i.v. (Zielparameter Fibrinogen >1,5 g/l)

Tab. 2.2 Zielparameter der Gerinnungsoptimierung

Parameter	Ziel-Wert
Hb	8–10 mg/dl
Hkt	>25 %
Thrombozyten	>50.000/µl
Fibrinogen	>150 mg/dl
Quick	>60 %
PTT	<40 s
AT III	>80 %
pH	>7,2
Temperatur	>36,0°C
Kalzium	2,20–2,65 mmol/l, ionisiert: 1,15–1,35 mmol/l

  - Thrombozyten (1–2 TK, Thrombozytenzahl >50.000)
  - FFP (bis zu 30 ml/kg KG)
  - PPSB: Initial 20–25 IE/kg KG (Bestimmung von AT III, evtl. vorherige Substitution)
- Zielparameter: Tab. 2.2
- Postoperative Intensivtherapie!

Rescue-Therapie

- Rekombinanter Faktor VIIa (Novoseven®): Initial 90 µg/kg über 2–5 min, Nachsubstitution nach 2–3 h
- Faktor XIII: 1250 IE i.v. (Zielparameter Faktor XIII >60 %)
- Desmopressin: 0,3–0,4 µg/kg langsam als Kurzinfusion

Merkspruch SCHNELL
- S: Syntocinon® (Oxytocin)
- C: Cyklokapron® (Tranexamsäure)
- H: Haemocomplettan® (Fibrinogen)
- N: Nalador® (Sulproston)
- E: EKs
- L: Lynch-Naht
- L: Ligatur der A. uterina

2.4 Blutung unter fibrinolytischer Therapie

Primärmaßnahmen
- Thrombolytika sofort stoppen!
- Tranexamsäure (Cyklokapron®) 1 g i.v. und 5 g als Infusion über 5 h
- Fibrinogen 2–4 g

Sekundärmaßnahmen
- Thrombozytenkonzentrat (falls mit Thrombozytenaggregationshemmer vorbehandelt)
- Erythrozytenkonzentrate und Volumengabe nach Bedarf
- Faktor VIIa bei unstillbarer Blutung

2.5 Blutung unter Antikoagulation/ Gerinnungshemmung

2.5.1 Desmopressin (Minirin®)

- **Allgemeines**
  - 1 Amp. 1 ml = 0,4 µg

- **Indikationen**
  - Steigerung der Faktor-VIII Gerinnungsaktivität bei leichter und mittelschwerer Hämophilie A und Von-Willebrand-Jürgens-Syndrom (Typ 1 und 2).
  - Aktive Blutung unter ASS

- **Dosierung**
  - 0,3–0,4 µg/kg KG langsam i.v., ggf. einmalige Wiederholung nach 8 h
  - Minirin ist nur indiziert, wenn der Von-Willebrand-Faktor (Ristocetin-Kofaktor) über 10 % beträgt

- **Kontraindikationen**
  - Schwere Herzinsuffizienz, Hämophilie B, Vorliegen von Faktor VIII-Ak, Von-Willebrand-Jürgens-Syndrom Subtyp IIb, Kreatinin-Clearance <50 ml/min, Hyponatriämie

2.5.2 Faktor VIII (Haemate® P)

- **Allgemeines**
  - 1 Fl. 600/1200/2400 IE Von-Willebrand-Faktor-Ristocetin-Kofaktor-Komplex (vWF:RCo) und 250/500/1000 IE Blutgerinnungsfaktor VIII (FVIII:C)
  - Haemate® P wird aus Blutplasma gewonnen und enthält Von-Willebrand-Faktor sowie Faktor VIII.

Indikationen

- Von-Willebrand-Syndrom: Prophylaxe und Therapie von Blutungen während und nach Operationen, die durch den Mangel an Von-Willebrand-Faktor entstehen, bei denen die Behandlung mit Desmopressin alleine nicht wirksam oder kontraindiziert ist (vWS Typ 3)
- Hämophilie A: Prophylaxe und Therapie von Blutungen, die durch den Mangel an Faktor VIII entstehen (s. unten)

Dosierung

- Im Allgemeinen werden 40–80 IE/kg Von-Willebrand-Faktor (VWF:RCo) und 20–40 IE/kg FVIII:C empfohlen. Dosiswiederholung nach 12–24 h.
- 1 IE VWF:RCo hebt den Plasmaspiegel des VWF:RCo um 0,02 IE/ml (2 %) an. Angestrebt werden VWF-Rco-Spiegel von 0,6 IE/ml (60 %) bzw. Faktor VIII:C-Spiegel von 0,4 IE/ml (40 %).

Faktor-VIII-Gabe bei Blutungsereignissen (Tab. 2.3)

Von-Willebrand-Jürgens-Syndrom

Bei Patienten, mit vWJS, die an Typ I oder Typ IIN der Erkrankung leiden, ist 1-Desamino-8-D-Arginin-Vasopressin (DDAVP) das Mittel der Wahl. Allerdings können Operationen bzw. Verletzungen auch den Einsatz von Gerinnungsfaktorkonzentraten notwendig machen. Patienten mit Typ IIA, Typ IIB, Typ IIM, sowie Typ III können mit vWF-haltigen Präparaten substituiert werden. Bei Typ IIB ist die Behandlung mit DDAVP kontraindiziert.

Hämophilie A

EineTherapie der Hämophilie A mit Faktor-VIII-Präparaten (Haemate® P) ist nur in Ausnahmefällen und nur dann durchzuführen, wenn eine Differenzialdiagnose zwischen

Tab. 2.3 Erforderliche Höhe des Faktor-VIII-Spiegels bei Blutungen/operativen Eingriffen

Blutungsereignis	Therapeutisch notwendiger Plasmaspiegel der Faktor-VIII-Aktivität	Notwendige Dauer der Erhaltung der therapeutischen Faktor-VIII-Aktivität im Plasma
Kleinere Blutungen: Gelenkblutungen	30 %	Mindestens 1 Tag, in Abhängigkeit vom Schweregrad
Größere Blutungen: ausgedehnte Muskelblutungen, Hämarthrosen, leichte Kopfverletzungen, Blutungen in der Mundhöhle	40–50 %	3–4 Tage, bzw. bis Abschluss der Wundheilung
Lebensbedrohliche Blutungen: große Operationen gastrointestinale, intrakranielle, intraabdominell und intrathorakale Blutungen, Frakturen	60–100 %	7 Tage, dann Erhaltung der Faktor-VIII-Aktivität bei 30–50 % über mindestens 7 Tage

Hämophilie A und Von-Willebrand-Syndrom nicht möglich ist. Nach Diagnose einer Hämophilie A bzw. Ausschluss des Von-Willebrand-Syndroms hochgereinigte plasmatische oder rekombinante Faktor-VIII-Präparate bevorzugt verwendet werden.

Auch Tranexamsäure (Cyklokapron®) kann zur Therapie von Blutungen bei milden Formen einer Hämophilie A eingesetzt werden.

Erforderliche Faktor-VIII-Einheiten (IE) = Körpergewicht (kg) × gewünschter Faktor-VIII-Anstieg (% der Norm) × 0,5

2.5.3 Vitamin K (Konakion)®

Allgemeines

- Konakion® MM 10-Lösung. Phytomenadion (Vitamin K1), 1 Amp. 1 ml = 10 mg zur oralen oder intravenösen Anwendung
- Wirkdauer bei intravenöser Gabe ca. 2–3 h

Indikationen

- Prophylaxe und Therapie von Vitamin-K-Mangelblutungen

Dosierung

- Orale Gabe sollte bevorzugt werden. 0,5–1 ml Konakion MM 10 mg-Lösung p.o. oder 1–2 ml (10–20 mg) langsam i.v. bei schweren, lebensbedrohlichen Blutungen (cave: anaphylaktische Reaktionen). 5 mg Konakion erhöhen den Quick-Wert nach 24 h um ca. 10 %.
- Cave: Vitamin K nicht zu hoch dosieren, da sonst postoperative Resistenz gegenüber Vitamin-K-Antagonisten!

Kontraindikationen

- Allergie auf Erdnuss oder Soja (Hilfsstoff des Konakions), Neugeborene (zur Vorbeugung des Morbus haemorragicus neonatorum steht Konakion MM 2 mg zur Verfügung).

Tab. 2.4 Dosierung von PPSB

INR zu Behandlungsbeginn	2,0–3,9	4,0–6,0	>6,0
Dosierung in I.E. (Faktor IX/kg KG)	25	35	50

2.5.4 PPSB (Octaplex®/Beriplex®)

Allgemeines

- 1 Fl. 250/500/1000 IE Trockensubstanz

Indikationen

- Blutung unter oraler Antikoagulation

Dosierung

- Gewünschter Quickanstieg (%) × Körpergewicht (kg) = I.E. PPSB
- Üblicherweise erhöht die Gabe von IE Faktorenkonzentrat/kg KG den Quick-Wert um ca. 0,8 %, bei Leberparenchymschäden um ca. 0,4 %
- Wenn AT III niedrig, zusätzlich 1000 IE ATIII (Kybernin®)
- PPSB i.v. Gabe über ca. 15 min. Gerinnungskontrolle nach 15–30 min und erneut nach 4–6 h
- Die Dosierung des PPSB kann ebenfalls anhand des Ausgangs- und angestrebten INR-Wert errechnet werden. Die Korrektur ist nach spätestens 30 min erfolgt. In Tab. 2.4 wird die Dosierung angegeben, die zu einer Normalisierung des INR bei angegebenem Ausgangs-INR führt.

PPSB hat eine Halbwertzeit von etwa 4–6 h, daher wird die gleichzeitige Gabe von Vitamin K (10 mg i.v.) empfohlen.

- **Kontraindikationen**
  - HIT II (bei heparinhaltigen Präparaten)

- **Sonstiges**
  - Cave: Ein vorbestehender AT-III-Mangel (z. B. bei Verbrauchskoagulopathie!) muss vor der Anwendung von PPSB-Präparaten ausgeglichen werden!
  - Hinweis: Bei PPSB-resistenter CT (Clotting Time)-Verlängerung FFP-Einsatz gerechtfertigt (Faktor-V-Mangel).
  - PPSB, Octaplex und Beriplex enthalten, zusätzlich zu den Faktoren X, IX, VII und II, Heparin, Protein C und Protein S, PPSB und Beriplex auch AT III. Prothromplex enthält AT III und Heparin, aber kein Protein C und S. Cofact® enthält geringe Mengen AT III, aber weder Heparin noch Protein C oder S.

2.5.5 Protamin

- **Allgemeines**
  - 1 Amp. 5 ml = 50 mg/5 ml = 250 mg, 1000 IE/5000 IE/ml

- **Indikationen**
  - Heparinantagonisierung

- **Dosierung**
  - 1 IE Protamin antagonisiert 1 IE Heparin (Protamin-Ampullen mit 1000 IE/5000 IE pro ml). Vorsicht vor Überkorrektur!
  - Protamin kann ebenfalls zur Reversierung der antikoagulatorischen Wirkung von niedermolekularen Heparine verwendert werden, die Wirkung ist jedoch partiell und die Dosierung muss an die verbliebenen Restwirkung angepasst werden.

Tab. 2.5 Risikofaktoren einer Protaminallergie

Risikofaktor	Risikoerhöhung
Vorangegangene Reaktion auf Protamin	189-fach
Fischallergie	24,5-fach
Exposition zur NPH-Insulin	8,2-fach
Medikamentenallergie	3,0-fach
Vorangegangene Protaminexposition	?

- Protamindosierung bei Blutung unter Enoxaparin (Clexane)-Therapie:
  - Letzte Enoxaparin-Gabe<8 h: 1 mg Protamin pro 0,01 ml (1 mg) Enoxaparin
  - Letzte Enoxaparin-Gabe 8–12 h: 0,5 mg Protamin pro 0,01 ml (1 mg) Enoxaparin
  - Letzte Enoxaparin-Gabe>12 h: Kein Protamin
  - (1 mg Protamin = 100 Antiheparineinheiten neutralisieren die Wirkung von 0,01 ml Enoxaparin, 160 IE Nadroparin, 100 IE Dalteparin, 100 IE Tinzaparin-Na bzw. 200 IE Certoparin-Na)
- Für die Gabe von Protamin muss die HWZ des Heparins berücksichtigt werden, d. h. 90 min nach Heparin-Applikation sollte nur 50 %, 3 h nach Heparin-Applikation nur 25 % der errechneten Protamin-Menge gegeben werden.

! Protamin wirkt bei Überdosierung als Antikoagulans.

Kontraindikation/Nebenwirkungen

- Häufig anaphylaktische oder anaphylaktoide Reaktionen. Risikofaktoren sind (Tab. 2.5): Reexposition, Fischeiweiß-/Parabeneallergie, vorausgegangene Vasektomie, Diabetes mellitus (Protamin-Zink-Insulin).

Protamin darf nicht mit Cefazolin über denselben i.v. Zugang gegeben werden. Eine zu schnelle Applikation führt zum Blutdruckabfall/pulmonale Hypertonie. Möglichst peripher über eigenen Zugang infundieren.

2.5.6 Thrombozytenkonzentrate

- **Allgemeines**
  - Pool Thrombozytenkonzentrat: TK aus 4–6 AB0-blutgruppengleichen Buffycoats oder fertige Einzelspender-Thrombozytenkonzentrate.
  - Apherese Thrombozytenkonzentrat: Herstellung aus Spenderblut durch Verwendung von Zellseparatoren

- **Indikationen**
  - Thrombozytopenie/-pathie (► Transfusionstrigger, Tab. 4.3), Antidot bei Blutung unter Abciximab (ReoPro®), Clopidogrel

- **Dosierung**
  - Erwachsene: Für einen Anstieg von 20–30 × 10^9/l Thrombozyten bei einem nicht immunisierten ca. 70-kg-Patienten ein Thrombozytenkonzentrat benötigt.
  - Kleinkinder und Neugeborene: 10 ml TK/kg KG

- **Kontraindikation/Anwendungsbeschränkung**
  - Keine absolute Kontraindikationen
  - Relative Kontraindikation bei thrombotisch-thrombozytopenischer Purpura (TTP)
  - Bei HIT II kann die Gabe von TK's zu einer Verschlechterung des klinischen Bildes führen.
  - Bei Alloimmunisierung gegen HLA- und/oder plättchenspezifische Antigene verbunden mit einem unzureichenden Substitutionseffekt, sollten Apherese-

TK von ausgewählten Blutspendern, die entsprechend den Kompatibilitätstests ausgewählt werden, transfundiert werden.

- **Besonderheiten**
  - Gelagerte und nicht AB0-identische TK's können bis zu 50 % weniger wirksam sein.
  - Der Substitutionserfolg muss nach ca. 1 h überprüft werden

2.5.7 Tranexamsäure (Cyklokapron®)

- **Allgemeines**
  - Injektionslösung 5/10 ml = 500/1000 mg
  - Antifibrinolytika

- **Indikationen**
  - Prophylaxe und Therapie von Blutung aufgrund von Hyperfibrinolyse (z. B. in der kardiopulmonalen Bypasschirurgie, Von-Willebrand-Jürgens-Syndrom, Hämophilie A), atone Uterusblutung, Blutung unter Clopidogrel-Therapie

- **Dosierung**
  - Kardiochirurgie: Bolus: 10–15 mg/kg (ca. 1 g) über 10 min, Priminig der HLM 2 mg/kg, kontinuierliche Gabe 6 mg/kg/h
  - Prophylaktische Gabe zur Blutungsreduktion: 10–20 mg/kg über 10–20 min

- **Kontraindikationen**
  - DIC

2.6 Elektrolytstörungen

2.6.1 Hyperkaliämie

Vorkommen

- Niereninsuffizienz, Azidose, iatrogen, Succinylcholin, Zelltod bei Verbrennung, Rhabdomyolyse, Muskeltrauma und Hämolyse, Torniquet- bzw. Gefäßklemmen-Eröffnung und maligne Hyperthermie

Klinik

- T-Welle hoch und spitz, breite Kammerkomplexe, Arrhythmie

Therapie

Bei Kalium >6–6,5 mmol/l oder Symptomatik:

- Diurese steigern (Furosemid 20–40 mg i.v.)
- Alkalisieren (Natriumbikarbonat)
- Kalziumglukonat (bei symptomatischer Hyperkaliämie) z. B. 30 ml Kalziumglukonat 10 % über 5–10 min
- Ggf. Glukose-Insulin-Lösung, z. B. 10 IE Insulin in 50 ml Glukose 40 % (20 g) über 15–20 min. Die Menge an Insulin muss dem BZ-Spiegel angepasst werden. Üblicherweise wird 1 IE Insulin pro 2–5 g Glukose verwendet. Bei Notfalltherapie können höhere Insulindosen in einer kürzeren Zeit verabreicht werden, z. B. 40 IE Insulin + 100 ml Glukose 40 % (40 g) über 5 min
- Betamimetika, z. B. Salbutamol inhalativ (10 mg in 10 ml NaCl 0,9%)
- Resonium (Intensivstation)
- Dialyse, Hämofiltration

2.6.2 Hypokaliämie

- **Vorkommen**
  - Renale Verluste (Diuretika, Steroidtherapie), Alkalose, gastrointestinale Verluste, Katecholamine, Betamimetika-Therapie

- **Klinik**
  - Arrhythmien (ventrikuläre Extrasystole, Vorhofflimmern)
  - T-Wellenabflachung, ST-Senkung, U-Welle, verlängertes PR-Intervall
  - Apathie, Hypotonie, paralytischer Ileus

- **Therapie**
  - Behandlungsbedürftig, wenn symptomatisch oder <2,5 mmol/l
  - Kalium-Defizit (mmol/l) = 4,5 – $K_{IST} \times 0{,}3 \times$ kg KG
  - nicht mehr als 20 mmol/h
  - 1 mmol extrazelluläres Kaliumdefizit entspricht einem Mangel von 100 mmol!

2.6.3 Hyponatriämie

Mild 125–134 mmol/l, mittelschwer 115–124 mmol/l, schwer <115 mmol/l.

- **Vorkommen**
  - TUR-Syndrom

- **Klinik**
  - Lethargie, Desorientiertheit, Vigilanzstörung, Krampfanfälle

- **Therapie**
- Die milde Hyponatriämie wird mit Flüssigkeitsrestriktion und Diuretikagabe behandelt. Natriumsubstitution (NaCl 10 % entspricht 1,7 mmol Natrium/ml, Natrium 3 % entspricht 0,513 mmol Natrium/ml) ist bei mittelschwere und schwere Hyponatriämie indiziert.
- NaCl-Substitution: Na^+-Bedarf (mmol) = 0,2 × (Na^+_{SOLL} – Na^+_{IST}) × kg KG
  - Das extrazelluläre Volumen errechnet sich aus Körpermasse in Kilogramm × 0,2
  - Hinweis: 1 mmol Na+ = 23 mg, 1 g Na+ = 43,5 mmol. 1 g NaCl enthält ca. 0,4 g Na+ (17 mmol Na+)

2.7 Hämorrhagischer Schock

Zur Therapie ► Abschn. 2.18.

Tab. 2.6 gibt eine Übersicht über die Einteilung des hämorrhagischen Schocks.

2.8 HELLP-Syndrom

- **Allgemeines**
- Inzidenz 1:1000 Geburten

- **Klinik**
- Erhöhte Bilirubin- und LDH-Spiegel, erhöhte Transaminasen, rasch abfallende Thrombozytenzahl, Schmerzen im rechten Oberbauch, Übelkeit, Erbrechen und Ödeme. Spätbefunde sind DIC, Lungenödem, Plazentalösung und Netzhautablösung

Tab. 2.6 Einteilung des hämorrhagischen Schocks und die empfohlene primäre Volumenersatztherapie

	Grad I	Grad II	Grad III	Grad IV
Blutverlust (ml)	<750	750–1500	1500–2000	>2000
% des Blutvolumen	<15	15–30	30–40	>40
Blutdruck	Normal	Normal	Hypoton	Hypoton/nicht messbar
Pulsdruck	Gut tastbar	Schwach	Schwach	Schwach/nicht tastbar
Atemfrequenz	14–20	20–30	>30	>30
Urinproduktion (ml/h)	>30	20–30	10–20	Vernachlässigbar
Bewusstseinslage	Wach	Ängstlich oder aggressiv	Ängstlich oder aggressiv	Verwirrt/bewusstlos
Volumentherapie	Kristalloide	Kristalloide	Kristalloide/EK's/ggf. FFP's	Kristalloide/ggf. Kolloide/EK's/FFP's/ggf. TK's

Therapie

- Beendigung der Schwangerschaft sobald wie möglich
- Postpartale Intensivüberwachung für mindestens 24 h

Sonstiges

- Anästhesieverfahren: Sofern die aktuellen Gerinnungsparameter, insbesondere Thrombozyten, im Normbereich sind, wird eine Regionalanästhesie zur Sectio bevorzugt.
- Die Anlage eines Periduralkatheters vor dem akuten Abfall der Thrombozytenwerte, ist ebenfalls möglich. Der Zeitpunkt der Entfernung des Katheters sollte jedoch sorgfältig gewählt werden (möglichst wenn Thrombozytenwerte erneut ansteigen!).

2.9 Hohe/totale Spinalanästhesie

Klinik

- Massive Sympathikolyse mit tiefem RR-Abfall, Übelkeit und Erbrechen
- Blockade der N. acceleranti mit Hemmung der kompensatorischen Tachykardie
- Dyspnoe durch Lähmung der Atemhilfsmuskulatur
- Metallischer Geschmack oder orales Taubheitsgefühl bei Beteiligung des Zervikalmarks
- Zwerchfelllähmung bei Erreichen einer Blockadehöhe von C3–C5
- Aspirationsgefahr bei Bewusstseintrübung mit Verlust der Schutzreflexe, zerebrale Krampfanfälle
- Minderperfusion des Hirnstamms mit Atem- und Kreislaufstillstand (totale Spinalanästhesie)

- **Therapie**
  - Übelkeit und Erbrechen: Akrinor, Volumengabe
  - Hypotension: Akrinor, Noradrenalin, Volumengabe
  - Bradykardie: Atropin, Akrinor, ggf. Adrenalin
  - Zunehmende Angst: Psychologische Führung, ggf. Sedierung
  - Parästhesien (Taubheitsgefühl, Kribbeln) in den Armen und Händen: Beine hochlagern, Akrinor/Noradrenalin, Volumengabe, Sauerstoffgabe, Beruhigung, ggf. Sedierung
  - Zunehmende Luftnot: Sauerstoffgabe, ggf. Sedierung, Intubation und Beatmung bei respiratorischer Insuffizienz
  - Bewusstseinsverlust: Intubation und Beatmung

Bei totaler Spinalanästhesie mit massiver Hypotension/kardialer Dekompensation/Herzstillstand, Bewusstlosigkeit und Apnoe ist eine sofortige Intubation und Beatmung, Vasopressortherapie, Volumengabe und Trendelenburg-Lagerung oder Hochlagerung der Beine bei flachgelagertem Oberkörper erforderlich.

2.10 Kardiopulmonale Reanimation

2.10.1 Erwachsene (Abb. 2.1)

- Notruf absetzen!
- Unverzüglicher Beginn der HDM: Frequenz 100–120/min, Kompressionstiefe 5–6 cm
- Rhythmusanalyse, Defibrillation: Energie der ersten Defibrillation beim Erwachsenen 150 Joule biphasisch (360 Joule monophasisch)
- Medikamentengabe: Bei Vorhofflimmern/ventrikulärer Tachykardie wird Adrenalin (1 mg i.v. oder i.o.) und

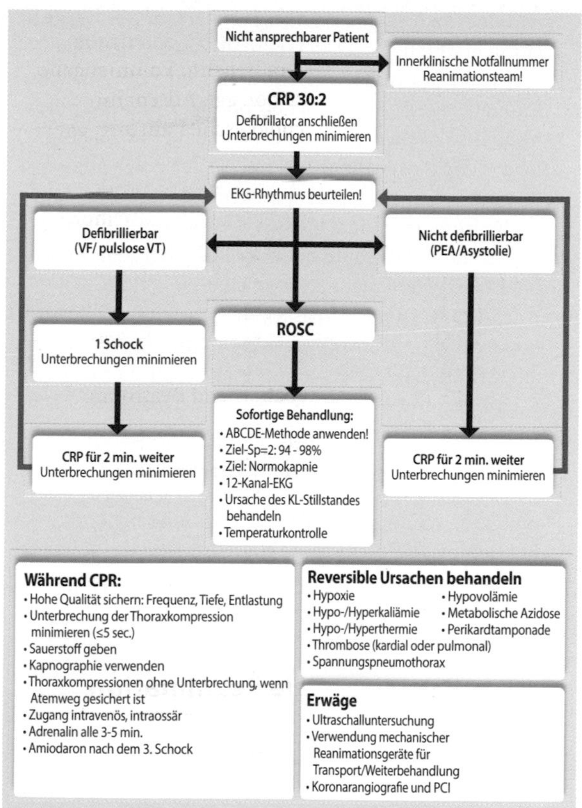

Abb. 2.1 Algorithmus des Advanced Life Support, ALS (nach ERC-Leitlinien 2015)

Amiodaron (300 mg i.v. oder i.o.) nach der 3. Defibrillation erstmalig gegeben (ebenfalls ohne vorherige Rhythmuskontrolle). Anschließend wird die Adrenalin-Gabe alle 3–5 min wiederholt. Bei Asystolie/pulsloser elektrischer Aktivität wird, sobald der Zugang liegt, 1 mg Adrenalin initial und in der Folge alle 3–5 min verabreicht. Atropin, Theophyllin und Natriumhydrogenkarbonat bleiben besonderen Umständen vorbehalten. Die routinemäßige Gabe bei Reanimationen wird nicht mehr empfohlen.

- Nach ROSC ist das Anpassen der jeweiligen Sauerstoffkonzentration sinnvoll. Eine SpO_2 von 94–98 % wird angestrebt. Die Verwendung einer kontinuierlichen Kapnographie wird empfohlen. Weiterhin sollte nach Möglichkeit ein zweiter, großlumiger Zugang geschaffen sowie die Körpertemperatur ermittelt werden. Die Kühlung des Patienten auf 32–34°C ist nicht obligatorisch (36°C werden auch als ausreichend betrachtet), vielmehr sollte ein Ansteigen des Körpertemperatur (Fieber) auf jeden Fall vermieden werden. Wenn eine Kühlung beabsichtigt ist, kann diese durch das Verabreichen von bis zu 2 l Vollelektrolytlösung (4°C), durch Kühlelemente, Entkleiden des Patienten und Verringerung der Umgebungstemperatur erfolgen. Zur Kühlung gehört auch eine Sedierung (z. B. mittels Sufentanil und Midazolam) und ggf. eine Relaxierung.

2.10.2 Kinder (◘ Abb. 2.2)

- Unverzüglicher Beginn der HDM: Frequenz 100–120/min, Kompressionstiefe bei Säuglingen 4 cm (thoraxumgreifende 2-Daumen-Technik), bei Kleinkindern 5 cm (eine oder zwei Hände), entspricht ca.

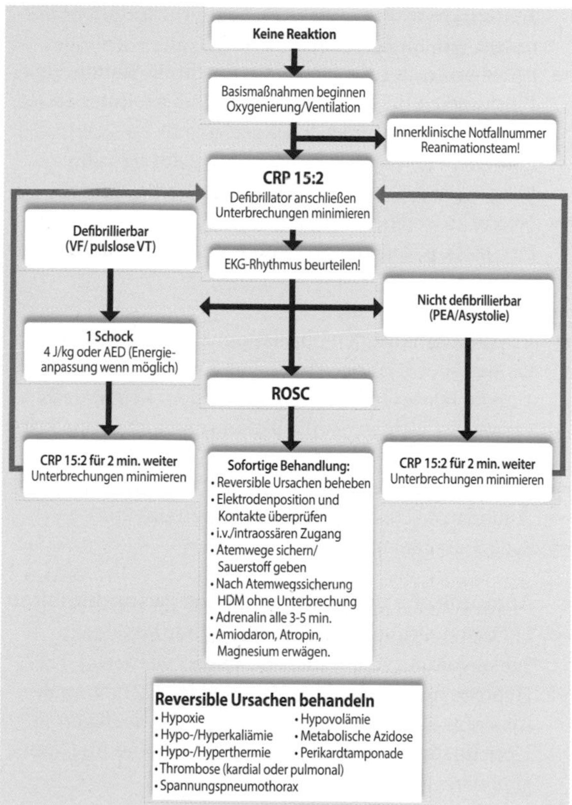

Abb. 2.2 Algorithmus des Pediatric Advanced Life Support, PALS (nach ERC-Leitlinien 2015)

1/3 des Thoraxdurchmessers. Der Druckpunkt ist der untere Teil des Sternums.
- Selbst professionelle Helfer sind nicht im Stande, eine Pulslosigkeit bei Säuglingen und Kindern unter 10 sec festzustellen, daher kein Zeitverlust mit Pulskontrolle! (Abweichend von der Erwachsenenleitlinie kann bei Säuglingen ggf. der Brachialispuls getastet werden)
- Notruf absetzen! Sofort um Hilfe schreien! (»Phone fast, nicht phone first«!) Unterberechungen unbedingt vermeiden
- Atemwege freimachen
- Rhythmusanalyse, Defibrillation: Der AED ist für Kinder über 1 Jahr geeignet. Für Kinder zwischen 1 und 8 Jahren sollten, falls vorhanden, Kinderpads verwendet werden. Defibrillationsenergie: 4 J/kg, keine Steigerung
- Adrenalin-Dosierung: 10 µg/kg i.v. oder i.o.
- Amiodaron-Dosierung: 5 mg/kg i.v. oder i.o.
- Sauerstoff geben!

- **Anatomische und physiologische Besonderheiten**
- HZV-Steigerung erfolgt lediglich über Frequenz, Schlagvolumen kann nicht gesteigert werden.
- Hypoxie führt zu Bradykardie (Diving-Reflex) und späterem Herzstillstand. Diese stellt die häufigste Ursache für einen Herz-Kreislauf-Stillstand im Kindesalter dar.

2.10.3 Neugeborene

- Keine Reanimation bei Frühgeborenen <23. SSW und/oder Geburtsgewicht <400 g (keine realistische Überlebenschance)

2.10.4 Intraoperative Reanimation

- **Primärmaßnahmen**
  - Sofortige Info an Chirurgen, Personalverstärkung anfordern (Fach-/Oberarzt)
  - Vorgehen nach ERC-Leitlinien
  - Bei pulsloser ventrikulärer Tachykardie präkordialer Faustschlag
  - Evtl. Beginn der HDM durch Chirurgen, Defibrillator holen lassen!
  - Volumenkontrollierte Beatmung mit FiO_2 1,0
  - OP-Tisch leicht kopftief kippen

- **Sekundärmaßnahmen**
  - Erweiterung des Monitorings (Arterie/ZVK), BGA-Kontrolle (Elektrolytentgleisungen bzw. Hypoxämie ausschließen).
  - TTE/TEE zur Diagnostik
  - Intensivstation informieren!
  - Bei dringendem V. a. Lungenembolie (je nach Art des Eingriffes und Operationsphase sowie Blutungsgefahr) evtl. Lysetherapie in Absprache mit Operateuren! Embolektomie in Herz-Thoraxchirurgie erwägen

- **Sonstiges**
  - An Anaphylaxie, Hypovolämie, Lungenembolie und akuten Myokardinfarkt als die häufigsten Ursachen denken! Bei zentralvenöser Punktion Spannungspneumothorax ausschließen!

2.11 Laryngospasmus/Bronchospasmus

2.11.1 Laryngospasmus

■ Allgemeines

- Beim Laryngospasmus handelt es sich um einen prolongierten Glottisverschluss.
- Der Postextubationslaryngospasmus ist mit ca. 50 % die häufigste Ursache des pulmonalen Negativdrucködem (NPPE).

■ Risikofaktoren (◘ Tab. 2.7)

◘ **Tab. 2.7** Risikofaktoren eines Laryngospasmus

Risikofaktor		Häufigkeit
Altersgruppe	0–12 Monaten	≈3 %
	1–9 Jahre	≈2 %
	>10 Jahre	≈1 %
Eingriff	HNO-Operationen	1,6-fach erhöhtes Risiko
Anästhetikum	Sevofluran	5-fach höheres Risiko im Vergleich zu Propofol
Anästhesiephase	Einleitung	3-mal häufiger (72 %) als bei Extubation

■ Therapie

- Keine weitere Manipulation der Atemwege
- 100 % Sauerstoff, Öffnen und Offenhalten der Atemwege
- Ggf. erneute Narkosevertiefung durch kurzwirksames i.v. Anästhetikum
- Ggf. Muskelrelaxans (z. B. Succinylcholin)

2.11.2 Bronchospasmus

- **Allgemeines**
  - Akute Bronchuskonstriktion infolge allergischer Reaktionen (Antibiotika, Kontrastmittel etc.) und/oder Inhalation von Rauch, Reizgasen und -dämpfen
  - Häufig bei Patienten mit hyperreagiblen Atemwegen (z. B. Asthmatikern)

- **Therapie**
  - Ursache beseitigen!
  - Sauerstoffinsufflation (FiO_2 1,0), manuelle Beatmung (keine Hyperventilation)
  - Vertiefung der Narkose durch Erhöhung der Konzentration der volatilen Anästhetika
  - Medikamentöse Therapie: β2-Mimetika (inhalativ über den Endotrachealtubus bzw. i.v.), Anticholinergika (inhalativ), Theophyllin, Antihistaminika und Glukokortikoide. Gabe von Ketanest (0,5–1 mg i.v.) und/oder Magnesium (2 g über 2 min) erwägen (nicht evidenzbasiert)!

2.12 Lokalanästhetikaintoxikation

- **Vorkommen**
  - Versehentliche intravenöse Gabe von Lokalanästhetika
  - PDK-Fehllage, Überdosierung von Lokalanästhetika

- **Klinik**
  - Initialsymptome: Übelkeit, Schwindel, Angst, Unruhe, metallischer Geschmack
  - Später: Krämpfe, Bewusstlosigkeit, Atemstillstand, Herzfrequenz-/Blutdruckabfall, Asystolie

- **Therapie**
  - Zufuhr von Lokalanästhetika stoppen!
  - Atemwege sichern, Sauerstoffgabe
  - Gabe von 20 % Lipidlösung, z. B. Lipovenös 20 %; 1,5 ml/kg KG i.v., als Bolus gefolgt von kontinuierlicher Infusion 0,25 ml/kg/min; Bolus-Wiederholung alle 3–5 min
  - Kontinuierliche Infusion bis zur hämodynamischen Stabilität. Dosiserhöhung auf 0,5 ml/kg/min, wenn Blutdruck abfällt. Maximale Dosierungsempfehlung 10 ml/kg in den ersten 30 min
  - Bei Krämpfen: Diazepam (Valium®), Midazolam (Dormicum®) intravenös
  - Azidose und Hyperkapnie vermeiden (frühzeitige Intubation, Hyperventilation)
  - Bei Hypotonie: Schocklagerung, Volumengabe, Vasokonstriktoren (z. B. Akrinor®, ggf. Katecholamine)
  - Bei Herzkreislaufstillstand: Kardiopulmonale Reanimation (über mehrere Stunden unter Nutzung aller technischer Möglichkeiten (z. B. Herz-Lungen-Maschine)

2.13 Luftembolie

- **Vorkommen**
  - Eingriffe in sitzender Position (Neurochirurgie, Traumatologie)
  - Intraoperativ nach kardiochirurgischen Eingriffen

- **Klinik**
  - pCO_2-Abfall (relevant ab 0,5–1 ml Luft/kg), Tachykardie, Arrhythmie, RR-Abfall, arterielle Hypoxämie, ZVD-Anstieg

- **Therapie**
  - Info an Operateur!
  - Überfluten des OP-Gebietes mit Kochsalz-Lösung
  - PEEP: 6–8(–10) mmHg
  - Aspiration von Luft über das distale Lumen des ZVK (ZVK-Spitze im rechten Vorhof)
  - FiO_2 100 %
  - Kopftieflage (wenn möglich)
  - Evtl. manuelle Kompression von V. jugularis int. beidseits durch Operateur
  - Evtl. Narkose vertiefen (vorzugsweise mit Opioiden), Relaxierung
  - Bei Kreislaufinstabilität Gabe von Vasopressoren und/oder Volumengabe

TEE: Extrem sensibel, Monitoring bei embolieträchtigen Eingriffen in sitzender Position, Beurteilung des Ausmaßes und Ausschluss von Differenzialdiagnosen bei Kreislaufdepression.

- **Prophylaxe**
  - ZVD hochnormal halten!
  - PEEP-Beatmung

2.14 Lungenembolie

- **Häufigkeit (Tab. 2.8)**

Tab. 2.8 Häufigkeit einer intraoperativen Lungenembolie je nach Art des Eingriffes. (Nach Goldhill 1997)

Eingriff	Letale Lungenembolien
Allgemeinchirurgische Eingriffe	1 %
Orthopädische Eingriffe (Knie, Hüfte)	1–3 %
Urologische Eingriffe	–
Gynäkologische Eingriffe	1 %
Neurochirurgische Eingriffe	1,5–3 %
Polytrauma	1–4 %

- **Einteilung nach Grosser**
  - Grad I: Keine hämodynamischen Auswirkungen, keine pathologischen arteriellen Blutgase
  - Grad II: Mäßige hämodynamische Auswirkungen, PaO_2 erniedrigt, aber >60 mmHg
  - Grad III: Hämodynamische Auswirkungen, PaO_2 <60 mmHg
  - Grad IV: Größere hämodynamische Auswirkungen, arterielle Hypotonie, Schock, Hypoxie, Hyper- oder Hypokapnie, pH-Entgleisung

- **Risiken**
  - Längere präoperative Bettlägerigkeit, Adipositas, Schlaf-Apnoe-Syndrom
  - Auslöser
  - Umlagerung, Blutleere/Blutsperre

Klinik

- Abfall des endexspiratorischen pCO_2, Anstieg des arteriellen pCO_2, SaO_2-Abfall, ZVD-Anstieg

Differenzialdiagnose

- Verlegung der Atemwege, Aspiration, Luftembolie (bei Eingriffen in sitzender Position), Fettembolie (bei unfallchirurgischen Operationen), Fruchtwasserembolie

Diagnostik

- Kapnographie: $EtCO_2$-Abfall
- Hämodynamik: RR-Abfall, Tachykardie
- BGA: pCO_2-Anstieg
- EKG
- D-Dimer (Troponin, CK, CK-MB)
- Rö-Thorax
- TEE

Therapie

- Ausmaß und Dringlichkeit der Therapie richten sich nach der Schwere der Symptomatik
- Rechtzeitig Hilfe anfordern!
- FiO_2 100 %
- Katecholamintherapie (Dobutamin, Noradrenalin)
- Erweiterung des Monitorings
- Thrombolyse bei hämodynamischer Instabilität bzw. intraoperativer Reanimation (nach Rücksprache mit Operateur, je nach Art und Stadium des Eingriffes). Dann mindestens 60 min CPR (ggf. unter Zuhilfenahme von mechanischen Reanimationssysteme wie z. B. AutoPulse®)
- Ultima ratio: Trendelenburg-OP (kardiochirurgisches Konsil)

Tab. 2.9 Lysetherapie bei Lungenembolie

	Dosierung	Heparin-Begleittherapie
Reteplase (r-PA) (Rapilysin®)	Bolusgabe 10 U, 2. Bolus (10 U) im Abstand von 30 min	i.v. Bolus: 60 IE/kg, maximal 5000 IE vor Therapiebeginn i.v. Infusion: 12 IE/kg/h über 48 h, maximal 1000 IE/h Ziel-PTT: 50–60 sec
Alteplase (Actilyse®)	KG >65 kg: Bolus 10 mg i.v. über 1–2 min, dann 90 mg über 2 h. KG <65 kg: Gesamtdosis ≤1,5 mg/kg KG. 10 % als Bolus, Restdosis über 2 h	i.v. Heparinisierung mit Ziel-PTT 50–70 sec

Lysetherapie

- Tab. 2.9
- Kontraindikation/relative Kontraindikationen: bis zu 10 Tagen nach operativen Eingriffen (je nach Art und Umfang des Eingriffes), 3 Wochen nach Augenoperationen und bis zu 2 Monate nach neurochirurgischen Operationen, Z. n. intrakranieller Blutung/intrakraniellen Tumoren

2.15 Lungenödem

Ätiologie

- Nachlasterhöhung (hypertensive Krisen)
- Hypervolämie (Überinfusion von kristalloiden Lösungen bei großen Blutverlusten)

- Hypoxisch-bedingtes LV-Versagen im Rahmen der Reanimation
- Tachyarrhythmien
- Naloxon
- Opiate (z. B. Morphin, Heroin)
- Negativdrucködem (negative pressure pulmonary edema, NPPE)
- Tokolyse (erhöhtes Risiko von mütterlichem Lungenödem bei gleichzeitiger Gabe von β_2-Mimetika zur Tokolyse und Glukokortikoiden zur Lungenreifestimulation)
- Präeklampsie

Klinik

- Hypoxie
- Erhöhte Beatmungsdrücke
- Zunahme der Sekretmenge im Tubus

Diagnostik

- BGA
- Invasives Monitoring (arterieller Zugang, ZVK) je nach Schweregrad

Therapie

- O_2-Gabe
- Nitrolingual sublingual, intravenöse Gabe von Nitrate
- Evtl. Antihypertensiva, z. B. Urapidil (Ebrantil®)
- Diuretikatherapie
- CPAP/PEEP-Beatmung
- Evtl. Katecholamintherapie (Dobutamin), Morphin-Perfusor

2.16 Maligne Hyperthermie

▪ Allgemeines

- Inzidenz ca. 1:40.000 bei Erwachsenen und 1:15.000 bei Kindern

▪ Auslöser/assoziierte Erkrankungen

- Triggersubstanzen: Succinylcholin und volatile Inhalationsanästhetika
- Central-core-disease (zu 100 %)
- King-Denborough-Syndrom (zu 100 %)
- Myotonia congenita
- Muskeldystrophie
- Arthrogryposis (angeborene Gelenksteife)
- Osteogenesis imperfecta (umstritten, triggerfreie Narkose dennoch empfohlen)

▪ Klinik

▪▪ Frühzeichen

- Tachykardie
- Arrhythmie (ventrikuläre und supraventrikuläre Tachykardie)
- Sättigungsabfall
- CO_2-Anstieg (sehr sensitiv)
- Muskelrigidität (in 65 % der Fälle)
- Masseter-Spasmus (in 50 % der Fälle)
- Kombinierte metabolisch-respiratorische Azidose (erhöhter Sauerstoffverbrauch, Laktatanstieg)
- pH ↓, $PaCO_2$ >60 mmHg, BE –5 bis –7 mVal/l

▪▪ Spätzeichen

- Temperaturanstieg
- Dunkelfärbung des Urins (Myoglobinurie)

Therapie

Primärmaßnahmen

- Zufuhr von Triggersubstanz sofort beenden! Volatiles Inhalationsanästhetikum durch Propofol ersetzen!
- FiO_2 100 %, AMV auf das 2- bis 3-fache erhöhen
- Dantrolen anfordern, zusätzliche Hilfe anfordern!
- Dantrolen 2,5 mg/kg, Wiederholung in 5-minütigem Abstand je nach Klinik, Weiterführung mit 10 mg/kg/24 h. Fortführung der Therapie solange klinische Leitsymptome weiter bestehen (Tachykardie, Hyperthermie, Hyperkapnie und Azidose)
- BGA: Azidosekorrektur mit Natriumbikarbonat (1–2 mval/kg), Behandlung der Hyperkaliämie
- Operateur informieren, Eingriff möglichst schnell beenden!

Sekundärmaßnahmen

- Monitoring erweitern: Invasive Druckmessung, Temperatursonde, Laborentnahme (Blutgasanalyse, CK, Myoglobin, Laktat)
- Oberflächenkühlung
- Diurese <1,0 ml/kg → forcierte Diurese
- Großzügige Volumentherapie
- Bei Hyperkaliämie forcierte Diurese (Furosemid 20–40 mg), Glukose-Insulin-Infusion
- Heparin: Initial 5000 IE, dann Infusion 200–500 IE/h (aPTT>50 sec)
- Tachykardiebehandlung (Betablocker, z. B. Esmolol)

Sonstiges

- Ein Geräteaustausch ist zeitaufwändig und als Primärmaßnahme ungeeignet. Außerdem können während des Austauschvorganges Zugänge und/oder der Atemweg disloziert, diskonnektiert oder sogar versehentlich entfernt werden!

- Dantrolen ist in den USA in neuer Formulierung (Dantrolen-Natrium, Ryanodex®) als 250-mg-Ampulle erhältlich und binnen 1 min gebrauchsfertig
- Anästhesie bei V. a. oder gesicherter maligner Hyperthermie:
  - Regionalanästhesieverfahren vorziehen
  - Auf ausreichende Sedierung achten, da Angst und Stress die maligne Hyperthermie triggern können
  - Triggerfreie Narkose
  - Verdampfer für volatile Anästhetika ausschalten/entfernen
  - CO_2-Absorber und Kreisteil austauschen. Gerät ca. 20 min spülen!
  - Intraoperative Überwachung des Körpertemperatur, Hochflussanästhesie
  - Mindestens 24 h postoperative Überwachung

2.17 Myokardiale Ischämie/-Infarkt

Risikogruppen

- Patienten mit Infarktanamnese, KHK, symptomatischer Herzinsuffizienz, symptomatische ventrikuläre Rhythmusstörungen bzw. supraventrikuläre hochfrequente Tachyarrhythmien, höhergradige AV-Blocks, schwere Klappenvitien
- Große abdominelle oder gefäßchirurgische Eingriffe (Eingriffe an der Aorta und peripheren Gefäßen)
- Eingriffe mit großem Blutverlust und/oder Flüssigkeitsverschiebung, große Notfalleingriffe

Klinik

- Typische Schmerzsymptomatik. Die Diagnose einer Ischämie/Infarkt während Anästhesie ist häufig sehr schwer zu stellen.

Diagnostik

- EKG: ST-Segment-Analyse (ST-Segment-Veränderungen >0,1 mV, am ehesten in Ableitungen II und V5), neu aufgetretene Arrhythmie/Schenkelblock
- Serummarker erst im Aufwachraum!: Troponin I, Myoglobin, CK-MB (Masse)

Falsch positive Troponin-Erhöhung nach prolongierten Arrhythmien, Myokarditis, schwerer Linksherzinsuffizienz sowie bei Niereninsuffizienz (Troponin T) und Lungenembolie (Troponin-I-Erhöhung infolge rechtsventrikulärer Dysfunktion/Rechtsherzbelastung). Keine Troponinerhöhung nach Kardioversion, thoraxchirurgischer und/oder orthopädischer Eingriffe.

Therapie

- Hypoxie ausschließen, auf adäquate Narkosetiefe achten!
- Oberstes Ziel: Hämodynamische Stabilität, MAP möglichst nicht unter 80 mmHg
- Tachykardie vermeiden: Opioidgabe, evtl. Betablocker
- Trinitroglyzerin-Perfusor bei Kreislaufstabilität erwägen!

Sonstiges

Perioperativer Myokardinfarkt:

- Das postoperative Monitoring von Troponin-Werten bei Risikopatienten bzw. V. a. akuten Myokardinfarkt kann zur Aufdeckung von Patienten mit fehlenden oder geringen ischämischen Symptomen beitragen. Ein Troponin-Wert von über 0,54 µg/l am ersten postoperativen Tag kann mit einer Sensitivität von 75 % und einer Spezifität von 89 % postoperative kardiale Komplikationen vorhersagen.

- Die meisten perioperative Ischämien/Myokardinfarkte ereignen sich innerhalb der ersten 48 h nach der Operation.
- Bei begründetem V. a. akuten Myokardinfarkt internistisch/kardiologisches Konsil anfordern!

2.18 Perioperative Blutungen

■ Allgemeines

Die häufigsten Ursachen der perioperativen Blutungen (in der Reihenfolge ihrer Häufigkeit) sind:

- Chirurgisch/iatrogen
- Antikoagulanzientherapie
- Nebenwirkungen von Medikamenten (NSAR, Antibiotika) und Nahrungsmittelergänzungsstoffen (z. B. Gingko, Ingwer, Knoblauch)
- Lebererkrankungen
- Vitamin-K-Mangel
- DIC, Verlustkoagulopathie
- Angeborene Gerinnungsstörungen

■ Therapie

Allgemeine Maßnahmen bei akuter intraoperativer/chirurgisch nicht beherrschbarer, koagulopathischer Blutungen:

■■ Primärmaßnahmen

- Informationsaustausch mit Operateur, »Blick übers Tuch«
- FiO_2 100 %
- Volumentherapie: Kristalloide Lösungen, ggf. Kolloide! (Bei Gabe von Haes-Lösungen Maximaldosierung beachten)
- Einsatz von Cellsaver erwägen!

Sekundärmaßnahmen:

- Hypothermie vermeiden [>35°C]: Temperaturmonitoring, Warmtouch, Hotline, Infusionen anwärmen
- Blutabnahme: RoTEM, BGA, BB, Elekrolyte, Kreuzblut (falls nicht vorhanden)
- Säure-Basen-Haushalt bei pH<7,2 ausgleichen: Natriumbikarbonat oder Trispuffer
- Kalziumsubstitution (bei Ca <1 mmol/l, Kalziumglukonat 1 Amp. 10 ml als Kurzinfusion oder langsam i.v.) [Ca^{2+} >1 mmol/l]
- Je nach Ausmaß der Blutung:
  - Blinde Gabe von 2 g Tranexamsäure (Cyklokapron®) immer vor Gabe von Fibrinogen
  - Blinde Gabe von Fibrinogen 25–50 mg/kg (Haemocomplettan® 2–4 g)
  - PPSB-Gabe bei koagulopatischen Blutungen infolge Leberfunktionsstörungen
  - Erythrozytenkonzentrate (Hb von 8–10 g/dl anstreben)
  - Frischplasma (bei Massivtransfusion EK:FFP-Verhältnis 1:1; Auftauzeit beachten!)
  - Kalzium 1 g i.v.
  - Ggf. Desmopressin 0,3–0,4 µg/kg KG langsam i.v.
  - Thrombozytenkonzentrate (bei aktiver Blutung Thrombozytenzahl 50.000–100.000/µl anstreben)
  - Ggf. Faktor XIII (Fibrogammin®) 1250 IE (15–20 IE/kg KG)
  - Ggf. rFVIIa (NovoSeven®) initial 90 µg/kg KG (1 µg = 50 IE, 1 mg = 50 kIE), Dosiswiederholung je nach Schweregrad

2.19 Peripartale Blutungen

■ Allgemeines

- Die häufigsten Ursachen präpartaler Blutungen sind: Placenta praevia, vorzeitige Plazentalösung und Uterusruptur. Die häufigsten Ursachen der postpartalen Blutungen sind: Plazentareste, Uterusatonie und Zervix- bzw. Vaginaleinrisse. ◘ Abb. 2.3 zeigt das Vorgehen bei postpartaler Blutung.
- Bei schwerenpräpartalen Blutungen: Sectio in ITN, da PDA und SpA meist kontraindiziert sind
- Operative Versorgungung von postpartalen Blutungen fast immer in ITN

■ Vorgehensweise

- Großlumige venöse Zugänge, rasche Volumenzufuhr
- Ausreichend EK's und FFP's bereitstellen
- Häufige Gerinnungskontrollen (evtl. RoTEM)
- Ggf. postoperative Intensivtherapie

! Schwerste Gerinnungsstörungen nach Entwicklung des Kindes!

■ Applikation von rVIIa (Novoseven®) bei lebensbedrohlichen peripartalen Blutungen

- Indikationen: Schwerste lebensbedrohliche peripartale Blutung mit keiner primär operativen Behandlungsoption
- Basisvoraussetzungen
  - pH >7,2
  - Temperatur >35°C
  - Fibrinogen >150 mg/dl oder RoTEM: FIBTEM MCF >12 mm
  - Thrombozyten >50/nl oder RoTEM: EXTEM MCF >45 mm

	Klinische Symptome	Allgemeine/operative Maßnahmen	Medikamente
STEP 1	Dauer max. 30 min nach Diagnosestellung	HINZUZIEHEN Oberarzt | Facharzt Geburtshilfe | INFORMATION Anästhesie	
STEP 1	• **vaginale Blutung** > 500 ml nach vaginaler Geburt > 1000 ml nach Sectio caesarea CAVE: Unterschätzung! Messsystem! • **Patientin kreislaufstabil**	• 2 i.v.-Zugänge (mindestens 1 großlumiger) • Kreuzprobe/ Notfalllabor/ EK's bereitstellen) • Volumengabe (z.B. Kristalloide / Kolloide) • Blase katheterisieren • Blutverlust messen • rasche Abklärung der Blutungsursache (4T's) • Uterustonus (Tonus-Atonie?) • Plazentainspektion (Tissue-Plazentarest?) • Speculumeinstellung (Trauma-Geburtskanal?) • Gerinnung (Thrombin-Laborwerte?) • Uteruskompression - Ultraschall	PARALLEL • OXYTOCIN 3-5 IE (1 Amp.) als Kurzinfsion und 40 IE in 30 min (Infusion/Perfusor) ODER • CARBETOCIN (off label use) 100 µg (1 Amp.) in 100 ml NaCl 0,9% als Kurzinfusion bei starker persistierender Blutung STEP 2, bei moderat persistierender Blutung evtl. • MISOPROSTOL (off label use) 800 µg (4 Tbl. à 200 µg) rektal
STEP 2	Dauer max. weitere 30 min (≈60 min nach Diagnosestellung?	HINZUZIEHEN Anästhesie | Alamierung OP Team | ORGANISATION OP-Saal TRANSFERKRITERIEN überdenken	
STEP 2	• **anhaltend schwere Blutung** • **Patientin kreislafstabil**	• OP-Vorbereitung • Ausschluss Uterusruptur • Nachtastung / Utraschall • bei V.a. Plazentarest (nach US oder Inspektion) • manuelle Nachtastung • ggf. Kürettage (US-Kontrolle)	**Bestellung FFP / EK / TK** (kreuzen und in den Kreißsaal/OP bringen lassen) • SULPROSTON 500 µg (1 Amp.: max 3 Amp. pro 24 h) nur über Infusomat/Perfusor • 2 g TRANEXAMSÄURE i.v. vor Fibrinogengabe Bei persistierender schwerer Blutung (ca. 1500 ml Gesamtblutverlust) • FIBRINOGEN 2-4 g • FFP / EK erwägen
STEP 3		TRANSFERKRITERIEN überdenken | HINZUZIEHEN Oberarzt Anästhesie INFORMATION der bestmöglichen personellen Expertise	
STEP 3	• **therapierefraktäre schwere Blutung und kreislaufstabile Patientin** oder • **hämorrhagischer Schock** ZIEL • hämodynamische Stabilisierung (temporärer) Blutungsstop • Optimierung von Gerinnung und Erythrozytenkonzentration • Organisation von STEP 4	**CAVUMTAMPONADE** BALLONAPLIKATION • Balloneinführung unter Ultraschallkontrolle • ausreichendes Auffüllen des Ballons (Sulproston weiter) • leichten Zug applizieren • alternativ Streifentamponade BLUTUNGSSTOP • Intensivüberwachung • BALLONDEBLOCKADE nach 12-24 Std. (ggf. nach Transfer im Zentrum) PERSISTIERENDE oder ERNEUTE BLUTUNG (Blutung bei liegendem Ballon oder nach Deblockade) • ggf. erneute Ballonapplikation („bridging") • obligat STEP 4	ZIELKRITERIEN • Hämoglobin > 8-10 g/dl (5-6,2 mmol/l) • Thrombozyten > 50 Gpt/l • RR systolisch > 80 mmHg • pH ≥ 7,2 • Temperatur > 35° C • Kalzium > 0,8 mmol/l
STEP 4		HINZUZIEHEN der bestmöglichen personellen Expertise Definitive Versorgungung | (chirurgische) Therapie	
STEP 4	• **persitierende Blutung**	**KREISLAUFINSTABILITÄT** BLUTSTILLUNG ↓ Laparatomie / Gefäßklemmen / Kompression STABILISIERUNG Kreislauf / Temperatur / Gerinnung eventuell rekomb. Faktor VIIa →	**KREISLAUFSTABILITÄT** DEFINITIVE CHIRURGISCHE THERAPIE Kompressionsnähte Gefäßligaturen Hysterektomie EMBOLISATION

Transferkriterien
- Fehlen von operativen oder interventionellem Equipment oder fehlende Anwesenheit von geschultem Personal
- temporärer Blutungsstop durch Kavumtamponade
- hämodynamische Transportstabilität der Patientin
- existierende SOP zw. Zielkrankenhaus und transferierendem Krankenhaus

Rekombinanter Faktor VIIa (! off label use !)
- initial 90 µg/kg KG (Bolus)
- ggf. Wiederholungsdosis bei persistierender Blutung nach 20 min

Voraussetzungen
pH ≥ 72
Fibrinogen > 1,5 g/l
Thrombozyten > 50 Gpt/l
Hyperfibrinolyse ausgeschlossen /therapiert

Abb. 2.3 Algorithmus zum Vorgehen bei postpartaler Blutung. (Modifiziert nach PPH-Konsensus-Gruppe (D-A-Ch) 2012)

- Durchführung
  - Blutung operativ weiterhin nicht therapierbar?
  - rFVIIa (Novoseven®): 90 µg/kg KG als Bolus
  - Wiederholungsdosis bei persistierender Blutung nach 20 min

2.20 Pneumothorax/ Spannungspneumothorax

Vorkommen

- Nach zentralvenösen Punktionen/Schrittmacherimplantation
- Nach Interkostal-/Interskalenären Blockaden
- Nach Herz-Thorax-Gefäßchirurgischen Eingriffen (bei insuffizienter Drainage)
- Nach Thoraxtrauma/Rippenfraktur
- Nach Beatmung (Barotrauma)
- Gelegentlich auch als Spontanpneumothorax!

Klinik

- Atemnot
- Asymmetrie der Atemexkursionen
- Obere Einflussstauung, ZVD-Anstieg
- Evtl. Hautemphysem
- Anstieg der Beatmungsdrücke bei mechanisch-ventilierten Patienten
- Oxygenierungsstörung

Diagnostik

- Auskultation
- Röntgen-Thorax

- **Therapie**
- Thoraxdrainage 2.–3. ICR (Medioklavikularlinie), bei V. a. Hämatopneumothorax in der 5. ICR (vordere Axillarlinie)
- Hinweis: Bei kreislaufinstabilen Patienten kann gelegentlich, vor der Anlage einer Drainage, eine Entlastungspunktion mittels einer großlumigen Braunüle (14 G) im 2. ICR medioklavikulär, erforderlich sein.

2.21 Postpunktioneller Kopfschmerzen (PDPH)

- **Klinik**
- Starke, ziehende, lageabhängige Kopfschmerzen, bis zu 48 h nach Durapunktion
- Hinweis: wichtigste Differenzialdiagnose bei postpartalen Kopfschmerzen ist die Subarachnoidalblutung!

- **Risikofaktoren**
- Art und Größe der Punktionsnadel
- Jugendliches Alter (10–40 Jahre)
- Postpunktionelle Kopfschmerzen in der Anamnese

- **Therapie**
- **Basistherapie**
- Patientenaufklärung und -betreuung
- Analgetika (Paracetamol 3–4×1000 mg p.o./i.v., Metamizol 3–4×1000 mg p.o/i.v. als Kurzinfusion, evtl. Triptane wie z. B. Sumatriptan [Imigran®])
- Bei stärkeren Kopfschmerzen Koffein (z. B. 3×300 mg p.o.), evtl. Theophyllin 3×200(–350) mg p.o./d bzw. 2–3×200 mg i.v.
- Im Einzelfall kann auch die Gabe von Gabapentin 3×300 mg p.o. bzw. Hydrokortison 3×100 mg i.v. erwogen werden.

- Symptomkontrolle (z. B. Antiemetika)
- Evtl. überwiegendes Liegen zur Symptomlinderung

Erweiterte Maßnahmen

Epiduraler Blutpatch (▶ Kap. 11.6):

- Indikationen: Starker, therapieresistenter postpunktioneller Kopfschmerz
- Vorgehensweise: Sterile Abnahme von 20 ml Blut durch Assistenzpersonal, langsame Applikation von ca. 15–20 ml des Eigenblutes über die Tuohy-Nadel im gleichen Segment, in dem die Duraperforation stattgefunden hat. Erfolgsrate bis zu 98 %
- Cave: Die Injektion des Eigenblutes muss sehr langsam (über ca. 1 min) erfolgen!
- Bettruhe hat keinen Einfluss auf die Dauer der Kopfschmerzen

2.22 Präeklampsie/Eklampsie

Allgemeines

- Präeklampsie: 6–8 % aller Erstgebärenden und ca. 0,5 % der Mehrfachgebärenden
- Eklampsie: 0,2–0,5 % aller Schwangeren. Maternale Mortalität ca. 2 %, fetale Mortalität bis zu 12 %!

Klinik

- Präeklampsie: Hypertension (systolisch ≥140 mmHg, diasolisch ≥90 mmHg) ab der 20. SSW bei zuvor normotensiven Schwangeren, Proteinurie, Nierenfunktionsstörung, Lungenödem, Kopfschmerzen, Sehstörungen, Leberfunktionsstörung, Thrombozytopenie, Hämolyse, fetale Wachstumsstörung.
- Eklampsie: Prodromi (Kopfschmerzen, Augenflimmern, Hyperreflexie), tonisch-klonische Krämpfe.

- **Therapie**

Magnesium Medikament der 1. Wahl zur Prophylaxe und Therapie einer Eklampsie.

- Magnesium 4–6 g (mit Kochsalzlösung auf 50 ml verdünnen) über 20 min, anschließend kontinuierlich 1–2 g/h
- Antihypertensive Therapie: Nifedipin, alternativ Urapidil oder Dihydralazin
- Antikonvulsive Therapie: Magnesiumsulfat, alternativ Phenytoin
- Therapie von Lungenödem/Herzinsuffizienz: Furosemid

2.23 Propofol-Infusionssyndrom (PRIS)

- **Allgemeines**
- Vorkommen auch im Rahmen von Anästhesien
- Letalität bis zu 85 %
- Begünstigt durch Kombination mit Katecholaminen und Glukokortikoiden
- Prävention: Bei Langzeitsedierung Dosierung möglichst <4 mg/kg/h und Anwendungsdauer <7 Tage

- **Klinik**
- Laktatazidose. Rhabdomyolyse

- **Diagnostik**
- BGA (Laktat, pH)

- **Therapie**
- Propofolinfusion abstellen!
- Azidosekorrektur

- Herz-Kreislauf-Stabilisierung durch Volumengabe, Katecholamine/PDE-Hemmern
- Umstellung der Sedierung auf alternative Hypnotika (z. B. Midazolam)
- Bei therapierefraktären Bradykardien Schrittmacherimplantation
- Evtl. Hämofiltration/Dialyse

2.24 Schwierige Intubation (erwartet, unerwartet)

▪ Vorbereitung/Instrumentarium

- Anästhesiearbeitsplatz, Beatmungsmaschine
- Absaugvorrichtung
- Guedel und Wendel-Tuben in verschiedene Größen
- Cook®- oder Eschmann-Katheter
- Larynxmasken in verschiedenen Größen
- Videolaryngoskop/C-MAC® (üblicherweise mit Miller-Spatel 0 und 1, MacIntosh-Spatel 2,3 und 4 sowie D-Blade), ggf. Intubationslaryngoskop nach Bonfils, Intubationslarynxmaske
- Flexibler Bronchoskop zur fiberoptischen Wachintubation

▪ Erwartet schwierige Intubation

- Indikatoren einer schwierigen Intubation:
- Anamnese (evtl. Anästhesiepass)
- Klinische Untersuchung (Mallampati ≥III, Patil-Index <6,5 cm)
- Tumoren im Halsbereich
- Z. n. Bestrahlung der Halsregion
- Anatomische Fehl- und Missbildungen, Prognathie/Retrognathie
- Eingeschränkte HWS-Beweglichkeit, z. B. bei rheumatoider Arthrits, M. Bechterew, Z.n. HWS-Fusion

- Eingeschränkte Mundöffnung (≤3 cm)
- Adipositas (BMI >30 kg/m^2)
- Schlaf-Apnoe-Syndrom
- Schwangere mit Präeklampsie/Eklampsie

Bei Hinweis auf schwierige Intubation/Atemwege Instrumentarium (u. a. Notfallkoffer) und Personal bereitstellen. Gold-Standard: Fiberoptische Wachintubation (▶ Kap. 11.8); Alternativmethoden (fiberoptische Intubation mit flexiblem Bronchoskop, Intubationsendoskop nach Bonfils, Videolaryngoskop/C-MAC®, Intubationslarynxmaske etc.) können nur dann angewandt werden, wenn eine Maskenbeatmung möglich erscheint.

Unerwartet schwierige Intubation

- Maskenbeatmung möglich
  - Intubationsversuch nach Gabe von Opioiden, Hypnotika und Relaxans fehlgeschlagen)
  - Je nach Ausbildungsstand 2. konventioneller Intubationsversuch
  - Hilfe holen!
  - Instrumentarium »schwieriger Atemweg«
  - Optimierung der Kopflagerung
  - BURP
  - Führungsdraht
  - McCoy-Spatel/Videolaryngoskop
  - Evtl. Narkose vertiefen!
  - Falls 2. Intubationsversuch fehlgeschlagen:
    - Rückkehr zur Spontanatmung erwägen!
    - Weitere Intubationsversuche nur durch Ober-/Facharzt
  - OP mit Larynxmaske möglich?
  - Zusatzausrüstung: Videolaryngoskop/C-MAC®, Intubationsendoskop nach Bonfils, Intubationslarynxmaske, flexibles Bronchoskop

- Maskenbeatmung nicht möglich (nach Gabe von Opioiden und Hypnotika)
  - Hilfe holen!
  - Instrumentarium »schwieriger Atemweg«
  - 2-Personen Maskenbeatmung
  - Guedel-Tubus
  - 1 Intubationsversuch ohne Relaxierung
  - Falls Intubationsversuch nicht erfolgreich und Maskenbeatmung weiterhin nicht möglich:
    - Larynxmaske, ggf. Larynxtubus
    - Transtrachealer Zugang: Manujet III, Koniotomie (Quicktrach®)

2.25 Transfusionsreaktion

Allgemeines

- Bereits bei V. a. eine Transfusionsreaktion muss diese sofort gestoppt werden!
- Transfusionsreaktionen werden in hämolytische, nicht-hämolytische und anaphylaktische unterteilt.
- Die Therapiemaßnahmen sind an die Schwere der Symptomatik anzupassen

Klinik

- Frösteln, Fieber, RR-Abfall, Schweißausbruch, Tachykardie, Schmerzen, evtl. DIC, Nierenversagen

Therapie

Die Auswahl der Therapiemaßnahmen richtet sich nach der Schwere der Symptomatik.

Primärmaßnahmen

- Transfusion sofort stoppen!
- Wenn nicht unbedingt erforderlich, keine weiteren Transfusionen vornehmen!

- Venösen Zugang belassen und offen halten!
- Identität des Empfängers sowie korrekte Zuordnung der Blutkonserve überprüfen, AB0-Bedside-Test von Blutkonserve und Patient
- Bei hämolytischer Transfusionsreaktion/DIC Heparin i.v. 200–300 IE/kg/24 h, Bei Kreislaufinstabilität Schocktherapie
- Blutentnahme: Blutbild, Hämolyseparameter (Haptoglobin, LDH, Bilirubin, freies Hämoglobin), Blutgasanalyse, Blutbild und Gerinnungsparameter. Evtl. Blutkultur des Patienten
- Gabe von Glukortikoiden (Methylprednisolon 100–250 mg i.v., evtl. bis zu 1 g)
- Blasenkatheter legen, Urinausscheidung erhalten: i.v. Flüssigkeitstherapie, Mannitol (12,5–50 g), Furosemid (20–40 mg)
- Info an Blutbank (Wiederholung von Serum-Verträglichkeitsprobe). EDTA- (blutgruppenserologische Untersuchung) und Serummonovetten (HLA-Antikörpersuche) abnehmen. Rückgabe der Restkonserve mit abgeklemmten Transfusionsbesteck oder sterilem Stopfen

■■ Sekundärmaßnahmen

- Normotonie anstreben
- Temperatur überwachen
- Urinuntersuchung auf Hämoglobin
- Harnalkalisierung (Natriumbikarbonat 0,5–1 mval/kg). Zielbereich Urin-pH ca. 8
- Postoperative Überwachung (Intensivstation)
- Meldeformular unerwünschter Arzneimittelwirkung (Produktart, -identifikationsnummer, Zeitpunkt und Menge des transfundierten Blutes, klinische Symptomatik). Ggf. Rücksprache mit Transfusionsbeauftragten

2.26 TUR-Syndrom

Allgemeines

- Inzidenz: Ca. 2–10 % aller TUR-Prostata-Operationen (0,8–1,4 % in aktuelleren Studien)
- Vorkommen: TUR-Prostata, transzervikale Endometriumablation, uteroskopische Eingriffe, perkutane Nephrolithotripsie, Gelenkarthroskopien, Zystoskopie, transurethrale Blasenresektion etc. Von einer prophylaktischen Gabe von NaCl 10 % wird abgeraten.

Risikofaktoren

- Einschwemmvolumen und -rate (kritische Grenze >230 ml/10 min)
- Druck der Spüllösung (Höhe des Spülbeutels >60 cm)
- Intravasaler Druck (abhängig vom intravasalen Volumen und Patientenlagerung)
- Größe des Adenoms
- Resektionsdauer >60 min
- Erfahrung des Operateurs
- Patientenalter
- Intravesikaler Druck

Klinik

- Zentralnervöse Symptome: Unruhe, Übelkeit, Desorientiertheit, Halluzination, zerebrale Krämpfe
- Kardial bedingte Symptome: Hypertonie, Tachykardie, Reflexbradykardie, später kardiale Dekompensation, Hypotonie, Tachykardie, ventrikuläre Extrasystolen, Kammertachykardie, Kammerflimmern

Labor

- Hyponatriämie, Hypokaliämie, metabolische Azidose

Prophylaxe

- Resektionszeit ≤60 min
- Höhe der Spüllösung ≤60 cm
- Überwachung der Serumelektrolyte
- Laserresektion (Greenlight)
- Niederdruck-TUR-P (zusätzlicher suprapubischer Trokar als Ablauf bzw. zur Druckbegrenzung)

Therapie

- Eingriff schnellstmöglich beenden!
- Natriumsubstitution: NaCl 10 % (entspricht 1,7 mmol Natrium/ml) oder Natrium 3 % (entspricht 0,513 mmol Natrium/ml)
- NaCl-Substitution: Na^+-Bedarf (mmol) = $0{,}2 \times (Na^+_{SOLL} - Na^+_{IST}) \times$ kg KG (das extrazelluläre Volumen errechnet sich aus Körpermasse in Kilogramm × 0,2). Üblicherweise 100–250 mmol Natriumchlorid über einen Zeitraum von ca. 4 h. 30 ml NaCl 10 % (51 mmol) erhöhen das Serumnatrium um 2–3 mmol/l.
  - Hinweis: Im speziellen Setting des TUR-Syndroms kann die Natriumsubstitution wesentlich schneller erfolgen, da es sich hier nicht um eine chronische Hyponatriämie handelt.
- Furosemid (z. B. Lasix®) 20–40 mg
- Flüssigkeitszufuhr einschränken

! Bei hoher Spinalanästhesie, kann durch die Gabe von Furosemid (z. B. Lasix®), die Entlagerung aus der Steinschnittlage am OP-Ende und durch Blutung verursachten Volumenmangel ein abrupter Abfall der Vorlast und dadurch vasovagale Reaktionen bis hin zur Asystolie hervorgerufen werden.

2.27 Versehentliche intraarterielle Injektion

- **Prophylaxe**
  - Arterielle Zugänge beschriften (rote Etiketten, rote Kombistopfen)!
  - Therapie
  - Arterielle Kanüle unbedingt liegen lassen!
  - Nachspülen mit 0,9 % Kochsalzlösung (bis zu 100 ml)
  - Intraarterielle Gabe von Lidocain 1 % (ca. 10 ml).
  - Gabe von Vasodilatatoren (Papaverin®) intraarteriell (30–60 mg als Bolus, dann 30–60 mg/h über 24 h)
  - Eventuell Plexusblockade zur Sympathikolyse

2.28 Zentral-anticholinerges Syndrom (ZAS)

- **Allgemeines**
  - Absoluter oder relativer ACh-Mangel im ZNS, häufig durch Anticholinergika oder Medikamente mit anticholinerger Wirkung
  - Inzidenz nach Allgemeinanästhesien ca. 1 %

- **Risikofaktoren**
  - Atropin, schwach potente Neuroleptika, Antidepressiva oder Antihistaminika, evtl. Barbiturate, Benzodiazepine, Inhalationsanästhetika

- **Klinik**
  - Zentrale Symptome: Angst, Desorientierung, Erregungszustand, Delir, Halluzination, Schläfrigkeit, Schwindel, Ataxie, Koma, Krämpfe
  - Periphere Symptome: Trockene warme Haut, Hautrötung, Mydriasis, Tachykardie, evtl. Arrhythmie,

Hyperthermie, Harnretention, Sprachschwierigkeiten, reduzierte Schleim- und Schweißsekretion bzw. Speichelsekretion

Diagnostik

- Klinische Diagnose; zur Sicherung der Diagnose sind mindestens ein zentrales und zwei periphere Symptome notwendig

Therapie

- Physostigmin (Anticholium®) 0,03–0,04 mg/kg/KG langsam i.v., Wiederholung nach 5–10 min, maximal 2 mg (Kontraindikation bei Asthma bronchiale und Koronarsklerose)

Die Diagnose eines ZAS ist unwahrscheinlich, wenn ca. 20 min nach Gabe vonPhysostigmin (Anticholium®) keine Vigilanzsteigerung eintritt.

Infusionstherapie

H. Taghizadeh

H. Taghizadeh, *Pocket Guide Anästhesie*,
DOI 10.1007/978-3-662-52754-2_3,

▪ Allgemeines

Bei gesunden Patienten besteht nach einer 6(−10)-stündiger Nüchternheit kein relevantes Flüssigkeitsdefizit. Der Flüssigkeitsersatz richtet sich nach dem Erhaltungsbedarf und muss die Verluste durch Blutung, Urinausscheidung, Magensaft, Perspiratio insensibilis und Wundfläche berücksichtigen (◘ Tab. 3.1).

▪ Perioperative Flüssigkeitssubstitution

▪▪ Grundsätze

- Kein relevantes Flüssigkeitsdefizit durch die 6-stündige präoperative Nüchternheit!
- Kurze Operationen (<3 h) profitieren eher von viel Flüssigkeit in kurzer Zeit (Wohlbefinden erhöht, PONV erniedrigt, weniger Schmerzen), lange Eingriffe (≥6 h) von einer zurückhaltenden Flüssigkeitstherapie.
- Der Nutzen der restriktiven Flüssigkeitstherapie bei intrathorakalen Eingriffe gilt als erwiesen.
- Alle Patienten profitieren von einer Normovolämie!

Tab. 3.1 Durchschnittliche Blutvolumina und Flüssigkeitsbedarf

	Körperwassergehalt (%)	Blutvolumen (% des KG)	Flüssigkeitsbedarf
Männer	60 %	7,5 % (75 ml/kg)	1,5 ml/kg/h
Frauen	50 %	6,5 % (65 ml/kg)	
Adipöse	45–50 %		
Kinder	70 %	7,0 % (75 ml/kg)	2,0–3,5 ml/kg/h
Kleinkinder	70 %	7,2 % 80 ml/kg	3,5–4,0 ml/kg/h
Säuglinge	70–80 %	7,5 % (80 ml/kg)	4–6 ml/kg/h (ab 5. Lebenstag)
Neugeborene	70–80 %	8,5 % des KG (85 ml/kg)	5–8 ml/kg/h
Frühgeborene	90 %	90 ml/kg	5–8 ml/kg/h

Tab. 3.2 Perspiratio insensibilis

Kollektiv	Perspiratio insensibilis
Erwachsene wach	0,5 ml/kg/h
Erwachsene in Narkose	<0,5 ml/kg/h
Über eventeriertem Darm	Zusätzlich 0,5 ml/kg/h
Säuglinge	2–3 ml/kg/h
Brandverletzte	1–2 ml/kg/h

- Flüssigkeitsersatzformeln (ml/kg/h) sind nur von begrenztem Nutzen, führen oft zur Überinfusion und müssen individuellen Situationen angepasst werden.
- Anästhetikabedingte Blutdruckabfälle sollten eher mit Vasopressoren (Akrinor, Noradrenalin) als mit Volumen behandelt werden.
- Aktuell wird das sog. »fluid-restricted surgery« als Möglichkeit einer reduzierten Flüssigkeitsgabe bei gleichzeitiger Verwendung von niedrig bis moderaten Noradrenalindosierungen als unproblematisch angesehen.
- Eine routinemäßige Erhöhung der Infusionsrate bei Eröffnung großer Körperhöhlen ist nicht erforderlich (Perspiratio insensibilis vernachlässigbar, Tab. 3.2).
- Bei Fieber werden pro 1°C zusätzlich 2–5 ml/kg/d Schweiß ausgeschieden!
- Das Preloading vor Anlage neuroaxialer Blockaden sollte aufgrund mangelnder Evidenz und potenziell unerwünschter Wirkungen durch eine kausale Therapie mit Vasopressoren ersetzt werde.
- Der Flüssigkeitsverlust im »dritten Raum« ist nicht belegt. Daher sollte von einer Substitution dieser imaginären Verluste abgesehen werden.
- Perspiratio insensibilis: Tab. 3.2

Art und Menge der perioperativen Flüssigkeitssubstitution

- Erhaltungstherapie (Ausgleich der Verluste über Perspiratio insensibilis und Urinausscheidung) mit Kristalloide
- Substitution der gemessenen Blutverluste vornehmlich mit Kristalloiden Lösungen. Ggf. Gabe von Kolloide (bis zum Transfusionstrigger)
- Behandlung intraoperativ auftretende symptomatische Hypovolämie trotz intakter Bilanz mittels titrierter Kolloidgaben
- ◻ Tab. 3.3 beinhaltet einige Beispiele aus der Praxis der perioperativen Infusionstherapie.

Infusionslösungen

Die Einteilung erfolgt nach Summe der enthaltenen Kationen (bzw. nach Natriumkonzentration).

- Vollelektrolytlösungen (121–160 mmol/l)
  - Ringerlösung, Ringerlaktat, NaCl 0,9 %, Jonosteril
  - Substitution von Verlusten extrazellulärer Flüssigkeit bei chirurgischen Eingriffen
  - Hinweis: Der Einsatz von 2/3, Halb- und 1/3-Elektrolytlösungen ist weitestgehend verlassen worden. Selbst im Kindesalter wird (nach DGAI) die Verwendung von Vollelektrolytlösungen mit 1–2 % Glukose empfohlen.
- Zweidrittelelektrolytlösungen (91–120 mmol/l)
- Halbelektrolytlösungen (61–90 mmol/l)
  - Jonosteril HD 5, NaCl 4,5 %
- Eindrittelelektrolytlösungen (<60 mmol/l)

◻ Tab. 3.4 gibt eine Übersicht über die Zusammensetzung der am häufigsten verwendeten Infusionslösungen.

Tab. 3.3 Beispiele aus der Praxis der perioperativen Infusionstherapie

	Beispiel	Mittlere Menge bei 70-kg-Patienten
Lehrbuch	»4–2-1«-Regel (1.–10. Kg 4 ml/kg, 11.–20. Kg 2 ml/kg und ab dem 21. Kg 1 ml/kg oder	40+20+50 = 110 ml/h
	10–15 ml/kg/h	700–1050 ml/h
	Leichtes operatives Trauma: 6 ml/kg/h Mittleres operatives Trauma: 8 ml/kg/h Schweres operatives Trauma: 10–15 ml/kg/h Basal: 7 ml/kg/h Eröffnung des Abdomens: 10 ml/kg/h	
Expertenmeinung		
Kleine bis mittelgroße Operationen	Erhaltungstherapie: 0,5–1 ml/kg/h + Perspiratio insensibilis (ca. 0,5 ml/kg/h) + Ausgleich der Verluste (Urin, Blut etc.)	Ca. 1000–3000 ml pro Eingriff
Große chirurgische Eingriffe	Erhaltungstherapie: 0,5–1 ml/kg/h + Perspiratio insensibilis (ca. 0,5 ml/kg/h) + 0,5 ml/kg/h bei Eröffnung der Bauchdecke + Ausgleich der Verluste (Urin, Blut etc.)	

Tab. 3.3 (Fortsetzung)

	Beispiel	Mittlere Menge bei 70-kg-Patienten
Leberresektion	Restriktive Flüssigkeitstherapie Erhaltungstherapie: 0,5–1 ml/kg/h + Perspiratio insensibilis (ca. 0,5 ml/kg/h) + Ausgleich der Verluste (Urin, Blut etc.)	
Ösophagusresektion	5–7 ml/kg/h, ZVD<5 mmHg, Blutverluste vornehmlich durch Kristalloide ersetzen (bis maximal Hkt <25 %), ggf. Gabe von Kolloide	
Lungenresektion	<20 ml/kg/24 h	1400 ml/24 h
Kolonresektion	Keine Basistherapie, Preloading oder Ersetzen von Verlusten in den »dritten Raum«*	
Ambulante kleinere Eingriffe mit geringem Trauma	20–40 ml/kg	1500–2500 ml

* Der »dritter Raum« ist weder sicher existent noch physiologisch genau definiert.

Tab. 3.4 Zusammensetzung häufig verwendeter Infusionslösungen

	Na (mmol/l)	K (mmol/l)	Mg (mmol/l)	Ca (mmol/l)	Cl (mmol/l)	Bikarbo-nat	Acetat	Phosphat	Laktat	pH	Kcal/l	Glukose (g/l)	Osmol (mOsm/l)
Blutplasma	137–147	3,6–5,5	0,8–1,0	2,2–2,6	94–111	24	–	1,5	1,5	7,32–7,36	–	–	280–300
G5 %	–	–	–	–	–	–	–	–	–	3,5–5,5	200	50	278
G10 %	–	–	–	–	–	–	–	–	–	3,5–5,5	400	100	555
NaCl 0,9 %	154	–	–	–	154	–	–	–	–	4,5–7,0	–	–	308
Ringer	147	4,0	–	2,2	156	–	–	–	–	5,0–7,5	–	–	309
Ringer-Laktat	131	5,4	–	1,8	112	–	–	–	28	5,0–7,5	–	–	279
Jonosteril E1/1	137	4	1,25	1,65	110	–	36,8	–	–	5,0–7,0	–	–	291
Jono-BAS G5 %	49	24,9	2,5	–	49	–	–	9,9	20	4,5–5,5	200	50	433
Päd I	35	18	1,5	1	34	–	20	2	–	–	200	50	-
Päd II	70	18	2	1,5	64	–	26,5	2	–	–	200	50	-
E148 G1 PÄD	140	4	1	1	118	–	30	–	1	5,0–7,0	40	55,5	351
Voluven 6 %	154	–	–	–	154	–	–	–	–	–	–	–	286
Gelafundin 4 %	130	5,4	1	0,9	85	–	27	–	–	–	–	–	249

Blut und Blutprodukte

H. Taghizadeh

H. Taghizadeh, *Pocket Guide Anästhesie*,
DOI 10.1007/978-3-662-52754-2_4,

4.1 Präoperative Bereitstellung von Blut

Die präoperative Bereitstellung von EKs erfolgt durch die operativen Disziplinen nach Beurteilung des Blutungsrisikos und Ausgangs-Hb. ◻ Tab. 4.1 kann zur Orientierung für die Anforderung von Blutkonserven herangezogen werden.

Der Anästhesist ist verpflichtet, sich vom Vorhandensein einer ausreichender Anzahl von Blutkonserven zu überzeugen. Dies impliziert bei Nichtbereitstellung von Erythrozytenkonzentraten jedoch nicht die automatische Veschiebung des Eingriffes in allen Fällen (Einzelfallentscheidung).

4.2 Transfusionswahrscheinlichkeit

C/T-Ratio (cross match/transfusion ratio): Zur Steigerung der Effizienz bei der Bereitstellung der Erythrozytenkonzentrate (EK) wird der sog. C/T-Ratio berechnet, welcher das Verhältnis zwischen gekreuzten und tatsächlich transfundierten EK's widergibt. Ein C/T-Ratio von 1 bedeutet dabei,

Tab. 4.1 Empfehlung zur Bereitstellung von Erythrozytenkonzentraten bei den häufigsten operativen Eingriffen (nur zur Orientierungszwecke!)

Eingriff	Blutungsrisiko	EK	Kreuzblut	Cellsaver
Allgemein-/Viszeralchirurgie				
Thyreoidektomie	Mittel	–	X	
Parathyreoidektomie	Gering	–		
Ösophagusresektion	Hoch	2–4		
Gastrektomie	Hoch	2		
Funduplicatio	Mittel	–	X	
Hemihepatektomie	Hoch	2–4		
Splenektomie	Mittel	2		
Cholezystektomie	Mittel	–	X	
HiPEC	Hoch	4–6		
Pankreaslinksresektion	Hoch	2		
Whipple-OP	Hoch	2–4		
Biliodigestive Anastomose	Hoch	2		
Hemikolektomie	Hoch	2		
Sigmaresektion	Mittel	2		
Dünndarmresektion	Mittel	–	X	
Anteriore und tiefe Rektumresektion	Hoch	2		
Abdominal-perineale Rektumresektion	Hoch	2		
Ileus	–	2		
Anus-praeter-Anlage und -Rückverlagerung	Mittel	–	X	
Nierentransplantation	Mittel	2		

Tab. 4.1 (Fortsetzung)

Eingriff	Blutungsrisiko	EK	Kreuzblut	Cellsaver
Unter-/Oberschenkelamputation	Mittel	–	X	
Hiatushernie	Mittel	–	X	
Bauchwandhernie	Gering	–	X	
Gynäkologie und Geburtshilfe				
Ablatio mammae	Mittel	–	X	
Mammatumoren mit Axilladissektion	Mittel	–	X	
Große onkologische Eingriffe	Hoch	2		
Wertheim-Meigs-OP	Hoch	2		
Hysterektomie, abdominal	Mittel	–	X	
Sectio	Mittel	–	X	
Abrasio/Abruptio		–	–	
HNO				
Laryngektomie	Mittel	2		
Neck dissection	Mittel	–	X	
Zungen-/Mundbodentumoren	Hoch	2		
Neurochirurgie				
Hirntumoren (Gliome, Meningeome, Metastasen etc.)	Hoch	2–4		
Aneurysma-Clipping	Hoch	4		X
Hypophysen-OP	Gering	–	X	
Chronisches Subduralhämatom	Gering	–	X	
Ventrikeldrainage	Gering	–	X	

Tab. 4.1 (Fortsetzung)

Eingriff	Blutungs-risiko	EK	Kreuz-blut	Cell-saver
Intrakranielle Blutung	Hoch	–	X	
Zervikale Fusion	Gering	–	X	
Spinale Tumoren/Abszess	Mittel	2		
Nukleotomie	Gering	–	X	
Lumbale Stenosen	Gering	–	X	
Spinale Neurochirurgie	Mittel	–	X	
Dorsale Stabilisierung ≥3 Segmente	Hoch	2		
Thorax-/Herz- und Gefäßchirurgie				
Aortokoronarer Bypass/ aortokoronarer Venenbypass	Hoch	4		X
Aorten-/Mitralklappen-ersatz	Hoch	4		X
Doppelklappenersatz	Hoch	4		X
Erneuter aortokoronarer Venenbypass	Hoch	4		X
Thorakale Aortenaneurysma	Hoch	4		X
Abdominelle Aortenaneurysma	Hoch	2–4		X
Y-Prothese	Hoch	2		X
Femoro-poplitealer Bypass	Gering	–	X	
Karotis-Thrombendarteriektomie	Mittel	–	X	
Becken-Thrombendarteriektomie	Hoch	2		
Embolektomie/Thrombektomie	Mittel	–	X	
Pneumektomie	Hoch	2		

Tab. 4.1 (Fortsetzung)

Eingriff	Blutungsrisiko	EK	Kreuzblut	Cellsaver
Lobektomie	Mittel	2		
Lungenteilresektion (thorakoskopisch)	Mittel	–	X	
Videoassistierte Thoraxchirurgie	Gering	–	X	
Mediastinoskopie	Gering	–	X	
Urologie				
Nephrektomie	Mittel	2		
Nephrektomie mit Cava-Thrombus	Hoch	4		
Nephro-Ureterektomie	Hoch	2–4		
Perkutane Nephrolithotomie	Mittel	–	X	
TUR-P	Gering	–	X	
Transvesikale Prostatektomie	Gering	0–2	X	
Radikale Prostatovesikulektomie	Mittel	0–2	X	
Da-Vinci-Prostatektomie	Gering	2		
Zystektomie	Hoch	2–4		
Retroperitoneale Lymphadenektomie	Hoch	2		
Unfallchirurgie/Traumatologie				
HWS	Mittel	–	X	
BWS, LWS ventral	Hoch	2–4		X
BWS, LWS dorsal	Hoch	2		

Tab. 4.1 (Fortsetzung)

Eingriff	Blutungsrisiko	EK	Kreuzblut	Cellsaver
BWS/LWS Tumor oder Metastase	Hoch	4		
Unaufgebohrter Humerusnagel	Gering	–	X	
Beckenfraktur	Hoch	2		X
Azetabulum-Fraktur	Hoch	2		X
Hüft-Totalendoprothese	Hoch	2		X
Wechsel Hüft-Totalendoprothese	Hoch	2–6		X*
Dynamische Hüftschraube, Winkelplatte, Nagel	Mittel	0–2	X	
Plattenosteosynthese Femur	Hoch	2–4		X
Totalendoprothesen-Ausbau (Hüfte, Knie)	Hoch	2–4		
Oberschenkel-Plattenosteosynthese	Hoch	2		X
Tibiaosteotomie	Mittel	–	X	
Knie-Totalendoprothese	Hoch	2		X
Wechsel Knie-Totalendoprothese	Hoch	2–4		X*
Schulter-OP	Gering	–	X	
Humerusfraktur	Mittel	–	X	
Ellenbogenfraktur	Gering	–	X	
Unterarmfraktur	Gering	–	X	

* außer bei Infektion

dass alle eingekreuzten EK's auch transfundiert wurden. Idealerweise sollte der C/T-Ratio <2,5 liegen.

Allgemeine Hinweise zur Transfusion von Blutpräparaten

- Vor Transfusion von Blutpräparaten müssen folgende Punkte beachtet werden:
  - Besteht eine Transfusionsindikation bei den betroffenen Patienten?
  - Korrekte Zuordnung der Präparate zum Patienten (Name, Vorname, Geburtsdatum)
  - Bei EK's: Überprüfung des Vorliegens eines unbedenklichen und noch gültigen Verträglichkeitsbefundes (Kreuzprobe)
  - Blutgruppe und Rhesusfaktor der Konserve und Empfänger gleich bzw. kompatibel?
  - Konservennummer auf Präparat und Konservenbegleitschein (sog. Kreuzschein) identisch?
  - Verfallsdatum und Unversehrtheit der Konserve?
- Unmittelbar vor Transfusion durchzuführen:
  - AB0-Identitätstest als Bedside-Test beim Empfänger (schriftliche Dokumentation). Beim Eigenblut Bedside-Test auch von der Konserve!

4.3 Blutpräparate und Plasmakomponenten

4.3.1 Erythrozytenkonzentrat (EK)

- **Allgemeines**

- Ca. 250 ml, Hkt ca. 80 %, bis zu 42 Tage bei 4 ±2°C lagerungsfähig, Buffycoat-frei, leukozytendepletiert

Indikationen

- Hb <8 g/dl, oder Hb 8–10 g/dl aber Zeichen der Sauerstoffmangelversorgung/Ischämiezeichen (ST-Streckenveränderungen, Tachykardie, Hypotonie)
- Hinweis: Für eine Transfusion besteht bei einem Hb-Wert >10 g/dl nur selten, bei einem Hb-Wert <6 g/dl immer eine Indikation. Hb-Werte zwischen 6 und 8 g/dl können bei gesunden Erwachsenen durchaus toleriert werden!

Dosierung

- 3 ml EK pro kg KG erhöhen den Hb um 1 g/dl bzw. Hkt um 3–4 %

Besonderheiten

- Transfusionsfilter 170–230 μm (maximal 6 h), möglichst eigener venöser Zugang
- Erythrozytenkonzentrate sind erhältlich als:
  - Leukozytendepletierte EK's (Standardpräparat)
  - Gewaschene EK's (bei Auftreten von Unverträglichkeitsreaktionen trotz Gabe leukozytendepletierten EK's)
  - Bestrahlte EK's: bei Stammzellen und Knochenmarktransplantationen, bei Hochdosis Chemotherapie mit oder ohne ganzkörperbestrahlung bei Leukämie, malignen lymphomen und soliden Tumoren, bei Frühgeborenen (<37. SSW), bei schweren Immundefekt-Syndrom, intrauterine Transfusion
  - Kryokonservierte EK's (bei Patienten mit komplexen Antikörperkonstellationen)
  - Anti CMV-Antikörper-negative EK's (Frühgeborenen, schwere angeborene Immundefekten, CMV-negative HIV-Patienten, CMV-negative schwangere Frauen, stillende Mütter von Frühgeborenen)

Tab. 4.2 Transfusionstrigger bei Früh- und Neugeborenen

Alter (Tage)	Mittlerer Hkt-Normwert (%)	Hkt-Grenzwert
1	56	<40
<15	50	<35
15–28	45	<30
>28	40	<25

- Hinweis: Erythrozytenkonzentrate sollten nicht erwärmt werden außer bei:
  - Massivtransfusion
  - Vorhandensein von Kälteantikörper
  - Kleinkindern
- Es dürfen hierfür nur geeignete Geräte eingesetzt werden!

4.3.2 Baby-EK

- **Allgemeines**
- 60–85 ml, Hkt 55–65 % (Aufteilung eines Standard-EK in 4 Satellitenbeutel)

- **Indikationen**
- Indikation zur EK-Transfusion bei Früh-/Neugeborenen und Säuglingen bis zum 4. Lebensmonat (Tab. 4.2)

- **Dosierung**
- Transfusionsvolumen ca. 5–15 ml/kg KG
- Blutvolumen bei Frühgeborenen ca. 95 ml/kg KG, Neugeborenen ca. 90 ml/kg KG, Säuglinge 75–80 ml/kg KG, Kleinkinder 70–75 ml/kg KG

$$\text{Transfusionsvolumen (ml EK)} = \frac{\text{Ziel} - \text{HK} - \text{aktueller HK}}{\text{Präparate} - \text{HK}} \times \text{Blutvolumen}$$

Faustregel: 3 ml EK pro kg KG erhöhen den Hb um 1 g/dl

4.3.3 Fresh Frozen Plasma (FFP)/ gefrorenes Frischplasma (GFP)

Allgemeines

- 200–250 ml Citratplasma. Beinhaltet Faktoren II, VII, IX, X, XI, XII, XIII und hitzelabile Faktoren V und VIII. Ein Jahr haltbar bei –30°C

Indikationen

- Notfallbehandlung einer klinisch relevanten Blutung bei komplexen Hämostasestörungen
- Verlust- oder Vedünnungskoagulopathie
- Substitution bei Faktor-V- und -XI-Mangel
- Thrombotisch-thrombozytopenische-Purpura
- Austauschtransfusion
- Kein FFP bei substitutionspflichtiger Fibrinogenmangel (1 ml FFP/kg > Fibrinogen-Anstieg um 2–3 mg/dl)

Nach Auftauen zügige Transfusion, da Gerinnungseffekt ab Auftauen schnell abnimmt

Dosierung

- 1 ml/kg KG Plasma hebt den Faktoren- und Inaktivatorengehalt um ca. 1 %.

Besonderheiten

- Deutlich höheres Risiko einer transfusionsassoziierten akuten Lungeninsuffizienz (TRALI) als bei EK's

Tab. 4.3 Transfusionstrigger für Thrombozytenkonzentrate (in Anlehnung an die Querschnittleitlinien der Bundesärztekammer zur Therapie mit Blutkomponenten und Plasmaderivaten, 4. Auflage 2014)

100.000/µl	Neurochirurgie, schweres Schädel-Hirn-/Wirbelsäulentrauma
80.000/µl	PDK-Anlage oder -Entfernung
50.000/µl	Größere chirurgische Eingriffe, intrathekale Punktion, diffuse Blutung, Entbindung
20.000/µl	Zentralvenöse Punktionen
10.000/µl	Immer

(Das Risiko einer TRALI ist mit Ausschluss von schwangeren Frauen aus dem Plasmaspenderpool seit 2009 deutlich gesunken).

4.3.4 Thrombozytenkonzentrat (TK)

- **Allgemeines**
- Zellseparator-TK: ca. 2–5×10^{11} Thrombozyten in 200 ml Plasma

- **Indikationen**
- Therapeutisch bei aktiver Blutungen infolge Thrombozytopenie und/oder Thrombozytopathie (insbesondere bei intrakranieller oder intraartikulärer Blutung sowie Einblutung in die innere Organe)
- Prophylaktisch bei signifikantem Blutungsrisiko infolge Thrombozytopenie (Transfusionstrigger 30–50.000/µl, bei intrakraniellen Eingriffen höher, Tab. 4.3)

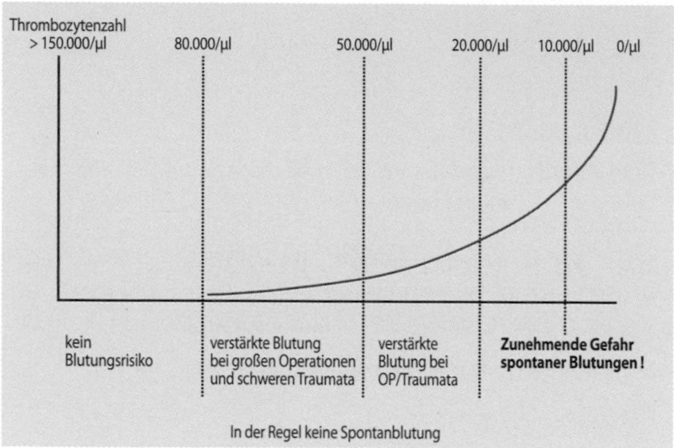

Abb. 4.1 Thrombozytenzahl und Blutungsrisiko

- **Dosierung**
  - Die Transfusion von einer Einheit bei Erwachsenen führt zum Anstieg der Thrombozytenzahl um ca. 30.000/µl
- **Besonderheiten**
  - Abb. 4.1 zeigt den Zusammenhang zwischen Thrombozytenzahl und Blutungsrisiko.

4.3.5 Fibrinogen (Hämocomplettan®)

- **Allgemeines**
  - Inf.-Lösung 1 g, 2 g
- **Indikationen**
  - Blutungen mit Fibrinogenmangel, unter Rotem®-Monitoring frühzeitig substituieren, wenn S-Fibrinogen <150 mg%; MCF-Fibtem<10 mm bzw. A 10-Fibtem <7 mm

- **Dosierung**
  - 20–25 mg/kg KG i.v. (bei Erwachsenen in der Regel 2–4 g)
- **Besonderheiten**
  - In Aqua auflösen!

4.3.6 AT III (Kybernin®, Atenativ®)

- **Allgemeines**
  - 1 Fl. 500/1000 IE Antithrombin-III-Konzentrat
- **Indikationen**
  - AT-III-Mangel
  - Ausgleich vor PPSB-Gabe, um DIC zu verhindern
  - Verbrauchskoagulopathie
- **Dosierung**
  - Je nach Bedarf, bei Behandlungsbeginn 30–50 IE/kg i.v.
  - 1 IE/kg erhöht das AT III um 1–2 % bzw. 1000 IE erhöhen AT-III-Spiegel um ca. 30 %.
- **Besonderheiten**
  - In Aqua auflösen!

4.3.7 PPSB (Beriplex®, Octaplex® (heparinhaltig), Cofact® (heparinfrei)

- **Allgemeines**
  - 1 Fl. Beriplex 250/500/1000 IE, 1 Fl. Octaplex 500 IE
- **Indikationen**
  - Hämophilie B, notfallmäßige Aufhebung der Wirkung von Antikoagulanzien vom Cumarin-Typ, Blutungen bei Vitamin K-Mangelzuständen, sowie in Fällen, in

denen Fresh Frozen Plasma eine zu hohe Volumenbelastung darstellt.

- **Dosierung**
  - 1 IE PPSB/kg KG hebt den Quick-Wert um ca. 1 % (Aktivität der Faktoren VII und IX wird um 0,5–1 %, Aktivität der Faktoren II und X um 1–2 % angehoben).

! KI bei HIT II. Allgemein vor PPSB-Gabe AT-III-Kontrolle und Substitution im Normbereich! (mindestens 80 %). In Aqua auflösen!

4.3.8 Faktor-VIII-Präparate (Haemate®)

- **Allgemeines**
  - Haemate® P 250/-500/-1000. Blutgerinnungsfaktor VIII (FVIII:C) und Von-Willebrand-Faktor (vWF:RCo)
- **Indikationen**
  - Prophylaxe und Therapie von Blutungen bei Von-Willebrand-Jürgens-Syndrom, Notfalltherapie bei Hämophilie A oder akuter Blutungen bei erworbenem Faktor-VIII-Mangel
- **Dosierung**
  - 50–100 IE/kg. 1 IE/kg steigert die vWF/RCo-Aktivität um ca. 2 % an.
- **Besonderheiten**
  - Lösungsmittel Aqua ad injectionem!

4.3.9 Rekombinanter Faktor VIIa (Novoseven®)

■ **Allgemeines**

- 1 Amp. 1 mg (50 kIE)/2 mg (100 kIE)/5 mg (250 kIE)

■ **Indikationen**

- Angeborene Hämophilie mit Hemmkörpern gegen Faktor VII oder IX
- Erworbener Faktor-VIII-Mangel
- Von-Willebrand-Jürgens-Syndrom mit Faktor-VIII-Mangel, Faktor-VII-Mangel (zur Behandlung eines isolierten Faktor-VII-Mangels steht auch Immun-Seven® zur Verfügung)
- Thrombasthenie Glanzmann

■ **Dosierung**

- 1 IE/kg bewirkt einen Anstieg um 1–2 %
- Benötigte Einheiten Faktor VIII = 0,01 × (% erwünschter Faktorenanstieg) × Plasmavolumen in ml
- Bei Faktor-VII-Mangel 15–30 μg/kg KG zur Anhebung des Spiegels, ggf. Wiederholung nach 4–6 h. Angestrebte Aktivität zur Operationen 25–50 %

■ **Besonderheiten**

Voraussetzungen zur Wirkung sind:

- Fibrinogen >100 mg%
- Thrombozyten >50–100.000/μl
- pH >7,2
- Normothermie

4.3.10 Faktor XIII (Fibrogammin®)

- **Allgemeines**
  - 1 Amp. 250 E/1250 E
  - Humanplasmafraktion mit Faktor-XIII-Aktivität

- **Indikationen**
  - Kongenitaler Faktor-XIII-Mangel
  - Hämorrhagische Diathese durch Faktor-XIII-Mangel bei Leberzirrhose sowie bei Verbrauchskoagulopathie
  - RoTEM: nach 60 min MCF-Abnahme von über 15 % ohne Normalisierung im Aptem

- **Dosierung**
  - 30(10–35) IE/kg KG, Anhebung auf >60 %

- **Besonderheiten**
  - Lösungsmittel Aqua ad injectionem!
  - Über separaten Zugang verabreichen

4.3.11 Serumeiweißkonserven (z. B. Biseko®)

- **Allgemeines**
  - 1 Flasche 250/500 ml = 12,5/25 g Serumproteinlösung
  - Die Proteinzusammensetzung entspricht dem menschlichen Serum (Albumin, Immunglobuline IgG, IgA und IgM), keine aktiven Gerinnungsfaktoren, Isoagglutinine oder Komplementfaktoren.

- **Indikationen**
  - Hypoproteinämie
  - Hypogammaglobulinämie
  - Antikörpermangelsyndrom

- **Dosierung**
  - Bis 2000 ml/24 h, Kinder: 15–20 ml/kg/24 h

- **Besonderheiten**
  - Virussicher, blutgruppenunabhängig einsetzbar
  - Lagerung: 2–8°C lichtgeschützt

4.3.12 Humanalbuminlösungen

- **Allgemeines**
  - 1 Flasche 250 ml 5 %- bzw. 50/100 ml 20 %-Lösung

- **Indikationen**
  - Hypoproteinämie
  - Volumenersatz bei Frühgeborenen

- **Dosierung**
  - Die Dosierung richtet sich nach Gewicht und Parameter des Kreislaufvolumens
  - Bei Erwachsene initial 100 ml 20 % Humanalbuminlösung, Kinder 25–50 ml oder 1–3 ml/kg

- **Kontraindikationen**
  - Niereninsuffizienz
  - Dekompensierte Herzinsuffizienz
  - Lungenödem

4.4 Blutgruppenkompatibilität

▪ Tab. 4.4 gibt einen Überblick über die Kompatibilität und Verträglichkeit von Transfusionen.

Tab. 4.4 Kompatibilität und Verträglichkeit von Blutpräparaten

Präparat	Transfusionspraxis	Patientenblutgruppe			
		A	B	AB	0
EK	AB0- und Rh-gleich oder -kompatibel	A oder 0	B oder 0	AB, A, B oder 0	0
FFP	AB0-kompatibel, in der Regel AB0-gleich, FFP muss wegen der darin enthaltenen Isoagglutinine AB0-Blutgruppenkompatibel verabreicht werden	A oder AB	B oder AB	AB	0, A, B oder AB
TK	AB0-kompatibel, in der Regel AB0-gleich; ggf. vorrangig HLA-kompatibel ohne zwingende AB0-Gleichheit. In Ausnahmefällen ist die Gabe AB0-teilkompatibler Präparate möglich	A oder 0 (ggf. AB)	B oder 0 (ggf. AB)	AB oder A, B (ggf. 0)	0 (ggf. A, B, AB)

4.5 Notfalltransfusion

Nur eine Transfusion, die keinen zeitlichen Aufschub oder keine Zeit für vorbereitende Untersuchungen zulässt (z. B. Patient im manifesten hämorrhagischen Schock), rechtfertigt die Bezeichnung und die Indikation zur »Notfalltransfusion«.

Vorgehensweise

Entsprechend der klinischen Situation sind folgende Dringlichkeitsstufen möglich:

- Die Blutprobe wird unverzüglich bearbeitet, die Blutkomponenten werden bei Vorliegen des Blutgruppenergebnisses sofort in die anfordernde klinische Abteilung geschickt, das Ergebnis der Verträglichkeitsprobe wird unverzüglich nachgereicht.
- Erythrozytenkonzentrate der Blutgruppe 0 Rh-neg. werden sofort bereitgestellt oder es werden möglichst 0 Rh-neg. Erythrozytenkonzentrate aus dem Satellitendepot vor Ort ohne Vorliegen der Ergebnisse der Blutgruppenbestimmung und der Verträglichkeitsprobe entnommen und transfundiert. Bei bekannter Blutgruppe des Patienten wird möglichst AB0, Rh(D) blutgruppengleich transfundiert.
- Sofort Kreuzblut abnehmen
- Telefonische Anforderung in der Blutbank (Anzahl der benötigten Konserven festlegen)
- Auf Identitätssicherung (Patient-Blutprobe) muss besonders geachtet werden!
- Eiliger Transport ins Labor organisieren
- Bedside-Test vor Beginn der Transfusion obligat!
- Wenn Blutgruppe des Patienten bekannt ist, werden blutgruppenkompatible bzw. Rh-kompatible EK's ungekreuzt ausgegeben.

- Wenn blutgruppenungleiche Transfusion unumgänglich (■ Tab. 4.4) möglichst nicht mehr als 2 Konserven 0-negativ transfundieren. Nach Transfusion von ≥4 EK's der Blutgruppe 0-negativ besteht bei Switching zur Patientenblutgruppe die Gefahr einer intravasalen Hämolyse (Dienstarzt Blubank konsultieren).

! Die zur Notfalltransfusion ungekreuzt bereitgestellten 0-Rh-negativen Erythrozytenkonzentrate sind keine »Universal-EK's«. Bei Patienten mit entsprechenden irregulären Antikörpern (z. B. anti-c) führt die Transfusion dieser EK zu hämolytischen Transfusionsreaktionen!

Hinweis: In Notfallsituationen kann bei Versorgungsengpässen Patienten mit der Blutgruppe Rh (D)-negativ von Beginn an AB0-kompatiblen und Rh (D)-positive EK's transfundiert werden. Die Umstellung erfolgt nach Rücksprache mit dem diensthabenden Laborarzt.

4.6 Massivtransfusion

Allgemeines

- Ersatz von ≥50 % des zirkulierenden Blutes oder 20 Konserven binnen 12–24 h

Vorgehensweise

- Blut muss immer erwärmt werden!
- Nach Gabe von 20 Konserven innerhalb von 24 h entfällt für weitere Konserven die Kreuzprobe, die Konserven werden mit »ungekreuzt, Massivtransfusion« gekennzeichnet. Kreuzproben bei diesen Patienten erfolgen erst wieder nach 48 h.
- Die Gefahr einer Hypokalzämie besteht heute bei der alleinigen Transfusion von Erythrozytenkonzentraten

Tab. 4.5 Massivtransfusion (Korrektur- und Substitutionsdosis)

Präparat	Zielwert	Korrekturformel	Substitutionsdosis
EK	Hb 8,0 g/dl, HK 20 %*	1 EK hebt Hb um 1–2 g/dl	Je nach Dynamik der Blutung 2–3 EK's pro Liter Blutverlust, beginnend ab einem Blutverlust von ca. 30 % des zirkulierenden Blutvolumens
FFP	Quickwert 50 %	1 ml FFP pro kg KG hebt den Quick um 1 %	1–2 FFP pro Liter Blutverlust, beginnend ab Transfusion von 4–6 EK's. Bei Massive Blutungen/Trauma gleichzeitig mit EK-Gabe im Verhältnis 2:1 oder 1:1 (EK:FFP)
TK	Thrombozyten 50.000/µl	1 TK hebt die Thrombozytenzahl um 30.000/µl	1–2 TK's bei Abfall der Thrombozytenzahl <50.000/µl bzw. Transfusion von ≥6–9 EK's bzw. ≥6 FFP's

* Je nach Alter und Begleiterkrankungen

nicht mehr. Eine Kalziumsubstitution ist jedoch bei Transfusion von mehr als 3 FFP zu je 300 ml in 30 min indiziert, z. B. durch 10 ml Ca-Glukonat 10 % pro 1000 ml Plasma.

- FFP-Gabe (bisher herrschende Meinung): Die posttraumatische Koagulopathie entwickelt sich aufgrund der Azidose, Hypothermie, Hämodilution und Verbrauchskoagulopathie. Neuere Untersuchungen zeigen, dass Traumapatienten bereits bei der Aufnahme eine Koagulopathie zeigen. Daraus ergibt sich eine neue Strategie: EK:FFP-Transfusionsverhältnis 1:1
- In ◘ Tab. 4.5 werden Richtdosierung und Formeln für die Transfusion von Erythrozyten- und Thrombozytenkonzentrate sowie Frischplasma vorgeschlagen.

Laborwerte und -diagnostik

H. Taghizadeh

H. Taghizadeh, *Pocket Guide Anästhesie*,
DOI 10.1007/978-3-662-52754-2_5,

Die am häufigsten verwendeten Monovetten sind (am Beispiel der Sarstedt®-Monovetten): Serummonovette mit Gel als Trennsubstanz (braun), Serummonovette Lithium/Heparinat (orange), EDTA-Monovette (rot), Citrat-Monovette (grün), Citrat/Puffer (blau), Urin-Monovette (gelb), Natriumfluorid-Monovette (gelb).

Citrat-Monovette sollte vor den restlichen Röhrchen mit Zusatz, jedoch nicht als erstes abgenommen werden. Eine mögliche Reihenfolge der Blutentnahme lautet: Blutkultur, Serummonovette ohne Zusatz (weiß), Citratblut, Heparinblut, EDTA-Blut, Glykolysehemmer (Fluorid).

Nach Möglichkeit keine Blutentnahme aus liegenden Braunülen/Kathetern, insbesondere dann nicht, wenn vorher Infusionslösungen oder Medikamente (z. B. Heparin) gegeben wurden. Falls eine Blutentnahme aus liegenden Kathetern nicht vermeidbar ist, muss vorher mit 10 ml physiologischer Kochsalzlösung gespült und die ersten 2 ml abgenommenes Blut verworfen werden.

◘ Tab. 5.1 gibt eine kurze Übersicht über die Indikation, Werteinterpretation und Störfaktoren einiger ausgesuchter Laborparameter (► Kap. 17.10).

Tab. 5.1 Ausgewählte Labordiagnostik, Indikationen und Störfaktoren

	Indikationen/erhöht oder erniedrigt bei	Störfaktoren/Besonderheiten
Natrium	Bewusstseinsstörung	Stark lipämisches Serum, Hämolyse, hohe Eiweißwerte, Stauung >2 min Natrium und Glukose: Hyperglykämie führt zu Natriumwertunterschätzung (je 100 mg/dl um 1,7 mmol/dl)
Kalium	Herzrhythmusstörungen, Ileus	Hyperlipidämie, Hypo- und Hyperproteinämie, lange Stauung
Kalzium	Herzrhythmusstörung, Exsikkose, Übelkeit, Erbrechen, Somnolenz, Koma, Krampfanfälle, Muskelzuckungen	Abfall des Albumins um 1 g/dl → Erniedrigung des Gesamt-Kalzium um etwa 1 mg/dl (0,25 mmol/l)
Laktat	Prognose und Verlaufsbeurteilung bei Kreislaufschock, Vergiftungen, metabolischer Azidosen, Diagnose akuter intestinaler Gefäßverschlüsse Erhöhte Werte bei Laktatazidose (insbesondere bei Biguanidtherapie), Hypoxie, Schock, Intoxikation, Herzinsuffizienz, postoperative chronische Hyperventilation, hohe Insulindosen	Lange Stauzeit Probe sofort im Eisbad in das Labor bringen!

PTT	Erfassung der Gerinnungsfaktoren des endogenen Systems (Faktor XII, XI, X, IX, VIII, V, II und I) Erniedrigte Werte bei falscher Entnahmetechnik	Hämolytisches Plasma → falsch kurze Gerinnungszeiten Abnahmebedingte vorzeitige Gerinnungsaktivierung vermeiden. Probe nach Abnahme mehrmals vorsichtig kippen, damit Plasma mit Antikoagulanz vermischt wird. Bei starker Hämatokrit-Abweichung stimmt die Citrat-Plasma-Relation nicht → Ergebnisverfälschung
	Ausgewählte Indikationen/erhöht oder erniedrigt bei	Störfaktoren/Besonderheiten
AT III	Angeborener bzw. erworbener AT-III-Mangel (postoperativ, Sepsis, Verbrauchskoagulopathie)	Marcumar → geringe Erhöhung Heparin, Östrogen → niedrige Werte
Quick	Werte zwischen 50 und 70 % (INR zwischen 1,6 und 1,3), andere Gerinnungsbefunde (PTT, TZ) normal → Gerinnbarkeit des Blutes praktisch noch nicht beeinträchtigt Werte unter 10 % (INR >7,2) haben ein Risiko für Spontanblutungen	Hohe Konzentration unfraktionierter Heparine (niedermolekulares Heparin stört nicht), Therapie mit direkten Thrombininhibitoren (Rivaroxaban), Hirudin, Argatroban, Dabigatran. Antibiotika (Penicilline) verlängern die Gerinnungszeit. Erniedrigte Werte durch Fibrinspaltprodukte (FSP >50 mg/l)
Fibrinogen	Pathologischer PTT- und Quick-Wert, Verbrauchskoagulopathie, Lebererkrankungen, postpartale Blutungen	Orale Kontrazeptiva (erhöhte Werte), thrombolytische Therapie, direkte Thrombininhibitoren (erniedrigte Werte)

Tab. 5.1 (Fortsetzung)

	Indikationen/erhöht oder erniedrigt bei	Störfaktoren/Besonderheiten
Thrombozyten	Je nach klinischem Bild und Schweregrad (<100.000/µl, <50.000/µl, <10.000/µl) – Thrombozytopenie bei Blutungen – Thrombozytopathien (Glanzmann, Bernard-Soulier-Syndrom) – Verbrauchskoagulopathie – »Exhausted-platelet«-Syndrom nach CPB	Pseudothrombozytopenie (Bestimmung der Thrombozytenzahl aus EDTA-Blut) → Bestimmung aus Citrat-, Heparinblut oder ThromboExact-Monovette
Anti-Xa	Überwachung der Therapie aller Heparine und Heparinoide. Monitoring der Heparintherapie wenn PTT nicht eingesetzt werden kann (Präsenz von Lupus anticoagulans) Definierter Abnahmezeitpunkt (vor bzw. 3–4 h nach Gabe). Name des Patienten und des eingesetzten Heparin-Präparates angeben	

D-Dimer	V. a. Thrombosen, Embolien oder Verbrauchskoagulopathien. Hoher negativer prädikativer Wert	In folgenden Fällen zur Diagnose von tiefen Beinvenenthrombosen und Lungenembolien nicht geeignet: Gerinnungshemmende Therapie seit mindestens 24 h, fibrinolytische Therapie weniger als 7 d zurückliegend, Trauma/OP in den letzten 4 Wochen, disseminierte Neoplasien, bekanntes Aortenaneurysma, Sepsis, Pneumonie, schwere Hautinfektionen, Leberzirrhose Cave: eigene Referenzbereiche in für Schwangere!
Von-Willebrand-Faktor	Verminderte Werte beim klassischen Von-Willebrand-Syndrom, erhöhte Werte (>250 %) finden sich auch bei Vaskulitis	
ACT (activated clotting time)	POC-Test zur Kontrolle nach hochdosierten Heparingaben und deren Antagonisierung	Verlängert bei Heparingabe, Hypothermie, Hämodilution und Protaminüberdosierung
ECT (Ecarin clotting time)	Kontrolle der Hirudintherapie (Lepirudin oder Desirudin)	Test wird z. Z. im Haus nicht durchgeführt
CoaguCheck®	Messung von Quick/INR	
RoTEM®	Globaltest für Gerinnselbildung	

Tab. 5.1 (Fortsetzung)

	Indikationen/erhöht oder erniedrigt bei	Störfaktoren/Besonderheiten
PFA100	Globaltest für primäre Hämostase (In-vitro-Blutungszeit). Bei ASS, RePro, Von-Willebrand-Syndrom – ASS: Koll/Epi: ↑ Koll/ADP: – – ADP-Antagonisten (Clopidogrel): Koll/Epi: – Koll/ADP: – – GPIIb/IIIa-Antagonisten (Tirofiban, Abciximab, Eptifibatide): Koll/Epi: ↑ Koll/ADP: ↑ – Von-Willebrand-Syndrom: Koll/Epi: ↑ Koll/ADP: ↑ PFA® P2Y (Messzelle für das PFA-100®-System: Kontrolle bei Clopidogrel-Therapie Verlängerung der Verschlusszeit in allen Messzellen durch GPIIb/IIIa-Antagonisten und angeborene Thrombozytopathien	Der Therapieeffekt einer alleinigen Clopidogrel-Therapie ist mittels PFA-100 nur mit PFA P2Y-Messzelle zu ermitteln! (klinische Angabe Clopidogrel im Auftrag daher zwingend erforderlich)! Störfaktoren: Thrombozytenzahl <100000/µl oder >500000/µl bzw. Hkt <28 % oder >50 % Verlängerte C-Epi-CT durch Aspirin, verlängerte C-ADP-CT durch Von-Willebrand-Syndrom und Niereninsuffizienz Präanalytik unbedingt beachten (Venenpunktion in PFA-Spezialmonovette (vollständig füllen). Das abgenommene Blut gut mit dem Antikoagulans mischen. Dazu das Röhrchen behutsam drei- bis viermal mit der Hand durch Umdrehen mischen. Bei zu langsamem Blutfluss (Venenkollaps, Unterbrechung des Blutflusses) kann es zu Störungen der Analytik kommen. Lagerung bei Raumtemperatur (16–26°C)
Multiplate	Messung der Thrombozytenfunktion	

5.1 Welche Blutproben für was?

▣ Tab. 5.2 beinhaltet eine Übersicht über die geeigneten Monovetten bei diversen Laboruntersuchungen (am Beispiel der Sarstedt®-Monovetten: Serummonovette braun; EDTA-Monovette rot; Serummonovette Lithium/Heparinat orange; Citrat-Monovette grün, Citrat/Puffer blau; Urinmonovette gelb; Natriumfluorid-Monovette gelb, S-Monovette Hirudin grün).

5.2 Gerinnungsdiagnostik

▣ Tab. 5.3 gibt einen Überblick über die Indikationsstellung zur Gerinnungsdiagnostik.

Thrombophilie-Diagnostik

Es können zusätzlich folgende Parameter untersucht werden:

- Faktor-V-Mutation-Leiden G1691A: APC-Resistenz
- Prothrombin-G20210A-Mutation
- Plasminogen-Aktivator-Inhibitor-1 (PAI-1)-Mutation 4G/5G
- Methylen-Tetrahydrofolat-Reduktase (MTHFR)-Mutation C677T
- Protein-S- und Protein-C-Aktivität. Bei verringerter Aktivität wird zusätzlich die Protein-S-Konzentration (frei und gesamt) bzw. die Protein-C-Konzentration bestimmt.
- Lupus-Antikoagulans (mit zwei verschiedenen Testsystemen, einschließlich Plasmamischtest) und andere Phospholipid-Antikörper. Bei der Suche nach Anti-Kardiolipin- und Anti-β2-Glykoprotein-I-Antikörpern wird zunächst nur ein Screening-Test durchgeführt, bei positivem Resultat erfolgt die Differenzierung (IgG/IgM/IgA).
- Lipoprotein(a): erhöhte Lipoprotein(a)-Spiegel
- Homocystein im Plasma

Tab. 5.2 Geeignete Monovetten für die häufigsten Laboruntersuchungen

Test	Probe
Alkohol	Serummonovette, Lithium/ Heparinat
Ammoniak	Serummonovette Lithium/ Heparinat (kein Ammonium-heparinat)
BNP, HbA_{1C}	EDTA-Monovette
Ak-Differenzierung	EDTA-Monovette
Wärmeautoantikörper	EDTA-Monovette
Kälteautoantikörper	EDTA-Monovette
Ak-Titer	EDTA-Monovette
Anti-Xa-Aktivität	Citrat-Monovette
Blutbild	EDTA-Monovette
Blutgruppe + Ak-Suchtest + Kreuzprobe	EDTA-Monovette
Blutgruppe + Ak-Suchtest	EDTA-Monovette
C1-Esteraseinhibitor	Citrat-Monovette
Dibucain-Zahl	Serummonovette
Direkter Coombs-Test (Nachweis indirekter erythrozytengebundener Ak)	EDTA-Monovette
HIT-Diagnostik	Serummonovette, Citratplasma
Faktorenanalyse	Citrat-Monovette
Gerinnung	Citrat-Monovette

Tab. 5.2 (Fortsetzung)

Test	Probe
Hepatitisserologie	HBc-Ak (hält lange): Serummonovette, HBs-Ag: Serummonovette, HBs-Ak (HWZ ca. 3 Jahre): Serummonovette, HCV-Ak: Serummonovette, Lithium/Heparinat
Intoxikation (Amphetamin/Metamphetamin, Barbiturate/Secobarbital, Benzodiazepine, Nordiazepam, Opiate/Morphin, Phencyclidin, Cannabis/THC)	EDTA-Monovetten (5) Urin
Klinische Chemie	Serummonovette, Lithium/Heparinat
Kleines BB, Diff.-BB	EDTA
PFA-100	Citrat-Monovette
Protein-S-100	Citratplasma
Pseudothrombozytopenie	ThromboExact (rot)
RoTEM	Citrat-Monovette (Aufkleber RoTEM)
Transfusionszwischenfall	EDTA-Monovette und Serummonovette, Heparinplasma (orange Monovette) zur Bestimmung der Hämolyseparameter
Von-Willebrand-Faktor	Citratplasma
Multiplate	S-Monovette® Hirudin

Tab. 5.3 Orientierungstabelle für die Indikationsstellung zur Gerinnungsdiagnostik

	TPZ	PTT	TZ	Thrombozyten	Fibrinogen	Antithrombin	D-Dimere	Protein C, S	Lupus-A-Phospholipid-Ak	Anti-Xa-Aktivität	HIT-Ak
Routine	X	X		X	X						
OP-Vorbereitung	X	X		X	X						
DIC	X	X	X	X	X	X	X				
Hepatopathie	X	X	X	X	X	X	X				
Ausschluss von Thromboembolie	X	X		X			X				
Hämophilie A	X	X		X							
Hämophilie B	X	X		X							
Von-Willbrand-Syndrom	X	X		X							
Blutungsneigung	X	X	X	X	X		X				
Thrombophilie	X	X			X	X	O	X	X		
Thrombozytopathie	X	X									
Unklarer Quick-Abfall	X								X		
Unklare PTT-Verlängerung		X							X		
Wundheilungsstörung											
Vitamin-K-Mangel	X	X				X					
Orale Antikoagulation*	X	X	X	X						X	
Heparin (unfraktioniert)		X	O	X							
Heparin (niedermolekular)		O		X						X	
HIT	X	X		X							X
Chemotherapie	X	X		X	X	X	X				
Asparaginase-Therapie	X	X	X		X	X	X				
Lysetherapie	X	X	X	X	X	X	X				

vWF: Von-Willebrand-Faktor; HIT: Heparininduzierte Thrombozytopenie; Ak: Antikörper; PFA-100: Plättchen-Funktions-Analysator
X: empfohlene Untersuchungen; O: ggf. zusätzlich erforderliche Untersuchungen
[1] Quick/INR-Kontrolle bei Marcumar-Therapie
[2] Vorher Ausschluss von ETDA-induzierter Thrombozytopenie aus Citratblut
Hinweis: Im Einzelfall Gerinnungsspezialisten konsultieren!

	Prothrombin-Fragmente 1+2	VWF-Ag	Ristocetin-Kofaktor	Kollagen-Bindungsaktivität	PFA-100	Aggregometrie	Faktor II	Faktor V	Faktor VII	Faktor VIII	Faktor IX	Faktor X	Faktor XI	Faktor XII	Faktor XIII
					O										
								O	O						
										X					
											X				
		X	X	X						X					
		X	X	X	X	X				X					X
										X					
					X	X									
									X						
		O	O	O						X	X		X	X	
															X
	O														
			X												

■ Thrombozytenfunktionstest (PFA-100)

Zur Beurteilung der primären Hämostase (Funktion der Thrombozyten) wird ein standardisierter Screening-Test angeboten, der die schlecht standardisierbare In-vivo-Blutungszeit weitgehend ersetzen kann. Indikationen sind:

- Screening auf Von-Willebrand-Syndrom und Thrombozytopathien (M. Glanzmann, Bernard-Soulier-Syndrom), z. B. vor chirurgischen Eingriffen
- Überprüfung der Therapieeffizienz von Aggregationshemmern (Acetylsalicylsäure und Glykoprotein-IIb/IIIa-Antagonisten. Clopidogrel- und Ticlodipin-Wirkung ist gesondert anzufordern.

Fibrinogen nach Clauss: wird durch Heparin nicht beeinflusst, da mit Thrombinüberschuss gearbeitet wird. Streptokinase/Urokinase, Dysfibrinogenämie und Fibrinspaltprodukte führen zu falsch niedrigen Werten.

5.3 Rotationsthromboelastometrie (RoTEM®)

■ Indikationen

- Perioperative Blutungskomplikationen
- Traumapatienten

  Durch RoTEM®-Analyse werden
- Gerinnungsfaktorenmangel,
- Von-Willebrand-Syndrom,
- thrombozytenhemmende Medikation (ASS, Clopidogrel, GIIb/IIIa-Antagonisten etc.) sowie
- Thrombozytopathien (M. Glanzmann, Bernard Soulier)

nicht erfasst.

- **Material**
  - Citrat-Monovette mit Aufkleber (RoTEM); auf Gerinnungszettel (grün) EXTEM, FIBTEM und APTEM ankreuzen

- **Ablauf**
  - Dauer der Analyse ca. 90 min
  - Bei Hyperfibrinolyse Tranexamsäure (Cyclokapron®) 10–20 mg/kg
  - FIBTEM: MCF<10 mm

- **Parameter (◘ Abb. 5.1)**
  - CT (clotting time): Zeit bis zum Beginn der Gerinnselbildung. Verlängerung durch Faktorenmangel/Heparineffekt (Vergleich INTEM/HEPTEM erlaubt die Detektion des Heparineffektes).
  - CFT (clot formation time): Zeit von Beginn der Gerinnselbildung bis zum Erreichen einer Gerinnselfestigkeit (CF, clot firmness) von 20 mm. Pathologische bei Fibrinogenmangel, Störung der Thrombozytenfunktion/Thrombozyteopenie, Fibrinpolymerisationsstörung und Faktor-XIII-Mangel.
  - Winkel α: Anstieg des α-Winkel (Verkürzung des CFT) bei Hyperkoagulabilität, Verkürzung des Winkels (CFT-Verlängerung) bei Thrombozytenfunktionsstörung, niedrige Thrombozytenzahl, Fibrinogenmangel und Störung der Fibrinpolymerization (wie z. B. nach Gabe von kolloidale Lösungen)
  - A10: Amplitude nach 10 min, korreliert eng mit MCF, pathologisch bei Fibrinogen-/Faktor-XIII-Mangel, Thrombozytopenie
  - MCF (maximal clot firmness): Maximale Gerinnselfestigkeit. Wird durch Thrombozytenzahl, Fibrinogenkonzentration und Faktor-XIII-Aktivität bestimmt.

- ML (maximal lysis, maximale Lyse): Abnahme der Gerinnselfestigkeit im prozentualen Verhältnis zu MCF. Maß der Gerinnselstabilität gegenüber fibrinolytischer Aktivität
- CLI (clot lysis index) nach 30 oder 60 min

Testansätze (◘ Tab. 5.4)

- EXTEM: Aktivierung der Gerinnung durch Thromboplastin. CT-Verlängerung deutet auf Faktorendefizit (inklusive Fibrinogen) oder Wirkung von oralen Antikoagulanzien (Vitamin-K-Antagonisten wie Phenprocuomon)
- FIBTEM: Aktivierung wie bei EXTEM aber unter Zusatz von Cytochalastin (Thrombozytenblockade). Erkennung von Fibrinogenmangel sowie Beurteilung der Thrombozytenzahl und -funktion über die Gerinnselfestigkeit (MCF)
- APTEM: Aktivierung wie bei EXTEM unter Zusatz von Aprotinin. Erkennung und Quantifizierung einer Hyperfibrinolyse
- INTEM: Aktivierung der Gerinnung über Kontaktphase (partielles Thromboplastin-Phospholipid, Ellagsäure)
- HEPTEM: Aktivierung wie INTEM unter Zusatz von Heparinase. Beurteilung der Heparinwirkung
- ECATEM: Zusatz von Ekarin, analog zur ECT (Ekarinzeit) zur Erkennung und Beurteilung der Wirkung direkter Thrombininhibitoren

Limitation

Durch RoTEM® werden

- Plättchenaggregationshemmer (ASS, Clopidogrel, GPIIb/IIIa-Antagonisten wie Abciximab [durch neuere Testansätze zu erfassen!]),
- Thrombozytopathien,
- Von-Willebrand-Jürgens-Syndrom,

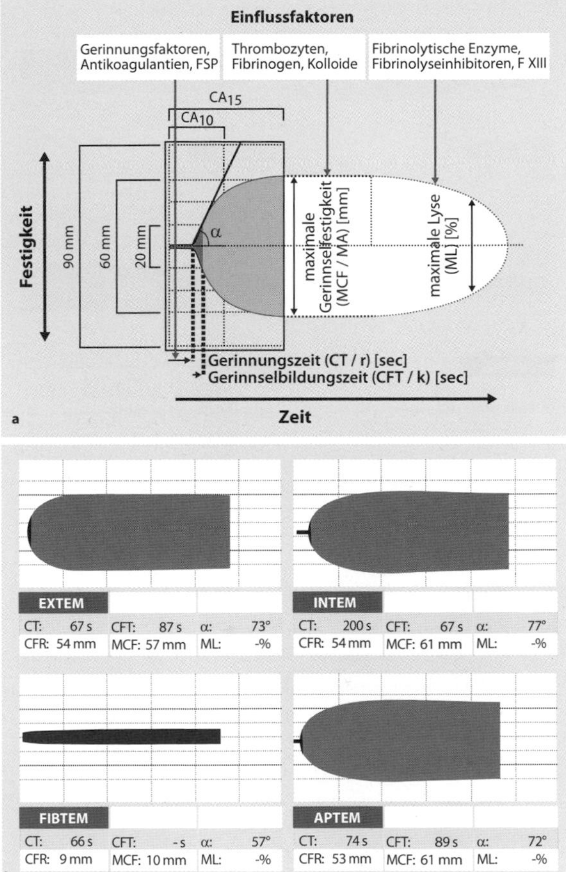

Abb. 5.1a–f RoTEM®-Parameter. **a** Übersicht über die Parameter. **b** Normal-RoTEM®. CT = Gerinnungszeit (clotting time); CFT = Gerinnselbildungszeit (clot formation time); CA_{10} bzw. CA_{15} = clot amplitude bei 10 oder 15 min; CFR = clot formation rate; MCF = maximale Gerinnselfestigkeit (maximum clot firmness); CLI = clot lysis index bei 30 oder 60 min.

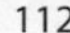

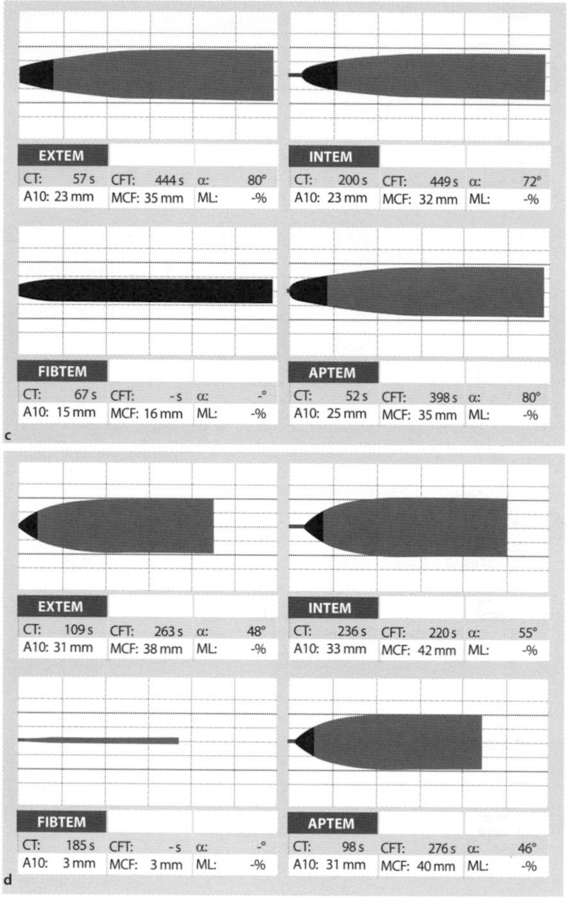

EXTEM

CT: 57 s	CFT: 444 s	α: 80°
A10: 23 mm	MCF: 35 mm	ML: -%

INTEM

CT: 200 s	CFT: 449 s	α: 72°
A10: 23 mm	MCF: 32 mm	ML: -%

FIBTEM

CT: 67 s	CFT: -s	α: -°
A10: 15 mm	MCF: 16 mm	ML: -%

APTEM

CT: 52 s	CFT: 398 s	α: 80°
A10: 25 mm	MCF: 35 mm	ML: -%

c

EXTEM

CT: 109 s	CFT: 263 s	α: 48°
A10: 31 mm	MCF: 38 mm	ML: -%

INTEM

CT: 236 s	CFT: 220 s	α: 55°
A10: 33 mm	MCF: 42 mm	ML: -%

FIBTEM

CT: 185 s	CFT: -s	α: -°
A10: 3 mm	MCF: 3 mm	ML: -%

APTEM

CT: 98 s	CFT: 276 s	α: 46°
A10: 31 mm	MCF: 40 mm	ML: -%

d

Abb. 5.1 (Fortsetzung) **c** Thrombozytenmangel. **d** Fibrinogenmangel

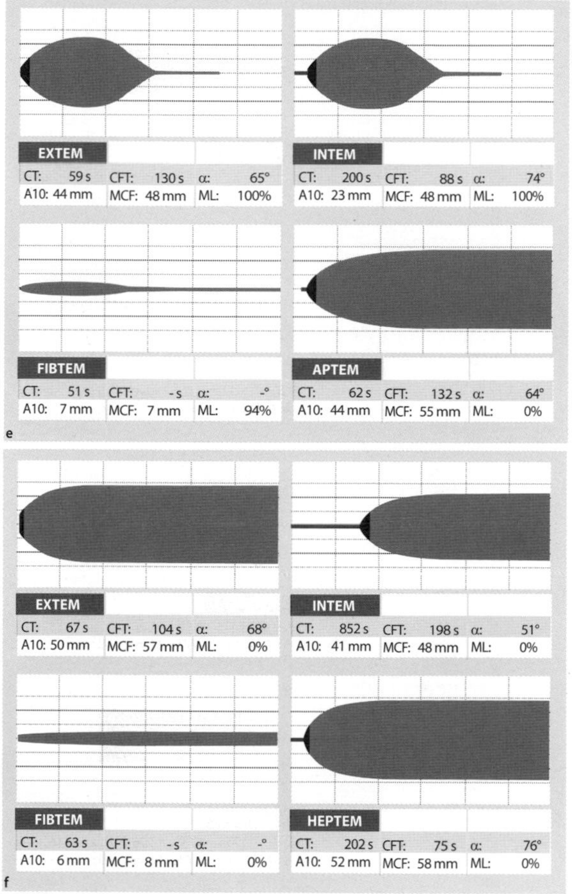

Abb. 5.1 (Fortsetzung) **e** Hyperfibrinolyse. **f** Heparineinfluss. (Mit freundlicher Genehmigung von Tem® International GmbH)

Tab. 5.4 RoTEM-Normalwerte

	EXTEM	INTEM	FIBTEM	APTEM	HEPTEM
CT (s)	38–79	100–240	–	38–79	100–240
CFT (s)	34–159	30–110	–	34–159	30–110
α-Winkel	63–83	70–83	–		
A10 (mm)	43–65	44–66	7–23		
A20 (mm)	50–71	50–71	8–24		
MCF (mm)	50–72	50–72	9–25	50–72	50–72
CLI 30 (%)	94–100	94–100	–		
CLI 60 (%)	85–100	85–100	–		
ML (%)	<15	<15	–		

- Antikoagulanzien (Heparin, Danaproid, Phenprocuomon),
- Faktorenmangel (inklusive Faktor XIII) sowie
- AT-III-Mangel

nicht sicher erfasst.

5.3.1 RoTEM® in der Kardiochirurgie

Allgemeines

- In den USA werden ca. 10–20 % der Blutkonserven in der Herzchirurgie eingesetzt, Zahlen in Deutschland vermutlich deutlich höher.
- Transfusionswahrscheinlichkeit bei kardiochirurgischen Eingriffen bis zu 90 %
- Häufig postoperative Gerinnungsstörung/Koagulopathie
- Die Standard-Gerinnungsdiagnostik unspezifisch und zeitaufwändig
- Die Anwendung von RoTEM® zur Gerinnungsdiagnostik erlaubt eine dynamische, patientennahe Messung der Gerinnungs- und Fibrinolyseparametern und führt so zur sparsamen und rationellen Einsatz von Gerinnungs- und Blutpräparaten.

Mechanismen der Gerinnungsstörung während CPB

- Endotheliale Dysfunktion der Erythrozyten aufgrund von Kontakt zur Fremdoberflächen (Gerinnselbildung, Fibrinolyse, Inflammation)
- Persistierende Heparinwirkung
- Thrombozytopenien, -pathien
- Koagulopathien
- Fibrinolyse
- Hypothermie

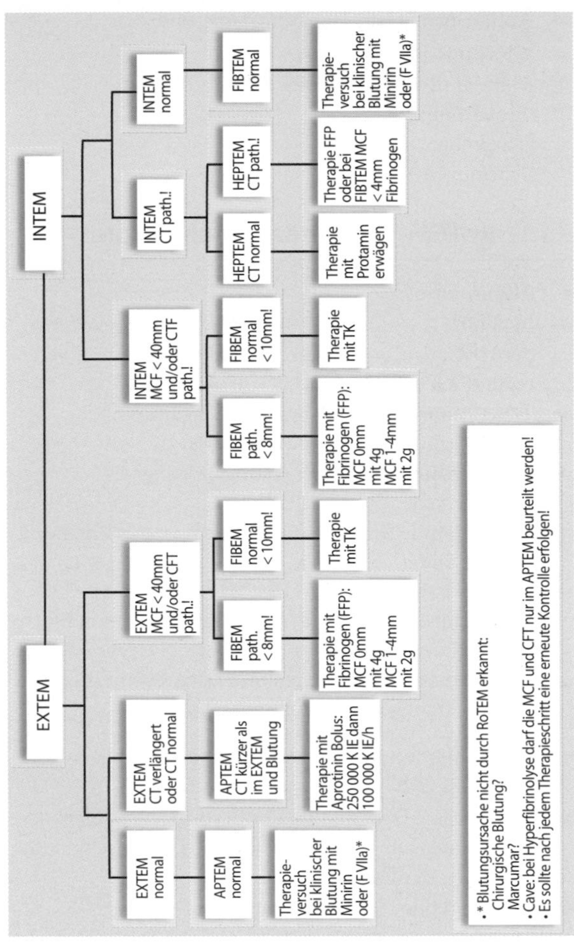

Abb. 5.2 Algorithmus zur RoTEM-basierten Hämotherapie. (Mit freundlicher Genehmigung der Essener Runde)

Behandlung von Postbypassblutungen

- Chirurgische Hämostase
- Heparinneutralisation (zusätzliche titrierte Protamingabe)
- Thrombozytengabe
- Fibrinogen

Diagnostik

- ACT
- BGA
- RoTEM
- PFA-EPI/P2Y
- Quick, PTT, AT III, Thrombinzeit, Blutbild (postoperativ, zur Akutdiagnostik ungeeignet)

▫ Abb. 5.2 zeigt einen Algorithmus zu RoTEM.

Prämedikation

H. Taghizadeh

H. Taghizadeh, *Pocket Guide Anästhesie*,
DOI 10.1007/978-3-662-52754-2_6,

Zum Prämedikationsgespräch müssen folgende Unterlagen vorliegen:

- Anamnese und körperlicher Untersuchungsbefund des Patienten
- Ausgefüllter Anästhesieaufklärungsbogen
- Indikationsstellung für operativen Eingriff durch chirurgische Disziplin

Sollte eine geplante Operation aus organisatorischen Gründen verschoben werden, ist eine erneute Vorstellung des Patienten/Prämedikation binnen einer Frist von 3–4 Wochen nicht erforderlich. Eine Wiedervorstellung erfolgt nur bei akuter Zustandverschlechterung oder vorbestehendem Infekt.

Tab. 6.1 gibt die Dringlichkeitseinteilung operativer Eingriffe wieder.

Tab. 6.1 Einteilung zur Dringlichkeit operativer Eingriffe

Dringlichkeitsstufe	Zeitfenster	Art des operativen Eingriffes
I	Minuten	Lebensrettende Soforteingriffe (z. B. akute Blutungen)
II	Stunden	Dringliche nicht geplante Eingriffe (z. B. Ileus, Frakturen)
III	Tage/ Wochen	Bedingt dringliche, geplante Eingriffe (z. B. Malignome, diagnostische Eingriffe)
IV	Monate/ Jahre	Nicht dringliche, geplante Eingriffe (z. B. korrigierende Eingriffe)

6.1 Aufklärung

Der Inhalt des Aufklärungsgesprächs sollte in groben Zügen, unter Beachtung verfahrenstypischer Komplikationen, aus Beweissicherungsgründen schriftlich fixiert werden.

Die nachfolgende Richtlinien sind als Mindeststandards anzusehen. Die Anästhesistin/der Anästhesit muss das Prämedikationsgespräch individuell gestalten und auf die Wünsche, Fragen, Ängste und Sorgen des Patienten eingehen. Der Patient kann auf nähere Aufklärung, z. B. Details der Risiken verzichten (Basisaufklärung). Ein Aufklärungsverzicht bedarf aber ebenfalls einer schriftlichen Dokumentation und muss vom Patienten gegengezeichnet werden.

Aufklärung bei Allgemeinanästhesie

- Präoperative Nüchternheit, Aspirationsgefahr, Prämedikation, Monitoring
- Intravenöser Zugang: Hämatom, Infektionen, Nerven-und Gefäßschäden

- Zahnschäden, Stimmbandläsionen, Heiserkeit, Halsschmerzen, Schluckbeschwerden, Weichteilverletzungen
- Herz-Kreislauf-Stillstand, Atemstillstand, Kreislaufdysregulationen
- Allergien, anaphylaktische Reaktionen, Unverträglichkeitsreaktionen
- Lagerungsschäden (insbesondere bei sitzender Position, Bauchlage etc.)
- Postoperative Übelkeit, Erbrechen, Schmerztherapie, postoperative Betreuung/AWR
- Ggf. postoperative Intensivtherapie

Aufklärung bei Spinalanästhesie/Periduralanästhesie

- Blutung, Hämatom, Infektion (Meningitis, Sepsis)
- Hygrombildung, intrakranielle Blutung
- Postpunktionelle Kopfschmerzen, Rückenschmerzen
- Nervenläsionen, Parästhesien, Lähmungen, Querschnittlähmung
- Harnverhalt
- Totale/hohe Spinalanästhesie
- Allergische Reaktion auf Lokalanästhetika
- Versagen der Methode: Alternativverfahren (ITN/Larynxmaske)

Aufklärung bei peripherer Regionalanästhesie

- Blutung, Hämatom, Infektionen
- Nervenläsionen, Lähmungen
- Organperforation, Schäden an benachbarten Strukturen
- Intoxikation
- Allergische Reaktion auf Lokalanästhetika
- Versagen der Methode: Alternativverfahren (ITN/Larynxmaske)

- **Aufklärung bei Plexus cervicalis**
  - Einseitiger Zwerchfellhochstand, Atemnot (Lähmung des N. phrenicus)
  - Heiserkeit
  - Taubheit des hinteren Zungendrittels
  - Horner-Syndrom (Miosis, Ptosis und Enophthalmus)
  - Motorische und sensible Defizite im Schulter-Arm-Bereich
  - Intravasale Injektion (Krampfanfälle, Bewusstseinsstörungen)
  - Epidurale oder subarachnoidale Injektion (Atemdepression, Kreislaufdepression, hohe Spinalanästhesie/PDA)

- **Aufklärung bei invasiven Maßnahmen (ZVK, arterielle Kanüle, Blasenkatheter, Magensonde, TEE)**
  - Blutung, Infektion, Durchblutungsstörung, Nekrose, Embolie
  - Nervenläsionen, Lähmungen, Perforationen
  - Schäden an Lunge, Herz, Herzklappen, angrenzenden Organen, ggf. Drainage, notfallmäßige Folgeeingriffe
  - Aufklärung bei intraoperativem Neuromonitoring
  - Nadelelektroden (Unterarm, Unterschenkel, Gesicht, Kalotte): Hämatome, Infektion
  - Elektrostimulation: Verbrennung, Gefahr von epileptischen Anfällen bei direkter kortikaler Stimulation

- **Aufklärung bei chirurgischen Eingriffen in sitzender Position**
  - Luftembolie
  - Pneumenzephalus
  - Postoperative Quadriplegie
  - Hirnnervenausfälle

■ Aufklärung bei Bluttransfusion

- Regelhaft bei elektiven Operationen mit einer Transfusionswahrscheinlichkeit ≥10 %
- Verwechslung: Hämolytische Transfusionsreaktion
- HIV/AIDS, Hepatitis, andere Infektionen (z. B. CMV)
- Allergische Reaktionen, Schock
- Transfusionsassoziierte akute Lungeninsuffizienz

Die Pflicht zur Aufklärung bei Transfusionen liegt bei den operativen Abteilungen, die Sorgfaltspflicht gebietet jedoch sich bei entsprechender Transfusionswahrscheinlichkeit, von einer stattgehabten Aufklärung zu vergewissern bzw. auf diese hinzuweisen. Bei dringlicher-/Notfallindikationen muss eine nachträgliche Sicherungsaufklärung erfolgen.

■ Besonderheiten bei Schwangeren

Kreißende sind zwar nicht geschäfts-, aber aufklärungsfähig. Idealerweise sollte die Aufklärung im Rahmen der Geburtsplanungsgespräche erfolgen. Die Aufklärung zur PDK-Anlage oder bei Sectio ist aber im Kreißsaal, nach Möglichkeit mit Angabe von Zeugen, ebenfalls möglich. Dabei müssen insbesondere typische Nebenwirkungen/Komplikationen wie Querschnittlähmung, postpunktionelle Kopfschmerzen, spinale Hämatome, Aspiration etc. angesprochen werden.

■■ Anästhesieaufklärung von Schwangeren (außer Sectio, PDK-Anlage oder postpartal zur manuellen Nachtastung)

- Regionalanästhesie, insbesondere während Organogenese bevorzugen!
- Bei geplanter Allgemeinanästhesie, je nach Stadium der Schwangerschaft aufklären über:
  - Abort

  - Fetale Missbildungen
  - Besonderheiten des Atemwegsmanagements, Ileuseinleitung, erhöhte Aspirationsgefahr

- **Besonderheiten bei Dialysepatienten**
- Zeitpunkt der letzten Dialyse, Trinkmenge und Restausscheidung erfragen. Shuntarm rechts/links dokumentieren (Funktionskontrolle)
- Besonderheiten bei transplantierten Patienten
- Evaluation der Transplantatfunktion!
- Erhöhtes Infektionsrisiko durch laufende Immunsuppression erhöht (gilt auch für ZVK, PDK etc.)
- Arrhythmien (insbesondere bei Z. n. Herztransplantation)
- Wechselwirkung von Immunsuppressiva mit anderen Pharmaka
- Bei Unsicherheit evtl. Kontaktaufnahme mit Transplantationszentrum

- **Besonderheiten bei ehemalig drogenabhängigen Patienten**
- Gefahr eines Rückfalls besprechen und dokumentieren!

- **Besonderheiten bei betreuten Patienten**
- Art und Umfang der Betreuung überprüfen.
- Eingriffe, die ein extrem hohes Risiko für Leib und Leben des Patienten darstellen, bedürfen einer gesonderten vormundschaftsgerichtlichen Genehmigung (§ 1904 BGB). Darunter fallen alle Eingriffe bei denen die Gefahr besteht, dass der Patient stirbt (z. B. bei größeren Operationen an den inneren Organen) oder einen längeren und erheblichen Schaden erleidet (z. B. Verlust von Gliedmaßen infolge Amputation, Verlust eines Sinnes usw.).

- Besteht die begründete Gefahr, dass der Betreute aufgrund des Unterbleibens einer ärztlichen Maßnahme stirbt oder einen schweren und länger dauernden gesundheitlichen Schaden erleidet, kann bei Nichteinwilligung des Betreuers gemäß § 1904 Abs. 2 BGB das Betreuungsgericht eingeschaltet werden.
- Selbst bei einem betreuten Patienten darf der Eingriff nicht gegen seinen Willen durchgeführt werden, sofern er in der Lage zu sein scheint, die Notwendigkeit und Komplexität des Eingriffes zu erfassen (Geschäftsunfähigkeit bedeutet nicht automatisch und für alle Fälle Einwilligungsunfähigkeit).

Besonderheiten bei Kindern

- Bei Minderjährigen unter 14 Jahren ist in aller Regel die Einwilligung des/der Sorgeberechtigten erforderlich.
- Minderjährige vom 14. bis zum vollendeten 18. Lebensjahr sind im Einzelfall, in Abhängigkeit vom Stand der Persönlichkeitsentwicklung/Verstandesreife einerseits und Schweregrad/Risiken des Eingriffes andererseits, einwilligungsfähig.

Im Zweifelsfall immer die Zustimmung der Eltern bzw. der Sorgeberechtigten einholen!

In Falle von gemeinsamem Sorgerecht:

- Bei einfachen, risikoarmen Eingriffen Einwilligung des erschienenen Elternteils
- Bei gravierenderen Eingriffen Einwilligung des erschienenen Elternteils, aber Nachfrage, ob der andere einverstanden ist
- Bei vital gefährdenden oder sonst mit schweren Folgen verbundenen Eingriffen (z. B. Herz-OP, Amputationen) Einwilligung beider Elternteile

Verweigern die Eltern/Sorgeberechtigten die Einwilligung in ärztlich gebotene Maßnahmen oder können sie sich nicht einigen, so ist die Entscheidung des Familiengerichts einzuholen. Ist dies nicht möglich, hat der Arzt die Pflicht, eine medizinisch dringend indizierte Behandlung (Notmaßnahmen) durchzuführen.

> **Grundsätzlich gilt: Die Eltern entscheiden für und nicht anstatt des Kindes!**

Besonderheiten bei Zeugen Jehovas

Grundsätzlich kann jeder Anästhesist die Durchführung von Narkosen bei Zeugen Jehovas, außer in Notfällen, verweigern.

Präoperativ müssen folgende Aspekte mit dem Patienten erörtert werden:

- Ablehnung von Blutprodukten genau spezifizieren (EK, FFP, TK etc.). Häufig wird die Anwendung von Gerinnungspräparaten akzeptiert (z. B. PPSB, Faktor VIIa etc.).
- Über Cellsaver-Anwendung besteht keine Einigkeit (genau erfragen, evtl. Bestrahlung von Cellsaverblut).
- Eine Erklärung zur Befreiung des Arztes betreffend haftungsrechtlicher Konsequenzen (Patientenverfügung oder ähnliches) muss vorab unterschrieben werden.

Bei Minderjährigen kann ebenfalls auf die Wünsche der Eltern bezüglich der Gabe von Blutpräparaten Rücksicht genommen werden, sofern keine Lebensgefahr für das Kind droht. Andernfalls kann und muss die Transfusion als ultima ratio unabhängig vom Elternwunsch erfolgen. In diesem Fall muss ein Verfahren zur Bestellung eines Betreuers eingeleitet werden (Umfang der Betreuung soll auf aktuell anstehende Entscheidung begrenzt bleiben).

■ Besonderheiten bei Ablehnung dringend-indizierter Eingriffe

Die Verweigerung eines als dringend/Notfall eingestuften Eingriffes fällt unter das Selbstbestimmungsrecht des Patienten. Lediglich bei V. a. auf mangelnde Einsicht- und Willensbildung bzw. fehlender Geschäftsfähigkeit muss ein Betreuungsverfahren eingeleitet und bei entsprechender Indikation ohne Zeitverzögerung im Sinne des mutmaßlichen Patientenwillens gehandelt werden. Die Gründe der Ablehnung müssen erfragt, die Nachteile genannt, mit dem Patienten wertfrei erörtert und dokumentiert werden.

■ Haftung für Aufklärungsfehler

Versäumt der Arzt den richtigen Zeitpunkt der Aufklärung, so kann er sich zu seiner Rechtfertigung nicht auf die mutmaßliche Einwilligung der Patientin berufen.

Bei vermeidbarem Aufklärungsfehler liegt eine fahrlässige Körperverletzung vor, die für die verursachten (und zurechenbaren) Folgeschäden haftbar macht.

6.2 Patientenverfügung

Patientenverfügungen sind verbindlich, wenn:

- das Leiden einen »irreversiblen tödlichen Verlauf« genommen hat,
- sie auf die konkrete Situation anwendbar sind und
- keine Anhaltspunkte für nachträgliche Willensänderung erkennbar sind.

Dringlich indizierte Eingriffe deren Durchführung durch Patientenverfügung oder explizite Willensäußerungen abgelehnt wurden, können und dürfen nicht durchgeführt werden. Die Nichtbeachtung des Patientenwillens kann haftungsrechtliche Konsequenzen nach sich ziehen. Einwilligung der Angehörigen hierzu ist wirkungslos!

6.3 Präoperative Evaluation des Atemweges

Die präoperative Evaluation der Atemwege ist einer der zentralen Aspekte der Prämedikation. Sie kann zwar das Vorkommen atemwegsbezogener Notfallsituationen bei der Einleitung der Anästhesie nicht ausschließen, aber schwierige Intubationen mit einiger Wahrscheinlichkeit voraussagen und den Anästhesisten davor bewahren, unerwartet in einer erwartete Schwierigkeit zu geraten. ◘ Abb. 6.1 und ◘ Abb. 6.2 zeigen die häufigsten Tests zur präoperativen Evaluation der Atemwege. ◘ Abb. 6.3 zeigt die Einschätzung der Kopfreklination.

6.4 Präoperative Risikoklassifikation

6.4.1 ASA-Klassifikation

In ◘ Tab. 6.2 ist die patientenbezogene Risikoklassifikation nach American Anesthesiology Association und die korrespondierende perioperative Letalität dargestellt.

6.4.2 Metabolisches Äquivalent (MET)

- 1 MET = Umsatz von 3,5 ml O_2/kg KG/min bei Männern und 3,15 ml O_2/kg KG/min bei Frauen oder Energieverbrauch von 4,2 kJ (1 kcal)/kg KG/h = Ruheumsatz oder Energieverbrauch beim ruhigen Sitzen = ca. 17,5 Watt

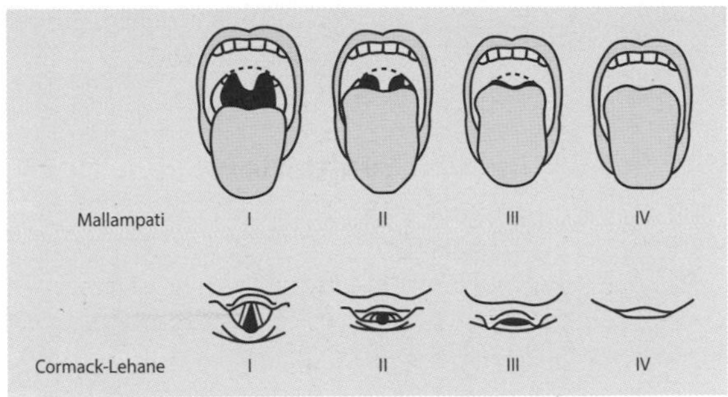

Abb. 6.1a,b Präoperative Evaluation des Atemweges. **a** Mallampati-Score. **b** Cormack-Lehane-Score (Beurteilung des Cormack-Lehane-Score anhand alter Anästhesieprotokolle, falls vorhanden). (Modifiziert nach Mendis u. Oates 2011)

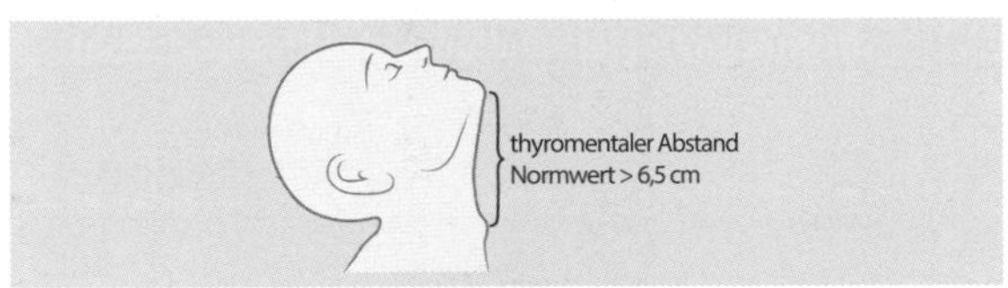

Abb. 6.2 Patil-Test: Abstand zwischen der Spitze der Mandibula und der Incisura superior des Schildknorpels. Normalwert >6,5 cm. Ein thyromentaler Abstand <6 cm sagt mit einer Wahrscheinlichkeit von 75 % eine schwierige Laryngoskopie voraus. (Modifiziert nach Dörges u. Volker 2010)

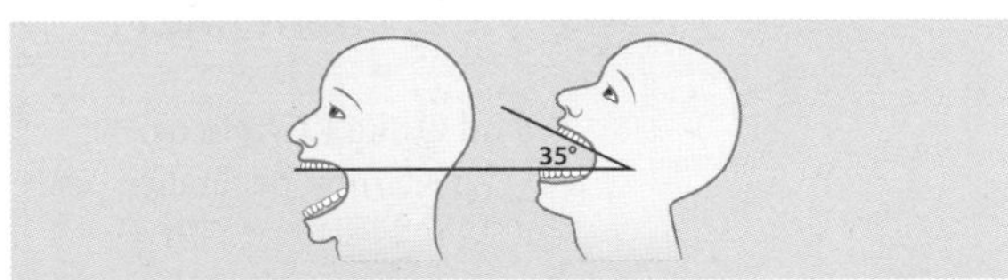

Abb. 6.3 Einschätzung der Kopfreklination (Normalwert >35°)

Tab. 6.2 ASA-Klassifikation. Der Zusatz E kennzeichnet Notfalloperationen

ASA-Stadium		Perioperative Letalität*
I	Keine Erkrankungen, kein Nikotinkonsum, minimaler Alkoholkonsum	0,06 %
II	Leichte Systemerkrankungen, z. B. arterielle Hypertonie, mäßige Anämie, extremes Alter, Allergie, NIDDM, chronische Bronchitis/COPD, Adipositas (BMI 30–39), Alkohol-/Nikotinabusus. Schwangerschaft	0,47 %
III	Schwere Systemerkrankungen mit Leistungseinschränkung, z. B. Diabetes mellitus mit Gefäßschäden, chronsiche Lungenerkrankung mit Leistungseinschränkung, Angina pectoris, schlecht eingestellter Hypertonus, chronischerNiereninsuffizienz Stadium III-IV/dialysepflichtiger Patient, krankhafter Adipositas (BMI≥40).Z. n. Apoplex mit oder ohne neurologische Defizite, Z.n. AMI, Z.n. Schrittmacherimplantation	4,39 %
IV	Systemerkrankung mit schwerer Leistungseinschränkung, die mit oder ohne OP lebensbedrohlich ist, z. B. manifeste Herzinsuffizienz mit EF <25 %, fortgeschrittene Lungen-, Leber- oder Nierenschädigung, hepatorenales Syndrom.Z. n.TIA/Apoplex, AMI, ACS/instabile Angina pectoris in den letzten 3 Monaten	23,48 %
V	Moribunder Patient, dessen Tod in den nächsten 24 h mit oder ohne OP angenommen wird. OP als letzter Therapieversuch (z. B. Sepsis mit hämodynamischer Instabilität, Multiorganversagen, rupturiertes Aortenaneurysma, schweres Schädel-Hirn-Trauma, fulminante Pulmonalarterienembolie)	50,77 %
VI	Hirntoder Patient, Organspender	–

* 7-Tage-Mortalität. Aus Haynes SR, Lawler PG (1995) An assessment of the consistency of ASA physical status classification allocation. Anaesthesia 50:195–9

- 3–6 MET (3–6 fache Steigerung des Ruheumsatzes) = moderate körperliche Aktivität
- 6 MET (Steigerung des Ruheumsatzes um mehr als das 6-fache) = intensive körperliche Anstrengung
  Graduierung der Belastbarkeit:
- ≥10 MET: ausgezeichnete Belastbarkeit
- 7–9 MET: gute Belastbarkeit
- 4–6 MET: mittelmäßige Belastbarkeit
- <4 MET: schlechte Belastbarkeit

Tab. 6.3 gibt das MET bei verschiedenen körperlichen Aktivitäten wieder.

6.4.3 Präoperative Evaluation des kardialen Risikos

Kardiale Risikofaktoren aus Anamnese/klinischen Befunden

- Herzinsuffizienz
- Koronare Herzkrankheit (KHK)
- Periphere arterielle Verschlusskrankheit (pAVK)
- Zerebrovaskuläre Insuffizienz
- Diabetes mellitus
- Niereninsuffizienz

Kardiales Risiko verschiedener Operationen

- Hohes Risiko: Aortenchirurgie, große periphere arterielle Gefäßeingriffe
- Mittleres Risiko: Intrathorakale und intraabd. Eingriffe (auch laparoskopisch/thorakoskopisch), Karotis-, Prostatachirurgie, Orthopädische Operationen, Operationen im Kopf-Hals-Bereich
- Niedriges Risiko: Oberflächliche Eingriffe, endoskopische Eingriffe, Mammachirurgie, Kataraktoperation

Tab. 6.3 Einschätzung des MET bei verschiedener alltäglicher und sportlicher Aktivitäten

			Leicht		Moderat		Schwer	
Aktivität	**MET**	**Watt**	**MET**	**Watt**	**MET**	**Watt**	**MET**	**Watt**
Ruhig liegen	1	17						
Hausarbeiten			2	35	4	70	6	105
In der Wohnung umhergehen	2	35						
Bügeln	2	35						
Spülen	2	35						
Kochen	2,5	44						
Tanzen			3	53			8	140
Staubsaugen	3	53						
Fenster putzen	5	88						
Boden wischen	5	88						
Betten machen	3–5	53–88						
Möbel rücken	6	105						

Gartenarbeiten			3	53	5	88	7	123
Rasen mähen			3	53			6	105
Buddeln, graben	4,5	79						
Rechen, harken	3,5	61						
Unkraut jäten	3,5	61						
Einkaufen			2	35			7	123
Schnee schaufeln			4	70	6	105	8	140
Landwirtschaftliche Arbeiten	4–5	70–88	3	53	4	70	5	88
Treppe runtergehen	3	53						
Eine Etage Treppen steigen	4	70						
Mit dem Hund spielen	4	70						
Auto waschen und pflegen	4,5	79						
Mit Kindern spielen							5	88
Sportliche Aktivitäten								
Spazieren/Walking/laufen			3	53	4		14	245

Tab. 6.3 (Fortsetzung)

			Leicht		Moderat		Schwer	
Aktivität	**MET**	**Watt**	**MET**	**Watt**	**MET**	**Watt**	**MET**	**Watt**
Tischtennis	4	70						
Tennis	5	88						
Fahrradfahren			6	105	9	158	12	210
Inline-Skaten	6	105						
Skifahren	7	123						
Joggen, Skifahren	8	140						
Bergwandern mit Gepäck			7	123	8	140	9	158
Schwimmen			6	105	9	158	12	210
Squash	12	210						

4 MET bedeutet 1 Stockwerk gehen oder leichte Hausarbeit verrichten können.

Schweregrad der Herzinsuffizienz nach New York Heart Association (NYHA)

- NYHA I: Keine körperliche Einschränkung. Alltägliche körperliche Belastung verursacht keine inadäquate Erschöpfung, Rhythmusstörungen, Luftnot oder Angina pectoris
- NYHA II: Leichte Einschränkung der körperlichen Belastbarkeit. Keine Beschwerden in Ruhe. Erschöpfung, Rhythmusstörungen, Luftnot oder Angina pectoris bei alltäglicher körperlicher Belastung
- NYHA III: Höhergradige Einschränkung der körperlichen Leistungsfähigkeit bei gewohnter Tätigkeit. Keine Beschwerden in Ruhe. Erschöpfung, Rhythmusstörungen, Luftnot oder Angina pectoris bei geringer körperlicher Belastung
- NYHA IV: Beschwerden bei allen körperlichen Aktivitäten und in Ruhe. Bettlägerigkeit

Klassifikation der Angina pectoris nach der Canadian Cardiovascular Society (CCS)

- Klasse I: Bei normaler körperlicher Aktivität keine Angina pectoris. Angina bei sehr schwerer, sehr langer oder sehr schneller körperlicher Belastung
- Klasse II: Leichte Einschränkung der körperlichen Aktivität. Angina bei schnellem Treppensteigen, Bergangehen, Gehen in Wind oder Kälte, bei emotionalem Stress
- Klasse III: Deutliche Einschränkung normaler körperlicher Aktivität. Angina nach einer Etage Treppensteigen
- Klasse IV: Keine körperliche Aktivität ohne Angina möglich. Ruheangina

6.4.4 Präoperative Evaluation des pulmonalen Risikos

- **Prospektiv postoperative Lungenfunktion (■ Abb. 6.4)**

$$\text{ppo-FEV1} =$$

$$\text{FEV1} \times (1- = \frac{\text{Anzahl der zu resezierenden Segmente}}{42})$$

Pulmonalfunktioneller Grenzwert der Atemfunktion: ppo-FEV1 ≥40 %

ppo: predicted postoperativ

- **Eingriffe mit voraussichtlicher postoperativer Verschlechterung der Lungenfunktion (■ Tab. 6.4)**
  - Resektion von funktionsfähigem Lungengewebe bei Pneumektomie, Lobektomie, Segment- oder Keilresektion
  - Beeinträchtigung der Atemmechanik (Thoraxwandresektion mit -plastik)
  - Umstellungsosteotomie bei Trichterbrust
  - Zwerchfellresektion bei Pleuro-/Pneumektomie, Perikardresektion
  - Andere intrathorakale Eingriffe (Wirbelsäulen- und Ösophaguschirurgie)

6.5 Medikamentöse Prämedikation

- **Allgemeines**

Benzodiazepine sind wegen der exzellenten anxiolytischen Wirkung das Mittel der 1. Wahl. Hier gilt Midazolam (Dormicum®) als bevorzugtes Medikament. Abweichend hiervon wird:

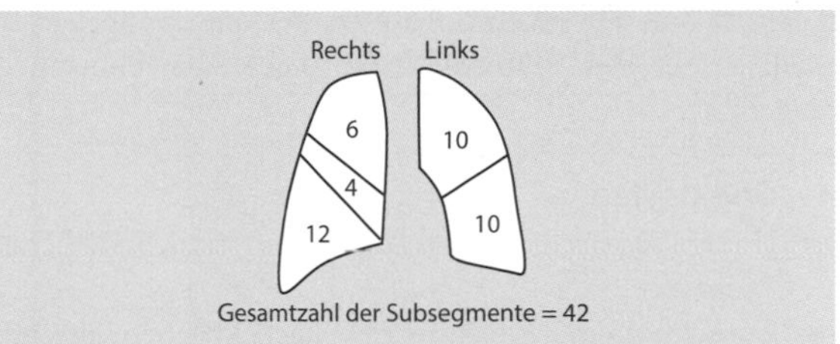

Abb. 6.4 Schematische Darstellung der Lungenlappen und Anzahl der jeweiligen Subsegmente. (Nach Slinger u. Johnston 2005)

Tab. 6.4 Risikoeinschätzung vor lungenresezierenden Eingriffe

	Parameter	Erhöhtes Risiko	Sehr hohes Risiko
Spirometrie	FEV_1	<2 l oder <50 %	<1 l oder <50 %
	FVC	<50 % der Norm oder 1,5–3,0 l	<15 ml/kg oder <1,5 l
	FEV_1/FVC	<70 % der Norm	<35 % der Norm
Diffusionskapazität	DLCO	<60 %	<50 %
BGA	SaO_2 $PaCO_2$	<90 % >45 mmHg	

DLCO: diffusion capacity of the lung for carbon monoxide

- bei kardiochirurgischen Eingriffen Flunitrazepam (Rohypnol®) 1(–2) mg p.o.,
- bei kachektischen, älteren Patienten Dikaliumclorazepat (Tranxilium®) 5–10 mg oder Lorazepam (Tavor®) 1 mg p.o.
- und zur Senkung des präoperativen Myokardischämierisikos Clonidin (Catapresan®)

empfohlen werden.

In ◘ Tab. 6.5 ist eine Auswahl der am häufigsten zur medikamentösen Prämedikation eingesetzten Substanzen aufgeführt.

▪ Grundsätze

- Höhere Dosierungen bei aufgeregten, stark ängstlichen Patienten
- Zurückhaltende Dosierung bei kachektischen, älteren und adipösen Patienten, Patienten mit obstruktiver Schlafapnoe (OSAS) und Risiko von postoperativen Delirs
- Keine Prämedikation bei dekompensierten Patienten

▪ Zusatzmedikation

- Adipositas: Protonenpumpenhemmer (z. B. Pantoprazol 20 mg) am Vorabend. H_2-Blocker (150 mg Ranitidin) am Vorabend und am OP-Tag bzw. Metoclopramid (MCP) am OP-Tag
- Schwangerschaft/Sectio: Natrium-Citrat (20 ml ca. 30 min präoperativ), H_2-Blocker (150 mg Ranitidin am Vorabend, 150 mg am OP-Morgen) bzw. MCP am OP-Tag
- Anaphylaxie-Prädisposition:
  - Vorabend: Dimentinden (Fenistil) 2 mg p.o. und Ranitidin 150 mg p.o., evtl. zusätzlich Prednisolon (Decortin® H) 50 mg p.o.
  - OP-Tag: Dimentinden 2 mg p.o. und Ranitidin 150 mg p.o., evtl. zusätzlich Prednisolon (Decortin® H) 50 mg p.o.
  - Alternativ vor der Einleitung: Dimentinden 8 mg i.v. und Ranitidin 50 mg i.v., ggf. Prednisolon (Solu-Decortin® H) 100–250 mg i.v.

Tab. 6.5 Die häufigsten Substanzen zur medikamentösen Prämedikation

Medikament	Verabreichung	Dosis	Wirkeintritt	Zeit
Midazolam (Dormicum)*	p.o.	3,75–7,5 mg	15–30 min	30–40 min vor dem Eingriff
	i.v. (präoperativ)	0,03–0,1 mg/kg	<1 min	
Midazolam-Saft (bei Kindern)	p.o.	0,3–0,5 mg/kg, maximal 10 mg	12–18 min	20–30 min vor dem Eingriff
Diazepam (Valium®)	p.o.	5–10 mg	10–15 min	
Lorazepam (Tavor®, Tavor® Expidet**	p.o.	1–2 mg	30 min/5–10 min	45–60 min vor dem Eingriff (20 min bei Tavor Expidet)
Dikaliumclorazepat (Tranxilium®)	p.o.	10–20(–50) mg	15 min	OP-Morgen
Flunitrazepam (Rohypnol®)	p.o.	1–2 mg	15–20 min	30 min vor dem Eingriff
Chloralhydrat	p.o. oder rektal	30–50 mg/kg	15–30 min	Wirkeintritt und Sedierungserfolg unzuverlässig!
Oxazepam (Adumbran®)	p.o.	10–20 mg	30 min	Zur Nacht
Lormetazepam (Noctamid®)	p.o.	1(–2) mg	30 min	Zur Nacht; 60 min vor dem Eingriff
Clonidin (Catapresan®)	p.o.	2–5 µg/kg	30 min	30–45 min vor dem Eingriff

* Vorzugsweise bei Eingriffen mit OP-Beginn vor 10 Uhr
** Tavor Expidet zergeht unter der Zunge und muss nicht (kann aber) geschluckt werden.

Tab. 6.6 Nüchternheitsgrenzen im Erwachsenenalter bei elektiven Operationen

Zeitintervalle*	
Ab Mitternacht bzw. ≥6 h präoperativ	Keine Nahrung und Flüssigkeiten bei: – Symptomatischem gastroösophagealen Reflux, Ulcus ventrikuli, Ulcus duodeni – Schwierigem Atemweg – Adipositas per magna – Sondennahrung – Diabetes mellitus – Hiatushernie
6 h präoperativ	Leichte Mahlzeit
4 h präoperativ	Muttermilch, Flaschennahrung (nur bei Säuglingen)
2 h präoperativ	Klare Flüssigkeiten (in kleinen Mengen)

* Möglichst klare Zeitangaben im Prämedikationsprotokoll!

6.6 Nüchternheit bei elektiven Eingriffen

Die Einhaltung von Nüchternheit vor Anästhesien ist zwar eine Notwendigkeit, deren Art und Dauer füsst allerdings nicht auf evidenzbasierten Angaben. Tab. 6.6 stellt die Regeln, über die Konsens herrscht, dar.

6.7 Prämedikation bei Kindern

Allgemeines

- Standardmittel zur Prämedikation von Kindern ist Midazolam (Dormicum®-Saft).
- Kinder unter 6 Monaten werden nicht prämediziert.

Tab. 6.7 Unterschiedliche Applikationsformen von Midazolam

Midazolam		Dosierung	Wirkeintritt
Dormicum®-Saft	p.o.	0,3–0,5 mg/kg	12–18 min
Dormicum®-Ampulle	Rektal	0,3–0,5 mg/kg	7–10 min
Dormicum®-Ampulle	Nasal	0,2–0,5 mg/kg	1–5 min
Dormicum®-Ampulle	i.v.	0,03–0,1 mg/kg	<1 min

Bei größeren Kindern Gesamtmenge von 10 mg Midazolam oral nicht überschreiten. Bei Kindern mit OSAS oder schwerkranken Kindern Dosis reduzieren (evtl. i.v. Gabe präoperativ erwägen).

- Emla-Pflaster: Mindestens ½ h vor Punktion an 2 potenziellen Punktionsstellen applizieren. Initiale Vasokonstriktion möglich, ggf. topische Nitroglyzerinapplikation. Cave: Hyperästhesie nach längerer Applikationszeit (>1 h)!

Medikamente

- Tab. 6.7
- Der nasale bzw. rektale Applikationsweg wird nur bei unkooperativen, unruhigen Kindern verwendet. Für die nasale Applikation stehen spezielle Applikatoren (MAD® nasal) zur Verfügung.
- Alternativen bei bekannten paradoxen Reaktionen unter Midazolam: Chloralhydrat 50 mg/kg oder Ketamin (Ketanest) 0,5 mg/kg i.v./nasal.

Echte paradoxe Reaktionen unter Midazolam sind selten. Häufig handelt es sich eher um eine unzureichende Dosierung oder es wurden schmerzhafte Eingriffe unter Midazolamsedierung vorgenommen.

Tab. 6.8 Nüchternheitsgrenzen bei Säuglingen und Kleinkindern

Säuglinge <6 Monate	Mutter- oder Flaschenmilch	4 h
	Tee/klare Flüssigkeit*	2 h
Säuglinge >6 Monate	Nahrung (inkl. Milch)	6 h
	Mutter- oder Flaschenmilch	4 h
	Tee/klare Flüssigkeit	2 h
Kinder >1. Lebensjahr	Nahrung	6 h
	Tee/klare Flüssigkeit	2 h

* Klare Flüssigkeiten sind solche, die keine Partikel oder Fett enthalten.
Hinweis: Die Nüchternheitsgrenze bei Kindern muss so interpretiert werden, dass diese bis zu 2 Stunden vor dem Eingriff klare Flüssigkeiten/Tee trinken »sollten«.

Prämedikation bei »Herzkindern«

- Flunitrazepam (Rohypnol®) 0,05–0,1 mg/kg p.o. oder Midazolam-Saft (Dormicum®) 0,5 mg/kg p.o. bzw. 0,3–0,5 mg/kg rektal

Nüchternheit

Tab. 6.8 sind die präoperativen Nüchternheitszeiten von elektiven Eingriffen bei Säuglingen und Kleinkindern aufgeführt.

6.8 Präoperative Untersuchungen

Die Anordnung von präoperativen Untersuchungen ist eine individuelle Entscheidung des Arztes, welche sich am Risikoprofil des Patienten orientieren sollte. Tab. 6.9 dient lediglich als Entscheidungshilfe.

- Bei Bypass- und Klappenersatzoperationen: Dopplersonographie der Halsgefäße.
- Bei Patienten mit endokrinologischen Vorerkrankungen ggf. spezifisches Laborparameter (Schilddrüsenhormone, BZ-Tagesprofil etc.)

6.9 Präoperative Einnahme von Medikamente

Die Angaben der folgenden Aufzählung haben Empfehlungscharakter. Im Einzelfall, z. B. bei Thrombozytenaggregationshemmern, darf und muss, nach Rücksprache mit behandelnden Kollegen anderer Fachabteilungen, hiervon abgewichen werden.

- **Am OP-Tag weitergeben**
- α_2-Agonisten (z. B. Clonidin, Moxonidin)
- α-Blocker
- Analgetika, insbesondere bei chronischen Schmerzpatienten
- Antazida (z. B. Ranitidin, Pantoprazol)
- Antiarrhythmika (z. B. Lidocain, Amiodaron)
- Inhalative Anticholinergika (z. B. Ipratropium, Tiotropium)
- Antikonvulsiva (z. B. Carbamazepin, Phenytoin)
- Augentropfen
- Inhalative β_2-Agonisten (z. B. Salbutamol, Fenoterol, Salmeterol, Formoterol)
- β-Blocker (z. B. Carvedilol, Bisoprolol, Nebivolol)
- Digitalisglykoside (z. B. Digoxin, Digitoxin): Spiegelkontrolle*
- Glukokortikoide (► Kap. 17.17)
- Immunsuppressiva bei transplantierten Patienten
- Kalziumantagonisten (z. B. Amlodipin, Verapamil, Diltiazem, Nifedipin, Nitrendipin)

Tab. 6.9 Präoperative Diagnostik

	EKG	Rö-Thorax	Gerinnung
Alter >60 Jahre	X		
Adipositas per magna	X		
Angina pectoris, Z. n. Mitralinsuffizienz, Synkope	X		
Z. n. Apoplex oder TIA in den letzten 3 Monaten	X		X
Z. n. Nierentransplantation	X		X
Z. n. Lebertransplantation	X		X
Z. n. Lungentransplantation	X	X	X
Z. n. Herztransplantation	X	X	X
Neu aufgetretene Dyspnoe, Verschlechterung der Herzinsuffizienz	X	(X)**	X
Schwere COPD	X		
Neu entdecktes Herzgeräusch	X		
Bypassoperation	X	X	X
Intrathorakale oder große abdominelle Eingriffe	X	X	X
Geplante Ein-Lungen-Ventilation	X	X	X
Große gefäßchirurgische Eingriffe	X	X	X
Neurochirurgische Eingriffe in sitzender Position	X		X
Geplante Regionalanästhesie			X
Antiarrhythmika	X		
ASA IV	X	X	X

* inklusive Leberfunktionsparameter (Transaminasen, AP, Bilirubin, γ-GT, Gesamteiweiß)
** ggf. internistisches Konsil

Labor	Lungenfunktionstest	Blutgasanalyse	Echokardiographie (TTE/TEE)	Dopplersonographie der Karotiden
X		X		
			(X)	(X)
X			X	X
X				
X*				
X	X	X		
X			X	
X	X		X	
		X		
			X	
X			X	X
X	X		(X)	
X	X	X		
			X	
X			X	

- Nitrate (z. B. Molsidomin, Isosorbiddinitrat)
- Parkinsonmedikation (Einnahmezeitpunkte beachten!)
- Statine (Fluvastatin, Lovastatin, Simvastatin, Atorvastatin)
- Substitutionsmittel bei Suchtpatienten
- Theophyllinpräparate
- Bei Kombinationspräparaten wie Vocado (Olmesartan, Amlodipin), Exforge-HCT (Amlodipin, Valsartan, Hydrochlorthiazid), Dafiro (Amlodipin, Valsartan) und SEVIKAR (Olmesartan, Amlodipin) kann bei Bedarf Amlodipin als Ersatz am OP-Tag weitergegeben werden.

* Auch ein präoperatives Absetzen 48 h vor dem Eingriff, außer bei Vorhofflimmern mit schneller Überleitung, wird propagiert.

- **Am OP-Tag evtl. absetzen**
- ACE-Hemmer (Captopril, Ramipril, Enalapril, Lisinopril): bei Eingriffen mit hohem Blutverlust 12–24 h vorher absetzen
- Angiotensin-II-Rezeptor-Antagonisten auch AT-II-Rezeptor-Subtyp-1-Antagonisten, AT_1-Rezeptorantagonisten oder Sartane genannt (Losartan, Candesartan, Valsartan, Irbesartan) bei Eingriffen mit hohem Blutverlust am Vortag absetzen.

- **Am OP-Tag absetzen**
- Biguanide (z. B. Metformin): am OP-Tag absetzen und nach erneuter Nahrungsaufnahme wieder ansetzen! Das Absetzen des Metformins 48 h präoperativ wird nicht mehr stringent gehandhabt. Allgemein gilt, dass die Entscheidung über das Absetzen oder Weiterführen einer antidiabetischen Medikation eher danach gefällt werden soll, ob der Blutglukosespiegel gut eingestellt

sei oder nicht. Im Falle einer unzureichenden BZ-Einstellung ist eine Umstellung auf Insulin präoperativ empfehlenswert, bei guter BZ-Einstellung eher die Weiterführung der Antidiabetika.

- Cyclooxygenase-2-Inhibitoren
- Diuretika (z. B. Torasemid, Furosemid, Hydochlorthiazid, Spironolacton): Kontrolle Kaliumspiegel, Volumenstatus
- Glinide (z. B. Repaglinid, Nateglinid)
- Glitazone (z. B. Rosiglitazon, Pioglitazon)
- Lithium: Intoxikationsgefahr bei Hyponatriämie; Na/K-Kontrolle, Lithiumspiegel
- MAO-Hemmer. Evtl. Austausch der irreversiblen MAO-Hemmer durch reversible MAO-Hemmer (können kurzfristig abgesetzt werden), ggf. neurologisches Konsil
- Neuroleptika (Reduktion der Krampfschwelle, Arrhythmien und Hypotension bei Therapieweiterführung)
- Nichtsteroidale Antiphlogistika (nur wenn relevantes Blutungsrisko)
- Phytopräparate (z. B. Gingko, Knoblauch)
- Schilddrüsenhormone
- Serotoninantagonisten
- Sulfonylharnstoffe (z. B. Glibenclamid, Glimepirid)
- Thrombozytenaggregationshemmer (▶ Kap. 17.27)
- Trizyklische Antidepressiva (Amitryptilin)
- Chemotherapeutika
- Virustatika (nach Rücksprache mit behandelndem Arzt). Cave: Bei gleichzeitiger Gabe von Lopinavir (Kaletra®) und Benzodiazepine (z. B. Midazolam) kann es zu einer 4- bis 13-fachen Verstärkung der sedierenden Eigenschaften bis hin zur Atemdepression kommen.

Allgemeinanästhesie

H. Taghizadeh

H. Taghizadeh, *Pocket Guide Anästhesie*,
DOI 10.1007/978-3-662-52754-2_7,

▪ Präoxygenierung

3–5 min über dichtsitzende Gesichtsmaske bis die exspiratorische endtidale Sauerstoffkonzentration über 80 % liegt. Verlängert die Zeit bis zum kritischen Abfall des SaO_2 um das 5-fache.

▪ Balancierte Anästhesie

- Einleitung: Propofol/Etomidate, Trapanal, Opiate (Sufentanil, Fentanyl oder Alfentanil), Relaxans
- Aufrechterhaltung: Sevofluran, Desfluran

Balancierte Anästhesie mit Inhalationsanästhetika werden als High-flow- (Frischgasflow >2 l/min) oder Niedrigflussnarkose (low und minimal flow, Rückatmungsanteil von ≥50 %, Frischgasflow ≤1 l/min) durchgeführt. Die Vorteile der Niedrigflussnarkosen liegen im geringeren Anästhetikaverbrauch und reduzierten Wärme und Feuchtigkeitsverlust.

◘ Tab. 7.1 zeigt eine Minimal-flow-Anästhesie.

Tab. 7.1 Beispiel einer Minimal-flow-Anästhesie mit Luft-Sauerstoff-Gemisch als Trägergas (FiO_2 35 %)

	High-flow-Phase (4 l/min) 10 min	Low-flow-Phase (1 l/min) 5–10 min	Minimal-flow-Phase (0,5 l/min)	Ausleitungsphase
Sauerstoff (l/min)	1	0,5	0,3	4–6
Luft (l/min)	3	0,5	0,2	0
Sevofluran (%)	2–2,5	2,5–3,0	3,0–3,5	0
Desfluran (%)	4–6	6–8	Plus 1 %	0

Besonderheiten

- Der Übergang von high flow auf low flow kann nach ca. 10 min, von low flow auf minimal flow nach weiteren 5–10 min erfolgen.
- Bei Strumachirurgie ist die balancierte Anästhesie zu bevorzugen (relaxierende Wirkung der Inhalationsanästhetika).

TIVA (total intravenöse Anästhesie)

- Indikationen: V. a. maligne Hyperthermie, vorzugsweise bei Verwendung von Larynxmaske, kurzdauernde Eingriffe (bei Verwendung von Remifentanil)
- Empfohlen bei Kraniotomien, geringere Rate von PONV, jedoch höhere Rate an Awareness
- Einleitung: z. B. Propofol/Etomidate, Remifentanil (Ultiva®)/Sufentanil, evtl. Relaxans
- Aufrechterhaltung: z. B. Propofol, Remifentanil (Ultiva®)/Sufentanil

Besonderheiten

- Regelmäßige Kontrolle des i.v. Zuganges ist unabdingbar. Reine TIVA erst ab 6. Lebensmonat empfohlen.
- TCI (Target-controlled-Infusion)
  Indikationen: TIVA bei kurzen Eingriffen, bei denen eine Anpassung der Anästhetika an schmerzhafte Operationsphasen besonders wichtig ist.

TCI-taugliche Medikamente: Propofol, Remifentanil, Sufentanil, Alfentanil

- Besonderheiten:
  Regelmäßige Kontrolle des i.v. Zuganges ist unabdingbar.

TCI-Modelle

- Die üblichen pharmakologischen Modelle sind für Propofol Marsh- und Schnider-Modell, für Remifentanil das Minto-Modell, für Sufentanil das Gepts-Modell und für Alfentanil Maitre-Modell.
  - Marsh-Modell: Angabe von Alter (Altersgrenze ≥16 Jahren) und Gewicht, Dosisberechnung nach TBW (tatsächliches Körpergewicht). Häufige Überdosierungen bei adipösen und älteren Patienten.
  - Schnider-Modell: Angabe von Alter, Größe, Gewicht und Geschlecht. Dosisberechnung nach LBM (lean body Mass, fettfreie Körpermasse)
  - Minto-Modell: Angabe von Alter (Altersgrenze ≥12 Jahren), Größe, Gewicht und Geschlecht.
- Weitere pharmakokinetische Modelle für TCI-Pumpen sind: Schüttler und White-Kenny für Propofol im Erwachsenenalter und Kataria und Paedfusor für Propofol in pädiatrischen Patienten.

Dosierung

- Propofol: erforderliche Plasma-Zielkonzentration für den Bewusstseinsverlust beträgt bei:
  - Nicht-prämedizierten Patienten 5–6(–8) μg/ml
  - Prämedizierten Patieten 3–4(–5) μg/ml
- In Kombination mit Remifentanil kann die erforderliche Konzentration durch synergistische Effekte 30–40 % niedriger liegen.
- Remifentanil: Plasmazielkonzentration (Cpt) von 3–8 ng/ml, bei besonders schmerzhaften Eingriffen bis zu 15 ng/ml
- Sufentanil: Cpt 0,4–0,8 ng/ml

Sonstiges

- Die Zielortkonzentration (effect site concentration) des Remifentanils steigt schneller als die des Propofols. Die Propofolinfusion muss daher vor Remifentanilinfusion oder zumindest gleichzeitig begonnen werden, sonst kann die Apnoe vor Bewusstseinsverlust eintreten. Die Aufwachkonzentration des Propofols beträgt ca. 1,5 μg/ml, in Kombination mit Remifentanil jedoch ≤1,0 μg/ml. Bei einer Zielortkonzentration von >1 ng/ml Remifentanil kommt es zum Sistieren der Spontanatmung.
- Kombination von Propofol und Sevofluran zur Aufrechterhaltung der Anästhesie:
  Eine kombinierte Gabe von Propofol und Sevofluran kann, bei Verwendung niedrigerer Dosierung beider Substanzen aufgrund synergistischer Wirkung (Propofol 1–2 μg/ml in TCI-Modus, Sevofluran 0,5 MAC), deutliche Vorteile bieten wie z. B.
  - Bessere Kreislaufstabilität im Vergleich zu reiner TIVA
  - Niedrigeres PONV-Risiko im Vergleich zu balancierten Anästhesien mit Sevofluran

- Geringeres Risiko für intraoperative Awareness im Vergleich zu TIVA
- Geringerer Bedarf an Muskelrelaxanzien (Repetitionsdosen) aufgrund Potenzierung der Relaxanswirkung durch Sevofluran

Regionalanästhesie

H. Taghizadeh

H. Taghizadeh, *Pocket Guide Anästhesie*,
DOI 10.1007/978-3-662-52754-2_8,

Auswahl der Patienten

- Altersgrenze: Die Durchführung von Regionalanästhesieverfahren im Kindesalter bleibt den erfahreneren Kollegen vorbehalten. Weiterhin ist der alleinige Einsatz von Regionalanästhesietechniken bei Kindern <16 Jahren häufig nicht sinnvoll.
- Vigilanz, Kooperativität: Patienten mit Demenz und psychotischen Erkrankungen sind für Regionalanästhesieverfahren ungeeignet.
- Begleiterkrankungen: Patienten mit Wirbelsäulendeformitäten, höhergradiger Herzinsuffizienz etc. tolerieren die Rückenlagerung nicht.
- Operationsdauer: Bei längerer Operationsdauer (in der Regel >2 h) sollte einem Kombinationsverfahren der Vorzug gegeben werden.
- Lagerung: Bauch- und Seitenlagerung werden grundsätzlich in Regionalanästhesie nicht ausreichend lang toleriert. Bei Beach-chair-Position sollte die Zugänglichkeit des Kopfes/der Atemwege beachtet werden.

■ Präoperative Diagnostik

- Gerinnungsdiagnostik
- Untersuchung des Punktionsgebietes
- Neurologischer Status (vorbestehende Parästhesien, Lähmungen etc. dokumentieren)

■ Verfahrensauswahl

Die am häufigsten angewandten Blockadetechniken sind in ◘ Tab. 8.1 aufgeführt.

■ Praktische Vorgehensweise

- Beispiele geeigneter Punktionsnadel/Katheter zeigt ◘ Tab. 8.2
- Vor der Punktion/Katheteranlage
  - Händedesinfektion
  - Sprühdesinfektion der Punktionsstelle unter Beachtung der Einwirkzeit
  - Bei Katheterverfahren Wischdesinfektion. Falls präoperative Antibiose geplant, Beginn der Antibiotikagabe vor Punktion
  - Bei (gleichzeitiger) Verwendung von Nervenstimulation, Anbringen der Neutralelektrode (vorzugsweise an der betroffenen Extremität), Anschluss des Stimulationsgerätes. Um die Ergebnisse der elektrischen Stimulation nicht zu verfälschen, muss die Zuleitung mit Kochsalz und nicht mit Lokalanästhetika gefüllt sein.
  - Steriler Überzug für den Schallkopf bei sonographisch gesteuerter Punktionen. Füllung der der Zuleitung um Schallartefakte beim Einspritzen des Lokalanästhetikums zu verhindern.
- Punktion
  - Öffnen der Zuleitung, um bei intravasaler Lage einen Blutrückfluss zu erkennen

- Beginn der Stimulation mit 0,5 mA und 0,1 ms (bei Polyneuropathien 0,3 ms). Zügige Reduktion nach Erreichen der gewünschten Antwort. Bei ultraschallgestützten Punktionen genügt die Sicherung der korrekten Lage der Nadelspitze mittels Stimulation mit 0,2–0,3 mA.
- Einspritzen des Lokalanästhetikums in 5-ml-Schritten mit zwischenzeitlicher Aspiration

8.1 Spinalanästhesie

Allgemeines

- Der Spinalkanal erstreckt sich vom Foramen magnum bis zum Unterrand von S2. Das Rückenmark endet als Conus medullaris an der Grenze L1/2, selten auch L2/3 (häufiger bei Afrikaner).
- Der Abstand Haut-Spinalkanal beträgt in der Regel ca. 3–6 cm. Als Orientierung zur Punktion dient die Verbindungslinie zwischen dem Oberrand der Beckenschaufeln, welche dem Zwischenraum L3/4 entspricht.

Indikationen

- Operative Eingriffe an der unteren Extremität und Unterbauch. Voraussetzung ist, dass die Lagerung vom Patienten toleriert wird!

Kontraindikationen

- Ablehnung durch den Patienten
- Manifeste Gerinnungsstörung
- Höhergradige Aortenstenose
- Infektion im Punktionsgebiet

Tab. 8.1 Indikationsgebiete einiger Regionalanästhesieverfahren

	Single shot	Katheterverfahren
Spinalanästhesie	Eingriffe an der unteren Extremität und Unterbauch	–
Periduralanästhesie/-analgesie	Selten indiziert	Siehe unten
Interskalenäre Blockade des Plexus brachialis (ISP)	Subkapitale Humerusfraktur, Schulterarthroskopie	Rotatorenmanschettenruptur, Bankart-Läsion, Impingement-Syndrom, Schulter-Totalendoprothese
Supra- oder infraklavikuläre Plexus-axillaris-Blockade*	Eingriffe an der Hand, Unterarm und Ellenbogen	Wiederholte Wundversorgungen nach Verbrennungen/Infektionen an der Hand/Unterarm
Plexus-axillaris-Blockade	Eingriffe an der Hand, Unterarm, Ellenbogen und Oberarm	–**
Femoralisblockade	Analgesie vor präoperativen Umlagerung bei Schenkelhalsfraktur	Knie-Totalendoprothese (in Kombination mit proximaler Ischiadikusblockade oder Spinalanästhesie), Kreuzbandplastik

Proximale Ischiadikusblockade	Amputation des distalen Oberschenkels (in Kombination mit Femoralis- und Obturatoriusblockade), Eingriffe im Bereich des Unterschenkels (mit Ausnahme von medialen Unterschenkels) und Fuß	Knie-Totalendoprothese (in Kombination mit Femoralisblockade)
Distale Ischiadikusblockade	Eingriffe (z. B. Amputation) am Fuß bzw. distalen Unterschenkels (hier in Kombination mit Saphenusblockade)***	Schmerztherapie distal des Kniegelenkes
Obturatoriusblockade	TUR-Blase, inkomplette Analgesie nach Ischiadikus-/Femoralisblockade	–

* nicht für Anfänger geeignet.
** aus hygienischen Gründen als Katheterverfahren für längere Liegedauer nur bedingt geeignet).
*** ggf. mit zusätzlicher Blockade des N. saphenus.

Tab. 8.2 Beispiele für die Auswahl von Punktionsets

Periphere Nervenblockaden	Einsatzgebiet
Braun Stimuplex® Ultra 22 G 50, 80 mm, Pajunk SonoPlex® 22 G 50, 80 mm	Interskalenäre, supra-, infraklavikuläre und axilläre Plexusblockade, Femoralisblockade
Braun Stimuplex® Ultra 22 G 80 mm, Pajunk SonoPlex 22 G 80 mm	Femoralisblockade bei besonders adipösen Patienten
Braun Contiplex® Echo Katheter-Set. Kanülengröße 18 G 55 mm, Pajunk SonoLong/E-Cath 19 G 50 mm bzw. 18 G 51/83 mm	Interskalenärer und axillärer Plexuskatheter, Femoraliskatheter
Pajunk SonoLong 19 G 100 mm	Ischiadikus-Katheter (distal, proximal)
Pajunk SonoLong 19 G 150 mm	Ischiadikus-Katheter bei adipösen Patienten
Pajunk SonoTAP 22 G 80 mm	TAP-Blockade

Material

- Tab. 8.3 zeigt eine Übersicht über einige Spinalnadeln
- Häufig verwendete Lokalanästhetika sind in Tab. 8.4 zusammengestellt.

Von der intrathekalen Anwendung von Lidocain wird aufgrund des häufig vorkommende Transienten neurologischen Syndrom abgeraten. Cave: Methämoglobinämie bei Prilocain (Behandlung mit 2–4 mg/kg KG Toluidinblau i.v.)

Tab. 8.3 Auswahl einiger Spinalnadeln

Spinalnadeln	Durchmesser	Länge	Schliff	Farbe
Sprotte 2. G	22 G	90 mm	Sprotte	Schwarz
Sprotte 2. G	22 G	120 mm	Sprotte	Schwarz
Sprotte 2. G	24 G	90 mm	Sprotte	Lila
Sprotte 2. G	24 G	120 mm	Sprotte	Lila
Sprotte 2. G	25 G	90 mm	Sprotte	Orange
Sprotte 2. G	25 G	120 mm	Sprotte	Orange
Sprotte 2. G	25 G	150 mm	Sprotte	Orange
Sprotte 2. G	27 G	90 mm	Sprotte	Grau
Sprotte 2. G	27 G	120 mm	Sprotte	Grau
BD Yale Spinalkanüle	22 G	178 mm	Quincke	Schwarz
Spinocan®	22 G	88 mm	Quincke	Schwarz
Spinocan®	22 G	120 mm	Quincke	Schwarz
Spinocan®	25 G	88 mm	Quincke	Schwarz
Spinocan®	25 G	120 mm	Quincke	Schwarz
Spinocan®	27 G	88 mm	Quincke	Schwarz
Spinocan®	27 G	120 mm	Quincke	Schwarz
Pencan®	25 G	88 mm	Pencil Point	Orange
Pencan®	25 G	103 mm	Pencil Point	Orange
Pencan®	25 G	156 mm	Pencil Point	Orange
Pencan®	27 G	88 mm	Pencil Point	Grau
Pencan®	27 G	103 mm	Pencil Point	Grau
Pencan®	27 G	120 mm	Pencil Point	Grau

Tab. 8.4 Häufig verwendete Lokalanästhetika, Dosis und Wirkdauer

Medikament	Dosis (mg)		Maximaldosis	Wirkdauer (min)
	Bis Th10	Bis Th4		
Bupivacain 0,5 % hyperbar (Carbostesin®)	10–15 mg	15–17,5 mg	20 mg	120–180
Bupivacain 0,5 % isobar (Carbostesin®)	12,5–15 mg	15–20 mg	20 mg	120–180
Ropivacain 0,5 % isobar (Naropin®)	15–20 mg	17,5–25 mg	25 mg	80–110
Levobupivacain 0,5 % isobar (Chirocain®)	10–15 mg	15–20 mg	20 mg	120–180
Mepivacain 4 % hyperbar (Mecain®, Scandicain®)	40–60 mg	60–80 mg	150 mg	30–90
Lidocain 5 % (Xylocain®)	40–60 mg	70–100 mg	100 mg	30–90
Prilocain 2 % isobar (Xylonest®)	60–80 mg	80 mg	80 mg	60–120
Prilocain 2 % hyperbar (Takipril®)	40–50 mg	50–60 mg	80 mg	60–90
Chloroprocain 1 % (Ampres®)	40 mg	50 mg	50 mg	80–100

8.2 Periduralanästhesie/-katheter

Voraussetzungen für die Anlage eines Periduralkatheters

- Ansprechbarer, kooperativer Patient
- Keine wesentliche Deformität der Wirbelsäule
- Intakte Gerinnung: Quick >70, PTT bis 42, Thrombozyten >80.000, Fibrinogen >160 mg/dl
- Entsprechender zeitlicher Abstand zu Antikoagulanzientherapie (▶ Kap. 17.27)
- Kreislaufmonitoring
- Intubation- und Beatmungsmöglichkeit
- Notfallmedikamente

Indikationen

- Abdominelle Eingriffe in der Viszeralchirurgie: Ösophagektomie, Gastrektomie, Pankreatektomie/ Pankreatoduodenektomie, Leberteilresektion, Hemikolektomien, Rektumresektion, Fast-Track-Chirurgie wie bei laparoskopischer Sigma-Resektion
- Gynäkologische Eingriffe: Wertheim-Meiggs, OP nach Te Linde, Exenteration
- Urologische Eingriffe: radikale Zystektomien mit Anlage eines Ileum-Conduits, radikale Prostatektomie (offene OP-Technik), retroperitoneale Eingriffe
- Herz-Thorax- und Gefäßchirurgie: Thorakotomien bei Lobektomie/Pneumektomie, Bypass-Operationen (aorto-bifemoral, femoropopliteal)
- Amputationen im Bereich der unteren Extremität (hier wird die Anlage peripherer Nervenblockaden, eventuell als Katheterverfahren bevorzugt).
- Schmerztherapie bei Pankreatitis
- Eine weitere Indikation des Periduralkatheters ist die Steigerung der Darmmotilität bei paralytischem Ileus nach abdominellen Eingriffen bzw. Pankreatitiden.

Tab. 8.5 Punktionshöhe

	Punktions-höhe	Aus-breitung
Thoraxchirurgische Eingriffe	Th6–8	Th2–Th8
Thorako-abdominelle Eingriffe	Th6–10	Th4–12
Abdominalchirurgische Oberbaucheingriffe	Th6–10	Th6–12
Abdominalchirurgische Unterbaucheingriffe	Th10–12	Th8–L2
Extremitäten	L2–4	Th12–S1
Geburtshilfe	L2–4	Th6–S1

Punktionshöhe

- Tab. 8.5 dient als Orientierungshilfe bei der Wahl der Punktionshöhe je nach Ort des chirurgischen Eingriffes.

Kontraindikationen

- Fehlendes Einverständnis des Patienten
- Bewusstloser oder narkotisierter Patient
- Lokale Infektion im Punktionsbereich
- Gerinnungsstörung
- Sepsis/Bakteriämie
- Allergie gegen verwendete Lokalanästhetika
- Schwere Herz-Kreislauf-Erkrankung
- Ausgeprägte Hypovolämie, Schock
- Akute Erkrankungen des Rückenmarks und der Meningen, erhöhter Hirndruck
- Wirbelsäulenmetastasen

Relative Kontraindikationen

- Chronische neurologische Erkrankungen (relative Kontraindikation, forensische Gründe)
- Herzklappenstenosen, KHK, obstruktive Kardiomyopathie
- Wirbelsäulenerkrankungen und Voroperationen, chronische Rückenschmerzen
- Bewusstseinsstörung. Im Einzelfall, z. B. bei paralytischem Ileus, ist die Anlage eines Periduralkatheters auch bei bewusstseinsgestörten/analgosedierten Patienten zulässig.

Das Vorhandensein von Tatoo's im Punktionsbereich eines PDK stellt per se keine Kontraindikation dar, sollte aber dazu Anlass geben, den Patienten über spezifische Gefahren explizit aufzuklären. Viele Tatoo's bieten pigmentfreie Stellen, die vorzugsweise als Punktionsstelle genutzt werden sollten.

Komplikationen

- Blutdruckabfall, bes. bei Volumenmangel
- Bradykardie
- Koordinationsstörungen durch sensible und/oder motorische Blockade
- Blasenfunktionsstörungen
- Intoxikation: Tinnitus, metallischer Geschmack, periorale Kribbelparästhesien, Schwindel, Übelkeit, RR-Abfall, Krampfanfall, Herzrhythmusstörungen (Bradyarrhythmie), Atemstillstand
- Neurologische Komplikationen (z. B. durch epidurales Hämatom oder epiduralen Abszess); Symptome: radikulär ausstrahlende starke Rückenschmerzen, neu auftretende motorische Blockade in den Beinen und Sensibilitätsstörungen; postpunktionelle Kopfschmerzen

- Sedierung durch Opiatzusatz (Cave: zusätzliche Opiatgabe i.v. oder oral)
- Infektion

Technik

- Vorbereitung: i.v. Zugang, 500 ml kristalloider Lösung bei bestehender Hypovolämie, Lagerung
- Sitzende Lagerung
  - Thorakaler PDK: BWS-Bereich in Kyphose-Stellung
  - Lumbaler PDK: Patienten aufgefordern, einen »Katzenbuckel« zu machen
- Orientierungspunkte für die Punktionsstellen:
  - Vertebra prominens (C 7)
  - Verbindungslinie zwischen den Skapulaspitzen (Th8/9)
  - Verbindungslinie zwischen den Crista iliacae (L3/4),
- Punktion median: Infiltration der Punktionsstelle mit 5 ml Lokalanaesthetikum (Scandicain 1 %) mit einer Tuohy-Nadel (18 G) fast senkrecht zur Hautoberfläche in der Frontalebene und ca. 20–30° in der Sagittalebene. Erreichen des Periduralraums in ca 5–6 cm Tiefe (Auffinden des Periduralraums durch Widerstandsverlustmethode »loss of resistance« bei Durchtritt durch Ligamentum flavum). PD-Katheter wird ca. 3–4 cm vorgeschoben (bei adipösen Patienten bis zu 7 cm). Mit 2-ml-Spritze wird versucht, Liquor zu aspirieren.
- Punktion paramedian: Punktionsstelle ca. 1,5 cm lateral der Dornfortsätze, vorschieben der Kanüle mit Lokalanästhetikum im Winkel von ca. 15–20° zur Sagittalebene, maximal 2,5 cm weit vorschieben, 5 ml in den Stichkanal infiltrieren, anschließend die Tuohy-Nadel (18 G) ca. 2,5 cm in gleicher Richtung vorschieben; weiter wie beim medianen Zugang

- **Medikamente (▫ Tab. 8.6)**
  - Testdosis: Injektion von 3 ml Carbostesin 0,5 % (alternativ 3 ml Ropivacain (Naropin®) 0,75 bzw. 0,5 % oder Lidocain 2 %). Nach 5 min Ausschluss einer Spinalanästhesie.
  - Wirkdosis: 20–60 Jahre: 1,25 ml pro Segment (Dosisreduktion bei Schwangerschaft, Adipositas); ab 60 Jahre: 0,9 ml pro Segment
  - Nachinjektion PDK: Ca. 30–50 % der Erstdosis. Vor jeder Injektion Aspiration und Testdosis! Lidocain, Mepivacain und Prilocain alle 60 min, Bupivacain und Ropivacain alle 120 min

- **Schmerztherapie über PDK**
  - Das am häufigsten verwendete Lokalanästhetikum zur postoperativen Schmerztherapie ist Ropivacain (Naropin®) 0,2 %. Alternativ kann Bupivacain (Carbostesin®) in einer Dosierung von 0,125–0,25 % angewandt werden.
  - Beispiel einer PCEA-Pumpenbestückung:Ropivacain (Naropin®) 0,2 % mit Sufentanil 0,25–0,5(–1) µg/ml eingesetzt (5, 10 bzw. 20 ml Sufentanil + 95, 90 bzw. 80 ml Ropivacain 0,2 %). Alternativ kann auch Bupivacain (Carbostesin®) 0,125–0,25 % zum Einsatz kommen.
  - Empfehlung für die Laufrate: Thorakaler PDK: 4–8(–10) ml/h; lumbaler PDK: 6–10(12) ml/h
  - Der Zusatz von Morphin, Fentanyl oder Sufentanil zu dem epidural applizierten Lokalanästhetikums kann dessen analgetische Wirkung deutlich erhöhen und bietet gleichzeitig durch die Anwendung geringerer Lokalanästhetikakonzentrationen weitere Vorteile. Am häufigsten wird hierfür Sufentanil eingesetzt, die Zugabe von Fentanyl (1–3 µg/ml) ist ebenfalls weit verbreitet. Bolusgaben (Sufentanil 10–30 µg, Fentanyl

Tab. 8.6 Lokalanästhetika zur Periduralanästhesie/-analgesie

Medikament	Volumen (ml)	Maximaldosierung (mg)	Wirkeintritt	Wirkdauer (min)	Besonderheiten
Lidocain 1–2 % (Xylocain®)	10–20	200	Schnell	60–90	Intensive sensorische und motorische Blockade
Prilocain 1–2 % (Xylonest®)	10–20	400	Schnell	60–90	Nicht in der Geburtshilfe einsetzen. Kontraindiziert bei Glukose-6-Phosphat-Dehydrogenasemangel
Mepivacain 1–2 % (Mecain®, Scandicain®)	10–20	300	Schnell	60–90	
Bupivacain 0,25–0,5 % (Carbostesin®)	10–20	150	Langsam	120–180	Stärkste kardiotoxische Wirkung
Ropivacain 0,2–0,75 % (Naropin®)	10–20	225	Langsam	120–180	Geringere Kardiotoxizität im Vergleich zu Bupivacain

50–100 µg) können der Eintritt der Analgesie beschleunigen.
- Hinweis: Bei entsprechender Konzentration der zugesetzten Opioide (z. B. Sufentanil 1 µg/ml) ist eine kontinuierlichen Monitoring der Kreislauf- und Atmung erforderlich.

Betreuung PDK

Ein täglicher Verbandswechsel ist nicht unbedingt erforderlich und erhöht die Gefahr von versehentlichen Dislokationen. Vielmehr sollte durch einen transparenten Folienverband die Möglichkeit gegeben sein, die Einstichstelle zu kontrollieren.

- Auf Infektionszeichen achten: Rötung der Einstichstelle, Sekretion, Druckschmerz, Temperaturerhöhung, Laborparameter, neurologische Symptomatik
- Katheter möglichst nach 3–5 Tagen ziehen (nach 5 Tagen Liegedauer erhöhtes Infektionsrisiko!); vorher Auslassversuch; bei Bedarf mit i.v. PCA weiter
- Falls Katheter in Ausnahmefällen länger liegt, weiterhin tägliche Kontrolle der Einstichstelle, nach dem 5. Tag immer Filterwechsel (alternativ Systemwechsel alle 48 h)
- PDK ziehen:
  - Optimale Gerinnung: Quick>70 %, PTT <42 sec, Thrombozyten >100.000. Eine regelhafte Kontrolle der Gerinnungsparameter ist bei unauffälliger Blutungsanamnese nicht erforderlich.
  - Niedermolekulares Heparin (z. B. Nadroparin, Enoxaparin) in prophylaktischer Dosierung: Zeitintervall zwischen letzter Anwendung und Entfernung des PDK's mindestens 12 h; nächste Gabe frühestens nach 4 h (► Kap. 17.27)

- Normales Heparin (s.c., i.v.): mindestens 4 h Zeitabstand zu letzter Anwendung
- Heparinperfusor: 4 h vorher abstellen lassen, Gerinnung auf Notfall abnehmen lassen, wenn o. B. Katheter ziehen, 1 h danach Heparinperfusor wieder an.
- Auf Vollständigkeit der Katheterspitze achten!
- Motorik-/Sensibilitätskontrolle; Patienteninformation
- Bei neurologischen Veränderungen (Rückenschmerz, Parese, Sensibilitätsverlust) sofortige Verständigung der Anästhesie durch Pflegepersonal
- Überlappende Analgesie (sowohl fest angeordnet als auch Bedarfsmedikation)

Komplikationen

- Tab. 8.7 gibt eine Übersicht über Lösungsmöglichkeiten auftretender Probleme

Neurologische Komplikationen nach PDK-Anlage

Spinales/epidurales Hämatom oder Abszess (Leitsymptom persistierende Rückenschmerzen mit progredienter neurologischer Ausfallsymptomatik). Bei Verdacht: dringliches neurologisches Konsil anmelden (Katheter liegen lassen!), MRT (Laminektomie muss innerhalb von 8 h nach Auftreten der ersten Anzeichen neurologischer Ausfallsymptomatik erfolgen, wenn bleibende neurologische Schäden vermieden werden sollen!).

Entfernung des Periduralkatheters

- Wenn keine Analgesie über PDK mehr nötig ist bzw. Peristaltik bei abdominal-chirurgischen Eingriffen im Gang gekommen ist
- Bei beginnender Infektion der Punktionsstelle
- Bei Aspiration von Blut und/oder Liquor

Tab. 8.7 Problemlösungen bei Anlage eines Periduralkatheters

Problem	Lösung
Einstichstelle gerötet, aber Gerinnung nicht optimal	Abwägen des Risikos Blutung vs. Infektion, Verbesserung der Gerinnung. Bei V. a. auf Infektion: Kontrolle von CRP und Leukozytenzahl, Temperaturmessung (3-mal täglich), evtl. Antibiose. Bei V. a. tiefe Infektion Durchführung eines MRT. Rücksprache mit Fach-/Oberarzt
Keine ausreichende Analgesie	Kontrolle der korrekten Katheterlage (Markierung Hautniveau), Durchgängigkeit (Katheter abgeknickt, Filter verstopft). Bolusgabe zur Austestung der Analgesie (z. B. Ropivacain 0,2 % 4–8 ml). Wenn durch Bolusgabe Analgesie wieder herstellbar, dann Erhöhung der kontinuierlichen Förderrate. Ggf. eine höhere Konzentration des Opiatzusatzes wählen
Einseitige Analgesie	Katheter vorsichtig 1–2 cm zurückziehen (ggf. nach Kontrolle Gerinnungsstatus), danach Aspirationstest und Testdosis
Aspiration von Blut über Katheter	Kontinuierliche Gabe von Lokalanästhetika sofort stoppen. Katheter 1–2 cm zurückziehen, mit Kochsalz spülen. Wenn weiterhin Blutaspiration Katheter entfernen (auf intakte Gerinnung achten!)
Motorische Blockade	Kontinuierliche Infusion des Lokalanästhetikums ca. 1 h stoppen, danach Weiterführung mit reduzierter Infusionsrate. Evtl. LA-Konzentration reduzieren, Zusatz von Opioiden erwägen!
Parästhesien der unteren Extremitäten	Beruhigung des Patienten, evtl. Reduktion der LA-Dosis bzw. Infusionsrate. Bei V. a. neurologische Auffälligkeiten Auslassversuch!
Harnverhalt	Selten bei thorakalem PDK, bei lumbalem PDK: Patienten aufklären, dass es sich um eine typische, vorübergehende Nebenwirkung handelt. Infusion für 1 h stoppen. Einmalkatheterisierung

Tab. 8.7 (Fortsetzung)

Problem	Lösung
Sensibilitätsniveau ohne Befund und trotzdem Schmerzen	Katheter durchgängig? → mit NaCl spülen Katheter geknickt → vorsichtiger Verbandswechsel Filter verstopft → Filterwechsel einseitige Analgesie → Katheter vorsichtig 1–2 cm zurückziehen (danach Aspiration, Testdosis)
Einstichstelle feucht, anhaltende Sezernierung von klarer Flüssigkeit	Lagekontrolle des Katheters (Markierung Hautniveau kontrollieren/subkutane Lage der Katheterspitze?), Prüfung auf Liquorrhö (Glukose- bzw. B2-Transferrin-Test). Wenn Liquorrhö bestätigt wird Katheter ziehen. Anschließend tägliche Kontrolle der Punktionsstelle. Bei fehlendem Hinweis auf Liquorrhö und ausreichender Analgesie Katheter belassen! Keine ausreichende Analgesie: Markierung Hautniveau, Katheter noch im Epiduralraum? Analgesieniveau austesten (kalt; spitz-stumpf). Wenn kein Analgesieniveau abgrenzbar oder zu niedrig, Optimierung/Testung der Analgesie mit Carbostesin 0,25 %-/Naropin® 0,2 %-Bolusinjektion (vor dem Injizieren immer aspirieren!). Lumbal: 3–5 ml Bolus, thorakal: 3 ml Bolus Cave: Bolus langsam und fraktioniert injizieren, Patientenbeobachtung, Kontrolle der Vitalparameter für 20 min! Wenn durch Bolusinjektion Analgesie wiederherstellbar bzw. optimierbar: Erhöhung der Perfusorlaufrate
Übelkeit	Ggf. Metoclopramid fest ansetzen (oral/i.v.)

* Für die Lagekorrektur des Katheter gelten die gleichen Zeitabstände wie für die Entfernung desselben.

- Wenn Katheter nicht mehr durchgängig ist
- Bei V. a. Kathetermigration
- Bei epiduralem Hämatom/Abszess
- Kontrolle des neurologischen Status und Erfragen von Kopf- oder Rückenschmerzen 24 h nach Katheterentfernung, Dokumentation.

Die Einhaltung der Zeitabstände zur Gabe von Antikoagulanzien/Thrombozytenaggregationshemmern und die Kontrolle der Gerinnungsparameter je nach Erfordernis sind sowohl vor Entfernung als auch vor dem Zurückziehen zur Lagekorrektur notwendig.

Beim Überschreiten der Th4-Grenze nach kranial kann es durch Miteinbeziehen der sog. Nervi accelerantes des Herzens zu Bradykardien kommen!

Peridural- und Spinalanästhesie im Vergleich

- Tab. 8.8 vergleich Peridural- und Spinalanästhesie miteinander.

8.3 PDK zur Geburtshilfe

Allgemeines

- Kreißende sind nicht geschäfts- aber doch aufklärungsfähig, daher ist die Aufklärung zur PDK-Anlage unter der Geburt rechtmäßig. Dokumentation nach Möglichkeit mit Angabe von Zeugen. Aufklärung und Erörterung der Vorzüge aber auch typische Risiken, insbesondere Querschnittlähmung.

Indikationen

- Starke bis unerträgliche Geburtsschmerzen
- Wunsch der Schwangeren

Tab. 8.8 Peridural- und Spinalanästhesie im Vergleich

	Periduralanästhesie	Spinalanästhesie
Punktionsstelle	Zervikal bis lumbal	Lumbal
Punktionstechnik	Schwierig	Leicht
Injektionsort	Periduralraum	Subarachnoidalraum
Wirkort	Wurzeln der Spinalnerven	Wurzeln der Spinalnerven, Hinterwurzelganglien, autonome Nervenfasern
Verfahren	Häufig Katheterverfahren	Single-shot (Katheterverfahren möglich)
Lokalanästhetikamenge	Groß	Gering
Versagerquote	Höher als bei Spinalanästhesie	Gering
Wirkeintritt	Verzögert	Sofort
Wirkdauer	Lang	Mittel
Ausbreitung	Nicht gut steuerbar, segmental, abhängig von LA-Volumen	Bedingt steuerbar, abhängig von LA-Dosis
Anästhesiequalität	Gut	Exzellent
Motorische Blockade	Häufig nicht ausgeprägt	Sehr gut
Sympathische Blockade/Blutdruckabfall	Langsam/geringer ausgeprägt	Rasch/ausgeprägt

■ Tab. 8.8 (Fortsetzung)

	Periduralanästhesie	Spinalanästhesie
Postspinale Kopfschmerzen	Nur bei versehentlicher Durapunktion (0,5–4 %)	Selten (bei Verwendung von 25- bis 29-G-Nadeln <1 %)
Infektionsgefahr	Abhängig von Liegedauer	Sehr gering
Lokalanästhetikaintoxikation	Möglich	Keine

- Protrahierter Geburtsverlauf
- Vorerkrankungen der Schwangeren: pulmonale Erkrankungen; kardiovaskuläre Erkrankungen, bei denen eine adrenerge Stimulation bzw. ein Valsalva-Manöver vermieden werden muss; endokrinologische Erkrankungen (z. B. Diabetes mellitus: Senkung des mütterlichen Energieverbrauchs, günstiger Einfluss auf uteroplazentare Durchblutung; bei Sectio Verkürzung der Nüchternzeit), Epilepsie (Vermeidung einer krampffördernden Hyperventilation und respiratorischen Alkalose), zu erwartende schwierige Intubation, Disposition zur malignen Hyperthermie, nicht operativ versorgte Aneurysmen der Hirngefäße (Vermeidung eines Blutdruckanstiegs, insbesondere durch Valsalva-Manöver)
- Präeklampsie/Eklampsie bei intakter Blutgerinnung (Schmerzbekämpfung, Sympathikusblockade, günstiger Einfluss auf uteroplazentare Perfusion). Cave: intravasale Hypovolämie!
- Risikogeburten (Frühgeburt, Wachstumsretardierung, Beckenendlage, Mehrlingsschwangerschaft)
- Lageanomalien mit erhöhter Inzidenz instrumenteller Entbindungen

Medikamente

- Zur Schmerztherapie im Rahmen des Geburtvorganges hat sich die epidurale Sufentanilgabe (0,5–1,0 µg/ml) und niedrigkonzentrierte Lokalanästhetika z. B. Ropivacain (Naropin®) 0,1–0,15 % bzw. Bupivacain(Carbostesin®) 0,125 %) etabliert. Beispiele für mögliche Kreißsaalmischungen sind:
  - Kreißsaalmischung 1: Perfusor 20 ml Bupivacain (Carbostesin®) 0,25 %+ 6 ml (= 30 µg) Sufentanil (Sufenta® mite)+ 14 ml NaCl 0,9 % = 40 ml Bupivacain (Carbostesin®) 0,125 % + Sufentanil 0,75 µg/ml
  - Kreißsaalmischung 2: Perfusor 20 ml Bupivacain (Carbostesin®) 0,25 % + 20 ml NaCl 0,9 % = 40 ml Bupivacain (Carbostesin®) 0,125 %
  - Alternativ: Perfusor 20 ml Ropivacain (Naropin®) 0,2 %+ 4 ml Sufenta mite (= 20 µg) +16 ml NaCl 0,9 % = 40 ml Ropivacain (Naropin®) 0,1 % + Sufentanil 0,5 µg/ml
  - Bolus: 4 ml
  - Sperrzeit: 20 min
  - Keine Basalrate!

Besonderheiten

- Sufentanil Maximaldosierung 30 µg/24 h
- Testdosis 5 ml Kreißsaalmischung 2, 3 ml Bupivacain (Carbostesin®) 0,5 % isobar oder Ropivacain (Naropin®) 0,5 %, danach ca. 5 min abwarten, Kontrolle von Kreislaufparameter. Adrenalinzusatz umstritten!
- Hinweis: Die klassische Form der Testdosis (3 ml Carbostesin® 0,5 %) hat im Vergleich zur Verwendung niedrigkonzentrierter Lokalanästhetika (z. B. 10 ml Bupivacain (Carbostesin®) 0,125 %, oder Ropivacain (Naropin®) 0,2 %) keine Vorteile und birgt zusätzlich das Risiko einer höheren motorischen Blockade. Sie ist in der Geburtshilfe obsolet.

- **Problemlösung**
  - Unvollständige oder fehlende Analgesie (ca. 10 %)
  - Gründe: Katheter zu weit vorgeschoben (aufgerollt, abgeknickt oder Periduralraum verlassen), inkorrekte Lage des Katheters
  - Lösung: Katheter 1–2 cm zurückziehen (bei intakter Gerinnung), Aspirationstest. Erneute Gabe von Testdosis
  - Alternativverfahren: Bei bestehender Kontraindikationen gegen die Anlage von PDK (z. B. Ablehnung durch die Patientin, Infektion im Punktionsgebiet, Gerinnungsstörung, Wirbelsäulendeformitäten etc.) kann der Einsatz einer Remifentanil-PCA-Pumpe in Erwägung gezogen werden. Hierzu wird üblicherweise 1 mg Ultiva auf 50 ml NaCl 0,9 % verdünnt (20 µg/ml). Bewährt hat sich folgende Einstellung: Bolus 20–30(–40) µg, Sperrintervall 2–3 min, 4-h-Maximaldosierung 2 mg.
  - Hinweis: Patientinnen müssen über den richtigen Zeitpunkt der Applikation von Boli, sobald Wehen verspürt werden, aufgeklärt werden, denn spätapplizierte Boli sind ineffektiver und nebenwirkungsreicher.

8.4 Kombinierte Spinal-Epiduralanästhesie (CSE)

- **Allgemeines**
  - Streng median punktieren sonst wird die Durapunktion unmöglich. Die Durchführung dieser Technik erfordert einen gewissen Maß an Erfahrung!

- **Indikationen**
  - Wie Epiduralanalgesie/-anästhesie, insbesondere Analgesie zur Geburtshilfe

- **Dosierung**
  - Sufentanil 5–7,5 μg intrathekal in der Eröffnungsphase. Wirkt nach wenigen Minuten und hält ca. 90–120 min.

- **Besonderheiten**
  - Der Wirkeintritt ist sehr schnell. Eventuell treten fetale Bradykardien auf, die aber selten länger anhalten bzw. behandlungsbedürftig sind.
  - Der PDK darf, je nach intrathekal applizierter Dosis des Lokalanästhetikums/Opioids, erst nach ca. 1–1,5 h aufgespritzt werden (Gefahr der hohen Spinal-/Periduralanästhesie). Vorheriger Aspirationstest und fraktionierte Gabe von Lokalanästhetika.

8.5 Axilläre Plexusblockade/-katheter

- **Indikationen**
  - Eingriffe am distalen Oberarm, Unterarm und Hand
  - Kontraindikation
  - Unkooperativer, unwilliger Patient
  - Allergie gegen das verwendete Lokalanästhetikum
  - Infektion im Punktionsgebiet

- **Dosierung**
  - Anästhesie: 10 ml Bupivacain (Carbostesin®) 0,5 % + 10 ml Prilocain (Xylonest®) 1 % oder 20 ml Ropivacain (Naropin®) 0,75 %
  - Schmerztherapie: Ropivacain (Naropin®) 0,2 % kontinuierlich 5–12 ml/h

- **Besonderheiten**
  - Punktion möglichst proximal

8.6 Interskalenäre Plexusblockade/-katheter

■ Indikationen

- Schultergelenk- und schultergelenksnahe Operationen (auch arthroskopisch) wie z. B. Schultergelenkprothese, Naht der Rotatorenmanschette, laterale Klavikulafraktur, proximale Oberarmfraktur

■ Kontraindikationen

- Einseitige Rekurrensparese, Pneumothorax (für die kontralaterale Seite)
- Unkooperativer, unwilliger Patient
- Allergie gegen das verwendete Lokalanästhetikum
- Infektion im Punktionsgebiet

■ Dosierung

- Anästhesie: 10 ml Bupivacain (Carbostesin®) 0,5 % + 10 ml Prilocain (Xylonest®) 1 % oder 20 ml Ropivacain (Naropin®) 0,75 %
- Schmerztherapie: Ropivacain (Naropin®) 0,2 % kontinuierlich 4–8 ml/h

■ Besonderheiten

- Spezielle Komplikationen:
- Totale Spinalanästhesie, hohe Periduralanästhesie
- Gefäßverletzungen
- Pneumothorax
- Phrenikusparese
- Horner-Syndrom
- Punktionstiefen >5 cm unbedingt vermeiden!

! Inkomplette Analgesie im Versorgungsbereich des N. ulnaris!

8.7 Supraklavikuläre Plexusblockade/-katheter

- **Indikationen**
  - OP's an der oberen Extremität

- **Kontraindikationen**
  - Einseitige Rekurrensparese, Pneumothorax (für die kontralaterale Seite)
  - Unkooperativer, unwilliger Patient
  - Allergie gegen das verwendete Lokalanästhetikum
  - Infektion im Punktionsgebiet

- **Dosierung**
  - Anästhesie: 10 ml Bupivacain (Carbostesin®) 0,5 % + 10 ml Prilocain (Xylonest®) 1 % oder 20 ml Ropivacain (Naropin®) 0,75 %
  - Schmerztherapie: Ropivacain (Naropin®) 0,2 % kontinuierlich 4–8 ml/h

- **Besonderheiten**
  - Spezielle Komplikationen: Gefäßverletzungen, Pneumothorax
  - Punktionstiefen >5 cm unbedingt vermeiden!

8.8 Femoralisblockade/-katheter

- **Indikationen**
  - Analgesie vor Umlagerung bei Schenkelhalsfrakturen. In Kombination mit proximaler Ischiadikusblockade und Allgemeinanästhesie bei Knie-Totalendoprothese/Kreuzbandplastik

- **Kontraindikationen**
  - Aorto-bifemoraler/femoropoplitealer Bypass
  - Unkooperativer, unwilliger Patient
  - Allergie gegen das verwendete Lokalanästhetikum
  - Infektion im Punktionsgebiet

- **Dosierung**
  - Anästhesie: 10 ml Bupivacain (Carbostesin®) 0,5 % + 10 ml Prilocain (Xylonest®) 1 %, alternativ 20 ml Ropivacain (Naropin®) 0,75 %
  - Schmerztherapie: Ropivacain (Naropin®) 0,2 %–412 ml/h über Perfusor

- **Besonderheiten**
  - Liegedauer <7 Tage

8.9 Proximale Ischiadikusblockade/-katheter

- **Indikationen**
  - Knie-Totalendoprothese (in Kombination mit Femoralisblockade)

- **Kontraindikationen**
  - Adipositas per magna
  - Unkooperativer, unwilliger Patient
  - Allergie gegen das verwendete Lokalanästhetikum
  - Infektion im Punktionsgebiet

- **Dosierung**
  - Anästhesie: 10–15 ml Carbostesin 0,5 %, alternativ 10–15 ml Naropin 0,75 %
  - Schmerztherapie: Carbostesin 0,25 % bzw. Naropin 0,2 % Bolusgaben oder kontinuierlich

- **Besonderheiten**
  - Lange Stimulationskanüle (z. B. Plexolong 150 mm)

8.10 Distale Ischiadikusblockade/ -katheter

- **Indikationen**
  - Eingriffe an Unterschenkel und Fuß (in Kombination mit Femoralis- und N.-saphenus-Blockade), Unterschenkelamputationen (in Kombination mit N.-saphenus-Blockade), Vorfußamputation, Achillessehnennaht

- **Kontraindikationen**
  - Unkooperativer, unwilliger Patient
  - Allergie gegen das verwendete Lokalanästhetikum
  - Infektion im Punktionsgebiet

- **Dosierung**
  - Anästhesie: 20 ml Bupivacain (Carbostesin®) 0,5 %, alternativ 20 ml Ropivacain (Naropin®) 0,75 %
  - Schmerztherapie: Bupivacain (Carbostesin®) 0,25 % bzw. Ropivacain (Naropin®) 0,2 % Bolusgaben oder kontinuierlich

8.11 Obturatoriusblockade

- **Indikationen**
  - Resektion an der Blasenseitenwand bei TUR-B in Kombination mit Spinalanästhesie, Kombination mit Ischiadikus- und Femoralisblockade bei Knie-Totalendoprothese

- **Kontraindikationen**
  - Unkooperativer, unwilliger Patient
  - Allergie gegen das verwendete Lokalanästhetikum
  - Infektion im Punktionsgebiet

- **Dosierung**
  - Anästhesie: 20 ml Prilocain (Xylonest®) 1 %
  - Schmerztherapie: 10 ml Bupivacain (Carbostesin®) 0,25 %, alternativ 10 ml Ropivacain (Naropin®) 0,5 %

- **Besonderheiten**
  - Einfache Blockadetechnik

8.12 Kaudalanästhesie

- **Indikationen**
  - Eingriffe unterhalb des Rippenbogens, z. B. Inguinalhernie, Orchidopexie, Hypospadie bei Kindern <25 kg KG bzw. 6. Lebensjahr

- **Kontraindikationen**
  - Gerinnungsstörung

- **Vorgehensweise**
  - Nadel: z. B. Pencan Paed 25 G. Punktion der Hiatus sacralis (Spinae iliacae posterior superiores und Hiatus sacralis bilden ein gleichschenkliges Dreieck).

- **Dosierung**
  - Dosierung nach Armitage
    - Untere Extremität: 0,75 ml/kg Bupivacain 0,125 % oder Ropivacain 0,2 %
    - Unterbauch: 1,0 ml/kg Bupivacain 0,125 % oder Ropivacain 0,2 %

  - Oberbauch: 1,3 ml/kg Bupivacain 0,125 % oder Ropivacain 0,2 %
- Empfohlene maximale Einzeldosis Bupivacain 2,5 mg/kg KG, Ropivacain 3 mg/kgKG, Maximalvolumen 20–25 ml
- Zusatz zur Wirkungsverlängerung: Clonidin 2 µg/kg (1 Amp. 150 µg auf 7,5 ml = 20 µg/ml). Zur repetitiven Gabe nicht geeignet.

■ **Besonderheiten**

- Die Gesamtmenge von 30 ml sollte nicht überschritten werden.

8.13 Peniswurzelblockade

■ **Indikationen**

- Zirkumzision
- Hypospadiekorrektur

■ **Kontraindikationen**

- Allergie gegen das verwendete Lokalanästhetikum

■ **Dosierung**

- 0,1 ml/kg Bupivacain (Carbostesin®) 0,5 % für jede Seite (maximal 10 ml)

■ **Besonderheiten**

- Punktion mit einer stumpfen 25-G-Kanüle. Passieren der Faszie geht mit initialem federnden Widerstand gefolgt von einem Widerstandsverlust einher.
- Ausbereitung der Anästhesie lediglich über den distalen 2/3 des Penis. Der proximaler Drittel des Penis wird von der Blockade nicht erfasst.

Streng subfasziale Injektion!

Kein Adrenalinzusatz, da arterielle Endstrombahn!

8.14 TAP-Blockade (Transversus-abdominis-plane-Block)

- **Indikationen**
  - Offene Leistenhernienchirurgie, Behandlung von postoperativen Schmerzen in der Bauchchirurgie
  - Analgesie nach Sectio caesarea

- **Vorgehensweise**
  - Sonographisch-gesteuertes Einbringen eines Lokalanästhetikadepots in der Faszienebene zwischen den M. obliquus internus und M. transversus abdominis

- **Dosierung**
  - Tab. 8.9 gibt eine Übersicht über die häufigverwendeten Lokalanästhetika und deren Dosierung bei TAP-Blockade.

- **Besonderheiten**
  - Einfache Blockadetechnik

8.15 Intravenöse Regionalanästhesie

- **Indikationen**
  - Eingriffe in Blutleere von kurzer Dauer (<1 h) an Unterarm und Hand sowie seltener an Fuß und Unterschenkel

Tab. 8.9 Dosierung von Lokalanästhetika bei TAP-Blockade

	30 kg	50 kg	60–80 kg
Unilateral (z. B. Hemikolektomie, Appendektomie)	15 ml 0,2–0,375 % Ropivacain oder 0,25–0,375 % Bupivacain (Carbostesin®)	25 ml 0,2–0,375 % Ropivacain oder 0,25–0,375 % Bupivacain (Carbostesin®)	30 ml 0,2–0,375 % Ropivacain oder 0,25–0,375 % Bupivacain (Carbostesin®)
Bilateral (abdominelle Hysterektomie, Sectio caesarea)	15 ml 0,375 % Ropivacain oder 0,25 % Bupivacain (Carbostesin®)	25 ml 0,375 % Ropivacain oder 0,25 % Bupivacain (Carbostesin®)	30 ml 0,375 % Ropivacain oder 0,25 % Bupivacain (Carbostesin®)

Kontraindikationen

- Unkooperativer, unwilliger Patient
- Allergie gegen das verwendete Lokalanästhetikum

Technik

- Anlage einer Braunüle (möglichst 22 bzw. 20 G) an der betroffenen Extremität, weit peripher
- Anlegen der doppellumigen Blutsperre
- Hochhalten und Wickeln der Extremität zur Blutleere mit elastischer Binde
- Aufblasen der proximalen Manschette ca. 100–150 mmHg höher als der systemische Blutdruck (Der Additionsdruck wird bei den einfachen Manschetten 100 mmHg, bei den doppelläufigen Manschetten jedoch, wegen der Gefahr eines Druckabfalls bei der Umschaltung von proximal auf distal, 150 mmHg höher als der systolische Blutdruck gewählt.)

- Langsame intravenöse Injektion des LA, Verteilung durch manuelle Massage
- Entfernen der Braunüle
- Aufblasen der distalen Manschette nach ca. 10–15 min, bei sicherer Funktion Entlüftung der proximalen Manschette

Vollständige Öffnung der Manschette bei OP-Ende schrittweise und frühestens nach 30–40 min.

Dosierung

- 40–50 ml Prilocain (z. B. Xylonest®) 1 %

Analgosedierung

H. Taghizadeh

H. Taghizadeh, *Pocket Guide Anästhesie*,
DOI 10.1007/978-3-662-52754-2_9,

Allgemeines

- Durchführung nur bei Vorhandensein notwendiger Monitoring und Notfallausrüstung
- Nur bei geeigneten Eingriffen und Patientenkollektiv!
- Analgosedierung bei Kindern ab dem 6. Lebensmonat

Medikamente Prämedikation

- Bei Erwachsenen am häufigsten Midazolam (3,75–7,5 mg p.o.)
- Bei Kindern Midazolam p.o., rektal, nasal oder Choralhydrat p.o., rektal (◘ Tab. 10.3 und 10.10) sowie ggf. zusätzlich Atropin in einer Dosierung von 0,01 mg/kg (Höchstdosis 0,3 mg), Nebenwirkungen: Tachykardie, Unruhe

Medikamente Sedierung

- Bei Erwachsenen am häufigsten Midazolam (titriert 0,5- bis 1-mg-weise i.v. bis die gewünschte Wirkung eintritt)
- Bei Kindern Propofol (1 mg/kg KG bolusweise, wiederholt bis zum Schlafeintritt, danach 2–4 mg/kg/h

Midazolam 0,1 mg/kg (austitrieren!), ggf. wiederholen. Maximale Einzeldosis 2,5 mg. Nebenwirkungen: Hypotonie, paradoxe Reaktionen, Allergien, Muskelzittern, Halluzinationen, Singultus, Hyperventilation, Laryngo- und Bronchospasmus

- **Medikamente Analgesie**

- Bei Erwachsenen am häufigsten Ketanest (0,5–1 mg/kg i.v.), Remifentanil (0,05–0,1 μg/kg/min i.v.), Alfentanil (5–10 μg/kg langsam i.v., Repetitionsdosen in Höhe der Hälfte der Initialdosis), Fentanyl (0,05–0,1 mg i.v.) oder Sufentanil (5–10 μg i.v.)
- Bei Kindern:
  - Ketamin (Kombination mit Midazolam zur Vermeidung von psychotropen Nebenwirkungen)
    - Dosierung: Austitrieren! 0,25–0,5(–1) mg/kg i.v., maximale Einzeldosis 50 mg. Kumulativdosis maximal 6 mg/kg
    - Nebenwirkungen: Hypersalivation, Erbrechen, Laryngospasmus, Halluzinationen, Tachykardie, Muskelhypertonie, hypertone Krisen, sehr selten Atemdepression
  - Piritramid (Dipidolor®)
    - Dosierung: Austitrieren! 0,05–0,1 mg/kg langsam i.v., maximale empfohlene Einzeldosis bei Erwachsene 5 mg, bei Kindern 2,5 mg
    - Nebenwirkungen: Atemdepression (insbesondere in Kombination mit Midazolam), Hypotonie
  - Remifentanil (Ultiva®)
    - Dosierung: 0,05–0,1(–0,2 μg/kg/min) je nach Erfordernis. Toleranz höherer Dosen im Kleinkindalter
    - Nebenwirkungen: Apnoe, Bradykardie, Thoraxrigidität. Cave: keine Bolusgabe!

Kinderanästhesie

H. Taghizadeh

H. Taghizadeh, *Pocket Guide Anästhesie*,
DOI 10.1007/978-3-662-52754-2_10,

▪ Allgemeines

Frühgeborene sind nach Operationen bis zur 60. postkonzeptionellen Woche überwachungspflichtig. Als Frühgeborene werden Kinder bezeichnet, die bis zur vollendeten 37. SSW und/oder einem Geburtsgewicht <2500 g geboren sind.

- Überwachung
  - Geburt <30. SSW: Überwachung bis zum 12. Lebensmonat
  - Geburt <35. SSW: Überwachung bis zum 8. Lebensmonat
  - Geburt <37. SSW: Überwachung bis zum 7. Lebensmonat
  - Geburtsgewicht <2500 g: Überwachung bis zum 12. Lebensmonat
- Keine ambulanten Narkosen im 1. Lebensjahr
- Bei Kindern <15 kg müssen dünnere, kleinvolumige Beatmungsschläuche und ein kleinerer Beatmungsbeutel verwendet werden.
- Physiologische Kenndaten: ◘ Tab. 10.1 und ◘ Tab. 10.2

Tab. 10.1 Einige physiologische Kenndaten der Früh- und Neugeborenen, Klein- und Schulkindern

Alter	AF (/min)	HF (/min)	$RR_{syst/diast}$ (mmHg)
FG (<37 SSW)	50	150	50/30
NG (≤30. Lebenstag)	40	140	70/50
SG (2.–12. Lebensmonat)	30	120	90/60
Kleinkinder (2.–5. Lebensjahr)	20	110	90/65
≤6. Lebensjahr	20	100	90/60
≤8. Lebensjahr	18	90	95/65
≤10. Lebensjahr	16	90	100/65

Tab. 10.2 Physiologische und kritische Hämoglobin-/Hämatokritwerte bei Kindern

	Neugeborene	2.–3. Lebensmonat	1. Lebensjahr	6. Lebensjahr
Physiologische Hb-Werte (g/l)	160–200	100–120	100–120	110–12
Physiologische Hkt-Werte (%)	50	30	37	40
Kritische Hb-Werte (g/dl)	12	8	7	6
Kritische Hkt-Werte (%)	36	24	20	20

■ Prämedikation

- Keine Prämedikation von Früh- und Neugeborenen sowie bei Säuglingen <6 Monaten
- Bevorzugt eingesetztes Mittel zur Prämedikation: Midazolam (Dormicum®-Saft 2 mg/ml)
- Applikationswege von Midazolam (Dormicum®): ◘ Tab. 10.3
  - Rektale Applikation: Ampulle (5 mg/ml) Applikator mit Salbe/Gel benutzen, ggf. mit NaCl 0,9 % auf Gesamtvolumen von maximal 3 ml aufziehen!
  - Nasale Applikation: Ampulle (5 mg/ml) Midazolam unverdünnt in 2-ml Spritze aufziehen, vorsichtig in Nase träufeln. Ggf. speziell dafür geeignete Applikatoren verwenden (MAD® nasal). Optimale Resorption über Nasenschleimhaut – daher nicht in den Rachen spritzen. Midazolam schmeckt sehr bitter!
- Weitere zur Verfügung stehende Medikamente: ◘ Tab. 10.4

■■ Impfung

Vor elektiven Eingriffen sollte ein Mindestabstand von 3 Tagen nach Totimpfstoffen bzw. 14 Tagen nach Lebendimpfstoffen eingehalten werden, um mögliche Impfreaktionen rechtzeitig zu entdecken und von operationsbedingten Komplikationen unterscheiden zu können (◘ Tab. 10.5).

■ Wahl des Endotrachealtubus (◘ Tab. 10.6)

- Standard: orale Intubation. Bei Säuglingen bzw. Kinder bis zu 10 kg KG sollte auch die Möglichkeit einer nasalen Intubation (bessere Fixierung) erwogen werden.
- Tubusgröße für Kinder >1 Jahr: Innendurchmesser = Alter (Jahre)/4 + 4 mm
- Tubuslänge ab Zahnreihe: Körpergröße/10 + 5 cm (bei Säuglinge <3 Monaten Körpergröße/10 + 4 cm) oder 12 cm + 0,5 cm pro Lebensjahr (ab dem 2. Lebensjahr)

Tab. 10.3 Applikationswege undDosierung von Midazolam

	Dosierung	Maximale Dosierung	Wirkungsoptimum	Bemerkungen
Oral (Saft)	0,3–0,5 mg/kg	10 mg	20–30 min	Oft unzuverlässig
Intravenös	0,03–0,1 mg/kg	<10 mg	3–5 min	Wirkt sehr schnell
Rektal	0,3–0,5 mg/kg	15 mg	10–15 min	Wirkt prompt
Nasal	0,2–0,5 mg/kg	15 mg	10 min	Unangenehm, wirkt prompt

- Kleinster zur Verfügung stehender Tubus hat einen Innendurchmesser von 2 mm.
- Bei Verwendung von gecufften Tuben Cuffdruckbegrenzung auf maximal 20 mmHg!

Einleitung

Altersabhängige Sauerstoffreserve nach 2 min Beatmung mit 100 % O_2: Tab. 10.7

Rapid sequence induction bei adipösen Kindern kann von einem schnellen Sättigungsabfall begleitet werden!

1. Wahl ist die intravenöse Einleitung mit Propofol 0,5 bzw. 1 % (ggf. Zusatz von Lidocain 1 %, 1 ml pro 10 ml Propofol 1 % nur zur Einleitung!). Alternativ, wenn kein i.v. Zugang zu etablieren ist, inhalative Einleitung mit Sevofluran 4–6 Vol% und O_2-Flow von 4–6 l/min, danach sofort intravenöser Zugang.

Tab. 10.4 Applikationswege und Dosierung von Clonidin und Ketamin zur Prämedikation

	Dosierung	Maximale Dosierung	Wirkungs-optimum	Bemerkungen
Clonidin*				
Oral	4 µg/kg	200 µg	45 min	Geringere Anxiolyse im Vergleich zu Midazolam
Intravenös	0,5–2 µg/kg	2 µg	5–10 min	Bevorzugt in der Kardioanästhesie
Rektal	3–4 µg/kg	5 µg/kg	30 min	Lang anhaltender Sedierungseffekt! Anwendung bei stationären Patienten
Nasal	2–4 µg/kg	8 µg/kg	45 min	Erhebliche Schwankungen beim Wirkeintritt
Ketamin (Ketanest®S 25 mg/5 ml, 50 mg/2 ml)**				
Oral	2–6 mg/kg	8 mg/kg***	15–30 min	Starker First-Pass-Effekt (nur 17 % wird absorbiert!)
Intravenös	0,25 mg/kg	0,5 mg/kg	3–5 min	Sofortiger Wirkeintritt
Rektal	1–2 mg/kg		20–30 min	Geringe Bioverfügbarkeit, Unsichere Wirkung
Nasal	0,02 ml = 1 mg/kg	6 mg/kg	10–30 min	Hochkonzentrierte Lösungen verwenden

* Bei Klein- und Schulkindern

** Bei Säuglingen >6 Monate, Klein- und Schulkindern

*** Höhere Dosierungen führen zur größere Konzentration des Metaboliten Norketamin, welches starke analgetische Effekte aufweist.

**** Konservierungsmittelfreie Ampullen verwenden, da sonst Gefahr der Neurotoxizität gegeben!

Tab. 10.5 Zeitabstände zwischen Anästhesie und Impfung im Kindesalter

Art der Impfung	Mindestabstand zur Anästhesie
Totimpfstoffe: Cholera, Diphtherie, Hepatitis, Influenza, Polio, Pertussis, Tetanus	3 Tagen
Lebendimpfstoffe: BCG, Masern, Mumps, Röteln, Polio	14 Tagen

- **Medikamente (Tab. 10.8)**
  - Propofol 0,5 % (Propofol® Lipuro 5 mg/ml)/1 % (10 mg/ml)
    - Indikationen: Einleitung einer Allgemeinanästhesie, Sedierung. Zulassung ab 1. Lebensmonat
    - Kontraindikationen: Überempfindlichkeit gegen Soja- oder Erdnussprodukte (► Kap. 12.11)
    - Dosierung: 3–5 mg/kg zur Einleitung, 5–10 mg/kg/h zur Narkoseaufrechterhaltung
    - Besonderheiten: Zusatz von Lidocain 1 % (1 ml auf 10 ml Propofol 1 %) bzw. Verdünnung mit Glukose 5 % zur Reduktion des Injektionsschmerzes bei Einleitungsdosis möglich.
    - Alternative (bei Kontraindikation zu Propofol wie z. B. Carnitin-Stoffwechselstörung):
  - Thiopental
    - Dosierung: 5–8 mg/kg, bei Neugeborene und Säuglinge höhere Dosis
  - Mivacurium
    - Zugelassen für Kinder >2 Monaten
    - Dosierung: 0,2–0,3 mg/kg, Repetitionsdosis 0,1 mg/kg. Bei längeren Eingriffen kontinuierliche Applikation mit 0,4–0,6/kg/h möglich.

Tab. 10.6 Wahl des Endotrachealtubus und korrekte Tubuslänge (ab Zahnreihe)

Alter	Körpergewicht (kg)	Tubus ungecufft (ID mm)	Tubus gecufft (ID mm)	Länge der Trachea (Stimmband bis Karina) (cm)	Ideale Lage der Tubusspitze unterhalb der Stimmritze (cm)	Tubus länge (Zahnreihe) (cm)
Frühgeborene		2,5				
Neugeborene	<1	2,5		2,5	2	7
	1–2,5	3,0		3	2,5	8
	>2,5	3,5	3,0	4	3	9
2 Monate	5	3,5	3,0	4,5	3,5	11
1 Jahr	10	4,0	3,5	5,0	4,0	12
2 Jahre	13	4,5	4,0	5,5	4,5	13
4 Jahre	16	5,0	4,5	6,0	4,5	14
6 Jahre	20	5,5	5,0	6,5	5,0	16
8 Jahre	25	6,0	5,5	7,0	5,5	17
10 Jahre	30	6,5	6,0	7,5	6,0	18
12 Jahre	40	7,0	6,5	8,0	6,5	20

Tab. 10.7 Vergleich der altersabhängigen Sauerstoffreserven vom Säuglings- bis zum Erwachsenenalter

Alter	Apnoezeit bis SaO_2 <90 %
0–6 Monate	100 sec
6–24 Monate	120 sec
2–5 Jahre	160 sec
6–10 Jahre	230 sec
10–18 Jahre	380 sec

Tab. 10.8 Auswahl an Medikamenten in der Kinderanästhesie

Medikament	Dosierung	Bemerkungen
Adrenalin (Suprarenin®)	0,1–1(–10) µg/kg i.v., Vernebelung 1 mg/2–10 ml NaCl 0,9 %	Bei Anaphylaxie 5–10 µg-weise i.v.; bei Hypotonie 0,1–0,5 µg/kg i.v.; bei Bronchospasmus 0,1–0,25 µg/kg i.v.; endotracheal 100 µg/kg
Akrinor	1 Amp. 2 ml auf 10 ml NaCl 0,9 %, 0,05–0,1 ml/kg i.v.	
Alfentanil (Rapifen®)	10–20 µg/kg langsam i.v., repetitiv 5–10 µg/kg	Cave: Thoraxrigidität!
Amiodaron (Cordarex®)	5 mg/kg i.v.	Mit Glukose 5 % aufziehen!
Amoxicillin	Initialdosis: 50 mg/kg	
Ampicillin	Initialdosis: 50 mg/kg i.v.	Endokarditisprophylaxe
Atracurium (Tracrium®)	0,3 mg/kg (<3. Monate) i.v. 0,5 mg/kg (>3. Monate) i.v.	Repetitionsdosis 0,1–0,15 mg/kg, kontinuierlich 0,2–0,3 mg/kg/h
Atropin	10–20 µg/kg i.v.	Mindestens 0,1 mg
Bupivacain (Carbostesin®)	Höchstdosierungen: – single shot 2,5 mg/kg (in 6 h)** – kontinuierlich 0,25 mg/kg/h	

Catapresan (Clonidin®)	1–2 µg/kg p.o oder i.v.	Zur oralen Prämedikation (reduziert die MAC von Sevofluran um 30–40 %) Als Adjuvans zur Prophylaxe postoperativer Agitiertheit nach Sevoflurannarkosen Koanalgetikum (insbesondere bei Tonsillektomien)
Cefazolin	Initialdosis: 30 mg/kg i.v.	
Cefuroxim	Initialdosis: 30 mg/kg i.v. (ab dem 2. Monat)	100 mg/kg/d in 3 Einzeldosen!
Chloralhydrat	75 mg/kg rektal, 50–100 mg/kg oral	ZUR Sedierungbei Kindern ab 12 kg KG. Wirkbeginn sehr variabel!
Cis-Atracurium	0,15 mg/kg, repetitiv 0.02 mg/kg	
Clemastin (Tavegil®)	0,02 mg/kg i.v.	
Clonazepam (Rivotril®)	0,1 mg/kg i.v.	Zur Anfallbehandlung
Desmopressin (Minirin®)	0,4–1 µg i.v.	
Dexamethason (Fortecortin®)	PONV-Prophylaxe 0,15 mg/kg i.v., Anaphylaxie 0,5 mg/kg i.v.	Zur POV-Prophylaxe maximal 4 mg!
Diazepam (Valium®)	0,2–0,5 mg/kg rektal 0,5 mg/kg i.v.	Zur Anfallsbehandlung, zur Prämedikation nicht geeignet.

Tab. 10.8 (Fortsetzung)

Medikament	Dosierung	Bemerkungen
Diclofenac (Voltaren®) Kinderzäpfchen 25 mg	1–2 mg/kg p.o./rektal; maximal 3 mg/kg/d	Keine Zulassung für Kinder <9 Jahren. Cave: Passagere Thrombozytenfunktionsstörung!
Dimenhydrinat (Vomex A®)	<6 Jahren: 1,25 mg/kg 6–14 Jahren: 25–50 mg >14 Jahre: 1 Ampulle (62 mg)	Nebenwirkungen: Sedierung
Dimetinden (Fenistil®)	50–100 µg/kg i.v.	Zur Behandlung von anaphylaktischen Reaktionen in Kombination mit H2-Antagonisten
Esmolol (Brevibloc®)	0,2 mg/kg i.v.	
Etomidat	0,2–0,3 mg/kg i.v.	Seltene Verwendung bei Kindern. Myoklonie, Erbrechen, Hemmung der Cortisolsynthese
Fentanyl	Einleitung 1–3(–5) µg/kg i.v., Repetitiv 1–1,5 µg/kg nach 30 min Kardioanästhesie. 10–50 µg/kg	
Flumazenil (Anexate®)	10 µg/kg i.v.	Im Notfall auch nasal applizierbar!
Furosemid (Lasix®)	0,5–1 mg/kg i.v.	Langsame Injektion
Glycopyrrolat	10 µg/kg	

Heparin	Prophylaxe: 100 IE/kg/d Therapie: Bolus 50 IE/kg, kontinuierlich 10–25 IE/kg/h	Thromboseprophylaxe bei Kindern erst ab Pubertät!
Hydrokortison	4 mg/kg	
Ibuprofen (Nurofen®-Saft 2 oder 4 % bzw. Supp. 60 und 125 mg), Ibuprofen Supp. 250 und 500 mg	5–10(–15) mg/kg, maximal 30 mg/kg/d p.o.	Medikament der 1. Wahl in manchen Kliniken! Cave: Passagere Thrombozytenfunktionsstörung!
S-Ketamin	Analgosedierung: 0,5–1,0 mg/kg i.v., 1–2 mg/kg nasal Analgesie: 0,5–1,0 mg/kg i. v. Anästhesie: 1–2 mg/kg i. v.	Gabe zur Prämedikation in Kombination mit Midazolam.0,25 mg/kg am Narkoseende zur Prophylaxe postoperativer Agitiertheit nach SevofluranNarkosen
Lidocain (Xylocain®)	1,5 mg/kg i.v. Maximaldosis Single shot: 5 mg/kg (in 6 h)**	
Mannitol 15 %	0,25–0,5 g/kg = 1,7–3,3 ml/kg i.v.	Bolusgabe innerhalb von 10–30 min
Mepivacain	Maximaldosis Single shot: 7 mg/kg (in 6 h)**	
Metamizol (Novalgin®)	10–15-(20) mg/kg i.v.	langsame Injektion! Nicht bei Kinder unter 3 Monaten! Wiederholung 6-stündlich

Tab. 10.8 (Fortsetzung)

Medikament	Dosierung	Bemerkungen
Methylprednisolon	1–1,5 mg/kg i.v.	Gefahr von Wachstumshemmung. Im Notfall keine Kontraindikationen
Metoclopramid (Paspertin®)	0,15–0,25 mg/kg i.v.	
Metronidazol (Clont®)	7,5–15 mg/kg i.v.	zur perioperativen Infektionsprophylaxe
Midazolam (Dormicum®)	Prämedikation 0,5/kg p.o./rektal (maximal 10 mg), 0,2–0,5 mg/kg nasal (maximal 15 mg), 0,03--0,1 mg/kg i.v. Einleitung: 0,2 mg/kg i.v. Analgosedierung: 0,1–0,3 mg/kg/h	
Milrinon (Corotrop®)	0,25–0,75 µg/kg/min i.v.	Bolusgaben 50–75 µg/kg nur über 30–60 min!
Mivacurium (Mivacron®)	0,15–0,2 mg/kg i.v.	Repetitionsdosis 0,05 mg/kg
Morphin	Bolus: 0,05–0,1 i.v. Kontinuierlich 0,01–0,06 mg/kg/h i.v.	Analgosedierung von intubierten Kindern, Analgesie. Bei FG/NG nicht >0,03 mg/kg (Krampfanfälle). Bei Säuglinge >6 Mo. Kombination mit Benzodiazepine
Naloxon (Narcanti®)	5–10 µg//kg i.v. titriert	Im Notfall auch nasal applizierbar!

Neostigmin		50(–70) µg/kg i.v.	Immer in Kombination mit Atropin. 0,02 mg/kg oder Glykopyrrolat 0,01 mg/kg
Nitroglycerin		1–20 µg/kg/min i.v.	
Noradrenalin (Arterenol®)		0,1–1 µg/kg i.v.	
Ondasetron (Zofran®)		0,1 mg/kg	
Pancuronium		0,1 mg/kg i.v.	Repetitionsdosis 0,015 mg/kg
Paracetamol	Ben-u-ron®	3–5 kg: 75 mg supp. 6–10 kg: 125 mg supp. 11–22 kg: 250 mg supp. 23–40 kg: 500 mg supp.	Maximale Tagesdosis je nach Alter und Gewicht!
	Perfalgan®	Pro Anwendung (i.v.) ≤10 kg 7,5 mg/kg >10 kg und ≤33 kg: 15 mg/kg >33 kg und ≤50 kg: 15 mg/kg >50 kg: 1 g	 Maximale Tagesdosis 30 mg/kg i.v. Maximale Tagesdosis 60 mg/kg i.v. Maximale Tagesdosis 60 mg/kg i.v. Maximale Tagesdosis 4 g i.v.
Pethidin (Dolantin®)		0,5 mg/kg vorzugsweise p.o. als Tropfen (1 ml = 50 mg ≅ 20Tropfen)	Kontraindikation bei Kinder <1 Jahr. Nicht weitverbreitet!
Physostigmin (Anticholium®)		0,04 mg/kg i.v.	Bradykardien, Bronchospasmus

Tab. 10.8 (Fortsetzung)

Medikament	Dosierung	Bemerkungen
Piritramid (Dipidolor®)	0,03–0,1(–0,2) mg/kg i.v.	Titrierte Gabe!
Prednisolon	4–5 mg/kg i.v.	Maximal 100 mg!
Prilocain (Xylonest®)	Höchstdosierung: 6–8 mg/kg (in 6 h)**	
Propofol (Disoprivan®)	Einleitung: 3–5 mg/kg i.v., Erhaltung 4–8(–10) mg/kg/h	Ab 1. Lebensmonat zugelassen. Reine TIVA erst ab 6. Lebensmonat empfohlen. Cave: Anästhesiedauer >3 h, BGA-Kontrolle!
Remifentanil (Ultiva®)	0,15–0,4 µg/kg/min i.v.	Ggf. höhere Dosierungen!
Rocuronium (Esmeron®)	0,6 mg/kg i.v.	Repetitionsdosis 0,1–0,3 mg/kg
Ropivacain (Naropin®)	Höchstdosierungen: – Single shot 3–4 mg/kg (in 6 h)** – Kontinuierlich 0,4 mg/kg/h	
Salbutamol	Inhalation: 2,5–5 mg in 2–4 ml NaCl 0,9 %	
Succinylcholin (Pantolax®)	1–2(–3) mg/kg i.v.	Bradykardien, maligne Hyperthermie, Kaliumanstieg

Sufentanil	0,25–0,3(–0,5) µg/kg i.v. Kardioanästhesie: 10–15 µg/kg	Repetitionsdosis 0,1 µg/kg
Theophyllin (Euphylong®)	5 mg/kg i.v.	Indikation: Schwere, lebensbedrohlicher Bronchospasmus trotz Maximaldosierung von Glukokortikoiden/Bronchodilatatoren.
Thiopental (Trapanal®)	NG: 3–4 mg/kg; 1 Monat bis 1 Jahr: 6–8 mg/kg; >1 Jahr: 4–5 mg/kg	
Tramadol (Tramal®)	0,5–1,0 mg/kg i.v.	Kurzinfusion über 15 min. Maximale Tagesdosierung 6 mg/kg/d
Tranexamsäure (Cyklokapron®)	20 mg/kg/d	Zugelassen für Kinder >1 Jahr!
Vecuronium	NG/Säuglinge: 0,05 mg/kg, Kinder >1 Jahr 0,1 mg/kg, repetitiv 0,01–0,02 mg/kg	
Verapamil (Isoptin®)	0,1(–0,25) mg/kg i.v.	Unter EKG-Kontrolle

*: Mindestabstand zwischen 2 Anwendungen 4 h.

** Bei Frühgeborenen, Neugeborenen und kritisch kranken Säuglingen ggf. geringere Dosierungen!

  - Besonderheiten: Wirkeintritt nach 2–3 min, Wirkdauer ca. 10 min. Vor Gabe von Repetitionsdosis oder kontinuierlicher Applikation sollten Anzeichen einer Spontanerholung abgewartet werden!

! Wirkverlängerung bei atypischer Cholinesterase!

- Rocuronium
  - Dosierung: 0,6 mg/kg i.v., Repetitionsdosis 0,1 mg/kg i.v.
- Sufentanil
  - Für Kinder ab dem 1. Lebensmonat zugelassen
  - Dosierung: Einleitung 0,25–0,3 µg/kg i.v.
  - Bei Verwendung von Sufentanil in der Kardioanästhesie sind höhere Dosen erforderlich (1–2 µg/kg).
- Remifentanil (Ultiva®)
  - Für Kinder ab 1 Jahr zugelassen.
  - Dosierung: Einleitung 0,3–0,5 µg/kg über 3–5 min, danach 0,15–0,4 µg/kg je nach Erfordernis (ggf. auch höhere Dosierungen erforderlich).
- Fentanyl
  - Für Kinder ab 2 Jahren zugelassen!
  - Dosierung: Einleitung 1–3(–5) µg/kg i.v., Repetitionsdosis 1–1,5 µg/kg nach 30 min In der Kardioanästhesie und bei Verwendung als Monoanästhetikum 10–50 µg/kg (Säuglinge <1 Monat 10–20 µg/kg, Säuglinge 1–12 Monate 20–50 µg/kg), in Kombination mit Benzodiazepine z. B. Midazolam ggf. geringere Dosen erforderlich.
- Alfentanil (Rapifen®)
  - Dosierung: Einleitung 10–15 µg/kg langsam i.v., Repetitionsdosis 5–10 µg/kg bei Bedarf nach 10–15 min
  - Nebenwirkungen: Thoraxrigidität

Tab. 10.9 Beispiele für die Verdünnung von Anästhesiemedikamente

Medikament	Aufzuziehen
Trapanal/Etomidate/Propofol	Pur
Atracurium	1 mg/ml
Dipidolor	7,5 mg/7,5 ml = 1 mg/ml
Succinylcholin	100 mg/10 ml = 10 mg/ml
Midazolam	5 mg/5 ml = 1 mg/ml
Sufentanil	10 µg/10 ml = 1 µg/ml
Alfentanil	1 mg/10 ml = 100 µg/ml
Atropin	0,5 mg/5 ml = 0,1 mg/ml
Adrenalin	100 µg/10 ml = 10 µg/ml

Spritzensatz

- Tab. 10.9

Zentralvenöser Zugang

- Indikationen: Neurochirurgische, große kinderchirurgische und orthopädische Eingriffe, Operationen mit großem Volumenersatz, postoperative parenterale Ernährung, »Kind ohne Venen«, höhergradige Verbrennungen und/oder Verbrühungen
- Punktionsort: 1. Wahl V. jug. interna, alternativ: V. subclavia, V. femoralis
- Größe des ZVK:
  - <5 kg KG: 2 Lumen 4 F
  - 5–15 kg KG: 2 oder 3 Lumen 4,5 F
  - 15–30 kg KG: 2 Lumen 5,5 F
  - >30 kg KG: 2 oder 3 Lumen 7 F

Tab. 10.10 Arterielle Zugänge

Arterie	Kommentar
A. umbilicalis	Bei Neugeborenen
A. radialis	Häufigster Punktionsort
A. ulnaris	Nicht nach gleichseitiger Radialispunktion
A. femoralis	Kein Kollateralkreislauf
A. dorsalis pedis	Liegedauer!
A. tibialis posterior	–
A. brachialis	Kein Kollateralkreislauf, Thromboserisiko

- Fixierung bei (V. jug. interna rechts):
  - Tiefe (cm): Körpergröße (cm)/10–1 (bis 100 cm Körpergröße)
  - Tiefe (cm): Körpergröße (cm)/10–2 (ab 100 cm Körpergröße)

Arterieller Zugang

- Tab. 10.10

Intraossärer Zugang

- Sekundärer Zugang bei fehlender venöser Zugangsmöglichkeit. Bevorzugter Punktionsort anteromedial 1–2 cm unterhalb der Tuberositas tibiae, 90°-Winkel zur Tibiaoberfläche. Die Nadel wird nach kaudal gerichtet um die Epiphysenfuge nicht zu verletzen.
- Alternative Punktionsstelle maleolus medialis der Tibia. Punktion mittels Bohrgerät (EZ-IO®) oder BIG® (Bone Injection Gun, Farbe rot,18 G, für Kinder <6 Jahren bzw. blau, 15 G, für Kinder >6 Jahren und Erwachsene).

Intranasale Medikamentenapplikation

- Off-label use!
- Alternativer Zugangsweg bei unruhigen, unkooperativen Kindern, aggressiven, unruhigen Erwachsenen zur Sedation und Anxiolyse sowie in der Notfallsituationen (Trauma, Verbrennung, akute Schmerzen) und bei epileptischem Anfall und Opiatüberdosierung
- Verwendung von speziellen Applikatoren (MAD® nasal) vorteilhaft, aber nicht zwingend erforderlich!
- Wirkungseintritt annähernd so schnell wie bei intravenöser Gabe
- Schnellerer Wirkungseintritt bei zerebralem Krampfanfall im Vergleich zur rektalen Applikation
- Verwendung der vorhandenen i.v. Medikamente häufig möglich (höhere Konzentration erforderlich)
- Kleine Volumina (0,5–1 ml) verabreichen, auf beide Nasenlöcher verteilen (größere Resorptionsfläche, schnellerer Wirkeintritt)

Über die Nasenschleimhaut applizierbare anästhesierelevante Medikamente

- Midazolam (15 mg/3 ml): 0,2–0,5 mg/kg
- Ketamin (100 mg/2 ml): 1 mg/kg
- Clonidin (150 µg/1 ml): 4 µg/kg
- Morphin: 0,1 mg/kg
- Fentanyl (0,1 mg/2 ml): 0,4–2 µg/kg
- Sufentanil (50 µg/10 ml): 1,5–3 µg/kg
- Naloxon (0,4 mg/1 ml): 1–2 mg pro Applikation
- Flumazenil (0,5 mg/5 ml): 2 ml = 0,2 mg, Wiederholung bis Wirkung
- Haloperidol (nur bei Erwachsenen): 0,5–1 ml = 2,5–5 mg

Infusionstherapie

- Neugeborene: E 148 G1-Päd-Lösung, pädiatrische Elektrolytlösung 1
- Säuglinge und Kinder bis 5. Lebensjahr: E 148 G1-Päd-Lösung, pädiatrische Elektrolytlösung 1 (bis zum Ende des 2. Lebensjahr, ab dem 3. Lebensjahr pädiatrische Elektrolytlösung 2)
- Kinder ab dem 6. Lebensjahr: Vollelektrolytlösungen
- Berechnung des Erhaltungsbedarfes nach dem 4–2-1-Regel: 4 ml/kg/h für die ersten 10 kg KG, 2 ml/kg/h je kg KG bis 20 kg, 1 ml/kg/h je kg KG über 20 kg.
- Intraoperativer Korrekturbedarf je nach Invasivität und Grad der Traumatisierung: 2–8 ml/kg/h
- Alternativ 100–50–20-Formel:
  Erste 10 kg KG 100 ml/kg/d,
  10–20 kg KG + 50 ml/kg/d, >20 kg KG + 20 mg/kg/d
- Erhöhter Bedarf bei Fieber (+10 %/°C), Hyperventilation, Schwitzen (+10–100 %), gesteigerten gastrointestinalen, kutanen (Wärmestrahler, Phototherapie, Verbrennung etc.) und renalen Verlusten
- Verminderter Bedarf bei Koma, Hypothermie, Beatmung

Transfusion

- Berechnung des akzeptablen Blutverlusts
  - Akzeptabler Blutverlust = BV × (aktueller Hkt – tolerabler Hkt): mittlerer Hkt
  - Beispiel: KG: 3 kg; aktueller Hkt 50 %; tolerabler Hkt 35 % → BV: 80 ml/kg × 3 kg → akzeptabler Blutverlust = 240 ml × (50–35): 42,5 = 85 ml
  - Fazit: Nach 85 ml Blutverlust beträgt der Hkt 35 %
- Berechnung des notwendigen EK-Volumens
  - Erythrozyten [ml] = BV × (Ziel-Hkt – aktueller Hkt): 100 und EK (Hkt 0,65) [ml] = Erythrozyten [ml]: 0,65

Tab. 10.11 Indikation zur EK-Transfusion bei Früh-/Neugeborenen und Säuglingen

Alter (Tage)	Mittlerer Hkt-Normwert (%)	Hkt-Grenzwert
1	56	<40
<15	50	<35
15–28	45	<30
>28	40	<25

  - Beispiel: KG: 3 kg; aktueller Hkt 25 %; Ziel-Hkt 45 % → BV: 80 ml/kg × 3 kg → Erythrozyten [ml] = 240 × (45–25): 100 = 48 ml und EK (Hkt 0,65) [ml] = 48: 0,65 = 74 ml
  - Fazit: 74 ml EK erhöhen den Hkt von 25 % auf 45 %
- Indikation zur EK-Transfusion bei Früh-/Neugeborenen und Säuglingen bis zum 4. Lebensmonat: Tab. 10.11

Thermoregulation

- Wärmeverluste durch feuchte Haut, kalte Umgebung, kalte Unterlage. Bei Frühgeborenen zusätzlich hohe Strahlungsverluste.
- Temperatur <36°C → Gefahr von Apnoe, Bradykardie, Temperatur <28°C → Gefahr von Kammerflimmern

Entkleidetes Neugeborenes bei 23°C Zimmertemperatur gleicht einem entkleideten Erwachsenen bei 1°C!

- Temperaturmessung großzügig anwenden (auch perkutan am Fußrücken möglich)
- Heizen des OP-Saals (FG 30°C, NG 28°C, SG 26–28°C, Kleinkinder 24–26°C)

- Wärmematte (Gelmatte) sollte mindestens 30 min vor Einleitung eingeschaltet werden
- Warmtouch (Mallinckrodt)
- Wärmestrahler (Fisher & Paykel) – insbesondere bei langen Narkoseeinleitungen (insbesondere FG)
- Abdeckung mit Silberfolie
- Angewärmte Infusionen und chirurgische Spüllösungen

▪ Postoperative Analgesie

- Analgetika werden bei Kindern grundsätzlich unterdosiert und seltener appliziert!
- Früh- und Neugeborene sind stärker schmerzempfindlich als ältere Kinder. Zurückhaltender Einsatz von Analgetika aufgrund mangelnder Überwachungsmöglichkeit ist nicht akzeptabel und sollte immer vermieden werden.
- Die präemptive Gabe von Analgetika gehört in der Kinderanästhesie zu den wichtigsten Eckpfeilern der postoperativen Analgesie.

▪▪ Allgemeines

- Wundinfiltrationen durch Chirurgen sollten als supportive Maßnahme immer in Betracht gezogen werden.
- Nichtmedikamentöse Therapieansätze wie Zuwendung/Ablenkung, Einreibung, Kälteapplikation u. v. m. sollten konsequent eingesetzt werden.
- Der Einsatz von Schmerzskalen ist sinnvoll, nicht nur um nonverbale Schmerzäußerungen rechtzeitig zu erkennen, sondern auch um den Therapieerfolg zu kontrollieren.

▪▪ Medikamentöse Therapie

- Nichtopioid-Analgetika: Bereits intraoperative Gabe von Paracetamol Supp. (bei kurzen Eingriffen nach der

Einleitung). Evtl. Paracetamol als Kurzinfusion über 5–10 min (15–20 mg/kg). Tageshöchstdosis 60 mg/kg für maximal 3 Tage.

- Hinweis: Neueste Untersuchungen zur Folge besteht einen Zusammenhang zwischen Paracetamol-Einnahme und der zunehmenden Prävalenz des Asthma bronchiale im Kindesalter. Daher sollte die Anwendung von Paracetamol eingeschränkt und Alternativen wie Ibuprofen den Vorzug gegeben werden.
- Metamizol (15–20 mg/kg als Kurzinfusion über 15 min) oder Diclofenac Supp. 1 mg/kg sind weitere Alternativen.
- Opioidanalgetika: Piritramid (Dipidolor®) 0,03- bis 0,1-mg-weise titriert. Kombination von Midazolam (Dormicum®) und Piritramid (Dipidolor®) durchaus vorteilhaft.
- PCA: Piritramid-Bolus 20–30 µg/kg, Sperrintervall 5–10(–15) min, 4-h-Maximaldosierung (400 µg/kg ≈ 10 Boli), keine Basalrate.
- Möglichkeiten der Regional-/Infiltrationsanästhesie (z. B. Wundrandinfiltration, Peniswurzelblock) mit dem Operateur erörtern.

Tipps und Tricks

- Wenn nasale Intubation unbedingt erforderlich: Aufweichen des Tubus in warmem Wasser, Verwendung von Gleitmittel und Einführen des Tubus über Absaugkatheter. Eventuell primär orale Intubation, danach Vorschieben des Tubus durch die Nase, Ausschluss von Blutungen, Entfernen des oralen Tubus und sekundär nasale Intubation
- Hilfsmittel zur Venenlokalisation:
  - Diaphanoskopie (mittels einer Taschenlampe)
  - Infrarotes Licht (Accuvein®, Vein Viewer®)
  - Ultraschall

10.1 Regionalanästhesie

■ Allgemeines

- In Verbindung mit Allgemeinanästhesie bzw. (Analgo-) Sedierung (ggf. zusätzliche Anwendung von Emla®-Pflaster)
- Häufig niedrigere Konzentrationen von Lokalanästhetika erforderlich
- Kurze Anschlagzeit, kurze Wirkdauer im Vergleich zu Erwachsenen
- Je jünger das Kind, umso größer ist das relative Liquorvolumen. Daher wird bei jüngeren Patienten (relativ) mehr Lokalanästhetikum benötigt.
- Rückenmarkspitze bei Neugeborenen in Höhe LWK 3, bei Säuglingen LWK 1–3. Duralsack reicht bis SWK 4.
- Verbindungslinie zwischen beider Beckenkämme entspricht bei Säuglingen LWK 5.
- Die Distanz zwischen Haut und Periduralraum beträgt ca. 1 mm/kg (mindestens jedoch 10 mm bei Kindern zwischen 6 Monate und 10 Jahren). Der Abstand zwischen Haut und Subarachnoidalraum beträgt im Durchschnitt 7–15 mm.
- Kein oder geringerer RR-Abfall nach Kaudal-/Spinal-/Periduralanästhesie, da Sympathikus erst mit 8 Jahren voll ausgebildet
- Die am häufigsten verwendeten Regionalanästhesietechniken im Kindesalter sind: Peniswurzelblockade (▶ Kap. 8.13), Kaudalanästhesie (▶ Kap. 8.12), Ilioinguinalis-/Iliohypogastrikus-Blockade, axilläre Plexusblockade, Spinalanästhesie und Periduralanästhesie/-analgesie

Indikationen

- Peri-/postoperative Schmeztherapie
- Erwartet Schwierige Intubation wie bei Missbildungen im Gesicht (z. B. Pierre-Robin-Syndrom)
- Bronchopulmonale Dysplasien, chronische Atemwegserkrankungen (z. B. Mukoviszidose)
- Erhöhtes Risiko postoperativer Apnoephasen wie z. B. bei (ehemaligen) Frühgeborenen

Kontraindikationen

- Fehlendes Einverständnis der Eltern
- Manifeste Gerinnungsstörung
- Infektion im Punktionsgebiet
- Missbildungen an der Wirbelsäule/Rückenmark (bei Spinal-/Periduralanästhesie)

10.2 Spinalanästhesie

Indikation

- Operationen unterhalb des Dermatoms Th10 (Herniotomie, Eingriffe an der unteren Extremität)

Technik

- Besonders auf Lagerung achten (Fixierung der kyphosierten Wirbelsäule durch Hilfskraft in Seitenlage)
- Punktion in Höhe LWK4/5 bzw. LWK5/SWK1

Material

- Zum Beispiel Pencan® Paed 25G-Kanüle (0,5×50 mm), Insulinspritze

Dosierung

- Bupivacain 0,5% hyperbar 0,6–1 mg/kg KG, Bupivacain 0,5 % isobar 0,8 mg/kg KG (bei Säuglingen und Neugeborenen)

10.3 Periduralanästhesie

Indikation

- Postoperative Schmerztherapie bei großen abdominellen/thorakalen Eingriffen

Technik

- Medianer Zugangsweg, Widerstandsverlust-Methode (LOR = loss of resistance)
- Bevorzugt lumbale Anlage (die thorakale Periduralanästhesie im Kindesalter bleibt die Domäne von besonders erfahrenen Kinderanästhesisten)

Material

- Zum Beispiel Perican® Paed Tuohy-Kanüle 18 G (1,3×50 mm) oder 22 G (0,9×50 mm)

Dosierung

- Ropivacain 0,2 % (Tab. 10.12) mit Zusatz von Opioiden (z. B. Sufentanil 0,1–0,2 μg/ml (bei besonders schmerzhaften Eingriffen). Maximale Laufzeit 72 h.

Tab. 10.12 Dosierung von Ropivacain zur Periduralanästhesie bei Kindern

		Volumen Ropivacain 0,2% [ml/kg]	Dosis Ropivacain [mg/kg]
0–6 Monate	Aufspritzen	0,25	0,5
	Rate	0,1 ml/kg/h	0,2 mg/kg/h
	Bolusoption (1×/h)	0,05	0,1
6–12 Monate	Aufspritzen	0,25	0,5
	Rate	0,2 ml/kg/h	0,4 mg/kg/h
	Bolusoption (1×/h)	0,1	0,2
>12 Monate	Aufspritzen	0,5	1
	Rate	0,2 ml/kg/h	0,4 mg/kg/h
	Bolusoption (1×/h)	0,1	0,2

Arbeitstechniken

H. Taghizadeh

H. Taghizadeh, *Pocket Guide Anästhesie*,
DOI 10.1007/978-3-662-52754-2_11,

11.1 Arterieller Zugang

- **Indikationen**
- Kontinuierliche Blutdruckmessung bei Eingriffen mit großer Flüssigkeitsverschiebung
- Schwerkranke, hämodynamische instabile Patienten
- arterielle Blutgasanalysen bei Ein-Lungen-Ventilation

- **Kontraindikationen**
- Infektion an der Punktionsstelle
- Gerinnungsstörung (relativ)
- Gefäßprothesen (A. femoralis)

- **Punktionsort**
- A. radialis. Alternativ: A. brachialis, A. axillaris, A. femoralis, A. dorsalis pedis

- **Material**
- A. radialis: BD Flowswitch 20 G, ARROW 20 G (Polyurethan), Vygon 20 G (8 cm, 10 cm)
- A. femoralis: Vygon 18 G (18 cm, 25 cm)

Tab. 11.1 BIS-Score

BIS	Bewusstseinsstatus
80–100	Wach, adäquate Reaktion auf Ansprache
60–90	Leichte bis mittelgradige Sedierung
40–60	Adäquate Narkosetiefe bei Allgemeinanästhesie
<40	Beginnende Burst-Suppression
<30	Zunehmende Burst-Suppression
0–20	Burst-Suppression
0	Nulllinien-EEG

Punktionstechnik

- Braunülen-Technik (geeignet für die Punktion der A. radialis, A. brachialis und A. dorsalis pedis)
- Seldinger-Technik (Punktion der A. axillaris, A. femoralis)

Besonderheiten

- Zuleitung >1 m und Luftblasen führen zur Dämpfung des Systems und Fälschung des Druckwertes.

Die Punktion der V. femoralis birgt die Gefahr eines retroperitonealen Hämatoms!

11.2 Bispektralindex (BIS)

Allgemeines

- Dimensionslose Zahl zwischen 0 (tiefste Narkose) und 100 (wach)
- BIS-Score: Tab. 11.1

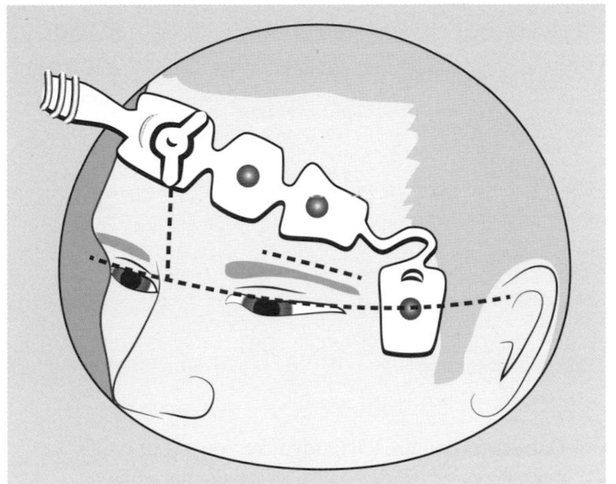

Abb. 11.1 Platzierung der BIS-Quatro-Sensorelektroden

Technik

Häufig wird die BIS-Messung mittels eines BIS-Monitors der Fa. Aspect Medical Systems (BIS Aspect) mit dem dazugehöriger BIS-Quatro-Sensorelektrode durchgeführt (Abb. 11.1). Die Ableitung des Roh-EEG (4-Kanal EEG Rohsignal) erfolgt über eine Hemisphäre gelegentlich auch bilateral (wie bei BIS Bilateral Sensor).

11.3 Blutgasanalyse (BGA)

Allgemeines

- Schätzung des pO_2 in Abhängigkeit vom Alter: $pO_2 = 109 - 0{,}43 \times \text{Alter (in Jahren)}$
- pH-stat: Bei der pH-stat-Methode wird unabhängig von Körpertemperatur ein konstanter pH angestrebt.

Tab. 11.2 Referenzwerte der Blutgasanalyse (Erwachsene)

Parameter (Einheit)	Arterielles Blut	Venöses Blut	Kapilläres Blut
pH	7,37–7,45	7,35–7,43	7,32–7,42
pO_2 (mmHg)	71–104	36–44	25–40
pCO_2 (mmHg)	32–43	37–50	41–51
HCO_3^- (mmol/l)	21–26	21–26	24–28
Basenabweichung (mmol/l)	-2 bis +3	-2 bis +3	-5 bis +5
Sauerstoffsättigung (%)	>95	70–80	60–80

Daher werden die Partialdrücke von O_2 und CO_2 sowie der pH-Wert zwar bei 37°C gemessen aber entsprechend der aktuellen Körpertemperatur korrigiert. Für die temperaturkorrigierte Werte wird ein pCO_2 von 40 mmHg und ein pH-Wert von 7,32 als Normwert angesehen.

- Alpha-Stat: Diese Theorie geht von einer temperaturabhängige Veränderung der Normwerte für pCO_2 und pH aus. Daher werden bei der Alpha-stat-Methode die bei 37°C gemessenen Partialdrücke und der pH-Wert nicht temperaturkorrigiert

Parameter

- Am Beispiel des Radiometer ABL800 Flex
- Angabe von: FiO_2, Temperatur und Probentyp (arteriell, venös, kapillär)
- Gemessene Werte: Hkt, pO_2, PCO_2, pH, sO_2 (pO_2, PCO_2 und pH temperaturkorrigiert [T])
- Kalkulierte ©-Werte: Hb, Hkt, Na, Ca, HCO_3, ABE, Laktat, Glukose
- Referenzwerte für Erwachsene: Tab. 11.2

Parameterdeutung

- PaO_2 (Sauerstoffpartialdruck)
  - Werte <70 mmHg = Hypoxie
  - Beeinflussung durch:
    - FiO_2 (Alveolargasgleichung)
    - P_aCO_2 [$P_aO_2 = FiO_2 \times (P_{baro} - P_{wasserdampf}) - P_aCO_2/RQ$]
    - RQ (respiratorischer Quotient)
- P_aCO_2 (CO_2-Partialdruck): Hyper-/Hypokapnie
- HCO_3^- (Standardbikarbonat): Erkennung metabolischer Entgleisungen
- BE (base excess): Erkennung metabolischer Entgleisungen

In ◻ Tab. 11.3 sind die verschiedenen Konstellationen einer Störung des Säure-Basen-Haushaltes aufgezeigt.

11.4 Doppellumenintubation/ Ein-Lungen-Ventilation

Indikationen

- Bronchopleurale Fisteln
- Einseitige große Zysten/Bullae
- Tracheobronchiale Verletzungen
- Thorakale Gefäß- oder Ösophaguschirurgie
- Lungeneingriffe (Pneumektomie, Lappen- oder Segmentresektion)
- Thorakoskopie
- Eingriffe an der thorakalen Wirbelsäule
- Intrapulmonale Abszesse und Bronchiektasen
- Massive Hämorrhagien

Tab. 11.3 Störungen des Säure-Basen-Haushaltes, deren Ursachen und Therapie

	Ursachen	Therapie
Respiratorische Azidose		
pH erniedrigt (<7,35), PCO_2 erhöht (>45 mmHg), BE ± 2 mmol/l, HCO_3^- normal oder erhöht (1 mmol pro 10 mmHg CO_2)	Hypoventilation Verlegung der Atemwege Pneumothorax, Pleuraeguss Pulmonale und bronchiale Erkrankungen (z. B. Asthma) ZNS-Schädigung	Primär respiratorisch Korrektur der Ventilationsstörung Beatmung
Metabolisch kompensierte respiratorische Azidose		
pH fast normal HCO_3^- >25 mmol/l	Bikarbonatretention über die Niere als Kompensationsmechanismus	
Respiratorische Alkalose		
pH erhöht (>7,45), PCO_2 erniedrigt (<35 mmHg), BE ± 2 mmol/l, HCO_3^- normal oder erniedrigt (2 mmol pro 10 mmHg CO_2)	Psychogene Hyperventilation (Angst, Schmerz) ZNS: Meningitis, Enzephalitis, SHT Folgen: Kaliumverluste über die Niere, Tetanie, Zerebrale Vasokonstriktion, Schwindel, Sehstörung), Koronare Vasokonstriktion, Erhöhung des peripheren Gefäßwiderstandes, Verminderung des HZV	Therapie der primären Ursache Rückatmung, Sedierung Kontrollierte Beatmung
Metabolisch kompensierte respiratorische Alkalose		
Normalisierung des pH-Wertes, HCO_3^- erniedrigt	Kompensation durch die Niere nach 12–24 h	

Tab. 11.3 (Fortsetzung)

	Ursachen	Therapie
Metabolische Azidose		
pH erniedrigt (<7,35), PCO_2 normal, BE negativ, $HCO3^-$ erniedrigt (<22 mmol/l)	Fieber, Hyperthyreose Hypoxie, Schock Laktatazidose, Diabetes mellitus (Ketoazidose) Leberschädigung Niereninsuffizienz (Urämie) Chronische Diarrhö Gallen- und Pankreasfistel	Natriumbikarbonat (Dosis in mVal/l = BE × 0,3 × kg KG) Trispuffer (THAM) bei gleichzeitiger Hypernatriämie und Hyperkapnie Behandlung der Grundkrankheit
Respiratorisch kompensierte metabolische Azidose		
pH fast normal, PCO_2 erniedrigt		
Metabolische Alkalose		
pH erhöht (>7,45), PCO_2 normal, BE positiv, HCO_3^- erhöht (>26 mmol/l)	H^+-Verluste durch starkes Erbrechen Schwere Kaliumverluste Diuretika Kortisontherapie	Therapie erst bei schweren Alkalosen Kaliumsubstitution Argininhydrochlorid Carboanhydrasehemmer (steigern Bikarbonatausscheidung) Salzsäure
Respiratorisch kompensierte metabolische Alkalose		
pH fast normal, PCO_2 erhöht		

Kontraindikationen

- Erwartete schwierige Intubation
- Aspirationsgefährdete Patienten
- Hindernisse und/oder Missbildungen: Trachealstenosen/-verlagerungen, Tumoren
- Kinder

Tubuswahl

- Erwachsene: Männer 39–41 Ch, Frauen 37–39 Ch
- Kinder: 8–10 Jahren 26 Ch, 10–12 Jahren 26–28 Ch, 12–14 Jahren 32 Ch, 14–16 Jahren 35 Ch, 16–18 Jahren 35 Ch
- Ein-Lungen-Beatmung ist im Prinzip in allen Altersgruppen möglich, bei kleinen Kindern müssen allerdings spezielle Tuben/Bronchusblocker verwendet werden.

Vorgehensweise

- Je nach Indikation evtl. arterieller Zugang vor Beginn der Einleitung
- Präoxygenierung, normale Einleitung, Intubation in ausreichender Relaxierung (Cave: größere Verletzungsgefahr der Atemwege bei Husten/Bewegung), verbesserte Jackson-Position, Kopf überstrecken.
- Grundsätzlich linksseitigen DLT verwenden (Ausnahmen s. u.)
- Blaues (endobronchiales Ende) nach oben, beim Passieren der Zähne Cuff nicht beschädigen!
- Nach Passage durch die Stimmbandebene Führungsdraht entfernen und Tubus um 90° nach links drehen (bei rechtsseitigem DLT nach rechts)
- Blocken des endotrachealen Cuffs, Anschluss an Beatmung und Auskultation (beidseitige Ventilation)

- Verifizierung der korrekten Tubuslage:
  - Auskultatorische Kontrolle
  - Selektives Abklemmen
  - Bronchoskopische Kontrolle
- Empfehlungen für die Ein-Lungen-Beatmung:
  - Tidalvolumen 5–6 ml/kg
  - PEEP ≤5 mbar
  - Spitzendruck ≤35 mbar
  - Plateaudruck ≤25 mbar

Beatmungsalgorithmus bei der Ein-Lungen-Ventilation (nach Klebel)

1. Initial FiO_2 100 %
2. Druckkontrollierte Beatmung: P_{max} ≤25 mbar, PEEP ≥3 ≤8 mbar, AF 10–15/min
3. Ziel-Tidalvolumen: ELV 5–6 ml/kg KG
   - Nicht erreicht: → Stufenweise Anhebung des P_{max} bis zum Grenzwert von 35 mbar
   - Erreicht: → 4)
4. Ziel Et-CO_2: 35–45 mmHg
   - Nicht erreicht: → Anpassung der Atemfrequenz
   - Erreicht: → 5)
5. Reduktion des FiO_2 bis zur tolerierten Sättigung von ≥94 %

- Hypoxie unter Ein-Lungen-Ventilation (Konzept nach Benumof):
  - CPAP (5 cmH_2O) auf die nicht ventilierte Lunge (über zusätzliches CPAP-Gerät)
  - PEEP 5 mbar auf die gesunde/ventilierte Lunge
  - CPAP-Erhöhung auf 10 cmH_2O
  - PEEP-Erhöhung auf 10 cmH_2O

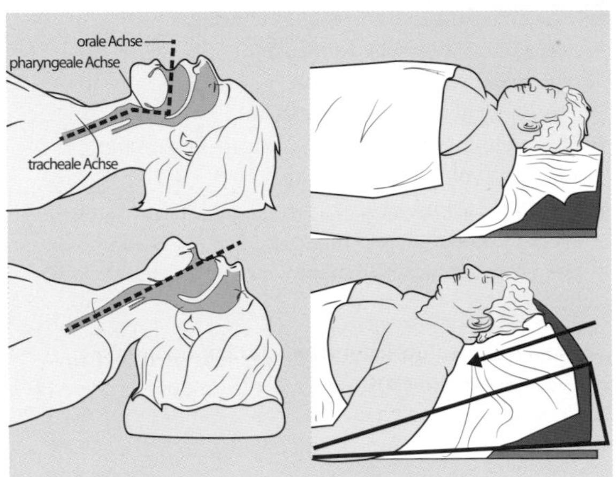

Abb. 11.2 Lagerung zur Intubation bei adipösen Patienten

■ Besonderheiten

- Verkürzter Hauptbronchus: Häufigkeit ca. 15 %
- Bronchus trachealis (direkter Abgang der rechten Oberlappen-Bronchus aus der Trachea, Kontraindikation für den Einsatz von rechtsseitigem DLT): Häufigkeit ca. 0,4 %

11.5 Endotracheale Intubation

■ Allgemeines

- Orotracheale Intubation: Standardverfahren, immer im Notfall
- Nasotracheale Intubation: evtl. bei Säuglingen (bessere Tubusfixierung)
- Lagerung zur Intubation bei Adipositas: Abb. 11.2

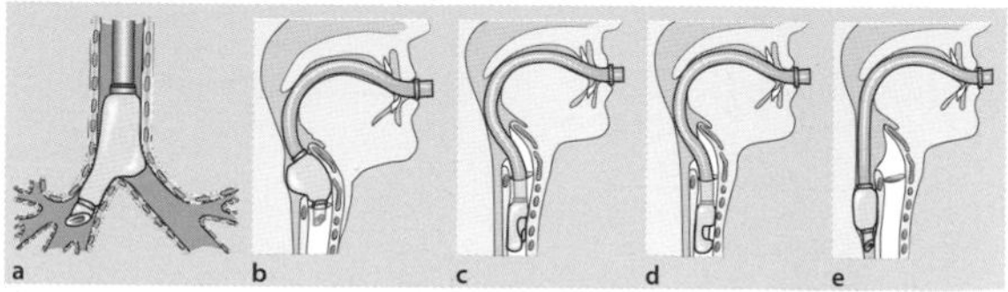

■ **Abb. 11.3a–e** Komplikationen der endotrachealen Intubation. **a** Einseitige Intubation, einseitige Belüftung, Atelektase der nichtbelüfteten Lunge. **b** Fehllage des Tubuscuff oberhalb der Stimmbänder, dadurch ungenügende Abdichtung und Druckschädigung im Kehlkopfbereich. **c** Überdehnung des Tubuscuff, Teilverlegung und erschwerte Entweichung der Exspirationsluft. **d** Cuffhernie, Verlegung der distalen Tubusöffnung. **e** Ösophageale Tubusfehllage. (Nach Larsen 2010)

- Auswahl der Endotrachealtuben: ■ Tab. 11.4
- Bei Patienten mit Down-Syndrom muss der Endotrachealtubus ca. 1 mm (ID) kleiner gewählt werden.

Komplikationen

- ■ Abb. 11.3

Intubationsschäden

Die häufigsten Schäden sind: Zahnschäden (1:4500), Kehlkopfschäden, Stimmbandläsionen, Rekurrensparese.

Vorgehen bei intubationsbedingtem Zahnverlust
- Herausgebrochene Zähne (Zahnteile) wegen der Aspirationsgefahr mittels Magill-Zange entfernen
- Art und Umfang der Zahnschäden dokumentieren

Tab. 11.4 Auswahl der Endotrachealtuben, Larynxmasken, korrekte Tubuslänge (ab Mundwinkel), geeignete Spatelgrößen, Guedel- und Wendel-Tuben

Alter	ID (mm)	AD (mm)	Fr./Ch	LM	Abstand Tubusspitze-Mundwinkel bei oraler Intubation*	Spatelgröße	Guedel-Tubus	Wendel-Tubus
	Ohne Cuff (Vygon)							
Frühgeborene	2,5		12		7–9 cm	000	000	
Neugeborene	3,0		14	1	10–11 cm	00	00	
ca. ½ Jahr	3,5		16	1	12–13 cm	0	0	
ca. 1 Jahr	4,0	5,7	18	1,5	13 cm			20–24
2–3 Jahren	4,5	6,2	20	2	14 cm	1	1	
4–5 Jahren	5,0	7,0	22	2–2,5	15 cm	1	1	
5–6 Jahren	5,5	8,0	24	2,5				
6–7 Jahren	6,0	8,5	26	2,5	17 cm			

	Mit Cuff (Rüsch)							
ca. 1 Jahr	3,5	5,3	16	1,5–2				
2 Jahre	4,0	6,0	18	2				
4 Jahre	4,5	6,3	20	2				
7 Jahre	5,0	6,7	22	2,5	17 cm			
9 Jahre	5,5	7,3	24	2,5				
10 Jahre	6,0	8,0	26	3	19 cm			
12 Jahre	6,5	h	28	3	21 cm			
14–18 Jahre	7,0	9,3	30	4		2	2	26
Erwachsene ♀	7,5	10,0	32	4(–5)	21 cm	3	3	28
Erwachsene ♂	8,0	10,7	34	4–5	23 cm	4	4	30

* Richtwerte. Die korrekte Tubuslage immer durch Auskultation sichern.

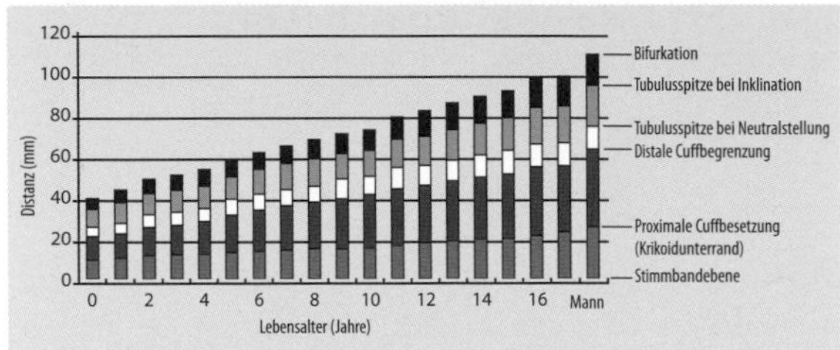

Abb. 11.4 Altersabhängiger Abstand zwischen Stimmbänder und Bifurkation. (Nach Weiss 2004)

- (Intubations-)erschwerende Umstände (kleine Mundöffnung, anatomische erschwerende Bedingungen, kariöse Zähne etc.) dokumentieren
- Falls nötig Zeugen unterschreiben lassen
- Information an zuständigem Fach-/Oberarzt
- Zahnärztliches Konsil
- Justitiar/Stabsstelle Recht informieren
- Neutrale Aufklärung des Patienten über den Schadensfall

In Abb. 11.4 ist der Abstand zwischen der Stimmbandebene und tracheale Bifurkation graphisch dargestellt. Daraus ergibt sich die Notwendigkeit einer besonders gründlichen Auskultation nach der Intubation, um einseitige Tubusplatzierungen zu vermeiden.

11.6 Epiduraler Blutpatch (EBP)

- **Allgemeines**
  - Der beste Zeitpunkt zur Anlage eines EBP ist nicht gesichert. Die Versagerquote scheint aber bei frühen EBP-Anlagen,<24 h nach Durapunktion, deutlich höher zu liegen.
  - Nach derzeitiger Studienlage gibt es keinen direkten Zusammenhang zwischen dem Erfolg eines EBP und dem injizierten Blutvolumen (bei Verwendung eines Durchschnittvolumens von 15–20 ml).
  - Bei anhaltenden Symptomen mehrmalige EBP möglich

- **Indikationen**
  - Postpunktionelle Kopfschmerzen nach Spinalanästhesie
  - Akzidentelle Perforation bei Periduralanästhesie
  - Nach Myelographien
  - Liquordrainagen oder diagnostische Liquorpunktionen

- **Durchführung**
  - Epidurale Punktion möglichst an der Originalpunktionsstelle
  - Applikation von 15–20 ml frisch und steril entnommenem EB (gleichzeitige Blutentnahme durch Helfer!)
  - Anschließend 2 h Bettruhe

- **Kontraindikationen**
  - Ablehnung durch Patient
  - Lokale und systemische Infektionen
  - Koagulopathien
  - Unzureichende Kenntnisse des Verfahrens

11.7 Extrakorporale Membranoxygenierung: Cardiohelp/ECMO

▪ Allgemeines

Cardiohelp ist ein extrakorporales Kreislaufunterstützungssystem zur Überbrückung eines durch akuten Myokardinfarkt verursachtem, und durch Katecholamintherapie nicht beherschbaren kardiogenen Schocks. Desweiteren wird das Gerät bei respiratorischen Insuffizienz im Rahmen von ARDS und sepstischem Schock eingesetzt.

▪ Funktionsweise

Cardiohelp besteht aus: Cardiohelp device (Basiseinheit), HLS-Module (HLS Set Advanced 5.0 bzw. 7.0) und HLS-Kanülen.

Das Blut des Patienten wird über den venösen Zugang (V. femoralis oder rechter Vorhof) zunächst in eine Zentrifugalpumpe und anschließend einen Oxygenator geführt, bevor es erneut über einen arteriellen Zugang (A. femoralis oder A. subclavia) in den Patientenkreislauf zurückfließt (◘ Abb. 11.5). Die Antikoagulation erfolgt mit Heparin (Ziel-PTT 50–60 sec).

▪ Sonstiges

- Die Einsatzdauer des Gerätes beträgt bis zu 30 Tage!
- Eine Übersicht der zu kanülierenden Gefäße für das jeweils gewählte Unterstützungsverfahren und die Richtung des Blutflusses gibt ◘ Tab. 11.5.
- ECMO
  - Veno-arteriell (Übernahme der Herz und Lungenfunktion)
    - Indikation: erfolgloses Weaning nach EKZ/fortschreitendes Post-Perfusion-low-cardiac-output-Syndrom
  - Veno-venös (Übernahme der Lungenfunktion)
    - Indikation: ARDS, dekompensierte COPD

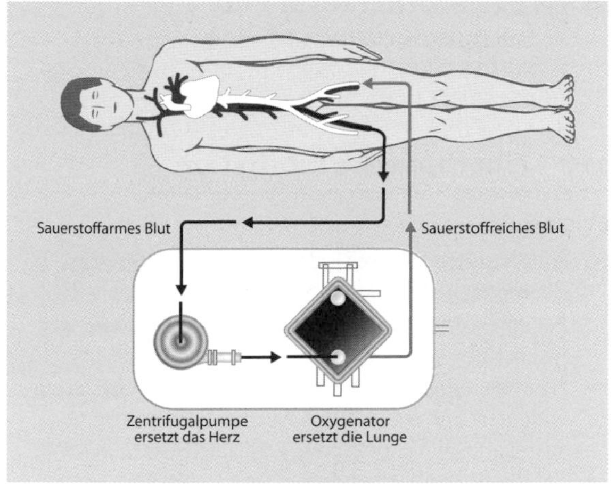

Abb. 11.5 Funktionsprinzip Cardiohelp. (Mit freundlicher Genehmigung der Fa. Maquet Cardiopulmonary GmbH)

Tab. 11.5 Gefäßzugänge und Blutflussrichtung bei Membranoxygenatoren

	Cardiohelp	ECMO	iLA/pECLA
Anschlussgefäße	A. und V. femoralis	V. fem., V. jug. V. fem. bds. V. und A. fem.	A. und V. femoralis
Blutfluss	V. fem. → A. fem. V. fem. → V. fem.	V. fem. → V. jug. V. fem. → V. fem. V. fem. → A. fem.	A. fem. → V. fem.

ECMO: extracorporeal membrane oxygenation; iLA = interventional lung assist; pECLA = pumpless extracorporeal lung assist

- pECLA
  - Indikation: isoliertes Lungenversagen
  - Voraussetzung: arterieller Blutdruck >90 mmHg

11.8 Fiberoptische Intubation

■ Allgemeines

- Alternativen: Fiberoptische Wachintubation oder fiberoptische Intubation bei anästhesierten Patienten mit erwartet- oder unerwartet schwieriger Intubation.
- Hinweis: Fiberoptische Intubation bei anästhesierten Patienten nur, wenn durch Maskenbeatmung eine ausreichende Ventilation gewährleistet werden kann.
- Bei der fiberoptischen Intubation in Narkose kann, abweichend von der nachfolgend beschriebenen Prozedere, auf die Lokalanästhesie des Nasen-Rachenraums und die Verwendung eines Periduralkatheters zur gezielten Applikation von Lokalanästhetika verzichtet werden.
- Oxygenierung des Patienten während des Intubationsmanövers, falls erforderlich, entweder passiv über eine Nasensonde oder mittels Mainzer-Universaladapter

■ Indikationen

Goldstandard beim Management von Patienten mit schwierigem Atemweg, insbesondere bei Patienten mit:

- Anatomischen Fehl- und Missbildungen des Kopf-, Hals- und Nasen-Rachenraumes
- Tumoren im Halsbereich
- Gesichtsschädelfrakturen
- Instabilen HWS-Frakturen
- Eingeschränkter Mundöffnung, -HWS-Beweglichkeit

Bei unkooperativen Patienten, bei Kindern und bei starker Sichtbehinderung durch Blut und/oder Speichel kann eine fiberoptische Wachintubation nicht empfohlen werden.

Material

- Video-Bronchoskop
- Woodbridge®-Tuben 7,0 und 7,5 ID (Erwachsene)
- Propofol-Perfusor (500 mg/50 ml); Alternativ: Ultiva-Perfusor (1 mg/50 ml)
- Otriven® (Xylometazolin 0,1 %)
- Xylocain®-Pumpspray 4 % (Lidocain)
- Lidocaingel
- Lidocain 2 % 2×5-ml-Ampulle
- Glycopyroniumbromid (Rubinol®) 1 Ampulle (1 ml = 0,2 mg)
- Periduralkatheter (die Verwendung eines Periduralkatheters ist optional)

Vorbereitung, Narkoseeinleitung

Idealerweise sollte die Intubation des wachen, kooperativen Patienten in halbsitzender Lagerung von vorne erfolgen. Die Positionierung des Anästhesisten am Kopf des Patienten, wie bei der konventionellen Intubation, ist jedoch ebenfalls möglich.

- Anschluss des Monitorings, Anlage eines peripher-venösen Zugang, Infusionsbeginn.
- Glycopyroniumbromid (Rubinol®) 1 Amp. i.v. zur Reduzierung der Salivation ca. 20 min vor der Intubation.
- Abschwellende Nasentropfen in jedes Nasenloch applizieren (z. B. Otriven® 0,3 ml)
- Lokalanästhesie über jedes Nasenloch und in den Rachenraum mit Lidocain-Pumpspray 4 % (1 Sprühstoß = 10 mg, maximal 90 mg). Auswahl des günstigeren Nasenweges bei geplanter nasaler Intubation

(oraler Intubationsweg ebenfalls möglich). Alternativ kann der Oropharynx mittels einer Mischung aus Lidocain und Otriven über einen Vernebler ausreichend anästhesiert werden.

- Ggf. Sauerstoffzufuhr über Nasensonde
- Tubuscuff und Nasengang mit Lidocaingel einreiben.
- Tubus über Bronchoskop einfädeln und fixieren. Die Optik mit Antibeschlagmittel (z. B. Reso-Clear®) einreiben.
- Optional kann ein Periduralkatheter über den Arbeitskanal eingeführt und das proximale Ende mit dem Luer-Lock Anschluss versehen werden.
- Mund- und Rachenraum absaugen.
- Analgosedierung unter Erhalt der Spontanatmung, Ansprechbarkeit und Kooperativität z. B. mit Remifentanil (Ultiva®)-Perfusor 0,05 µg/kg/min oder Sufentanil 0,1 µg/kg und Propofol 0,5–1 mg/kg/h oder als TCI mit Remifentanil (Ultiva®) 1,0–2,0 ng/ml Plasmazielkonzentration.

▪ »Spray-as-you-go-Technik«

Lokalanästhesie der pharyngealen Zielareale (Innervationsgebiet des N. trigeminus). Bronchoskop an der Rachenhinterwand bzw. dem Zungengrund entlang führen und die Glottis einstellen. In 2–3 Schritten jeweils 2 ml Lidocain 2 % (in einer 10-ml-Spritze mit Luft zur besseren Verteilung) über den Periduralkatheter oder Arbeitskanal direkt supraglottisch und in der Glottisebene bzw. subglottisch spritzen. Den Periduralkatheter über das Ende des Arbeitskanals soweit einführen, bis die Spitze des Katheters sichtbar und ein gezieltes Anbringen des Lokalanästhetikums möglich ist. Einwirkzeit des Lokalanästhetikums von mindestens 1–2 min abwarten. Bei schlechten Sichtverhältnissen Spülung mit einer geringen Menge Kochsalzlösung, die anschließend oral über einen Absaugkatheter abgesaugt werden muss. Das Bronchoskop in die Trachea einführen, bis die Carina eingesehen wird, den Tubus mit Drehbewegungen unter Sicht vorsichtig einführen. Kontrolle der Tubuslage über das Bronchoskop. Erst hiernach kann die Narkoseeinleitung (z. B. mit Propofol 1,5–2,5 mg/kg) erfolgen.

Alternativ kann eine Verneblung mit Lidocain 1 % inhalativ erfolgen und bei unzureichender Lokalanästhesie durch zusätzliche topische Applikation von 3 ml einer Mischung aus Otriven 0,1 % und Lidocain 0,5 % ergänzt werden.

■ Narkoseausleitung

- Rücksprache mit Operateur bezüglich des geeigneten Extubationszeitpunktes
- Verwendung von Cook-Kathetern bei V. a. mögliche, postoperative Atemwegsverlegung/Schwellung
- Die Ausrüstung zur Reintubation muss unmittelbar verfügbar sein.

11.9 Herz-Lungen-Maschine

■ Allgemeines

Für Steuerung und Betrieb der Herz-Lungen-Maschine ist der Kardiotechniker verantwortlich. Er muss, in enger Abstimmung mit dem Anästhesisten, für die

- Kontrolle und Steuerung der Volumenhomöostase,
- Überwachung der Blutgerinnung und
- Sicherstellung einer ausreichenden Oxygenierung

Sorge tragen.

- **Aufbau (◘ Abb. 11.6)**
  - Venöses Reservoir: Nach Sternotomie und Eröffnung des Perikards wird das Blut über eine großlumige Kanüle (venöse Kanüle) aus dem rechten Vorhof in das Reservoir der HLM geleitet.
  - Wärmetauscher: Reguliert die Körpertemperatur des Patienten
  - Oxygenator: CO_2-Elimination und Sättigung mit O_2
  - Filter: Entfernung von Luft- und Partikeln aus dem Blut
  - Rollerpumpe: Aufrechterhaltung eines systemischen Blutflusses (nicht pulsatil), Zurückpumpen des Blutes über die arterielle Kanüle in die A. ascendens

Priming-Volumen Bei Erwachsene ca. 1,5–2 l Flüssigkeit (isotone Elektrolytlösungen mit Zusatz von HAES, 5 %-Albumin, 5 %-Glukose, Natriumbikarbonat, Mannitol etc.). Dadurch kommt es zu einem Hämatkritabfall bis auf 20–25 %. Bei niedrigem Ausgangs-Hb und bei Kindern wird dem Priming-Volumen Blut zugesetzt. Zusätzlich Gabe von 10.000 IE Heparin in Priming-Lösung sowie 2000–2500 IE Heparin pro EK, welcher dem Priming-Volumen zugesetzt oder während EKZ transfundiert wird. In ◘ Tab. 11.6 sind 2 Beispiele für Priming-Lösungen aufgeführt.

◘ Abb. 11.6 Aufbau einer Herz-Lungen-Maschine. 1: arterieller Schenkel mit Zentrigugal-/Rollerpumpe; 2: Sauger; 3: Vent; 4: Kardioplegie; 5: Oxygenator; 6: Kardiotomiereservoir; 7: Hämokonzentrator; 8: Arterieller Filter; 9: Blasendetektor; 10: Kardioplegische Lösung; 11: Wärmetauscher; 12: Kardiotomiesauger, Vent-Katheter, arterielle Kanüle, Kardioplegiekanüle; 13: Hämatokrit- Sättigungsmonitor; 14: H/S Küvetten, venöser Shunt Sensor; 15: Kontinuierliche Blutgasmonitoring; 16: Kontroll- und Überwachungseinheit; 17: Temperaturmonitor; 18: Hyper-/Hypothermiegerät ►

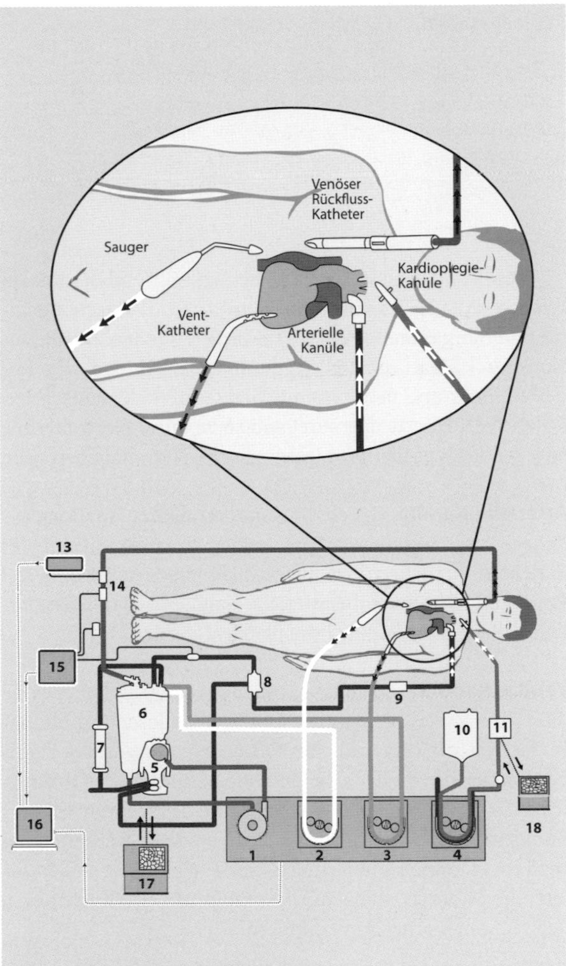
Venöser
Rückfluss-
Katheter
Sauger
Kardioplegie-
Kanüle
Vent-
Katheter
Arterielle
Kanüle
13
14
15
8
9
6
7
5
10
11
18
16
1
2
3
4
17

Tab. 11.6 Priming-Lösungen (Beispiele)

Priming-Lösung 1	Priming-Lösung 2
500 ml Voluven 500 ml Jonosteril 250 ml Mannitol 20 % 2 ml Heparin (10.000 IE)	500 ml Gelafusal 500 ml Jonosteril 500 mg Cyclokapron 1 ml Heparin (5.000 IE)

Die Pumpleistung der HLM beträgt während des totalen Bypasses 2,2–2,5 l/min/m^2 und kann je nach Körpertemperatur und Blutgasanalyse um ±50 % variiert werden. Der Perfusionsdruck hängt vom Füllungszustand der HLM, dem geförderten Fluss und dem systemischen Gefäßwiderstand (Narkosetiefe, Körpertemperatur) und sollte unter Normotermie bzw. milde Hypothermie idealerweise ca. 60 mmHg betragen.

Arterielle Kanüle Durch die Kanülierung der Aorta ascendens wird oxygeniertes Blut in den Körperkreislauf des Patienten zurückgeführt. In Ausnahmefällen wie z. B. bei Reoperationen muss die arterielle Kanüle in die A. femoralis, A. iliaca oder A. subclavia platziert werden.

Venöse Kanüle Die venöse Drainage erfolgt üblicherweise über eine Zweistufenkanüle. Die Spitze dieser Kanüle befindet sich mit ihrer seitlichen Öffnung in der unteren Hohlvene. Über die, in der zweiten Stufe befindlichen Öffnung, wird das Blut der oberen Hohlvene und des rechten Vorhofs drainiert. Wenn der rechter Vorhof eröffnet werden sollte wird eine Doppelkanülierung (separate Kanülierung der unteren und oberen Hohlvene) bevorzugt, um ein Blutstrom in den rechten Vorhof zu verhindern.

Vent-Katheter Dient der Drainage des linken Ventrikels während der Aortenabklemmung und wird üblicherweise über das linke Herzohr oder Herzspitze eingelegt. Dadurch wird das Blut, das auch nach Abklemmen der Aorta über Kollateralverbindungen (Thebesius-Venen und Bronchialzirkulation) in den linken Ventrikel fließt, drainiert und eine Überdehnung verhindert.

■ Kardioplegie

Zur Myokardprotektion während des Herzstillstandes wird zu Beginn des Eingriffes eine kardioplegische Lösung (hyperkaliämische Lösung) verabreicht, welche einem diastolischen Herzstillstand verursacht. In ◻ Tab. 11.7 sind die verschiedene Kardioplegietechniken und -lösungen, in ◻ Tab. 11.8 mögliche Zusätze einer Kardioplegielösung aufgeführt.

■ Besonderheiten

- Zur Reduktion gasförmiger Mikroembolien wird häufig CO_2 in OP-Feld eingeleitet (ca. 2 l/min)

11.10 Ileuseinleitung/rapid sequence induction (RSI)

■ Allgemeines

Bei Notfalleingriffen an nichtnüchternen Patienten müssen folgende Punkte bereits vor Anästhesieeinleitung geklärt werden:

- Eindeutige Notfallindikationsstellung durch Facharzt oder Assistenzarzt mit Facharztstandard. Daraus muss eindeutig hergeleitet werden können, dass das Abwarten der Nüchternheitsgrenze nicht möglich ist bzw. deletäre Folgen nach sich ziehen kann!
- Alternativen wie Regionalanästhesie kommen aufgrund der Notwendigkeit sofortiger Anästhesieeinleitung/OP-Gebiet, nicht in Frage.

Tab. 11.7 Kardioplegietechniken und -lösungen

Antegrad	Bei intakter Aortenklappe kann die Kardioplegielösung über die Aortenwurzel (antegrad über die Koronararterien) verabreicht werden. Intraoperativ dient dieser Kanüle als Aortic-root-Vent zur Entlastung und Entlüftung des linken Ventrikels. Selektive antegrade Kardioplegie über Koronarostien bzw. mit Knopfkanüle über Venenbypässe möglich
Retrograd	Ist die Aortenklappe insuffizient, muss die Kardioplegielösung retrograd über den Koronarsinus (rechter Vorhof) appliziert werden. Die retrograde Kanülierung wird auch bei relevanten Stenosen der Koronararterien verwendet, um die poststenotischen Bereiche des Herzmuskels besser zu erreichen
Blutkardioplegie*	Der Zusatz von Blut zur kristalloiden Kardioplegielösung im Verhältnis 4:1 (Hkt 16–20 %). Am häufigsten nach Buckberg. Auch nach Calafiore-, Eppendorf- und St.-Thomas-Plegie
Kristalloide Kardioplegie nach Bretschneider	5–8°C, Perfusionsvolumen 1 ml/min/g geschätztes Herzgewicht. Perfusionszeit 6–8 min Nachperfusion, falls erforderlich, 2–3 min
Kolloide Kardioplegie	8°C, Eppendorf-Kardioplegie
Kalte Kardioplegie	4–10°C, führt zur Kühlung des Myokards auf 15–16°C
Warme Kardioplegie	Führt zu weniger postoperativen Infarkten bzw. Low-Output-Syndromen
Kalte Induktion	4 min bei 300 ml/min bis Herzstillstand, dann 200 ml/min, bei hypertrophierten Herzen 5 min
Kalte Re-Infusion	Während der Aortenabklemmung nach jeweils 20 min Re-Infusion für 2 min bei 200 ml/min
Warme Reperfusion (hot shot)	Vor dem Öffnen der Aortenklemme Re-Infusion mit warmer Blutkardioplegie 3 min mit einem Fluss von 150 ml/min über die Aorta und alle Venenbypässe

* wird nicht mehr verwendet.

Tab. 11.8 Zusätze zur Kardioplegielösung

Zusatz	Zweck
KCl	Induktion/Aufrechterhaltung eines diastolischen Herzstillstandes
Tham/Histidine	Puffer
Mannitol	Osmolarität, Radikalfänger
Asparat/Glutamat	Metabolische Substrate
$MgCl_2$	Reduktion der Kalziumeffekte
CPD	Reduktion der freien Kalziumionenkonzentration
Glukose	Metabolisches Substrat
Blut	Sauerstofftransportkapazität

CPD: Citrat-Phosphat-Dextrose, Tham: Tromethamine

Indikationen

- Ileus
- Nicht nüchterner Patient
- Schwangere ab der 12. SSW
- Ösophagusachalasie
- Geschichtsschädeltraumata mit oropharyngealer Blutung/Hämatomen

Kontraindikationen

- Erwartet schwierige Intubation

Vorgehensweise

- Wenn zeitlich möglich/machbar: 20 ml Natriumcitrat p.o. ca. 10 min vor Narkoseeinleitung
- Vorbereitung: Kopfhochlagerung, evtl. Anlage von Magensonde zur Entleerung des Mageninhaltes mit anschließender Entfernung derselben (wenn eine

relevante Menge an Flüssigkeit in Magen vermutet wird, wie bei einem Magenkarzinom oder Dünndarmileus), evtl. vorherige sonographische Einschätzung des Mageninhaltes, funktionsfähiger Sauger (mit Yankauer), mindestens 3 min präoxygenieren (FiO_2 =1,0)
- Einleitung: ausreichende Dosierung von Hypnotika, Analgetika und insbesondere Muskelrelaxanzien (Succinylcholin, Rocuronium)
- Intubation (Tubus mit Führungsstab) in tiefer Narkose ohne Zwischenbeatmung (im Einzellfall Maskenbeatmung mit moderaten Drücken ebenfalls möglich!)
- Nach Einleitung ggf. erneute Anlage einer Magensonde

11.11 Intraaortale Ballonpumpe (IABP)

Allgemeines
- Zugang über A. femoralis oder A. iliaca, vorschieben, bis die Spitze kurz vor Abgang der linken A. subclavia zu stehen kommt (◘ Abb. 11.7)
- Inflation während Diastole, Deflation kurz vor Beginn der Systole. Ballon (40 ml) gefüllt mit Helium (niedrige Viskosität) oder CO_2 (hohe Blutlöslichkeit)

Indikationen
- Linksherzversagen
- Kardiogener Schock

Kontraindikationen
- Schwere Aorteninsuffizienz, Aortendissection, Aortenaneurysma

Einstellung
- Frequenz: 1:1 bis 1:4 (Gefahr der Thrombenbildung bei Verhältnis 1:3 und höher für längere Zeit)

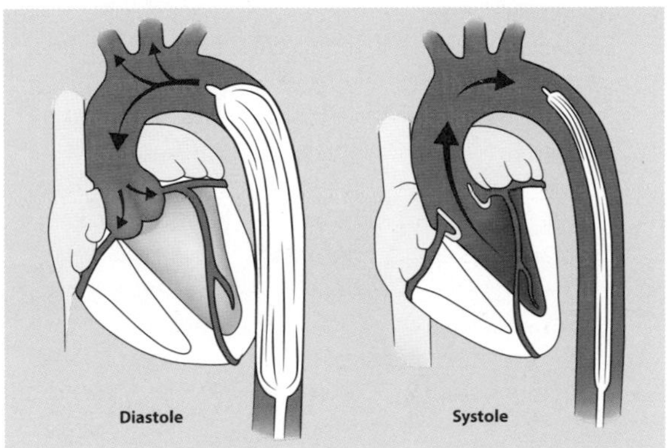

Abb. 11.7 Ballondilatation während der Diastole führt zur Okklusion der A. descendens und verbessert die zerebrale und koronare Durchblutung. (Modifiziert nach Jones et al. 2013)

- **IABP-Kurven**
  - Abb. 11.8

> **Bei einer effektiven intraaortalen Gegenpulsation muss der augmentierte diastolische Druck höher liegen als der nichtaugmentierte systolische Druck.**

11.12 Intraossärer Zugang

- **Allgemeines**
  - Bevorzugte Stelle: Proximale Tibia; auch distale Tibia und proximaler Humerus möglich

- **Material**
  - EZ-IO® Intraossäres Infusionssystem (Tab. 11.9)
  - Flussrate: 10–80 ml/min unter hydrostatischem Druck, 40–150 ml/min unter Druckinfusion. Der initialer

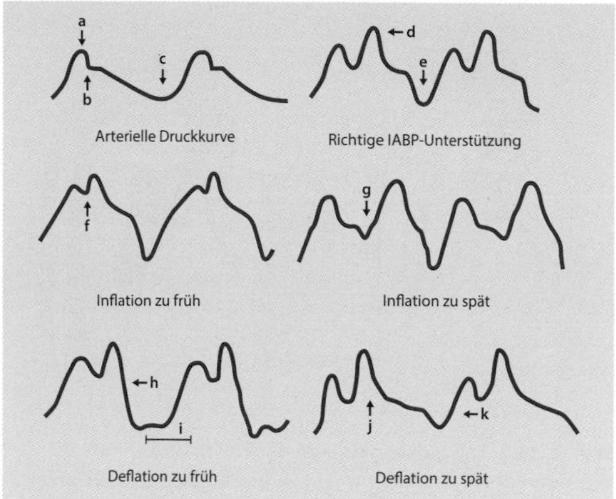

Abb. 11.8 IABP-Kurven und ihre Veränderungen. **a**: Systole; **b**: dikroter Punkt; **c**: Diastole; d: diastolische Augmentation; **e**: assistierter enddiastolischer Druck; **f**: Systole geht direkt in die diastolische Unterstützung; g: diastolische Augmentation nach dem diakrotischen Punkt; **h**: steiler Druckabfall nach Augmentation; **i**: langer Anstieg der Systole; **j**: diastolische Augmentation sieht geweitet aus; **k**: verlangsamter Druckanstieg in der Systole. (Modifiziert nach Myat et al. 2012)

Injektionswiderstand kann durch die Applikation eines Flüssigkeitsbolus reduziert werden.

- Weitere Kanülierungssysteme: Cook®, BIG® (Bone Injection Gun)
- Zeichen der erfolgreichen Punktion:
  - Widerstandverlust beim Einbohren in den Markraum
  - Im Knochen feststehende Nadel
  - Keine Schwellung (Paravasat) bei Injektion von 5–10 ml Vollelektrolytlösung

Tab. 11.9 EZ-IO® Intraossäres Infusionssystem

Größe	Farb-kodierung	
15 G	Rosa	EZ-IO PD (Kinder 3–39 kg), Länge 15 mm
15 G	Blau	EZ-IO AD (Erwachsene), Länge 25 mm
15 G	Gelb	EZ-IO LD (adipöse Patienten), Länge 45 mm

  - Aspiration von Knochenmarksblut (nicht obligatorisch)
  - Evtl. Gabe von Testdosis (z. B. 10 µg Noradrenalin) zum Nachweis der korrekten Nadellage

Besonderheiten

- Vor Beginn der Infusion Zugang flushen
- Bei wachen Patient Lidocain 20–40 mg zur Reduktion des Injektionsschmerzes (Kinder 0,5 mg/kg)
- Intraossäre Zugänge sind zur Gabe von Medikamenten, Flüssigkeits- und Transfusionstherapie geeignet. Ausnahme sind Phenytoin bzw. Natriumbikarbonat (nur verdünnt).
- Kontraindikation bei bestehender Fraktur, Infektion an der Punktionsstelle sowie erneuter Punktion an Stelle eines vorangegangener intraossären Zuganges

11.13 Intravenöser Zugang

Allgemeines

- Bevorzugte Stellen: Unterarm, Handrücken

Tab. 11.10 Farbkodierung venöser Zugänge

Größe	Farbkodierung	Flussrate
26 G	Violett	13 ml/min
24 G	Gelb	25 ml/min
22 G	Blau	36 ml/min
20 G	Rosa	67 ml/min
18 G	Grün	96 ml/min
17 G	Weiß	128 ml/min
16 G	Grau	196 ml/min
14 G	Orange	343 ml/min

Material

- Tab. 11.10

> **Der erneute Punktionsversuch nach einer Fehlpunktion muss proximal davon erfolgen, da sonst Infusionsflüssigkeit über die verletzte Venenstelle austreten kann (gilt insbesondere bei großlumige Braunülen)**

11.14 Jet-Ventilation

Indikationen

- Starre Bronchoskopie
- Minimalinvasive Herzchirurgie
- Laryngotracheale Diagnostik und Mikrochirurgie, Trachearesektionen
- Fremdkörperentfernung
- Atemwegsstenosen
- Notfallbeatmung

- **Technik**
- Infraglottische Katheter Jet-Ventilation (Kleinsasser-Technik)
- Supraglottische (katheterlose) Jet-Ventilation (Aloy-Technik)
- Infraglottische Jet-Ventilation (Sanders-Technik)
- Transtracheale Jet-Ventilation

- **Kontraindikationen**
- Gefahr eines Pneumothorax (bullöses Lungenemphysem)
- Ausgedehnte Eingriffe an Larynx und Hypopharynx mit größerer Blutungsgefahr
- Nicht nüchterner Patient
- Patienten mit Stimmbandpapillomen (Kontamination der Umgebungsluft)

- **Vorgehensweise**
- Die starre Bronchoskopie wird in der Regel mit dem Jet-Ventilator durchgeführt. Ein Niederfrequenz-Ventilator wird am Ende des starren Bronchoskops konnektiert. 100 %iger Sauerstoff wird unter Druck in die Trachea insuffliert. Die Einstellung der Pulsationsfrequenz (10–20/min), der Inspirationszeit (30–40 %) und des Arbeitsdrucks (0,3–1,8 bar) ist möglich. Durch den Venturi-Effekt kommt es zu einer Durchmischung der Raumluft mit Verringerung des FiO_2 und einer ausreichenden CO_2-Elimination.
- Es sind spezielle Bronchoskope vorhanden, die über ein spezielles Lumen eine lungennahe distale Kapnometrie ermöglichen.
- Um bedrohlich hohe Atemwegdrücke zu vermeiden, sollte eine ungehinderte Exspiration gewährleistet sein. Um Aspiration zu vermeiden, ist Nüchternheit dringend erforderlich.

- Antisialologe Medikation (Atropin oder Glykopyrroniumbromid)
- Ausreichende Präoxygenierung mit Maske
- TIVA mit Remifentanil (0,2–0,4 µg/kg/min), Propofol (0,1–0,25 µg/kg/min) und Mivacron, bei kurzen Eingriffen auch Succinylcholin. Die Beatmung erfolgt über das starre Bronchoskop mit 100 % Sauerstoff über Jet-Ventilator
- Einstellungen:
  - Beatmungsfrequenz: 100–200 Jets/min
  - Inspirationszeit: 30–40 %
  - Arbeitsdruck: 1,3–1,8 bar (maximal 2,5 bar)
  - Endexspiratorische Druckbegrenzung: 15–20(–30) mbar
  - Peak-inspiratorische Druckbegrenzung: 30–35 mbar
  - Inspiratorische Sauerstoffkonzentration: <50 % bei Laseranwendung
- Jet-Schlauch: blau; Druck-Mess-Schlauch: rot; By-Flow-Schlauch: Gold gelb
- Druck-Mess-Schlauch braucht ein eigenes Lumen. Nicht mit Jet koppeln!
- Befeuchtung der Atemluft mit Wasser für Injektionszwecke: 90 ml/h
- Je höher der Arbeitsdruck, umso besser die Oxygenierung, aber auch umso höher die Gefahr eines Barotraumas
- Die Einstellung des Jet-Ventilators erfolgt über die Kapnometrie. Eine Hyperventilation mit konsekutiver Hypokapnie sollte vermieden werden, da die Patienten an ein erhöhtes CO_2 gewöhnt sind.
- CO_2-Kontrolle: manuell durch wiederholte Aktivierung des Messvorganges. Ggf. arterielle-pCO_2-Kontrolle.
- Da bei den Patienten in der Regel postoperativ eine erhebliche Bronchospastik und starker Reizhusten auftreten, ist schon intraoperativ die Gabe von

250–500 mg Solu-Decortin, Broncholytika (Bronchospasmin 0,09 mg) und (200 mg Bronchoparat) und Atropin zur Hypersalivationsprophylaxe nötig.

Besonderheiten

- Die Intubation durch den Pneumologen/HNO-Arzt auf dem Anästhesieprotokoll dokumentieren!
- Die Befeuchtung der Atemluft erfolgt mit speziell dafür vorgesehene Pumpe mittels Aqua!.

11.15 Larynxmaske

Allgemeines

Larynxmasken können zur Atemwegssicherung bei einer breiten Palette an Eingriffen eingesetzt werden. Am häufigsten werden die flexiblen Einmalprodukte, wie z. B. Ambu® AuraOnce™, LMA SureSeal™ (beide anatomisch vorgeformt) oder Ambu® AuraGain™ bzw. LMA Supreme™, LMA ProSeal, mit einem integrierten Absaugkanal zur Platzierung einer Magensonde, verwendet (■ Tab. 11.11).

Kontraindikationen

- Nicht nüchterner Patient
- Adipositas per magna
- Hiatushernie

Tipps und Tricks

- Häufige Fehler: Zu kleine Maske, Maskenplatzierung in flacher Narkose, Drehung um die eigene Achse und dadurch undicht sitzende Larynxmaske, fehlende Fixierung.
- Im Zweifelsfall bei der Entscheidung zwischen 2 Größen, die Größere wählen. Gesichtsform bzw. Körpergröße beeinflussen ebenfalls die Wahl der richtigen Größe.

Tab. 11.11 Auswahl der richtigen Larynxmaske bei Kindern und Erwachsenen

Körpergewicht	Alter	Körpergröße	Größe	Füllvolumen/ Druck
Bis 5 kg	Neugeborene – 2 Monate		1	<4 ml/ 60 cmH_2O
5–10 kg	2 Monate – 1 Jahr		1,5	<7 ml/ 60 cmH_2O
10–20 kg	1–4 Jahre		2	<10 ml/ 60 cmH_2O
20–30 kg	5–10 Jahre		2,5	<14 ml/ 60 cmH_2O
30–50 kg	11–12 Jahre		3	<20 ml/ 60 cmH_2O
50–70 kg			4	<30 ml/ 60 cmH_2O
70–100 kg		>175 cm	5	<40 ml/ 60 cmH_2O
>100 kg			6	<50 ml/ 60 cmH_2O

- Einlegen der Maske: Optimal ist die 2-Mann-Technik. Die Maske beim Einlegen nicht komplett entblocken.
- Das Entblocken der Larynxmaske beim Entfernen verursacht häufiger Hustenanfälle, da sich der angesammelte Schleim ungehindert Richtung Glottis bewegen kann.

Bei Patienten mit lockeren (Front-)Zähnen muss die Einführung und Entfernung der Larynxmaske mit besonderer Vorsicht erfolgen!

11.16 Lungenfunktionsdiagnostik

Allgemeines

Indikationen

- COPD
- Asthma bronchiale (eingeschränkte Aussagekraft)
- Ausgeprägte Skoliose (restriktive Ventilationsstörung)
- Vor thoraxchirurgischen Eingriffen (Pneumektomie, Lobektomie)

Kontraindikationen

- Spannungspneumothorax
- Akuter Myokardinfarkt

Parameterbewertung

- Tab. 11.12
- PEF: exspiratorischer Spitzenfluss
- MEF50: maximaler Exspirationsfluss nach Ausatmung von 50 % der Vitalkapazität
- Pneumektomie: FEV_1 >2 l oder 60 %, Lobektomie: FEV_1 >1,5 l oder 50 %

11.17 Maschinelle Autotransfusion

Allgemeines

- Auffangen, Wiederaufbereitung und Retransfusion von Wundblut (intra- und postoperativ) als gewaschene Erythrozytensuspension innerhalb von 6 h
- Überlebensrate der gesammelten Erythrozyten zwischen 30 und 80 %

Tab. 11.12 Spirometrische Parameter zur Beurteilung des präoperativen pulmonalen Risikos

Parameter	Wert	Interpretation
FEV_1	>2 l oder 75 % der Vitalkapazität	Normales Risiko
	0,8–2 l	Erhöhtes Risiko
	<0,8 l	Sehr hohes Risiko
FEV_1/VK	≥80 %	Keine Obstruktion
	70–79 %	Obstruktion im Grenzbereich
	60–69 %	Geringgradige Obstruktion
	50–59 %	Mittelgradige Obstruktion
	<50 %	Hochgradige Obstruktion

Indikationen

- Zu erwartender Blutverlust >1000 ml
- Alle aseptischen Eingriffe mit größerem Blutverlust:
  - Unfallchirurgie: Hüft-, Knie-Totalendoprothese, Totalendoprothese-Wechsel, ventrale und dorsale Spondylodese
  - Viszeralchirurgie: Milzverletzung, Verletzung großer Bauchgefäße
  - Herz-, Thorax- und Gefäßchirurgie: aortokoronarer Venenbypass, alle großen gefäßchirurgischen Eingriffen (maschinelle Autotransfusion durch Kardiotechniker)
  - Urologie: Nephrektomie, radikale Prostatektomie (insbesondere wenn nerve sparing)
  - Gynäkologie: OP nach Wertheim-Meigs

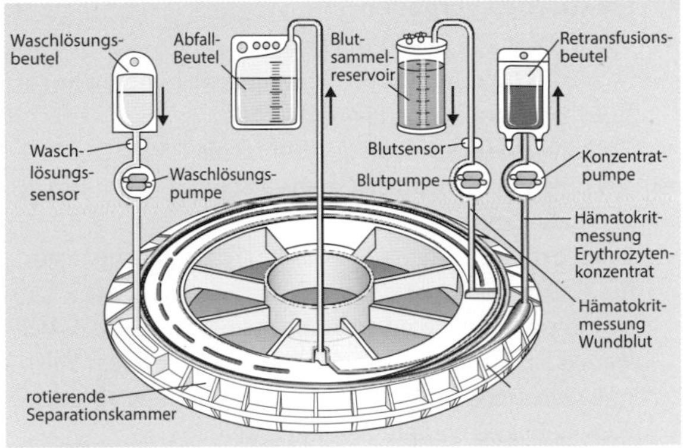

Abb. 11.9 Prinzip der Erythrozytenaufbereitung bei der maschinellen Autotransfusion (Funktionsprinzip C.A.T.S.®-Systems, Fa. Fresenius)

Kontraindikationen

- Alle infizierten/kontaminierten Eingriffe (Abszess, Darmverletzung, Sepsis)
- Intraoperative Verwendung von: H_2O_2, Braunol, Floseal
- Tumor-OP ohne Möglichkeit der Blutbestrahlung bzw. bei Eröffnung des Tumorkapsels/Streuung von Tumorzellen

Geräte

- Haemonetics CS 5:
  - Diskontinuierliches System (Latham-Glocke)
  - Möglicher Hkt 50–60 %
  - Geschwindigkeit: 3–7 min/Zyklus
- Fresenius C.A.T.S. (Abb. 11.9)
  - Kontinuierliches System
  - Möglicher Hkt: ca. 65 %
  - Geschwindigkeit: bis zu 100 ml Konzentrat/Minute (Notfallprogramm)

- **Praktisches Vorgehen**
- 500 ml NaCl + 15.000 IE Heparin
- Sog: 80–100 mmHg (Anwendung eines höheren Sogs führt zur verstärkten Hämolyse)
- Verhältnis Heparinlösung-Blut: 1:3 bis 1:5
- Vorfüllen des Schlauchsystems und Filter (priming)
- Besonderheiten
- Die Durchführung eines Bedside-Test vor Transfusion des Cellsaverblut ist dann erforderlich, wenn es zu einem personellen oder räumlichen Wechsel (z. B. Verlegung in den Aufwachraum) kommt. In diesem Fall muss ein Bedside-Test sowohl vom Patienten als auch vom Cellsaverblut durchgeführt werden.

11.18 Muskelrelaxometrie

- **Indikationen**
- Wiederholte oder kontinuierliche Gabe von Muskelrelaxanzien
- Einmalige Gabe von Relaxanzien bei stark adipösen Patienten
- Nieren- und/oder Leberinsuffizienz
- Neuromuskuläre Erkrankungen (Myasthenia gravis, Muskeldystrophie)
- Zur Vermeidung einer Antagonisierung (z. B. bei Asthma bronchiale)

- **Verfahren**

In Tab. 11.13 sind die geeignete Stimulationsorte für die Muskelrelaxometrie, in Tab. 11.14 die am häufigsten angewandten Stimulationsmuster aufgezählt. Abb. 11.10 zeigt eine schematische Darstellung der Registrierung neuromuskulärer Blockaden mittels Train-of-four (TOF)-Stimulationsmuster.

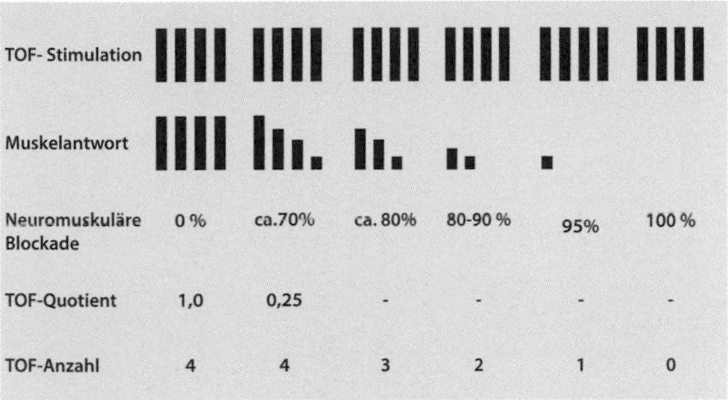

TOF- Stimulation	IIII	IIII	IIII	IIII	IIII	IIII
Muskelantwort	IIII					
Neuromuskuläre Blockade	0 %	ca.70%	ca. 80%	80-90 %	95%	100 %
TOF-Quotient	1,0	0,25	-	-	-	-
TOF-Anzahl	4	4	3	2	1	0

Abb. 11.10 Train-of-four (TOF)-Stimulation zur Erfassung nicht depolarisierenden, neuromuskulären Blockaden

Tab. 11.13 Nervenstimulationsorte (Nerv, Kennmuskel und motorische Antwort)

Geeignete Nerven	Kennmuskel	Funktion
N. ulnaris	M. adductor pollicis	Adduktion des Daumens
N. facialis	M. orbicularis occuli	Muskelkontraktion, Lidschluss
N. peroneus	M. ext. dig. longus	Dorsalflexion des Fußes
N. tibialis posterior	M. flex. hallucis brevis	Plantarflexion der Großzehe

- Empfindlichkeit ausgesuchter Muskeln gegenüber Relaxation im Vergleich zum M. adductor pollicis: Pharynxmuskulatur > M. masseter > M. adductor pollicis > M. orbicularis oculi > Larynxmuskulatur > Zwerchfell
- Geschwindigkeit der Erholung im Vergleich zum M. adductor pollicis: Zwerchfell > Larynxmuskulatur > M. adductor pollicis > M. masseter > Pharynxmuskulatur

Tab. 11.14 Neuromuskuläres Monitoring (Stimulationsmuster und deren Eigenschaften)

Stimulationsmuster		Frequenz (Hz)	Reizdauer (msec)	Besonderheiten
Einzelreize (single twich)		0,1	0,1–0,2	Verschwinden der muskulären Antwort bei Blockade von >75 % der ACh-Rezeptoren
Train of four (TOF)		2	0,1–0,2	Einzelreize im Abstand von 0,5 sec, zwischen 2 Serien mindestens 10 sec Pause Anzahl der Antworten und das Verhältnis T4/T1 (TOF-Ratio) korreliert mit dem Grad der neuromuskulären Blockade
Tetanus		50	5	Zwischen zwei Tetani mindestens 5 min Pause
Posttetanic count (PTC)	Tetanus	50	5	10–15 Einzelreize 3 sec nach Tetanus. Zur Evaluierung tiefer neuromuskulärer Blockaden. Anzahl der Einzelreize, die nach der tetanischen Stimulation zu einer Muskelantwort führen steht im umgekehrten Verhältnis zum Grad der Blockade* Zwischen zwei Tetani mindestens 5 min Pause. Antagonisierung ab PTC>10 möglich!
	Einzelreize	1	0,1–0,2	
Double-burst-Stimulation (DBS) Tetanus		50	0,2	2 Reizserien mit je 3 kurzen Tetani im Abstand von 750 ms. Detektion von Restblockaden bei TOF-Ratio >0,5

* PTC wird zur Beurteilung einer tiefen neuromuskulären Blockade herangezogen, wenn auf Einzelreize/TOF keine muskuläre Antwort erfolgt. Auch die genauere Steuerung einer tiefen Blockade (z. B. bei ophtalmologischen Operationen) kann mittels PTC besser gelingen. Das Zeitfenster zwischen der ersten Muskelantwort nach posttetanischem Reiz (PTC 1) und das Erscheinen der ersten Antwort auf TOF (T1) ist abhängig vom eingesetzten Relaxans und Alter des Patienten (Kinder haben eine deutlich kürzere Erholungszeit).

11.19 Nervenstimulation

Einstellung

- Initiale Stromstärke 1,0 mA, Impulsbreite 1 ms, Impulsfrequenz 2 Hz
- Minimale Schwellenwerte
- Nicht unter 0,2 mA bei 0,1 ms Impulsbreite
- Nicht unter 0,05 mA bei 1,0 ms Impulsbreite

Besonderheiten

- Bei Reduktion der Impulsbreite <150 μs unter laufender Stimulation reizt man selektiv die motorischen Fasern, Schmerzfasern sind bei dieser Impulsbreite nicht betroffen.
- Bei Einstellung der Impulsbreite >150 μs kann ein rein sensibler Nerv (z. B. N. cutaneus femoris lateralis) stimuliert werden (Patient gibt Parästhesien in Versorgungsgebiet an).
- Die Reduktion der Impulsfrequenz auf 1 Hz bei Traumapatienten hilft, schmerzhafte Kontraktionen so gering wie möglich zu halten.

11.20 Nichtinvasive Blutdruckmessung

Allgemeines

Die nichtinvasive Blutdruckmessung gehört zum Standardmonitoring jede Anästhesieform. Die Messgenauigkeit beträgt 5–8 mmHg, ist aber stark vom systolischem Blutdruck (z. B. bei Schock) abhängig. Weiterhin kann die Messung durch falsche Manschettengröße, periphere Vasokonstriktion und Herzrhythmusstörungen beeinflusst werden.

Übliches Messintervall 5 min. Kürzere Messintervalle nur im Ausnahmefall.

Tab. 11.15 Gängige Blutdruckmanschetten (Beispiele)

Blutdruckmanschette	Hersteller	Range	Farbe
Erwachsene groß lang	Dräger	31–40 cm	Rot
Erwachsene groß	Dräger	31–40 cm	Rot
Erwachsene normal	Dräger	23–33 cm	Blau
Erwachsene	Dura-Cuf™ Critikon	17–25 cm	Hellblau
Kind groß	Dura-Cuf™ Critikon	12–19 cm	Grün
Kind	Dura-Cuf™ Critikon	12–19 cm	Grün
Säugling	Dura-Cuf™ Critikon	8,3–15 cm	Orange
Pedisphyg CAS 2,5 cm	CAS Medicals Systems	5–9 cm	Weiß
Pedisphyg CAS 3,0 cm	CAS	6–11,5 cm	Weiß
Pedisphyg CAS 5,0 cm	CAS	10–17,75 cm	Weiß

▪ Material

Tab. 11.15 zeigt Beispiele gängigee Blutdruckmanschetten.

Bevorzugt wird die Blutdruckmessung am Oberarm durchgeführt. Messungen am Unterarm, Unter- und Oberschenkel sind aber ebenfalls möglich. Dabei muss beachtet werden, dass:

- arterieller Mitteldruck und diastolischer Druck mit zunehmendem Abstand vom Herzen leicht sinken,
- systolischer Druck aber in Richtung Peripherie überhöht ist.

Der systolischer Blutdruck ist am Unterschenkel bei gesunden Gefäßen, etwas höher ist als der Druck in den Armen. Bei pAVK und Aortenisthmusstenose ist der Druck in den Beinen jedoch signifikant niedriger.

■ Sonstiges

- Das Sprechen während der Blutdruckmessung verfälscht das Messergebnis (etwas höhere Werte)
- Mittlere Blutdruckwerte sind im Liegen ca. 8 mmHg höher als im sitzender Position.
- Die Blutdruckdifferenz zwischen dem rechten und linken Arm kann bis zu 10(–20) mmHg betragen (bei älteren Patienten höher).

Schmale Blutdruckmanschetten führen zu Unterschätzung, breite Manschetten zu Überschätzung des Blutdruckes. Durch zu kleine Manschetten wird der Blutdruck fälschlicherweise höher, durch größere Manschetten zu niedrig gemessen.

11.21 Pulsoxymetrie

■ Allgemeines

Nichtinvasives Verfahren zur kontinuierlichen Überwachung der Oxygenierung. Pulsoxymeter messen die partielle arterielle O_2-Sättigung (prozentualen Anteil des Oxyhämoglobins an der Summe von Oxy- und Desoxyhämoglobin) anhand der Lichtabsorption bei zwei verschiedenen Wellenlängen (rot 660 nm und infrarot 940 nm).

■ Technik

Die Pulsoxymetrie wird üblicherweise an den Fingerkuppen der Hand durchgeführt. Alternativen sind: Zehen, Nasenseptum und Ohrläppchen.

▪ Störfaktoren

- Falsche Platzierung des Sensors
- Bewegungsartefakte
- Minderdurchblutung bei Schock, Hypothermie
- Nagellack/Kunstnagel: Insgesamt geringer Einfluss. Die Farben schwarz, lila und dunkelblau haben den größten Einfluss.
- Erhöhte Methomoglobin- oder Carboxyhämoglobinkonzentration
- Indikatorfarbstoffe im Blut: Indocyaningrün, Methylenblau und Indigokarmin führen kurzfristig (einige Minuten) zu falsch niedrigen Sättigungswerten.

▪ Sonstiges

Die Messgenauigkeit des Pulsoxymeters (im Vergleich zur Blutgasanalyse) bei Sauerstoffsättigungwerten >90 % beträgt ca. 2 %. Bei kritisch kranken Patienten mit eine SaO_2 >70 % kann die Abweichung bis zu 2±3 % ansteigen.

11.22 Transtracheale Jet-Ventilation

▪ Indikationen

- »Cannot intubate – cannot ventilate«

▪ Vorgehensweise (◘ Tab. 11.16)

Punktion durch das Lig. cricothyroideum in einem Winkel von ca. 30° nach kaudal, Luftaspiration, Entfernung des Stahlmandrins, Fixierung, Anschluss der Jet-Pistole (Manujet III). Alternativ kann eine 14-G-Braunüle mit aufgesetzter Spritze zur Punktion verwendet werden. Der Anschluss an das Beatmungsgerät erfolgt über den Körper einer 2-ml-Spritze, in die der Konnektor eines 8er-Tubus genau passt.

Tab. 11.16 Jet-Ventilation, Katheterauswahl und Einstellungsparameter

	Katheter	Beatmungs-frequenz (pro min)	Ausgangs-druck (bar)	Volumen (l/min)
Frühgeborene	18 G	40	0,5	3–3,5
Säuglinge	18 G	40	1	4–6
Kinder	14 G	20–30	2	16–21
Erwachsene	13 G	12–13	3	24–30

11.23 ZVK-Anlage

Indikationen

- Hämodynamisches Monitoring (ZVD-Messung), totale parenterale Ernährung, Katecholamintherapie, Langzeit-Infusionstherapie, fehlende periphere Zugangsmöglichkeit, Hämodialyse/Hämofiltration, operative Eingriffe in sitzender Position, Chemotherapie, Polytrauma (bei Notwendigkeit von Volumensubstitution großlumige Katheter, z. B. Shaldon bevorzugen)

Kontraindikationen

- Infektion an der Punktionsstelle
- Gerinnungsstörung (relativ)

Allgemeines

- Grenzwerte zur Anlage von ZVK: Thrombozyten ≥20/nl, Quick ≥20 %, aPTT ≤80 sec, Fibrinogen ≥100 mg/dl (Werte bei antikoagulierten Patienten und bei isoliertem Mangel eines Faktors nicht anwendbar).

Tab. 11.17 Einführtiefe ZVK ab Hautniveau

Zugang	Rechts	Links
V. anonyma	13–14 cm	
V. jug. interna/externa	15 cm	17 cm
V. subclavia	14–15 cm	16–17 cm

- Blutungsrisiko bei ZVK-Anlage weitgehend unabhängig von Gerinnungs- bzw. Thrombozytenwerten (Ausnahme ausgeprägte, kombinierte Gerinnungsstörungen)
- Wichtigster Einflussfaktor ist die Erfahrung des durchführenden Arztes!
- Bei Gerinnungsstörungen möglichst keine Subklavia-Punktion

Punktionsort

- V. jugularis interna, vorzugsweise rechts. Alternativ: V. subclavia, V. femoralis

Material

- 1–5-lumige ZVK's je nach Indikation

Punktionstechnik (Tab. 11.17)

- ZVK-Anlage mit EKG-Kontrolle (z. B. Alpha-Card®)
- Voraussetzung: Sinusrhythmus
- Erfolgsrate: >80 %

Besonderheiten

- Liegedauer: Indikation täglich überprüfen. Die Infektionsrate steigt ab dem 5. Tag stark an, Liegedauer >14 Tage nur selten sinnvoll.

- 3-Lumiger-ZVK's werden üblicherweise wie folgt verwendet:
  - Brauner Schenkel (distal): ZVD-Überwachung
  - Blauer Schenkel (medial): Volumenschenkel
  - Weißer Schenkel (proximal): Katecholamine
- Zur Dokumentation der korrekten ZVK-Lage bzw. Ausschluss von Pneumothorax wird nach der Punktion ein Rö-Thorax angefertigt. Bei unkomplizierten Punktionen mit Alpha-Card®-Technik und sonographischgesteuerter Punktionen der V. jugularis interna kann auf die Anfertigung eines Rö-Thorax verzichtet werden bzw. die Röntgenkontrolle später erfolgen.

Bei Karotistenose oder -verschluss auf der ipsilateralen Seite punktieren!

Medikamente

H. Taghizadeh

H. Taghizadeh, *Pocket Guide Anästhesie*,
DOI 10.1007/978-3-662-52754-2_12,

12.1 Antiarrhythmika

- **Adenosin (Adrekar®)**
- 1 Amp. 2 ml = 6 mg
- Paroxysmale supraventrikuläre Tachykardien
- Dosierung: Initial bei Erwachsenen 6 mg schnell i.v. (1–2 sec.), evtl. 2. Bolus nach 1–2 min, 6 mg, 3. Dosis 12 mg (möglichst über zentralen Zugang, mit NaCl 0,9 % nachspülen)
- Kontraindikationen: Paroxysmale AV-junction-Tachykardie
- Besonderheiten: AV-Block II° und III° Grades, QT-Verlängerung, Vorhofflimmern oder-flattern, Sick-Sinus-Syndrom

- **Amiodaron (Cordarex®)**
- 1 Amp. 3 ml = 150 mg
- Indikationen: ventrikuläre und supraventrikuläre Tachykardien, WPW-Syndrom, im Rahmen der CPR bei Kammerflimmern
- Dosierung: 3–5 mg/kg (bei Erwachsene 150–300 mg) als Bolus, evtl. weiter mit 0,5 mg/kg/h

- Kontraindikationen: Hyperthyreose, Jodallergie, Behandlung mit MAO-Hemmern, Schwangerschaft
- Besonderheiten: Klasse III-Antiarrhythmikum. Gefahr von atropinresistente Bradykardien, Blutdruckabfälle, Überleitungsstörung und reduziertem HZV unter Allgemeinanästhesie!

- **Esmolol (Brevibloc®)**
- 1 Amp. 10 ml = 100 mg
- Indikationen: Perioperative arterielle Hypertonie und Tachykardie
- Dosierung: Bolusweise in 10-mg-Schritte i.v, Erhaltungsdosis 0,05–0,2 mg/kg/min über Perfusor
- Kontraindikationen: Bradykardie, höhergradige SA- und AV-Blockierungen, Schock, Therapie mit MAO-Hemmern
- Besonderheiten: Selektive β1-Blocker, Metabolisierung durch unspezifische Esterasen (nicht Plasmacholinesterase). HWZ 9 min

- **Lidocain (Xylocain 2 %®)**
- 1 Amp. 5 ml = 100 mg
- Indikationen: Ventrikuläre Herzrhythmusstörungen
- Dosierung: 1–1,5 mg/kg, evtl. weiter mit 1–4 mg/kg/h
- Kontraindikationen: Höhergradige AV-Blockierungen, bradykarde Rhythmusstörung, dekompensierte Herzinsuffizienz
- Besonderheiten: Klasse-Ib-Antiarrhythmikum

- **Verapamil (Isoptin®)**
- 1 Amp. 2 ml = 5 mg
- Indikationen: Tachykarde Herzrhythmusstörungen
- Dosierung: 5 mg i.v., ggf. Wiederholung nach 5–10 min

- Kontraindikationen: Hypotonie (systolischer Blutdruck <90 mmHg), dekompensierte Herzinsuffizienz, akuter Myokardinfarkt
- Besonderheiten: Langsame Injektion (ca. 2 min)

12.2 Antibiotika

■ Allgemeines

- Präoperative Antibiotikaprophylaxe: Grundsätzlich 30–60 min präoperativ i.v.
- Die Verabreichung einer 2. Dosis wird empfohlen bei:
  - Dauer des Eingriffes >2–3 h bzw. länger als die 2-fache HWZ des verwendeten Antibiotikums
  - Großem Blutverlust (in der Regel >1 l)
- Bei Blutsperre 2. Dosis erst nach Öffnen des Tourniquets

■ Amoxicillin (Amoxypen®)

- Einmaldosierung: 0,5–1 g p.o., 1 g i.v., Kinder 5–10(–15) mg/kg p.o. oder i.v.
- Eliminations-HWZ: 1 h
- Dosisreduktion: bei Niereninsuffizienz Intervallverlängerung auf 12–24 h
- Erregerspektrum: grampositive Keime (ohne Penicillinasebildner); gute bis mittlere Empfindlichkeit von Enterokokken, Listerien, Campylobacter fetus; gramnegative Erreger (z. B. gramnegative Kokken); unterschiedlich empfindlich sind: Haemophilus, E. coli, Salmonellen, Shigellen, Proteus mirabilis; nicht erfasst: Pseudomonas, Klebsiellen, Citrobacter, Enterobacter, Bacteroides etc.
- Besonderheiten: Kontraindikation bei Penicillinallergie

- **Amoxicillin/Clavulansäure (Augmentan®)**
- Einmaldosierung: 1 g p.o. bzw. 2,2–4,4 g i.v., Kinder 20 mg/kg
- Eliminations-HWZ: 1 h
- Dosisreduktion: bei Niereninsuffizienz (Kreatinin-Clearance <10 ml/min) die Hälfte der normalen Einzeldosis
- Erregerspektrum: grampositive Keime (Staphylokokken), Haemophilus influenzae, Moraxella catharrhalis, Gonokokken, Proteus mirabilis, Proteus vulgaris; Anaerobier (Bacteroides fragilis)
- Teilweise erfasst sind: E. coli, Klebsiella. Nicht erfasst sind: Pseudomonas, Serratia, Enterobacter-Arten, Morganella morganii, Methicillin-resistente Staphylokokken (MRSA)
- Besonderheiten: Kontraindikation bei Penicillinallergie

- **Ampicillin/Sulbactam (Unacid®)**
- Einmaldosierung: 3 g (50 mg/kg), Kinder 15–45 mg/kg
- Eliminations-HWZ: 1–2 h
- Dosisreduktion: bei Kreatinin-Clearance <5 ml/min. Einzeldosis alle 48 h
- Erregerspektrum: grampositiv und gramnegativ. Keime. Wirkt nicht gegen Enterobakterien, Serratia und Pseudomonas
- Besonderheiten: Kontraindikation bei Penicillinallergie

- **Cefazolin (Elzogram®)**
- Cephalosporin der 1. Generation
- Einmaldosierung: 2 g i.v., Kinder 10–30 mg/kg. Typischer Dosis zur Prophylaxe: 25 mg/kg
- Dosisreduktion: bei Kreatinin-Clearance von 40–60 ml/min auf 60 %, bei 25–40 ml/min auf 25 % und bei 5–20 ml/min auf 10 %
- Eliminations-HWZ: 90–150 min

- Erregerspektrum: grampositive, aerobe Kokken (außer Enterokokken). Moderate Aktivität gegen einige gramnegative Keime (Klebsiellen, E. coli, Proteus, Shigella)
- Besonderheiten: Vitamin-K-Substitution bei eingeschränkter Nierenfunktion gegen Blutungsneigung

Cefotaxim (Claforan®)

- Cephalosporin der 3. Generation
- Einmaldosierung: 2 g (25 mg/kg i.v.), Säuglinge und Kinder 50–100 mg/kg/d (verteilt auf 2–4 Dosen)
- Dosisreduktion: bei Kreatinin-Clearance <10 ml/min. Tagesdosis 1–2 g
- Eliminations-HWZ: 1 h
- Erregerspektrum: Viele grampositive und gramnegative Bakterien; Staphylokokken (auch bei Betalaktamase-bildenden Stämmen); gut wirksam gegen Haemophilus influenzae, Proteus mirabilis, Streptokokken, E. coli, Klebsiella pneumoniae, Gonokokken, Meningokokken, auch gegen Salmonellen, Shigellen und Anaerobier (außer B. fragilis) wirksam, zusätzlich Morganella und Serratia
- Besonderheiten: Transaminaseanstieg, Blutungsneigung bei eingeschränkter Nierenfunktion

Ceftriaxon (Rocephin®)

- Cephalosporin der 3. Generation
- Einmaldosierung: 2 g (30–50 mg/kg), Kinder ab 12 Jahren Erwachsenendosierung, 1 Woche bis 12 Jahren 50–75 mg/kg in 1–2 Dosen
- Eliminations-HWZ: 5–9 h
- Dosisreduktion: keine
- Erregerspektrum: viele grampositive und gramnegative Bakterien; Staphylokokken (auch bei Betalaktamase-bildenden Stämmen); gut wirksam gegen Haemophilus influenzae, Proteus mirabilis, Streptokokken, E. coli,

Klebsiella pneumoniae, Gonokokken, Meningokokken, auch gegen Salmonellen, Shigellen und Anaerobier (außer B. fragilis) wirksam, zusätzlich Morganella und Serratia
- Besonderheiten: Blutungsneigung bei eingeschränkter Nierenfunktion. Häufig zur Propyhalxe bei neurochirurgischen Operationen.

▪ Cefuroxim (Zinacef®)

- Cephalosporin der 2. Generation
- Einmaldosierung: 1500 mg (30–50 mg/kg), Kinder 30 mg/kg
- Eliminations-HWZ: 1–2 h
- Dosisreduktion: bei Kreatinin-Clearance <50 ml/min Intervallverlängerung
- Erregerspektrum: Viele grampositive und gramnegative Bakterien; Staphylokokken (auch bei Betalaktamase-bildenden Stämmen); gut wirksam gegen Haemophilus influenzae, Proteus mirabilis, Streptokokken, E. coli, Klebsiella pneumoniae, Gonokokken, Meningokokken, auch gegen Salmonellen, Shigellen und Anaerobier (außer B. fragilis) wirksam. Wirkt nicht gegen Enterokokken

▪ Clindamycin (Sobelin®)

- Einmaldosierung: 600–1200 mg (15 mg/kg), Kinder 10–20 mg/kg
- Eliminations-HWZ: 2,5 h
- Dosisreduktion: bei Niereninsuffizienz ein Viertel bis ein Drittel der Normaldosierung
- Erregerspektrum: Vorwiegend grampositive aerobe und anaerobe Erreger (Kokken – nicht Enterokokken; Corynebakterien, Propionibakterien, Actinomyces, Clostridien), Empfindlichkeitsschwankungen bei Nocardien, Mykoplasmen, Plasmodien (Malaria),

Toxoplasma. Gramnegative Erreger sind resistent, ausgenommen
- Bacteroidaceae (Bacteroides, Fusobakterium) und Veillonella
- Besonderheiten: Kontraindikation bei allergischer Diathese, Säuglinge >1 Monat

- **Ciprofloxacin (Ciprobay®)**
- Einmaldosierung: 200–400 mg
- Eliminations-HWZ: 3–5 h
- Dosisreduktion: Bei Kreatinin-Clearance <20 ml/min. Einmaldosierung alle 24 h
- Erregerspektrum: Breit; vor allem gramnegative Bakterien (Enterobakterien), Chlamydien
- Besonderheiten: Kontraindikation in der Schwangerschaft und Stillperiode, bei Kinder und Jugendliche in der Wachstumsphase und Patient mit Epilepsie. Vorsicht: Risiko von (Achilles-)Sehnenruptur!

- **Doxycyclin (Vibravenös®)**
- Einmaldosierung: 100–200 mg i.v.
- Eliminations-HWZ: 15 h
- Dosisreduktion: Bei Niereninsuffizienz nicht erforderlich, strenge Indikationsstellung Dosisreduktion und Intervallverlängerung bei Leberfunktionsstörung
- Erregerspektrum: Mykoplasmen, Chlamydien, Treponemen, Borrelien, Leptospiren, Rickettsien, Coxiella, Brucella, Yersinia, Francisella, Bartonella, Ehrlichia, Vibrionen, Aktinomyzeten, Pasteurella, Burholderia psuedomallei, Hämpophilus ducrey und andere seltene Erreger; Plasmodium falciparum
- Besonderheiten: Kontraindikation in der Schwangerschaft und Stillperiode, bei Kindern und bei Patient mit Myasthenia gravis

Levofloxacin (Tavanic®)

- Einmaldosierung: 250–500 mg i.v.
- Eliminations-HWZ: 6–8 h
- Dosisreduktion: Bei GFR 20–50 ml/min 250 mg, bei GFR 10–19 ml/min 125 mg, bei GFR <10 ml/min 125 mg/d
- Erregerspektrum: Urogenitale Infektionen, Weichteilsinfektionen, Enteritiden, nach Bauchchirurgie, Knochen- und Gelenksinfektionen, strenge Indikationsstellung bei Atemwegs- und HNO-Infekten, bei multiresistenter Tuberkulose in Kombination
- Besonderheiten: Interaktion mit Marcumar! Vorsicht: Risiko von (Achilles-)Sehnenruptur!

Metronidazol (Clont®, Flagyl®)

- Einmaldosierung: 500 mg (7,5–15 mg/kg), Kinder 15–30 mg/kg
- Eliminations-HWZ: ca. 8 h
- Dosisreduktion: Bei Kreatinin-Clearance <10 ml/min Intervallverlängerung
- Erregerspektrum: Anaerobier-Infektionen (oft Mischinfektionen mit aeroben Bakterien, Abszesse; chirurgische und intrabdominale Infektionen, Infektionen des Beckens), Trichomoniasis, Gardnerella-Vaginitis (bakterielle Vaginose), Amöbenenruhr, Giardiasis, Antibiotika-assoziierte Kolitis
- Besonderheiten: Kontraindikation bei ZNS-Erkrankungen, Schwangerschaft und Stillperiode sowie schwerer Leberschäden

Piperacillin/Tazobactam (Tazobac®)

- Einmaldosierung: 4,5 g i.v.
- Eliminations-HWZ: 0,7–1,2 h
- Dosisreduktion und Intervallverlängerung ab einer Kreatinin-Clearance <40 ml/min 3,375 g/6–8 h

- Erregerspektrum: Grampositive und gramnegative Keime, Anaerobier, auch Betalaktamase-bildende Stämme von Staphylokokken, Haemophilus, Pseudomonas und Bacteroides

Beispiele einer verlängerten postoperativen Antibiotikaprophylaxe

- Postoperativ für mindestens 24 h
  - Offene Frakturen, älter als 12 h, Darmresektion aufgrund ischämischer oder strangulationsbedingter Nekrose ohne freie Perforation
  - Appendektomie wegen gangränöser Appendzitis, Cholezystektomie wegen gangränöser Cholezystitis
- Postoperativ für mindestens 48 h
  - Traumatische Darmläsion, gastroduodenale Perforation ohne gesicherte abdominelle Infektion, Liquor-Shunt-Operationen

12.3 Antidote

▣ Tab. 12.1 gibt einen Überblick über die wichtigsten Antidote.

12.4 Antiemetika

- **Dexamethason (Fortecortin®)**
- 1 Amp. 4/8 mg = 1/2 ml
- Dosierung: 4–8 mg i.v., Wirkmaximum nach 45 min bis 1 h.
- Besonderheiten: Wirkt in Dosierung von 0,1–0,2 mg/kg ko-analgetisch. Präoperative Gabe bevorzugen.

Tab. 12.1 Antidote

Indikation/Vergiftung mit	Antidot	Dosierung	Besonderheiten
Trizyklische/tetrazyklische Antidepressiva	Physostigmin (Anticholium®)	0,03–0,04 mg/kg langsam i.v. (über 2 min), ggf. Wiederholung nach 30 min	
Intoxikation mit schwachen organischen Säuren (Barbiturate, Acetylsalicylsäure)	Ggf. NaHCO3 8,4 %	50–100 ml	1 Fl. 100 ml. Zu applizierende Menge = BE × kg KG × 0,3
Überdosierung/Intoxikation mit Antihistaminika, Alkohol, Benzodiazepine, Psychopharmaka (Phenothiazine, tri- und tetrazyklische Antidepressiva)	Physostigmin (Anticholium®)	0,03–0,04 mg/kg langsam i.v. (über 2 min), ggf. Wiederholung nach 30 min	1 Amp. 2 mg/5 ml

Acetaminophen/ Paracetamol	N-Acetylcystein (Fluimucil® Antidot 20 %) (1 ml = 200 mg	initialer Bolus 150 mg/kg (über 15 min), gefolgt von 50 mg/kg über 4 h, gefolgt von 100 mg/kg über 16 h. Gesamtdosis 300 mg/kg; Gesamtdauer 20 h	Innerhalb1 h nach Einnahme einer Dosis von >7,5 g, ist eine Einmaldosis Aktivkohle (1–2 g/kg als wässrige Aufschwemmung) per os zu verabreichen. Sofortiger Therapiebeginn mit NAC bei Ingestion ≥8 h, bei kürzerem Abstand Serumkonzentration abwarten (Abnahme ≥4 h nach Ingestion!)
Diethylenglykolintoxikation, Prophylaxe und Behandlung von Alkoholentzugssymptomen	Alkoholkonzentrat 95 %	20 ml	
Cholinesterasehemmern (E605 u. a.)	Atropin	Initial 5–10–100 mg (Kinder 0,1 mg/kg KG) i.v. bis zum Verschwinden der Vagussymptomatik. Evtl. Wiederholung oder kontinuierliche Gabe.	1 Amp. 100 mg/10 ml

Tab. 12.1 (Fortsetzung)

Indikation/Vergiftung mit	Antidot	Dosierung	Besonderheiten
ZAS, Vergiftungen mit Atropin, Phenothiazinen, tri- und tetrazyklische Antidepressiva, Alkohol	Physostigmin (Anticholium®)	Initial 1 Amp. langsam i.v., kontinuierlich 1–4 mg/h (titriert nach Wirkung). Kinder 0,04 mg/kg i.v.	1 Amp. 2 mg/5 ml Cave: Patient mit erhöhtem kardialen Risiko
Neuroleptika	Biperidin (Akineton®)	0,04 mg/kg (2,5–5 mg) i.v.	1 Amp. 5 mg/1 ml
Blausäure, Cyanide, Nitrile und Schwefelwasserstoff; im Verlauf der kontrollierten intraoperativen Hypotension mit Nitroprussidnatrium	4-DAMP®	3–4 mg/kg langsam i.v., anschließend über die gleiche Kanüle 100–500 mg Natriumthiosulfat/kg	1 Amp. 250 mg/5 ml
Digoxin	Digitalis-Antidot (Digibind®)	Je nach Menge der eingenommenen Digoxin/Digitoxin. Üblicherweise 10 Amp., bei chronischer Toxizität 6 Amp.	1 Amp. 80 mg bindet 1 mg Digitalis

Barbiturate	Aktivkohle	0,5–1(–2) g/kg (50–100 g) aufgelöst in 7- bis 10-fachen Menge Wasser	
Benzodiazepine	Flumazenil (Anexate®)	0,5 mg/5 ml bzw. 1 mg/10 ml Initialdosis 0,2 mg Flumazenil i.v. (innerhalb 15 sec). Falls innerhalb von 60 sec keine Veränderung des Bewusstseinsgrades eintritt, weiter 0,1-mg-weise in Abständen von 60 sec bis zu einer Gesamtdosis von 1 mg Flumazenil wiederholen. Übliche Dosis: 0,3–0,6 mg Flumazenil.	Langsame Injektion, sonst Gefahr von Übelkeit/Erbrechen, Angstzustände. HWZ 45 min, Entzugssymptomatik, kein Schutz vor Krampfanfall
Betablocker	Glucagon (GlucaGen®) Alupent®	0,2 mg/kg als Kurzinfusion, dann 0,5 mg/kg über 12 h, nicht länger als 24 h	1 Amp. 1 mg. Nicht vorrätig, Sonderbestellung über Apotheke. Ggf. Schrittmachertherapie
Lokalanästhetika (Methämoglobinämie)	Toluidinblau, Methylenblau*	2–4 mg/kg i.v., Säuglinge und Kleinkinder 2 mg/kg i.v. 1–2 mg/kg i.v.1 ml = 10 mg, maximal 7 mg/kg	Hämolyse

Tab. 12.1 (Fortsetzung)

Indikation/Vergiftung mit	Antidot	Dosierung	Besonderheiten
Morphin und Morphinderivate	Naloxon (Narcanti®)	1 ml = 0,4 mg verdünnen auf 10 ml. 1-ml-weise (0,04 mg)/ 2–3 min titrieren	Wirkdauer 30–45 min, Wirkeintritt nach ca. 30 sec, HWZ: 1–2 h; Cave: Rebound! Nebenwirkungen: Tachykardie, Hypertonie, HRST, Lungenödem, Entzugssymptome. Cave: KHK!
SSRI (Serotonin-Reuptake-Hemmer)	Magnesium i.v.	Bolus: 8–16 mval, danach 20–40 mval/24 h	Bei Torsade-de-pointes-Tachykardien
Zyanid	Natrium-thiosulfat		
Überdosierung nichtdepolarisierender Muskelrelaxanzien	Neostigmin (Prostigmin®)	0,5(–2) mg i.v. mit 0,5 mg Atropin i.v.	1 Amp. 0,5 mg/1 ml
Heparinüberdosierung	Protamin	Dosierung nach Menge des verabreichten Heparins (► Kap. 2.5.5)	ausgeprägter RR-Abfall, möglichst über periphere Venen applizieren.

Überdosierung nichtdepolarisierender Muskelrelaxanzien, Intoxikation mit Anticholinergika	Pyridostigmin (Kalymin®, Mestinon®)	1 Amp. Kalymin® forte bzw. Mestinon® mit 0,5 mg Atropin	1 Amp. Kalymin® forte 5 mg/1 ml, 1 Amp. Mestinon® 5 mg/1 ml
Anticholinergika	Atropin	0,5(–2) mg i.v.	
Rocuronium (Esmeron®)	Suggamadex (Bridion®)	2 mg/kg: Bei Wiedererscheinen der 2. Reizantwort bei TOF-Stimulation 4 mg/kg: Bei Erholung auf 1–2 Post-Tetanic-Counts 16 mg/kg: Zur sofortigen Aufhebung der Blockade	
Organophosphate, Überdosierung von Physostigmin	Atropin	0,5(–2) mg i.v. Dosis kann bis zum Verschwinden der Miosis, Bradykardie und Salivation weiter gesteigert werden	Kontraindikation: Intoxikation mit trizyklischen Antidepressiva
Methanol, Ethylenglykol	Ethanol 96 %	5–7 mg/kg einer 10 %-Lösung (ca. 1 g/kg oral)	Alternative: Fomepizol

Tab. 12.1 (Fortsetzung)

Indikation/Vergiftung mit	Antidot	Dosierung	Besonderheiten
Kalziumantagonisten und Verätzung mit Flusssäure	Kalzium 20 %	10–20 ml i.v., bei Flusssäureverätzung lokal	
Inhalation von Brandgasen, Rauchgasen	Pulmicort-Dosieraerosol	Bei Verdacht initial 5 Hübe, bei Symptome alle 10 min 5 Hübe	
Oral aufgenommene Gifte (Kontraindikationen beachten!)	Medizinische Kohle (Ultracarbon)	1 g/kg oral	Kontraindikation: Intoxikation mit Säuren und Laugen, disssoziierte Salze
Schaumbildner (Wasch- und Spülmittel)	Saab simplex		

* Das Medikament wird in Deutschland nicht mehr hergestellt und kann nur über USA besorgt werden.

! Extrem starker perinealer Schmerz bei Schnellinjektion in geringem Volumen. Intravenöse Applikation in 50 ml NaCl über 10 min.

- **DHB (Xomolix®)**
  - 1 Amp. 2,5 mg = 1 ml
  - Dosierung: 1,25–2,5 mg i.v. (20–50 µg/kg)
  - Besonderheiten: QT-Verlängerung (tritt unmittelbar auf, maximal nach 20 min). Wirkeintritt nach 2 min, Wirkdauer 1–2 h

- **Dimenhydrinat (Vomex®)**
  - 1 Amp. 62 mg = 10 ml
  - Dosierung: 0,5–1 mg/kg (62) mg i.v., max. 1–3 Amp./24 h
  - Nebenwirkungen: Sedierung, Tachykardie, Unruhe (Kinder), Lichtempfindlichkeit, QT-Zeit-Verlängerung
  - Kontraindikation: Akuter Asthmaanfall, Porphyrie, Phäochromozytom, Epilesie, Eklampsie, Engwinkelglaukom
  - Besonderheiten: Mundtrockenheit, Sedierung

- **Granisetron (Kevatril®)**
  - 1 Amp. 1 mg = 1 ml
  - Dosierung: 1 mg i.v. (40 µg/kg KG), möglichst langsam i.v. über 5 min
  - Kontraindikationen: Long QT-Syndrom
  - Besonderheiten: Hebt die Analgesie von Paracetamol auf. QT-Verlängerung. Antiemetische Wirkung hält bis zu 24 h an. Kann Unruhe/Panik, Obstipation, Bauch- und Rückenschmerzen verursachen.

- **Metoclopramid (MCP, Paspertin®)**
  - 1 Amp. 10 mg = 2 ml
  - Dosierung: 20–25 mg i.v.

- Kontraindikationen: M. Parkinson
- Besonderheiten: Extrapyramidaler Bewegungsstörungen (Kinder, Jugendliche)

- **Ondasetron (Zofran®)**
- 1 Amp. 4/8 mg = 2/4 ml
- Dosierung: 0,1 mg/kg (4 bis maximal 8 mg) i.v., bis zu 3× in 24 h
- Kontraindikationen: Gleichzeitige Anwendung von Apomorphin bei Parkinson-Patienten
- Besonderheiten: QT-Zeitverlängerung, Überempfindlichkeitsreaktionen (häufig manifestiert durch Atembeschwerden)

12.5 Antifibrinolytika

- **Tranexamsäure (Cyclokapron®)**
- 1 Amp. à 5/10 ml = 500/1000 mg
- Indikationen: Prophylaxe und Therapie von Blutungen infolge gesteigerter Fibrinolyse. Antidot bei medikamentös induzierter Fibrinolyse
- Kontraindikationen: Hämaturien aus den oberen Harnwege (Gefahr einer Gerinnselretention)
- Dosierung: 500 mg in die HLM, 500 mg i.v. als Kurzinfusion nach Hautschnitt, 1000 mg i.v. als Kurzinfusion nach HLM-Abgang. Dosishalbierung ab einem Kreatinin-Wert >3 mg/l, weitere Dosisreduzierung bzw. Therapieverzicht ab einem Kreatinin-Wert >5 mg/l

12.6 Antihypertensiva

- **Clonidin (Catapresan®)**
  - 1 Amp. 1 ml = 150 µg
  - Dosierung: 0,075–0,15 mg i.v.
  - Kontraindikationen: Sick-Sinus-Syndrom, AV-Block II. und III. Grades, Bradykardie (<50/min), Stillzeit, Depression
  - Besonderheiten: Partiell selektiver α2-Rezeptor-Agonist (α1: α2 1:220)

- **Glyceroltrinitrat (Nitrolingual akut® Spray, Trinitrosan®)**
  - 1 Sprühstoß = 0,4 mg Glyceroltrinitrat, 1 Amp. 1/10 ml = 5/50 mg
  - Indikationen: Angina pectoris, Myokardinfarkt, kardiales Lungenödem, kontrollierte Hypotension
  - Dosierung: 0,8–1,2 mg (2–3 Hüben), bei Bedarf anschließend initial 5–10 µg/min, Dosissteigerung in 3–5 min Abstand
  - Kontraindikationen: Viagra-/Levitra-/Cialis-Einnahme in den letzten 24 h, systolische Blutdruck <90 mmHg, Kardiomyopathie
  - Besonderheiten: Die Gabe unverdünnter i.v. Lösungen ist absolut kontraindiziert!

- **Nifedipin (Adalat®)**
  - 1 Amp. 5 mg/50 ml, 1 Kps. 5/10 mg
  - Dosierung: 5–10 mg p.o. bzw. 0,6–1,2 mg/h über Perfusor (5 mg/50 ml)
  - Kontraindikationen: Akuter Myokardinfarkt, instabile Angina pectoris, höhergradige Aortenklappenstenose
  - Besonderheiten: Lichtempfindlicher Substanz. Wirkbeginn 5–10 min, Wirkdauer 1–4 h

- **Urapidil (Ebrantil®)**
  - 1 Amp. 5 ml = 25 mg
  - Dosierung: 10–25(–50) mg langsam i.v.
  - Kontraindikationen: Schwangerschaft und Stillzeit
  - Besonderheiten: Bei ausbleibender Wirkung Dosiswiederholung nach 5 min

12.7 Antikoagulanzien/gerinnungshemmende Substanzen

- **Acetylsalicylsäure (ASS)**
  - 1 Flasche = 500 mg, Tabl. 100/500 mg
  - Indikationen: Akuttherapie des akuten Koronarsyndroms in kombination mit Heparin. Thrombozytenaggregationshemmung bei Z. n. Stentimplantation, Sekundärprophylaxe von TIA/Apoplex
  - Dosierung: Akuttherapie bei akutem Koronarsyndrom 1-mal 500 mg, sonst 1-mal 100 mg
  - Kontraindikationen: Letztes Trimenon der Schwangerschaft, Kinder (Reye-Syndrom)
  - Besonderheiten: Bei Blutung unter ASS-Therapie Desmopressingabe (Minirin®) empfohlen
  - Wirkmechanismus: Hemmung der Cyclooxygenase

- **Apixaban (Eliquis®)**
  - Wirkmechanismus: Direkter Faktor-Xa-Inhibitor
  - Indikationen: Prophylaxe und Therapie von venösen Thromboembolien nach Hüft- und Knie-Totalendoprothesen
  - Dosierung: 2-mal täglich 2,5/5 mg p.o.
  - Kontraindikationen: Akute Blutung, Koagulopathie
  - Besonderheiten: Keine Dosisanpassung im Alter oder bei leichter Niereninsuffizienz

- **Argatroban (Argatra®)**
  - 1 Fl. 2,5 ml = 250 mg
  - Wirkmechanismus: Direkter Faktor IIa-Inhibitor
  - Indikationen: Therapie der HIT II
  - Dosierung: 0,5–2 μg/kg/min
  - Kontraindikationen: schwere Leberfunktionsstörung
  - Besonderheiten: HWZ: 40–70 min. Bei Leberinsuffizienz Eliminationshalbwertzeit auf 180 min verlängert. Kein Antagonist! Wiederherstellung der Gerinnung mit FFP, PPSB (Cofact® heparinfrei!), Fibrinogen und Tranexamsäure. Elimination durch Hämodialyse/Hämofiltration
  - Hinweis: Monitoring über aPTT (bei Infusionsbeginn, anschließend 2-stündlich bis eine stabile 2–3-fache PTT-Verlängerung erreicht wird.

- **Certoparin-Natrium (Mono-Embolex®)**
  - 1 Fertigspritze 3000/8000 IE (1 IE entspricht 1 IE Anti-Xa-Aktivität)
  - Dosierung: Prophylaxe 1×3000 IE s.c. täglich, Therapie: halbtherapeutische Dosis bei Niedrigrisiko-1×8000 IE und volltherapeutische Dosis bei Hochrisikopatienten 2×8000 IE s.c. täglich
  - Kontraindikationen: HIT
  - Wirkmechanismus: Hemmung des Faktor Xa
  - Antagonisierung: Protamin (eingeschränkte Wirkung)

- **Clopidogrel (Plavix®)**
  - 1 Tabl. 75/300 mg
  - Dosierung: Erhaltungsdosis 75 mg/d
  - Kontraindikationen: schwere Leber-/Niereninsuffizienz
  - Besonderheiten: Interaktionen mit Protonenpumpenhemmer und Kalziumkanalblocker
  - Wirkmechanismus: ADP-Hemmstoff. Wirkung nicht antagonisierbar. Zur Beurteilung der Restaktivität nach

Absetzen des Medikamentes PFA-EPI/P2Y bestimmen. Bei Blutung unter Clopidogrel-Therapie Thrombozytentransfusion, Gabe von Desmopressin bzw. Tranexamsäure.

- **Coumadin (Warfarin®)**
- Indikationen: Wie Phenprocuomon
- Dosierung: Therapiebeginn mit 2,5–5 mg p.o./d, Dosiseinstellung mittels INR-Wert (Quick)
- Kontraindikationen: Wie Phenprocuomon
- Besonderheiten: HWZ: 30–40 h Antagonisierung: PPSB

- **Dabigatran (Pradaxa®)**
- Wirkmechanismus: Direkter Faktor-IIa-Inhibitor
- Indikationen: Thromboembolieprophylaxe bei Hüft- und Knieendoprothesen
- Dosierung: 1-mal 110 mg. p.o. 1–4 h postoperativ, dann 1-mal 220 mg p.o. täglich, Dosisanpassung bei Niereninsuffizienz (1-mal 75 mg p.o.)
- Kontraindikationen: GFR<30 ml/min
- Besonderheiten: HWZ: 14–17 h. Antagonisierung: Idarucizumab (Praxbind® 50 ml/2,5 g). 5g hebt die Gerinnungshemmung innerhalb von Minuten auf und wirkt mindestens 12 h lang. Monitoring zum Ausschluss einer Akkumulation bei Niereninsuffizienz mittels PTT (negativ-prädiktiver Wert, d. h. ein normaler PTT-Wert schließt eine hohe Plasmakonzentration aus, eine geringe PTT-Verlängerung kann allerdings bereits bei einer blutungsrelevanten Plasmakonzentration vorkommen), Thrombinzeit und/oder ECT. Bei hämorrhagischen Komplikationen (■ Abb. 12.1): Einnahme unterbrechen (!), lokale Blutstillung (falls möglich), Diurese fördern, ggf. Transfusion von EK/FFP's, bei Thrombozytopenie ggf. TK-Gabe, Dialysebehandlung. Bei lebensbedrohlicher Blutungen PPSB oder Faktor VIIa.

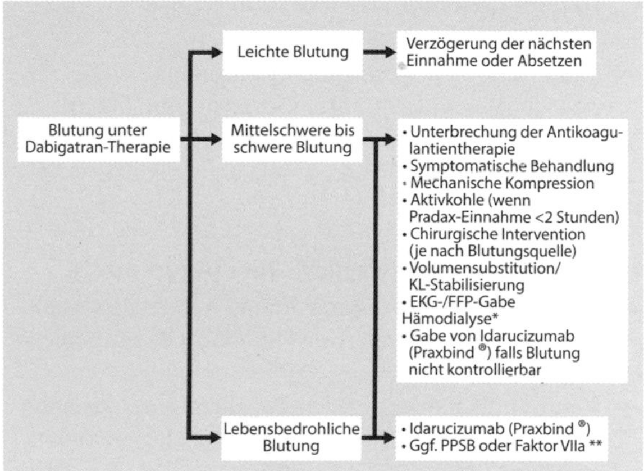

Abb. 12.1 Algorithmus zur Behandlung von Blutungen unter Dabigatran. * Optimierung der Rahmenbedingungen: Temperatur >35°C, pH>7,2, Fibrinogen >150 mg/dl, Thrombozytenzahl >50/nl. ** Hämodialyse-Clearance-Daten: Durchschnittliche Anteil von Dabigatran, der durch Dialyse entfernt wurde betrug 62% nach 2 h und 68% nach 4 h

Danaproid-Natrium (Orgaran®)

- Prophylaxe: 2-mal 750 IE s.c.
- Thromboembolie bei HIT: Initial 2500 IE (<55 kg 1250 IE, >90 kg 3750 IE) i.v., anschließend 400 IE/h für 4 h, 300 IE/h für weitere 3 h und Erhaltungsdosis von 150–200 IE/h
- Kontraindikationen: GFR <30 ml/min
- Besonderheiten: 10 % Kreuzreaktion. Bestimmung des Wirkspiegels mit adaptiertem Anti-Xa-Test. Antagonisierung: keine Wiederherstellung der Gerinnung durch PPSB, rFVIIa. Elimination durch Plasmapherese

▪ Dalteparin (Fragmin P/Fragmin P forte®)

- 1 Fertigspritze 2500/5000 IE
- Dosierung: niedriges/mittleres Thromboserisiko 1×2500 IE s.c., hohes Thromboserisiko 1×5000 IE s.c., zur Behandlung von akuter tiefer Venenthrombose und Lungenembolie 200 IE/kg 1× tgl. s.c., maximal 18.000 IE/d

▪ Dipyridamol/Acetylsalicylsäure (Aggrenox®)

- 1 Kps. 200 mg Dipyridamol/25 mg Acetylsalicylsäure
- Indikationen: Sekundärprävention von TIA/Apoplex
- Dosierung: 2× täglich
- Kontraindikationen: Patient mit allergischer Reaktion/ Asthmaanfälle durch Salicylate/NSAR, Leber/Nierenversagen
- Besonderheiten: Kürzere Wirkdauer als ASS
- Wirkmechanismus: Thrombozytendiesterasehemmer (Dipyridamol)

▪ Enoxaparin-Natrium (Clexane®)

- Prophylaxe: 20–40 mg/d s.c.
- Therapie: 2×1 mg/kg/d (therapeutische Dosis) bzw. 1×1 mg/kg/d (halbtherapeutische Dosis)
- Kontraindikationen: HIT
- Besonderheiten: HWZ: 3–5 h (abhängig von LMWH)
- Wirkmechanismus: Wirkt mehr auf Faktor Xa
- Antagonisierung: Protamin (eingeschränkte Wirkung)
- 1 mg entsprechen 100 IE Anti-Xa-Aktivität, 1 ml = 100 mg = 10.000 IE

▪ Fondaparinux (Arixtra®)

- Wirkmechanismus: Hemmt indirekt Faktor Xa
- Indikationen: Prophylaxe Orthopädie/UCH, abdominelle Eingriffe, intern. Patienten mit erhöhtem Risiko

für venöse Thromboembolie, Patienten mit akutem Koronarsyndrom

- Dosierung: Prophylaxe 1× täglich 2,5 mg s.c., Therapie 1×5–10 mg s.c.
- Kontraindikationen: Aktive Blutung, akute bakterielle Endokarditis, Kreatinin-Clearance <20 ml/min, Patienten mit KG<50 kg
- Besonderheiten: Prophylaxe/Behandlung HWZ: 17–21 h
- Bestimmung des Wirkspiegels mittels adaptiertem Anti-Xa-Test. Abnahme ca. 3 h nach s.c. Applikation. Antagonisierung: keine. Wiederherstellung der Gerinnung durch rFVIIa. Elimination durch Plasmapherese

Fondaparinux reagiert nicht mit HIT-Ak und kann daher bei Patienten mit einer positiven HIT-II-Anamnese eingesetzt werden (gilt nicht für Patienten mit einer akuten HIT II, die therapeutisch antikoaguliert werden müssen).

■ Idraparinux/Idrabiotaparinux (noch nicht zugelassen)

- Indikationen: Prophylaxe bei Vorhofflimmern, Behandlung von Lungenembolien
- Besonderheiten: Klinische Effekte Monate nach Stopp. HWZ: 4–5,5 Tage. Antagonisierung: Avidin
- Phenprocoumon (Marcumar®)
- 1 Tablette à 3 mg
- Indikationen: Embolieprophylaxe bei Vorhofflimmern oder -flattern, nach Lungenembolien oder Thrombosen, nach Herzklappenersatz
- Dosierung: Therapiebeginn mit höherer Initialdosis, anschließend Dosiseinstellung mittels INR (2,0–3,0) bzw. Quick-Wert

- Kontraindikationen: Epilepsie, chronische Alkoholabusus, Nephrolithiasis, bakterielle Endokarditis
- Besonderheiten: HWZ: 72–96 h. Antagonisierung: PPSB
- Hinweis: Die gerinnungshemmende Wirkung von Phenprocoumon setzt mit einer Latenz von ca. 36–72 h ein.

■ **Phenprocuomon (Marcumar®)**

- 1 Tablette à 3 mg
- Indikation: Embolieprophylaxe bei Vorhofflimmern oder -flattern, nach Lungenembolien oder Thrombosen, nach Herzklappenersatz
- Dosierung: Therapiebeginn mit höherer Initialdosis, anschließend Dosiseinstellung mittels INR (2,0–3,0) bzw. Quick-Wert
- Kontraindikationen: Epilepsie, chronische Alkoholabusus, Nephrolithiasis, bakterielle Endokarditis
- Besonderheiten: HWZ: 72–96 h. Antagonisierung: PPSB und Vitamin K (Konakion®)
- Hinweis: Die gerinnungshemmende Wirkung von Phenprocoumon setzt mit einer Latenz von ca. 36–72 h ein.

■ **Prasugrel (Efient®)**

- Dosierung: Erhaltungsdosis 10 mg/d
- Kontraindikationen: Aktive Blutung, Apoplex/TIA, schwere Leberfunktionsstörung, Alter <18 Jahren
- Besonderheiten: Höhere Blutungsneigung gegenüber Clopidogrel
- Wirkmechanismus: Hemmung des P2Y12-Rezeptors auf der Thrombozytenoberfläche

■ **Rivaroxaban (Xarelto®)**

- Wirkmechanismus: Direkter Faktor-Xa-Inhibitor
- Indikationen: Prophylaxe/Behandlung der DVT, Akutes Koronarsyndrom

- Dosierung: 1×10 mg–2×15 mg p.o./d
- Kontraindikationen: Schwangerschaft und Stillzeit, Kinder unter 18 Jahren, Leber- und Niereninsuffizienz, bakterielle Endokarditis
- Besonderheiten: HWZ: 7–11 h, Nebenwirkungen: Nierenfunktionsstörung, Übelkeit, Erbrechen. Monitoring mittels modifizierter Anti-Xa-Aktivität. Ein normaler Quick-Wert schließt das Vorhandensein eines relevanten Plasmaspiegels aus!
- Antagonisierung: keine. Nicht dialysierbar. PPSB-Gabe als ultima ratio

Ticlodipin (Tiklid®)

- Dosierung: 2× täglich 250 mg
- Kontraindikationen: Schwere Leberfunktionsstörung, hämatopoetische Erkrankungen (Neutropenie, Thrombozytopenie, TTP, aplastische Anämie)
- Besonderheiten: schwere hämatologische (Neutropenie) Nebenwirkungen, daher nur indiziert bei Aspirin-Intoleranz. Eliminations-HWZ 13 h. Wiederherstellung der Gerinnung bei Blutung durch Desmopressin oder Transfusion von Thrombozytenkonzentrate
- Wirkmechanismus: ADP-Hemmstoff

Ticagrelor (Brilique®)

- Wirkmechanismus: Hemmung der ADP-Rezeptor-vermittelten Thrombozytenaktivierung- und aggregation (Adenosindiphosphat-Rezeptorantagonist am P2Y12ADP-Rezeptor)
- Indikationen: Behandlung des akuten Koronarsyndroms (instabile Angina pectoris, NSTEMI, STEMI)
- Dosierung: Initialdosierung 180 mg, Erhaltungsdosis 90 mg 2-mal/d
- Kontraindikationen: aktive pathologische Blutung, intrakranielle Blutung in der Anamnese, mäßige bis

schwere Leberfunktionsstörung. Gleichzeitige Anwendung mit starken CYP3A4-Inhibitoren (z. B. Ketoconazol, Clarithromycin, Nefazodon, Ritonavir, Atazanavir) kann zu einer starken Anstieg der Ticagrelor-Konzentration führen.
- Therapie bei Blutungskomplikationen: Desmopressin-/Thrombozytengabe wahrscheinlich unwirksam, bei klinische relevante Blutungsereignisse antifibrinolytische Therapie (Tranexamsäure) und/oder rekombinanter Faktor VIIa

Unfraktioniertes Heparin (UFH)

- Prophylaxe: 3×5000 IE oder 2×7500 IE s.c.
- Therapie: 5000 IE Bolus i. v. + 1000 IE/h Perfusor, Dosisanpassung mittels PTT
- Kontraindikationen: HIT
- Besonderheiten: Wirkmaximum 1 min nach i.v. Gabe
- HWZ: 1–4 h (abhängig von Dosis/Bolus); Wirkmechanismus: Hemmung der Faktoren IIa und Xa durch Erhöhung der Antithrombin-Aktivität
- Wirkmechanismus: Komplexbildung mit AT III, dadurch Beschleunigung der inhibierenden Wirkung von AT III um Faktor 1000
- Antagonisierung: Protamin

Antagonisierung von niedermolekularer Heparine

Für LMWH: Menge LMWH in den vergangenen 4 h; Empfohlene Protamindosis = 1 mg/1 mg LMWH (= 100 Anti-Xa-Einheiten). Zuerst die Hälfte der errechneten Menge innerhalb von 2 h verabreichen, Restdosis nach Blutungsintensität und HWZ des LMWH.

12.8 Bronchodilatatoren

Allgemeines

- Die optimale Flussrate zur Inhalation von Bronchodilatatoren (z. B. Salbutamol, Ipratropium) über eine Sauerstoffmaske beträgt 6–8 l/min

Aminophyllin/Theophyllin (Euphylong®)

- Indikationen: Therapie von Bronchospasmus nach anaphylaktischen/anaphylaktoiden Reaktionen. Third-line-Therapie bei chronischem Asthma bronchiale. Bei akuter Exazerbation von COPD nicht angezeigt.
- Dosierung:
  - Loading dose 4–5 mg/kg über 20–30 min (in 50 ml NaCl), anschließend 0,5–0,7 mg/kg/h
  - Erhaltungsdosis: Nichtraucher 0,4 mg/kg/h, Raucher (Erwachsene) 0,7 mg/kg/h, >60-Jährige 0,3 mg/kg/h, Leberinsuffizienz 0,2 mg/kg/h
- Kontraindikationen: Hyperthyreose, Tachyarrhythmien, Z. n. akutem Myokardinfarkt
- Besonderheiten: 0,6 mg/kg erhöht den Theophyllin-Serumspiegel um 1 µg/ml. 100 mg Aminophyllin entspricht 80 mg Theophyllin.

Fenoterol (Berotec®)

- 1 Sprühstoß = 100/200 µg
- Dosierung: 1–2 Hübe, Wiederholung nach 5 min (maximaler Einzeldosis 4 Hübe)
- Kontraindikationen: Tachyarrhythmie, Phäochromozytom
- Besonderheiten: Verursacht Hypokaliämie

- **Ipratropium (Atrovent®)**
  - Inhalationslösung 1 ml = 250 µg, 1 Sprühstoß = 0,02 mg Ipratropiumbromid
  - Dosierung: 5 mg per Inhalation bis zu 4×/Tag. 1–2 Sprühstoße (maximale Tagesdosis 12 Sprühstoße)
  - Kontraindikationen: Allergie gegen Atropin- oder Atropin-Derivaten
  - Besonderheiten: Anwendung bei Kindern <6 Jahren nicht empfohlen

- **Ipratropium und Fenoterol (Berodual®)**
  - 1 Sprühstoß = Fenoterol 0,05 mg und Ipratropiumbromid 0,02 mg
  - Dosierung: 1–2 Sprühstoß, Wiederholung nach 5–10 min, zur Inhalation der Inhalt einer mit 3–4 ml NaCL0,9 % verdünnen
  - Kontraindikationen: HOCM, Tachyarrhythmien
  - Besonderheiten: Senkt den Kaliumspiegel

- **Reproterol (Bronchospasmin®)**
  - 1 Amp. 1 ml = 0,09 mg
  - Dosierung: 90 µg langsam i.v. (über 30–60 sec), bei Bedarf Wiederholung nach 10–15 min, Kinder (Säuglinge ab 3 Monaten, Klein- und Schulkinder) 1,2 µg/kg langsam i.v.
  - Kontraindikationen: HOCM, schwere Hyperthyreose, Phäochromozytom
  - Besonderheiten: Strenge Indikationsstellung im 1. Trimenon und kurz vor Geburt (wehenhemmende Wirkung)

- **Salbutamol (Sultanol®)**
  - Fertiginhalationslösung 2,5 ml = 1,25 mg; 1 Sprühstoß = 0,1 mg
  - Dosierung: 10–20 Tropfen (2,5–5,0 mg) in 2–3 ml steriler Kochsalzlösung zur Inhalation, ggf. Dosis-

steigerung bis zu 40 Tropfen (10 mg). Kinder ab 4 Jahren: 1–2 Tropfen pro Lebensjahr (maximal 8 Tropfen) in 3–5 ml steriler Kochsalzlösung zur Inhalation. Maximalosierung 80 Tropfen/d (Kinder 40 Tropfen/d). 1–2 Sprühstoß, Wiederholung nach ca. 5 min
- Kontraindikationen: Hyperthyreose/Thyreotoxikose, HOCM, hypertrophe subvalvuläre Aortenstenose, Tachyarrhythmien
- Besonderheiten: verursacht Hyperglykämien, Hypokaliämie

▪ Terbutalin (Bricanyl®)

- 1 Amp. 1 ml = 0,5 mg
- Indikationen: Status asthmaticus, schwere bronchospastische Anfälle
- Dosierung: 0,25(–0,5) mg s.c., ggf. Wiederholung nach 10–15 min
- Kontraindikationen: Tachyarrhythmie
- Besonderheiten: verursacht Hypokaliämien (insbesondere bei gleichzeitiger Hypoxie), Blutzuckerbestimmung zu Beginn der Therapie!

12.9 Glukokortikoide

▪ Allgemeines

In ◘ Tab. 12.2 ist der gluko- und mineralokortikoide Potenz sowie Schwellendosis von Prednisolon, Methylprednisolon und Dexamethason aufgeführt.

▪ Dexamethason (Fortecortin®)

- 1 Amp. 4, 8, 40 bzw. 100 mg
- Relative glukokortikoide Potenz: 30, relative mineralokortikide Potenz: 0, Cushing-Schwellendosis: 1,5 mg/d

Tab. 12.2 Gluko- und mineralokortikoide Potenz, Cushing-Schwellendosis

	Relative glukokortikoide Potenz	Relative mineralokortikoide Potenz	Verhältnis Glukokortikoide zu mineralokortikoide Wirkung	Cushing-Schwelle (mg/d)
Hydrokortison	1	1	1	30
Prednisolon	4	0,8	5	7,5
Methyprednisolon	5	0,5	10	6
Dexamethason	30	0	>30	1,5

- Indikationen: PONV-Prophylaxe
- Dosierung: zur PONV-Prophylaxe 4(–8) mg

Hydrokortison

- 1 Amp. 20 ml = 100 mg
- Indikationen: Perioperative Substitution von Kortikoiden bei Patienten unter Steroidtherapie über Cushing-Schwelle
- Dosierung: Substitionsdosis nach Schema (▶ Kap. 17.17) 25(–100) mg i.v. am OP-Tag
- Bei Z. n. Transplantation:100 mg präoperativ i.v., Reduktion um 25 mg an den folgenden Tagen
- Relative glukokortikoide Potenz: 1, relative mineralokortikide Potenz: 1, Cushing-Schwellendosis: 30 mg/d

- **Methylprednisolon (Urbason®)**
  - 1 Amp. 4/8/16/40 mg
  - Dosierung: bei traumatischen Rückenmarksverletzungen bis zu 30 mg/kg in der Akutphase
  - Relative glukokortikoide Potenz: 5, relative mineralokortikoide Potenz: 0, Cushing-Schwellendosis: 6 mg/d

- **Prednisolon (Solu-Decortin H®)**
  - 1 Amp. 10/25/50/100/250/500/1000 mg (+ 1, 5 bzw. 10 ml Wasser für Injektionszwecke)
  - Hemmung der Phospholipase A2 über Lipocortin führt zur Reduktion der Leukotriene-Neusynthese. Wirkbeginn nach 1–2 h.
  - Membranstabilisierender Effekt. Wirkbeginn nach 10–30 min, dieser Effekt ist nicht von glukokortikoider Potenz abhängig.
  - Dosierung: Bei Anaphylaxie 1 g i.v. (Kinder 250 mg), bei Status asthmaticus 100–500 mg i.v.
  - Kontraindikationen: Im Notfall keine, ansonsten akute Virusinfektionen, bis 2 Wochen nach Schutzimpfungen
  - Besonderheiten: Langsam spritzen oder als Kurzinfusion über mindestens 5 min! Bolusgabe selbst kann Histamin freisetzen!
  - Relative glukokortikoide Potenz: 4, relative mineralokortikide Potenz: 0,8, Cushing-Schwellendosis: 7,5 mg/d

12.10 Inhalationsanästhetika

- **Desfluran (Suprane®)**
  - Dosierung*: Initial 8–12 Vol. %, Aufrechterhaltung (mit zusätzlicher Opioidgabe) 0,7–0,8 MAC
  - MAC (Erwachsene) in O_2: 6–7 Vol. %
  - MAC (Kinder) in O_2: 8,6–9,1 Vol. %

- Indikationen: Fast track
- Kontraindikationen: Maskeneinleitung, maligne Hyperthermie
- Besonderheiten: Bei schneller Konzentrationserhöhung starke Sympathikusstimulation.

▪ **Sevofluran (Sevorane®)**

- Dosierung (die angegebenen Werte beziehen sich auf die expiratorisch gemessene Konzentration): Initial 2–3 Vol.%, Aufrechterhaltung (mit zusätzlicher Opioidgabe) 0,8 MAC. Die angegebene Werte beziehen sich auf die inspiratorisch gemessene Konzentration.
- MAC (Erwachsene) in O_2: 2,0 Vol.%
- MAC (Kinder) in O_2: 2,0–2,5 Vol.%
- Kontraindikationen: Maligne Hyperthermie
- Besonderheiten: bis zu 8,0 Vol.% bei Maskeneinleitung. Keine Biotransformation zu Trifluoressigsäure, dadurch keine immunologisch bedingte Leberschäden. Keine Nephrotoxizität bei Low- und Minimalflow-Narkosen

12.11 Intravenöse Anästhetika

▪ **Etomidate**

- 1 Amp. 20 mg = 10 ml
- Indikationen: kardiale Risikopatienten, Kardioversion
- Dosierung: 0,15–0,3 mg/kg
- Nebenwirkungen: Myoklonien, Übelkeit und Erbrechen (bei bis zu 30 % der erwachsenen Patienten), bei Langzeitanwendung Hemmung der Kortisolsynthese
- Kontraindikationen: Allergie gegen Soja oder Erdnuss, Nebennierenrindeninsuffizienz
- Besonderheiten: Wirkungseintritt 15–20 sec, Wirkdauer: 2–3 min, keine Histaminfreisetzung

■ Ketamin

- 1 Amp. 5 ml/25 mg, 5 ml/50 mg
- Indikationen: Anästhesieeinleitung bei Patienten im Schockzustand, Status asthmaticus Dosierung: 1–2 mg/kg. Analgetische Dosierung 0,25–0,5 mg/kg
- Kontraindikationen: Erhöhter intrazerebraler Druck (SHT), manifeste Herzinsuffizienz, KHK, Aortenklappen-/Mitralklappenstenose, Aneurysmata, Hyperthyreose, Hypertonie, Phäochromozytom, Präeklampsie, Eklampsie, Uterusruptur, Nabelschnurvorfall
- Besonderheiten: Dissoziative Anästhesie (Kombination mit Benzodiazepinen notwendig). Sowohl der analgetische als auch der bronchodilatatorischer Potenz der S-Ketamin ist laut Hersteller doppelt so hoch wie die des Racemats.
- Unspezifische Antagonisierung des Ketamin-Effektes durch Physostigmin (Anticholium®) möglich

■ Propofol

- 1 Amp. 0,5 %-ige Lösung Propofol-®Lipuro 20 ml/100 mg, 1 %-ige Lösung 20 ml/200 mg, 50 ml/500 mg, 2 %-ige Lösung 50 ml/1000 mg
- Indikationen: TIVA, Sedierung bei Regionalanästhesie/diagnostische Eingriffe, Analgosedierung
- Dosierung bei Allgemeinanästhesie: Einleitung 1,5–2,5 mg/kg, Erhaltung 0,1–0,2 mg/kg/min. Dosierung bei TCI-Systeme: Zielkonzentration (Cpt) zur Induktion und bzw. Erhaltung einer Allgemeinanästhesie beträgt 3–6(–8) µg/ml, die Aufwachkonzentration zwischen 1,0–2,0 µg/ml.
- Kontraindikationen: Kinder unter 4 Wochen, Schwangerschaft und Stillzeit (keine ausreichende Literatur), Hypovolämie/Kreislaufinsuffizienz. Propofol 2 % ist bei Kindern unter 3 Jahren kontraindiziert (schwer zu

titrieren), Allergie gegen Soja und Erdnüsse (umstritten, da in Soja-Lecithin nur Spuren von Soja zu finden sind)
- Nebenwirkungen: Propofol-Infusionssyndrom
- Besonderheiten: Wirkungseintritt 30–45 sec, Wirkdauer: 5 min, antiemetische und bronchodilatatorische Wirkung
- Reduzierung des Injektionsschmerzes: Zusatz von 1,5 ml Xylocain 2 % zu einer Ampulle (50 ml) oder Verwendung von 0,5 %iger Lösung
- Wirkt negativ inotrop, wird jedoch bei Dosisanpassung (0,5–0,6 mg/kg) in Kombination mit Midazolam auch in der Herzchirurgie eingesetzt. Zur Vermeidung exzessiver Blutdruckabfälle empfiehlt es sich, den Initialbolus über mindestens 2 min zu applizieren.

■ Thiopental (Trapanal®)

- 1 Amp. (Trockensubstanz) 500 mg
- Indikationen: Anästhesieeinleitung, Status epilepticus
- Dosierung: 5 mg/kg, bei Sectio bis zu 6 mg/kg (höhere Dosierung führen zur postnatalen Atemdepression beim Neugeborenen). Kinder bis zu 7 mg/kg
- Kontraindikationen: Porphyrie, Status asthmaticus, Barbituratallergie, dekompensierte Herzinsuffizienz, akuter Myokardinfarkt, Hypovolämie/Schock, Pericarditis constrictiva, Herzbeuteltamponade
- Nebenwirkungen: Bronchospasmus
- Besonderheiten: 1 Amp 500 mg in 20 ml Aqua auflösen. Wirkungseintritt: 20–50 sec, Wirkdauer: 5–10 min, paravenöse Injektionen führen zur Gewebsnekrose

12.12 Kalziumsensitizer

- **Levosimendan (Simdax®)**
  - 1 Amp. 12,5 mg = 5 ml
  - Indikationen: Akute Herzinsuffizienz im Rahmen einer kardialen Ischämie, low cardiac output
  - Dosierung: 0,05–0,1(–0,2) µg/kg/min
  - Besonderheiten: Langsamer Infusionsbeginn, Bolusgabe möglichst vermeiden (Hypotonie)

12.13 Katecholamine

- **Dobutamin**
  - 1 Fl. 250 mg = 50 ml
  - Indikationen: Herzinsuffizienz insbesondere bei bestehender pulmonaler Hypertonie
  - Dosierung: 2–15(–20) µg/kg/min i.v.
  - Nebenwirkungen: Thrombozytenaggregationshemmung, bei intravasaler Hypovolämie Tachykardie und ggf. Blutdrucksenkung

- **Norepinephrin (Noradrenalin)**
  - 1 Amp. 1 mg = 1 ml
  - Indikationen: Sepsis/septischer Schock
  - Dosierung: 0,03–0,3 µg/kg/min i.v., bei Kinder initial 0,1 µg/kg/min
  - Nebenwirkungen: Reflexbradykardie

- **Suprarenin (Epinephrin, Adrenalin)**
  - 1 Amp. 1 mg = 1 ml
  - Indikationen: kardiopulmonale Reanimation, low cardiac output, Anaphylaxie
  - Dosierung: Je nach Indikation. Bei kontinuierlicher Gabe 0,01–1 µg/kg/min und höher. Bei Kinder initial 0,1 µg/kg/min

- Nebenwirkungen: verstärkte Arrhythmogenität, Hyperglykämie, Hypokaliämie
- Besonderheiten: Wirkungsabschwächung bei metabolischer Azidose. Applikation möglichst zentralvenös über separaten Schenkel. Relative Kontraindikation bei Sulfit-Allergie

12.14 Lokalanästhetika

Allgemeines

- Äquivalenzdosen: Lidocain 2 % = Mepivacain 4 % = Ropivacain 1 % = Bupivacain 0,75 %
- Kardiotoxizität: Bupivacain > Ropivacain > Mepivacain > Lidocain

Lokalanästhetika

- Für die Spinalanästhesie
  - Bupivacain (Carbostesin®) 0,5 %, hyperbar/isobar
  - Mepivacain (Scandicain®) 4 % hyperbar
  - Prilocain (Takipril®) 2 % hyperbar
  - Chloroprocain 1 % isobar
- Für Periduralanästhesie/analgesie
  - Bupivacain (Carbostesin®) 0,125–0,5 % isobar
  - Ropivacain (Naropin®) 0,1–0,75 %
  - Lidocain (Xylocain®) 2 % isobar
  - Prilocain (Xylonest®) 1–2 % isobar
- Für Regionalanästhesie/Schmerztherapie peripherer Nerven
  - Bupivacain (Carbostesin®) 0,125–0,5 % isobar
  - Ropivacain (Naropin®) 0,2–0,75 %
  - Prilocain (Xylonest®) 1–2 % isobar

- **Bupivacain (Carbostesin®, Bucain®)**
  - Dosierung: Maximaldosierung 150 mg bzw. 2,5 mg/kg
  - PDK: Anästhesie 0,5 % isobar, Schmerztherapie 0,125 % (mit 0,25–1 µg/ml Sufenta)
  - Spinalanästhesie: 2–4 ml 0,5 % hyperbar
  - Besonderheiten: Stärkere motorische Blockade
  - Chloroprocain 1 % (Ampres®)
  - Dosierung: 40–50 mg (4–5 ml) für eine sensorische Blockade bis Th10. Wirkdauer ca. 80–100 min
  - Kontraindikationen: Für Schwangere nicht zugelassen!

- **Mepivacain (Scandicain®, Mecain®)**
  - Mecain® 1 %, 4 % hyperbar
  - Dosierung: Maximaldosierung 500 mg bzw. 6 mg/kg
  - Spinalanästhesie: 40–60 mg 4 % hyperbar
  - Besonderheiten: Schnelle Anschlagzeit, kurze bis mittellange Wirkdauer

- **Prilocain (Xylonest® 1 %, 2 %, Takipril® 2 % hyperbar)**
  - Xylonest 1 %:
  - Dosierung: Maximaldosierung 600 mg bzw. 8,5 mg/kg (Neugeborene, Säuglinge 7 mg/kg)
  - Infiltrationsanästhesie, Plexusblockaden: 30–40 ml

- **Ropivacain (Naropin®)**
  - Ropivacain (Naropin®) 1 ml 0,2/0,5/0,75/1 % = 2/5/7,5/10 mg
  - Dosierung: Maximaldosierung 3 mg/kg
  - PDK: Anästhesie 0,5–1,0 %, Schmerztherapie 0,1–0,2 % (mit 0,25–1 µg/ml Sufenta)
  - Periphere Regionalanästhesie: Je nach Indikation
  - Besonderheiten: Geringe und deutlich kürzere motorische Blockade im Vergleich zu Bupivacain, geringe kardiale Toxizität

- **Xylonest 2 %**
- Dosierung: PDK 10–20 ml
- Besonderheiten: Kurze Anschlagzeit und Wirkdauer. Cave: Met-Hb-Bildung!
- Prilocain 2 % hyperbar:
- Dosierung: 40–60 mg (2–3 ml) für eine motorische Blockade bis Th10. Wirkdauer 100–130 min
- Kontraindikationen: Parazervikalblockade oder Pudendusblock bei Schwangeren (Methämoglobinämie des Neugeborenen)

12.15 Muskelrelaxanzien

- **Allgemeines**
- Hinweis: Muskelrelaxanzien können Knochen und Fett nicht relaxieren, entspannen nicht den Darm und können nicht das Urteilsvermögen und die Fähigkeiten eines Chirurgen ersetzen!
- Kombination von Muskelrelaxanzien nicht sinnvoll, da durch synergistische Effekte neuromuskuläre Blockaden in unkalkulierbarem Ausmaß entstehen kann

- **Atracurium (Tracrium®)**
- 1 Amp. 2,5/5 ml = 25/50 mg
- Dosierung: 0,5 mg/kg (2×ED95), Repetitionsdosis: 0,1 mg/kg
- Besonderheiten: Anschlagzeit: 2±0,8 min, Wirkdauer: mittellang (20–30 min), DUR25: 39±6
- Unspezifische Histaminfreisetzung nach Intubationsdosen von über 0,5 mg/kg. Langsame Injektion! Organ- und enzymunabhängige Elimination (zu 50 % Hofmann-Elimination, temperaturabhängig!).

- **Cis-Atracurium (Nimbex®)**
  - 1 Amp. 5/10 ml = 10/20 mg
  - Dosierung: 0,1–0,15 mg/kg (2×ED95), Repetitionsdosis: 0,03 mg/kg
  - Besonderheiten: Anschlagzeit: 3,5±1,5 min, Wirkdauer: mittellang, DUR25: 45±9
  - Keine Histaminfreisetzung. Organ- und enzymunabhängige Elimination (Hofmann-Elimination).

- **Mivacurium (Mivacron®)**
  - 1 Amp. 10 ml = 20 mg
  - Dosierung: 0,15–0,2 mg/kg (2×ED95), Repetitionsdosis: 0,03–0,05 mg/kg
  - Besonderheiten: Anschlagzeit: 3,3±1 min, Wirkdauer: kurz (10–15 min, erhebliche Schwankungen, bis zu 30 % Wirkdauerverlängerung bei älteren Patienten), DUR25: 17±3; Histaminfreisetzung, Intubationsdosis auf 0,2 mg/kg begrenzen. Langsame Injektion. Wirkdauer bei Patienten mit homozygot atypischer Cholinesterase deutlich verlängert (mehrere Stunden).
  - Kontraindikationen: Cholinesterasemangel, homozygote Patienten für atypische Cholinesterase

- **Rocuronium (Esmeron®)**
  - 1 Amp. 5 ml = 50 mg
  - Dosierung: 0,6 mg/kg (2×ED95), Repetitionsdosis 0,1–0,2 mg/kg.
  - Besonderheiten: Anschlagzeit: 1,8±0,5 min (Verkürzung auf ca. 1 min bei 3-facher-ED95), Wirkdauer: mittellang (30–45 min), DUR25: 41±7 min
  - Keine Metabolisierung. Elimination unverändert hepatisch (>50 %) bzw. im Urin
  - Antagonisierung durch Sugammadex
  - Injektionsschmerz kann durch Verdünnung mit NaCl 0,9 % reduziert werden (Kinder!).

- **Pancuronium**
  - 1 Amp. 2 ml = 4 mg
  - Dosierung: 0,1 mg/kg (2×ED95), Repetitionsdosis: 0,02 mg/kg
  - Nebenwirkungen: Tachykardie, Blutdruckanstiege (vagolytische Effekte)
  - Besonderheiten: Anschlagzeit: 3 min, Wirkdauer: lang (60–90 min), DUR25: 100 min. Metabolisierung 70 % Leber, 30 % Niere. Aufgrund vagolytischer Effekte (HF- und RR-Anstieg) bei kardiochirurgischen Patienten besonders gut geeignet.

- **Succinylcholin (Pantolax®)**
  - 1 Amp. 5 ml = 100 mg
  - Dosierung: 1,5–2 mg/kg
  - Indikationen: Ileus-Einleitung, erwartete schwierige Intubation, Laryngospasmus, Elektrokrampftherapie
  - Kontraindikationen: Maligne Hyperthermie, Hyperkaliämie, Muskeldystrophie, Langzeitimmobilisation, Verbrennungspatienten (bis zur 2 Wochen nach dem Ereignis), Polytrauma, atypische Pseudocholinesterase/Cholinesterasemangel
  - Besonderheiten: Depolarisierende Muskelrelaxans (Phase-I-Block), Wirkungseintritt 60–90 sec, Wirkdauer: kurz (5–8 min). Kein Antidot. Verlängerte Wirkung durch Phase-II-Block (hohe Dosierung >5 mg/kg, wiederholte Gaben und/oder kontinuierliche Infusion). Abbau durch Pseudocholinesterase

- **Antagonisierung neuromuskulärer Blockaden**
  - **Neostigmin (Prostigmin®)**
    - 1 Amp. 1 ml = 0,5 mg bzw. 2,5 mg
    - Dosierung: 30–50 µg/kg (kombiniert mit 0,5 mg (7–15 µg/kg) Atropin bzw. 10 µg/kg Glycopyrrolat). Maximaldosierung 5 mg!

- Indikationen: Anticholinesterase-Inhibitor. Antagonisierung nichtdepolarisierender Muskelrelaxanzien. Atropin oder Gykopyrulat zur Behandlung der cholinergen Nebenwirkungen (Bronchospasmus, Bradykardie etc.) vorabgeben.
- Kontraindikationen: Asthma bronchiale, Hyperthyreose, Ileus, M. Parkinson, Bradyarrhythmie, AV-Block
- Besonderheiten: Maximaler antagonistischer Effekt nach 5–10 min. Die Antagonisierung der neuromuskulären Blockade nach gastrointestinalen Eingriffen führt zu einem 10-fachen Anstieg des intraluminalen Drucks, Hyperperistaltik und Neostigmin-induzierter Abnahme der mesenterialen Perfusion und dadurch zur Gefährdung der frischen Darmanastomosen.

■■ Sugammadex (Bridion®)

- 1 Amp. 2/5 ml = 200/500 mg
- Dosierung: 2 mg/kg bei Wiedererscheinen der 2. Reizantwort bei TOF-Stimulation; 4 mg/kg bei Erholung auf 1–2 Post-tetanic-counts; 16 mg/kg zur sofortigen Aufhebung der Blockade. Bei adipösen Patienten empfiehlt der Hersteller derzeit die Dosierung nach tatsächlichem Körpergewicht, eine Dosierung nach idealem Körpergewicht (analog zur Rocuronium-Dosierung) scheint aber ebenfalls akzeptabel.
- Indikationen: Aufhebung der neuromuskulären Blockade durch Rocuronium aber auch Vecuronium und Pancuronium
- Besonderheiten: Wirkeintritt nach 1–3 min (dosisabhängig). 100 %ige renale Elimination. Allergische Reaktionen, Bronchospasmus

12.16 Nichtopioid-Analgetika

- **Acetylsalicylsäure (Aspirin i.v.®)**
  - 1 Fl. 500 mg maximal auf 250 ml NaCl 0,9 %
  - Indikationen: Mäßig starke Schmerzen, insbesondere Kopfschmerzen/Migräne
  - Dosierung: Einzeldosis bei Erwachsene 500–1000 mg i.v., Kinder ab dem 6. Lebensmonat ca. 10 mg/kg. Maximaldosierung Erwachsene 5 g/d
  - Kontraindikationen: Asthma bronchiale, Kinder <12 Jahren
  - Besonderheiten: Die Kombination mit Paracetamol hat keinen zusätzlichen analgetischen Vorteil.

- **Butylscopolamin (Buscopan®)**
  - 1 Amp. 20 mg = 1 ml
  - Dosierung: 5–20 mg i.v., maximal 60 mg/d
  - Kontraindikationen: Tachykarde Herzrhythmusstörungen, Mysthenia gravis

- **Diclofenac (Voltaren®)**
  - Tabl./Kps. 12,5/25/50/75 und 100 mg, Supp. 25/50 und 100 mg
  - Dosierung: 50–100 mg, maximale Tagesdosis 150 mg, Kinder Einzeldosis 1 mg/kg KG. Maximaldosis: 2–3 mg/kg KG/d
  - Kontraindikationen: Asthmaanfälle, schwere Nieren und Leberinsuffizienz, gastrointestinale Blutungen/Ulzera
  - Besonderheiten: Magen-Darm-Ulzera, Asthma bronchiale

Ibuprofen

- Tabl. 200/400/600/800 mg, Supp. 500/600 mg, 2 und 4 %-ige Kindersaft 1 ml = 20/40 mg,
- Dosierung: 400–800 mg p.o. (maximale Tagesdosis 2400 mg), Kinder 7,5–10 mg/kg
- Kontraindikationen: Magen-Darm-Ulzera, Asthma bronchiale

Metamizol (Novalgin®)

- 1 Amp. 2/5 ml = 1/2,5 g
- Dosierung: 10–15 mg/kg p.o./i.v. (loading dose ggf. 30 mg/kg i.v.), 15–20 mg/kg rektal, maximale Tagesdosis 75 mg/kg (5 g/d)
- Kontraindikationen: Porphyrie, allergische Disposition, Asthma bronchiale, Säuglinge <3 Monaten oder 5 kg. Kontraindiziert im 1. und 3. Trimenon der Schwangerschaft und Stillzeit. Strenge Indikationsstellung im 2. Trimenon
- Besonderheiten: Wirkeintritt nach i.v. Gabe 30 min, nach oraler Gabe 30–60 min

Paracetamol (Perfalgan®)

- 1 Fl. 1000 mg = 100 ml
- Indikationen: leichte postoperative Schmerzen, häufig in Kombination mit anderen Analgetika
- Dosierung: Einzeldosis15 mg/kg, maximale Tagesdosierung 60 mg/kg (4 g)
- Kontraindikationen: Glukose-6-Phosphat-Dehydrogenase-Mangel, Leberfunktionsstörung
- Besonderheiten: Die kombinierte Gabe von Paracetamol und NSAID's hat einen zusätzlichen analgetischen Vorteil bei moderaten postoperativen Schmerzen im Vergleich zur alleinige Gabe von Paracetamol, nicht jedoch im Vergleich zu der alleinigen Gabe von NSAID's. Einmalig höhere Dosen (loading dose von

30–35 mg/kg) sind stärker analgetisch wirksam und weniger hepatotoxisch als geringere Dosierungen über einen längeren Zeitraum.

- **Parecoxib (Dynastat®)**
- 1 Amp. 40 mg
- Indikationen: Leichte bis mittelstarke postoperative Schmerzen insbesondere nach orthopädisch/unfallchirurgischen Operationen
- Dosierung: 40 mg i.v., Repetitionsdosen alle 6–12 h 20–40 mg (maximale Tagesdosierung 80 mg)
- Kontraindikationen: Allergie auf NSAR und COX-2-Hemmern, Herzinsuffizienz NYHA II-IV, KHK, Z. n. aortokoronarem Venenbypass
- Besonderheiten: Behandlungsdauer maximal 3 Tage. Besonders geeignet zur Behandlung postoperativer Schmerzen bei orthopädischen und gynäkologischen Eingriffen.
- Nebenwirkungen: gastrointestinale Komplikationen (Ulzera, Blutungen), Hautreaktionen

12.17 Opioid-Analgetika

- **Alfentanil (Rapifen®)**
- 1 Amp. 2/10 ml=1/5 mg
- Indikationen: Analgesie bei kurzen Eingriffen, Analgosedierung, On-top-Gabe in der letzten OP-Phase
- Dosierung: Initial 10–30 μg/kg i.v., Repetitionsdosen von 10 μg/kg
- Kontraindikationen: akute hepatische Porphyrie
- Besonderheiten: Wirkdauer ca. 10–15 min, ggf. zusätzliche Gabe von Atropin, da häufige Bradykardien

- Bei Verwendung zur Analgosedierung langsam titrieren (5–10 µg/kg). Analgetischer Potenz (im Vergleich zu Morphin): 25

Langsame Injektion, da sonst ausgeprägte Thoraxrigidität!

- **Fentanyl**
- 1 Amp. 2/10 ml=0,1/0,5 mg
- Dosierung: 1–3(–5) µg/kg, Repetitionsdosen von 1–3 µg/kg
- Besonderheiten: Maximale Wirkung nach 5–8 min, Wirkdauer ca. 30 min, Dosisreduktion bei Niereninsuffizienz. Analgetischer Potenz (im Vergleich zu Morphin): 100

- **Morphin**
- 1 Amp. 1 ml = 10 mg
- Indikationen: (Mittel-)starke postoperative Schmerzen
- Dosierung:oral 2-mal1–2 Retard-Tabl. à10–30 mg; i.v.5–10 mg (20–100 µg/kg) langsam verdünnt
- Epidural:1–4 mg (20–100 µg/kg) verdünnt in 10 ml NaCl 0,9 % epidural
- Intrathekal: 0,5–1,0 mg (20 µg/kg) verdünnt in 4 ml NaCl0,9 % (einmalige Gabe) oder als Zusatz zur Lokalanästhetika bei Spinalanästhesie (0,1–0,2 mg). Bei Kindern 0,02 mg/kg als Verdünnung mit NaCl 0,9%
- Kontraindikationen: Relativ bei Asthma bronchiale, strenge Indikation in der Schwangerschaft und Stillzeit. Cave: Atemdepression
- Besonderheiten: Zur intrathekalen und epiduralen Injektion zugelassen. Analgetische Potenz: 1

- **Pethidin (Dolantin®)**
  - 1 Amp. 1 ml=50 mg
  - Dosierung: 0,1–0,5 mg/kg i.v.
  - Kontraindikationen: Bei gleichzeitiger Therapie mit MAO-Hemmern wegen Serotonin-Syndrom. Cave: Epilepsie
  - Besonderheiten: Maximale Wirkung 15 min nach i.v. Gabe. Wirkdauer 2–3 h. Analgetische Potenz (im Vergleich zu Morphin): 0,1. Cave: Kumulation aktiver Metaboliten bei Niereninsuffizienz: halluzination, Myokloni generalisierte Krämpfe (Norpethidin).
  - Nebenwirkungen: Allergische Reaktionen, negativ inotrop. Relativ hohe atemdepressive Wirkung!

- **Piritramid (Dipidolor®)**
  - 1 Amp. 1/2 ml=7,5/15 mg
  - Indikationen: das am häufigsten verwendete Medikament zur Therapie von mäßig bis sehr starke postoperativen Schmerzen
  - Dosierung: 0,05–0,3 mg/kg i.v.
  - Kontraindikationen: Schwangerschaft und Stillzeit (relativ)
  - Besonderheiten: Maximale Wirkung 10–20 min nach i.v. Gabe. Wirkdauer 4–6 h. Analgetische Potenz (im Vergleich zu Morphin):0,7

- **Remifentanil (Ultiva®)**
  - 1 Amp, 1/5 mg Trockensubstanz zur Auflösung in NaCl 0,9 %
  - Dosierung: Einleitung 0,2–0,4 µg/kg über 3 min; Intraoperativ 0,1–0,5 µg/kg als TIVA mit Propofol bzw. 0,1–0,3 µg/kg als balancierte Anästhesie mit Sevofluran (0,5–0,7 MAC). Dosierung bei TCI-Systeme: Plasmazielkonzentration (Cpt) von 3–8 ng/ ml (bei besonders schmerzhaften Eingriffen bis zu 15 ng/ml)

- Besonderheiten: HWZ: 5–14 min, kontextsensitive HWZ: 3–4 min. Analgetische Potenz (im Vergleich zu Morphin): 125
- Cave: Thoraxrigidität bei Bolusgabe!
- Kontraindikationen: Schwangerschaft und Stillzeit, intrathekale und epidurale Applikation

Sufentanil

- 1 Amp. 10 ml = 50 µg (Anästhesie), 5 ml = 250 µg (Intensivmedizin)
- Dosierung: Einleitung 0,3-0,5(–1) µg/kg; Erhaltungsdosis 0,2–0,5 µg/kg
- Kontraindikationen: Akute hepatische Porphyrie
- Besonderheiten: Maximale Wirkung nach 2–4 min, Wirkdauer nach Bolusgabe: 30 min, HWZ: 64 min, kontextsensitive HWZ (4 h): 34 min. Hepatische Metabolisierung. Analgetische Potenz (im Vergleich zu Morphin): 1000–1500
- Zur epiduralen Injektion zugelassen. Frühe Atemdepression nach periduraler Applikation (nach 10 min) möglich

12.18 Phosphodiesterasehemmer (PDE-Hemmer)

Milrinon (Corotrop®)

- 1 Amp. 10 mg = 10 ml
- Indikationen: low cardiac output, insbesondere Senkung eines hohen systemvaskulären oder pulmonalvaskulären Widerstandes
- Dosierung: Perfusor 10 mg/50 ml. Initialdosis (50 µg/kg KG/min) über 10–20 min, Erhaltungsdosis: 0,3–0,7 µg/kg KG/min) Reduzierung bei Niereninsuffizienz auf 0,2–0,4 µg/kg KG/min

- Kontraindikationen: HOCM, AMI, schwere Hypovolämie, schwere Aorten- oder Pulmonalklappenstenose
- Nebenwirkungen: Schwere Nierenfunktionsstörung, ausgeprägte Hypokaliämie, Thrombozytopenie, Anämie, ventrikuläre Arrhythmien
- Besonderheiten: Verdünnung nur mit Kochsalz (z. B. NaCl 0,9 %) oder Glukoselösung

Die Applikation der Initialdosierung kann einer ausgeprägten Vasodilatation mit Blutdruckabfall verursachen!

12.19 Sedativa

Allgemeines

Tab. 12.3 beinhaltet eine Übersicht der gebräuchlichsten Sedativa, deren Halbwertszeit und die orale Äquivalenzdosis im Vergleich zu Flunitrazepam.

Tab. 12.3 Gebräuchlichste Sedativa

	HWZ (h) [aktiver Metabolit]	Orale Äquivalenzdosen
Flunitrazepam (Rohypnol®)	18–26 [36–200]	1
Lorazepam (Tavor®)	10–20	1–2
Lormetazepam (Noctamid®)	10–12	1–2
Midazolam (Dormicum®)	1,5–2,5	7,5
Diazepam (Valium®)	20–100 [36–200]	10
Oxazepam (Adumbran®)	4–15	20
Dikaliumclorazepat (Tranxilium®)	40	20

- **Clonidin (Catapressan®)**
  - 1 Kps. 0,075, 0,15 bzw. 0,3 mg
  - Indikationen: Prämedikation bei alkoholabhängigen Patienten, Therapie bei Entzugsdelir (Alkohol, Drogen), Koanalgetikum, Antihypertonika, im Rahmen der Analgosedierung, Therapie des postoperativen Shiverings. Im Rahmen der Prämedikation in einer Dosierung von 4 µg/kg auch nasal applizierbar!
  - Dosierung: 2–5 µg/kg p.o.
  - Besonderheiten: Bei rascher Injektion kurzfristiger Blutdruckanstieg möglich. Verursacht HF- und RR-Abfall. Wirkeintritt nach ca. 5 min bei intravenöser bzw. 20 min nach epiduraler Applikation. Maximaler Wirkeffekt nach 30 min

- **Dexmedetomidin (Dexdor®)**
  - 1 Amp. 2 ml = 0,2 mg
  - Besonderheiten: α_2-Agonist, kontinuierliche Infusion nicht >24 h
  - Indikationen: Sedierung, Therapie bei Entzugsdelir (Alkohol, Drogen)
  - Kontraindikationen: Bradykardie, AV-Block II-III°, Hypotonie, Z. n. Apoplex, Prädisposition für maligne Hyperthermie
  - Dosierung: Gabe über Perfusor (1 Amp. 200 µg auf 50 ml NaCl 0,9 %) Initial 0,7 µg/kg/h. Anpassung der Infusionsgeschwindigkeit je nach Sedierungsgrad (0,2–1,4 µg/kg/h)
  - Im Rahmen der Prämedikation in einer Dosierung von 2–3 µg/kg auch nasal applizierbar!

- **Diazepam (Valium®)**
  - 1 Tabl. 5/10 mg
  - Indikationen: Sedierung, Prämedikation, zerebrale Krampfanfälle

- Dosierung: 5–10 mg p.o., Kinder 0,04–0,2 mg/kg p.o.
- Kontraindikationen: Schwangerschaft

Dikaliumclorazepat (Tranxilium®)

- 1 Kps. 5, 10 bzw. 20 mg, 1 Tabl. 50 mg
- Indikationen: Prämedikation
- Dosierung: 0,3(–0,7) mg/kg entspricht 20–50 mg p.o.
- Kontraindikationen: Myasthenia gravis
- Besonderheiten: HWZ ca. 40 h

Flunitrazepam (Rohypnol®)

- 1 Tabl. 1 bzw.2 mg
- Indikationen: Prämedikation
- Dosierung: 1 mg i.v. oder p.o., bei großer Angst oder Körpergewicht >80 kg auch 2 mg
- Kontraindikationen: Myasthenia gravis
- Besonderheiten: Maximaler Effekt 60–120 min, HWZ 40–240 h
- Hinweis: BTM-pflichtig!

Lorazepam (Tavor®)

- 1 Tabl. 0,5, 1 bzw. 2,5 mg, 1 Amp. 1 ml = 2 mg
- Indikationen: Prämedikation
- Kontraindikationen: Kinder und Jugendliche unter 18 Jahren (außer bei Status epilepticus), Myasthenia gravis, spinale und zerebrale Ataxien. Bei Säuglingen Gefahr von Krampfanfällen und Myoklonien
- Dosierung: 1–2 mg p.o., 0,05 mg/kg i.v. (in der Regel 1–2 mg)
- Besonderheiten: Wirkbeginn nach 30 min (i.v. 15–20 min), maximaler Effekt nach 120 min, Wirkdauer 2–6 h, bei Niereninsuffizienz verlängert.

Tab. 12.4 Dosierung Midazolam (Sedierung)

	Kinder (mg/kg)	Erwachsene
Oral	0,3–0,5	7,5–15 mg
Nasal	0,2–0,5	3 ml = 15 mg
Rektal	0,3–0,5 mg/kg	–
Intravenös	0,03–0,1	Initial 1–3 mg, Wiederholung nach 5 min (0,5–1 mg)

- **Midazolam (Dormicum®)**
- 1 Tabl. 7,5 mg
- Indikationen: Prämedikation, Sedierung, Anästhesieeinleitung, zerebrale Krampfanfälle
- Dosierung: Einleitung: 0,15–0,3 mg/kg i.v.; Sedierung: 0,05–0,1 mg/kg i.v. (Tab. 12.4)
- Kontraindikationen: Porphyrie
- Besonderheiten: Wirkbeginn nach oraler Gabe10 min, nach nasaler Gabe 1–5 min, maximaler Effekt 30 min, Wirkdauer: 30(–120) min. Kumulation bei Nachinjektionen. Inzidenz paradoxer Reaktionen gering (ca. 1 %).

12.20 Sonstige anästhesierelevanten Medikamente

- **Atropin**
- 1 Amp. 1 ml = 0,5 mg
- Indikationen: Sinusbradykardie, Hemmung unerwünschter cholinerger Nebenwirkungen von Neostigmin, Remifentanil und Ketamin.
- Dosierung: 0,5–1(–2) mg i.v.; als Antidot bei Vergiftungen initial 5 mg, anschließend über Perfusor 5–200 mg/h

- Kontraindikationen: Glaukom, Prostatahyperplasie, Phäochromozytom, Tachyarrhythmie. Cave: Mitral- und Aortenstenose. Bei guteingestelltem Glaukom ist die Atropingabe in niedriger Dosierung möglich.
- Besonderheiten: Wirkeintritt nach 1–2 min, Wirkdauer ca. 30–60 min

Orciprenalin (Alupent®)

- 1 Amp. 10 ml = 5 mg
- Indikationen: Bradykardie, Antidot bei Betablocker-Überdosierung, Status asthmaticus
- Dosierung: 0,1–0,5 mg titriert i.v.
- Kontraindikationen: HOCM und Tachyarrhythmie, Hyperthyreose, Phäochromozytom. Vorsicht bei frischem Myokardinfarkt

Akrinor®

- 1 Amp. 2 ml (200 mg Cafedrin, 10 mg Theodrenalin)
- Indikationen: Akuter perioperativer Blutdruckabfall
- Dosierung: Fraktionierte Gabe von 0,5 ml
- Kontraindikationen: Engwinkelglaukom, Mitralstenose, Phäochromozytom, Prostataadenom mit Restharnbildung
- Besonderheiten: Wirkdauer: 20 min

Ephedrin

- 1 Amp. 1 ml = 30 mg
- Indikationen: Hypotonie bei Spinal- und Epiduralanästhesie vorwiegend in der Gynäkologie
- Dosierung: Bolusweise 3–7,5 mg i.v. (bis zu 30 mg Gesamtdosis)
- Kontraindikationen: Behandlung mit MAO-Hemmern, Engwinkelglaukom, Thyreotoxikose

- **Furosemid (Lasix®)**
  - 1 Amp. 2 ml = 20 mg
  - Indikationen: Schleifendiuretikum. Gabe bei V. a. Lungenödem, TUR-Syndrom oder bei Hyperkaliämie. Bei Intoxikationen kann im Einzelfall eine durch Furosemid induzierte Diurese, die Ausscheidung des toxischen Agens beschleunigen. Die sog. Forcierte Diurese gilt jedoch als obsolet, führt zur Hyponatriämie und Hypokalziämie.
  - Dosierung: 10–40 mg i.v.
  - Kontraindikationen: Sulfonamid-Allergie, schwere Hypokaliämie, Hypovolämie
  - Besonderheiten: Cave bei Sulfonamid-Allergie. Erhöht bei Dauertherapie den Insulinbedarf.

- **Kalziumglukonat 10 %**
  - 1 Amp. 10 % 10 ml = 1 g
  - Dosierung: 1 Amp. Langsam iv. oder als Kurzinfusion. Maximal 2 g
  - Kontraindikationen: Digitalisierte Patienten, anaphylaktischer Schock
  - Besonderheiten: 1 Amp. 10 ml = 0,95 g = 2,2 mmol. Kalziumchlorid wird niedriger dosiert.
  - Natriumhydrogenkarbonat 8,4 %
  - 1 Flasche 8,4 % 100 ml = 8,4 g (100 mmol Na^+, 100 mmol $HCO3^-$)
  - Dosierung: BE × 0,3 × kg KG, davon zunächst nur die Hälfte, weiter nach BGA
  - Kontraindikationen: Hypernatriämie, Hypokaliämie
  - Besonderheiten: Gabe über Extrazugang

- **Glycopyrronium (Robinul®)**
  - 1 Amp. 1 ml = 0,2 mg
  - Indikationen: Antisialogogue

- Dosierung: 0,2–0,4 mg i.v. (4–5 µg/kg i.v. ca. 30–60 min vor Einleitung/Bronchoskopie)
- Kontraindikationen: Tachyarrhythmie, Engwinkelglaukom, akutes Lungenödem
- Besonderheiten: verursacht wenige Tachykardien und besitzt eine längere HWZ als Atropin.

- **Trometamol (Tris 36,34 %)**
- 1 Ampulle 20 ml = 60 mmol = 7,2 g (3-molare Lösung, 1 ml = 3 mmol)
- Indikationen: metabolische Azidose, insbesondere bei gleichzeitiger Hypernatriämie, Harnalkalisierung bei Intoxikation mit schwachen Säuren (Barbiturate, Acetylsalicylsäure)
- Dosierung: BE × 0,3 × kg KG/3, davon zunächst nur die Hälfte über ZVK mit 10–50 ml/h, weiter nach BGA
- Kontraindikationen: Hyperkaliämie
- Besonderheiten: Gabe über Perfusor via ZVK (10–50 ml/h)

12.21 Wichtige Medikamenteninteraktionen

◻ Tab. 12.5 gibt eine Übersicht über wichtige Medikamenteninteraktionen.

Tab. 12.5 Medikamenteninteraktionen

Substanz(-gruppe)		Kombinationspartner	Effekt
ACE-Hemmer		Anästhetika	Potenzierung
Amiodaron		Fluorchinolone	
		Betablocker, Kalziumkanalblocker	Extreme Bradykardien
Aminoglykoside		Schleifendiuretika	Verstärkte Ototoxizität
Antidepressiva	MAO-Hemmer	**Indirekte Sympathomimetika**	Blutdruckkrisen (Hemmung der oxydativen Deaminierung führt zur Akkumulation von Noradrenalin, plötzliche Freisetzung). Potenzierung (Blutdruckkrisen, Arrhythmien)
	MAO-B-Hemmer (Selegilin)	Pethidin, Tramadol (kontraindiziert)	Kreislaufkollaps, Atemdepression, Koma
	Trizyklische und tetrazyklische Antidepressiva	Sympathomimetika	

Tab. 12.5 (Fortsetzung)

Substanz(-gruppe)		Kombinationspartner	Effekt
Antidepressiva	Serotonin-Wiederaufnahmehemmer (SSRI)	Ketamin, Pethidin, Pentazocin, Tramadol, Effortil, Pancuronium, Metclopramid, Johanniskraut	Serotonin-Syndrom: Sinustachykardie, Krämpfe, Hyperreflxie, Agitation, Tremor, mydriasis, Diaphorese, Ataxie, halluzinationen. Mortalität durch Rhabdomyolyse, DIC, ARDS, Herz-Kreislauf- und Multiorganversagen
		Midazolam	Abbau deutlich erhöht
	Lithium	Neuroleptika wie Haloperidol, Fluphenazin	Evtl. irreversible neurologische Schädigungen (Enzephalopathie, Ursache nicht geklärt)
Antihistaminika (Cimetidin)		Opiate, Benzodiazepine, Lidocain, Warfarin	Wirkungsverstärkung durch Hemmung des Cytochrom P450-Aktivität
Antikoagulanzien	Coumadin	Sertalin	Sertalin und Citalopram sind die sichersten SSRI's für Patienten mit Coumarin-Einnahme
		Dexamethason, Prednisolon	Herabgesetzte Wirkungs durch beschleunigte Abbau
Antimykotika	Itroconazol, Ketoconazol	**Midazolam**	Hemmen Midazolam-Hydroxylierung (6- bis 7-fache HWZ-Verlängerung)

Atracurium		Opioide	
		Schleifendiuretika	Low dose: Verstärkung der NMB High dose: Abschwächung der NMB
Barbiturate		Orale Antikoagulanzien	Erhöhung der Metabolismus, dadurch reduzierter therapeutischer Effekt
Clonidin		Trizyklische Antidepressiva (Amitryptilin, Imipramin)	Abschwächung der hypotensiven Wirkung
		Haloperidol	QT-Verlängerung, Kammerflimmern
Ginkgo biloba		Antikoagulanzien/ Thrombozytenaggregationshemmer	Hemmt die Thrombozytenaggregation, vermindert Fibrinogen-Spiegel, reduziert Plasmaviskosität
Ginseng		Antikoagulanzien	
		Insulin, orale Antidiabetika	Hypoglykämie
Immunsuppressiva	Cyclosporin	Steroidale Antiphlogistika	Verstärkung der Nephrotoxizität
Insuline		Nichtselektive Betablocker	Fehlende Warnsymptome bei Hypoglykämie
Johanniskraut		Kumarine, Immunsuppresiva	Wirkabschwächung

Tab. 12.5 (Fortsetzung)

Substanz(-gruppe)	Kombinationspartner	Effekt
Kalziumkanalblocker (Verapamil, Diltiazem)	Volatile Anästhetika	AV-depressiv
	Betablocker	Hemmung der AV-Überleitung/Kompletter AV-Block
	Benzodiazepine	HWZ-Verlängerung
Magnesium	Muskelrelaxanzien	Wirkungsverstärkung
	Sympathomemetika	Reduzierte Ansprechbarkeit
Midazolam	**Tacrolimus**	Kontraindikation; Hemmung des Tacrolimusstoffwechsel
Muskelrelaxanzien	Kombination von anderen nicht-depolarisierender Muskelrelaxanzien	Synergistischer Effekt, unkalkulierbare Wirkdauer
	Volatile Anästhetika, Lokalanästhetika, Kalziumkanalblocker, Magnesium, Betalaktam-Antibiotika, **Aminoglykoside**, Lincosamine, Polymyxine, Kortikosteroide, H_2-Blocker	Potenzierung
Neostigmin/Pyridostigmin	Succinylcholin	Wirkungsverlängerung durch Inhibition der Pseudocholinesterase (bei Neostigmin um mehrere Stunden!)

Opiate	Cimetidin, Paracetamol, Antibiotika (Erythromycin, Makrolide, Chinolone), Azol-Antimykotika (v. a. Ketoconazol), Verapamil	Reduzierung des Abbaus
Paracetamol	Orale Antikoagulanzien	Verstärkung der antikoagulatorischen Effekte
	5-HT3-Rezeptor-Antagonisten (Granisetron, Ondasetron)	Aufhebung der analgetischen Wirkung
Pethidin	MAO-Hemmer	Serotonin-Syndrom. Exzitation, Hyperpyrexie, Hypertension, Schweißausbruch, Rigidität bis hin zum Krampfanfall, Koma und Tod
Propofol	Midazolam	Potenzierung
Schleifendiuretika	Muskelrelaxanzien	Verlängerte Wirkung durch Hypokaliämie
	Digitalis	Steigerung der Digitalistoxizität
Succinylcholin	Antiepileptika (Carbamazepin, Phenobarbital, Valproinsäure)	Abschwächung 20–80 % (erhöhen die Anzahl und reduzieren die Sensivität der Acetylcholin-Rezeptoren)

Tab. 12.5 (Fortsetzung)

Substanz(-gruppe)		Kombinationspartner	Effekt
Tacrolimus		Midazolam	Kontraindikation; Hemmung des Tacrolimusstoffwechsel/ Spiegelerhöhung
Thrombozyten-aggregations-hemmer	Acetyl-salicylsäure	Ginkgo biloba	Verstärkung der Thrombozytenaggregationshemmung
		Ibuprofen	Thromboxan-A2-Synthese-Inhibition wird durch Ibuprofen verhindert, das kardiale Risiko bei KHK-Patienten steigt
		Citalopram	Erhöhte Blutungsgefahr
	Clopidogrel	Citalopram	Erhöhte Blutungsgefahr
Virustatika wie Lopinavir (Kaletra®)		Midazolam	Wirkverstärkung/-verlängerung (4- bis 13-fach)

Fettgedruckt sind die besonders problematische Interaktionen

Anästhesie bei Begleiterkrankungen

H. Taghizadeh

H. Taghizadeh, *Pocket Guide Anästhesie*,
DOI 10.1007/978-3-662-52754-2_13,

13.1 Adipositas

■ Allgemeines

■■ Idealgewicht

- Frauen: Körpergröße (cm) – 100 × 0,85;
  Männer: Körpergröße (cm) – 100 × 0,9
- Frauen: 50 + 0,91 × (Körpergröße cm – 152,4);
  Männer: 45,5 + 0,91 × (Körpergröße cm – 152,4)

■■ Body-Mass-Index (BMI)

- BMI = Körpermasse (kg)/(Körpergröße)^2
  - Übergewicht: 25–29,9
  - Adipositas Grad I: 30–34,9
  - Adipositas Grad II: 35–39,9
  - Adipositas Grad III: >40 (automatisch als ASA III klassifiziert)

■■ Dosage weight (DW)

Das Dosiergewicht berücksichtigt, dass der Wasseranteil des Fettgewebes nur ca. 30 % des Wasseranteils anderer Gewebe beträgt. Das Verteilungsvolumen hydrophiler Substanzen im Fettgewebe kann also nur 30 % des Verteilungsvolumens in anderen Geweben entsprechen.

- DW = IBW + 0,3 (TBW – IBW)
- DW: dosage weight, IBW: ideal body weight, TBW: total body weight

Lean body mass (LBM)

- Frauen: 9270 × TBW/(8780 + 244 × BMI)
- Männer: 9270 × TBW/(6680 + 216 × BMI)

> **Generell sollte sich die Dosierung lipophiler Substanzen auf das TBW, die Dosierung von hydrophilen Substanzen auf das dosage weight bzw. lean body mass beziehen!**

Folgen der Adipositas für die Anästhesie

- Häufig erschwerte Anlage venöser Zugänge, Maskenbeatmung und Intubation
- Erhöhtes Aspirationsrisiko
- Erhöhtes Thromboembolierisiko
- Gefahr von Überhang (Opioide/Relaxanzien)
- Flachlagerung möglichst vermeiden!

Medikamente

Tab. 13.1 zeigt Beispiele für Medikamentendosierungen bei adipösen Patienten. Zu beachten ist, dass es wenig valide Daten hierzu gibt und dass die nachfolgend aufgeführten Empfehlungen sich häufig auf Patienten mit einem BMI <40 beziehen.

Anästhesieführung

- Regionalanästhesie/Lokalanästhesie bevorzugen
- Einleitung mit erhöhtem Oberkörper
- Reduzierte funktionelle Residualkapazität, daher ausreichende Präoxygenierung ggf. mit PEEP

- Großzügige Indikation zum invasiven Monitoring
- Kurzwirksame Substanzen bevorzugen: z. B. Desfluran, Propofol, Remifentanil
- Regionalanästhesieverfahren zur postoperativen Analgesie

Postoperativ

- CPAP-Behandlung zur Vermeidung von Atelektasebildung

Überhang von Opioide/Relaxanzien dringend vermeiden!

Sonstiges

Die Tragfähigkeit der meisten neueren OP-Tische liegt >300 kg, bei den älteren Modelle häufig zwischen 180 und 250 kg. Die CT- und MRT-Tische sind nur in Ausnahmefällen für Patienten mit einem Körpergewicht über 200 kg geeignet. Vor Beginn der Lagerung muss die maximal zulässige Gesamtbelastung (Patientengewicht und Zubehör) genau erruiert werden.

13.2 Arterielle Hypertonie

Allgemeines

- Durch die Weitergabe der antihypertensiven Dauermedikation am OP-Tag (insbesondere bei Eingriffen von kurzer Dauer und geringem Blutverlust) werden stärkere perioperative Blutdruckschwankungen vermieden.
- Eine nichtbehandelte arterielle Hypertonie/hypertensive Entgleisung (dauerhafter Blutdruck >180/110 mmHg) stellt die Indikation zur medikamentösen Einstellung und ggf. Verschiebung eines elektiven Eingriffes dar.

Tab. 13.1 Beispiele von Medikamentendosierungen bei adipösen Patienten

Medikament	Total body weight	Lean body weight	Sonstige Empfehlungen
Amiodaron		Bolusgabe nach IBW bzw. IBW + 30 %	
Benzodiazepine	Bolusgabe	Kontinuierliche Infusion	
Fentanyl		Höhere Sensitivität bei Adipösen für sedierende Eigenschaften, initialer Bolus und Erhaltungsdosis reduzieren!	
Heparine, niedermolekulare*	Dosierung nach TBW führt zur Überdosierung und mögliche postoperative Nachblutungen!		Enoxaparin: 100–150 kg 2×40 mg/d, >150 kg 2×60 mg/d Dalteparin: 100–150 kg 2×5000 IE/d, >150 kg 2×7500/d Tinzaparin: 100–150 kg 2×4500 IE/d, >150 kg 2×6750 IE/d Nadroparin: 100–150 kg 5700 IE/d, >150 kg 5700 IE/d

Heparine, unfraktioniert		Dosierung anpassen: Idealgewicht+ 0,26 (TBW-IBW) >15 IE/kg/h	
Metoprolol		Bolusgabe	
Muskelrelaxanzien (hydrophile Substanzen) Atracurium, Vecuronium, Rocuronium, Cisatracurium		Nach idealem KG dosieren, sonst postoperative Restrelaxierung	
Neostigmin	Dosierung nach TBW		
Paracetamol			Einmalgabe von bis zu 2 g, danach 1 g/6-stündlich
Propofol	Induktionsdosis	Kontinuierliche Infusion	

Tab. 13.1 (Fortsetzung)

Medikament	Total body weight	Lean body weight	Sonstige Empfehlungen
Remifentanil		Besonderes Metabolisierungsprinzip (Spaltung durch Esterasen in inaktive Metabolite) → Dosierung nach idealem KG	
Succinylcholin	Erhöhte Aktivität der Pseudocholinesterase bei Adipositas → Dosis nach aktuellem KG. Für rapid sequence induction: 1,5–2,0 mg/kg KG		
Sufentanil	Bei moderatem Adipositas Verwendung von TBW zur Einmaldosierung berechtigt	Höhere Sensivität bei Adipösen für sedierende Eigenschaften,initialer Bolus und Erhaltungsdosis reduzieren!	

Sugammadex®	Hoher Inzidenz von slow responders, daher Dosierung an tatsächlichem KG orientieren!		
Theophyllin		Bolusgabe, kontinuierliche Infusion	
Thiopental	Induktionsdosis (Sensitivität von Barbituraten bei Adipositas erhöht, etwas niedriger dosieren)		
Volatile Anästhetika (Sevofluran, Desfluran)	Geringe Metabolisierungsrate, keine Akkumulation im Fettgewebe, gut steuerbar (geringe Löslichkeit im Blut). Steuerung der Narkosetiefedurch MAC gut möglich! Vorteil gegenüber TIVA wird angenommen		Geringer Vorteil von Desfluran

* Kontrolle des Anti-Xa-Wertes empfohlen (bei prophylaktischer Gabe 0,2–0,4 IU/ml 4 h nach Applikation)

■ Präoperativ

- Betablocker am OP-Tag weitergeben
- ACE-Hemmer und AT_1-Blocker bei Eingriffen mit großem Blutverlust absetzen
- Bei kleineren Eingriffen sowie bei Einnahme von mehreren Antihypertensiva nicht alles absetzen (Gefahr der Dekompensation)

■ Intraoperativ

- Blutdruckabfälle (insbesondere bei Hypovolämie durch Diuretikabehandlung)
- Intraoperative Hypertonie, die nicht auf eine flache Narkose zurückzuführen ist, sollte mit gut steuerbaren Antihypertensiva behandelt werden (Urapidil, Nitrate)
- Arterielle Mitteldruckschwankungen von bis zu 20 % vom Ausgangswert scheinen keinen negativen Effekt zu haben.

■ Besonderheiten

Die arterielle Hypertonie ist häufig vergesellschaftet mit:

- Adipositas
- Herzinsuffizienz/KHK
- Arrhythmien
- Schlaf-Apnoe-Syndrom
- Niereninsuffizienz
- pAVK
- Diabetes mellitus

13.3 Cholinesterasemangel

■ Allgemeines

- Genetische Form: Im Serum ist eine Variante der Acetylcholin-Acylhydrolase vorhanden, die Succinylcholin und Mivacurium nur langsam oder praktisch nicht abbauen kann.

- Erworbene Formen: Cholineserasemangel nach chronischer Hepatitis, Leberzirrhose, Leberversagen (z. B. nach hepatotoxischen Vergiftungen), Kachexie, Hypoproteinämie, terminaler Niereninsuffizienz, Tumorerkrankungen
- Relevante Reduktion der Pseudocholinesterase bei HELLP-Syndrom
- Die Quantifizierung der Aktivität der atypischen Cholinesterase erfolgt mittels Dibucain-Zahl.

▪ Anästhesieführung

- Relaxometrie ist obligat!
- Verzicht auf depolarisierenden Muskelrelaxanzien (Succinylcholin) und Mivacurium

▪ Postoperativ

- Bei begründetem Verdacht (anhaltende postoperative Apnoe am Ende einer Narkose nach Anwendung von Succinylcholin) und nach Ausschluss differenzialdiagnostischen Möglichkeiten, Patienten ausreichend sedieren und nachbeatmen (evtl. bis zu 10 h)
- Patient postoperativ informieren
- Anästhesiepass ausstellen!

13.4 COPD, chronische Bronchitis

▪ Allgemeines

- Regionalanästhesieverfahren unter Umständen günstiger. Einschränkung bei starker Hustenreiz und Intoleranz der Flachlagerung
- Stadieneinteilung nach Gold (▪ Tab. 13.2)

Tab. 13.2 COPD-Stadieneinteilung nach Gold

Stadium I (leicht)	FEV_1: ≥80 % Soll Mit oder ohne chronische Symptome (Husten, Auswurf, Dyspnoe – evtl. bei starker körperlicher Belastung)
Stadium II (mittelschwer)	FEV_1: 50–80 % Soll Mit oder ohne chronische Symptome (Husten, Auswurf, Dyspnoe)
Stadium III (schwer)	FEV_1: 30–50 % Soll Mit oder ohne chronische Symptome (Husten, Auswurf, Dyspnoe)
Stadium IV (sehr schwere)	FEV_1: <30 % Soll oder FEV_1 <50 % mit chronischer respiratorischer Insuffizienz Unter Umständen klinische Zeichen des Rechtsherzversagens (Cor pulmonale)

Respiratorische Risikofaktoren

- Infektion der oberen Luftwege
- Nikotinabusus
- Adipositas per magna
- Chronische Lungenerkrankungen: chronische Bronchitis, Asthma bronchiale, COPD, Emphysem, Lungenfibrose
- Rechtsherzinsuffizienz
- Lokalisation des Eingriffes

Präoperative Maßnahmen

- Aufschub der Operation
- Nikotinkarenz
- Physikalische Therapie (z. B. Atemgymnastik, Atemtrainer präoperativ aushändigen und dazu anleiten)
- Pharmakotherapie: Antibiotika, Bronchodilatatoren, Sekretolytika, Anticholinergika, Kortikoide

- Diuretikatherapie, Digitalisierung
- Blutgasanalyse
- Lungenfunktionsdiagnostik
- Sauerstofftherapie
- CPAP

Präoperativ

- Anamnese und klinische Untersuchung
- Evtl. Lungenfunktionsdiagnostik (Dekompensation, Symptomzunahme), Blutgasanalyse (Objektivierung des Gasaustausches/Hypoxämie), Rö-Thorax (Emphysem)

Intraoperativ

- Gabe von Lidocain 100 mg i.v., um den Tubusreiz zu mindern, wird in der Literatur bei erhöhter bronchialer Reagibilität beschrieben, ist aber nicht evidenzbasiert und kann generell nicht empfohlen werden.
- Thiopental wegen Histaminfreisetzung vermeiden. Volatile Anästhetika (insbesondere Sevofluran) aufgrund bronchodilatatorischer Wirkung gut geeignet. Muskelrelaxanzien mit Histaminfreisetzung (z. B. Mivacurium) vermeiden.
- Lungenprotektive Beatmung: Druckkontrollierte Beatmung (P_{max} 30 mbar, Atemzugvolumen 8–10 ml/kg und Atemfrequenz 10–12/min)
- Antagonisierung von Restrelaxation mittels Neostigmin führt zu cholinerger Stimulation und Bronchospasmus
- Die Gabe von Theophyllin wird zunehmend kritischer beurteilt und ist bei Asthma bronchiale obsolet

Postoperativ

- Bei fehlender Indikation Extubation in tiefer Narkose (spontanatmend) insbesondere bei Kindern, erwägen
- Atemtraining (Triflow)

13.5 Diabetes mellitus

Allgemeines

- Typ 1 IDDM, insulin dependent diabetes mellitus
- Typ 2 NIDDM, non insulin dependent diabetes mellitus. 2A ohne Adipositas, 2B mit Adipositas
- Typ 3, sekundärer Diabetes bei chronischer Pankreatitis, medikamenteninduziert
- Typ 4, Schwangerschaftsdiabetes

Hauptgefahren

- Diabetische Ketoazidose
- Hyperosmolares Koma
- Laktatazidose
- Hypoglykämie

Zu beachten sind diabetische Spätfolgen wie:

- Diabetische Gastroparese (Aspirationsgefahr)
- Diabetische Nephropathie (Niereninsuffizienz, Hyperkaliämie)
- Autonome Neuropathie (Kreislaufdysregulation, Herzstillstand)
- Polyneuropathie (Sensibilitätsstörungen, Lagerungsschäden)
- Selten auch schwierige Intubation durch eingeschränkte Kiefergelenkbeweglichkeit

Ketoazidotisches Koma

- Akutkomplikation des IDDM ist das ketoazidotisches Koma
- Symptome: Hyperglykmie (meistens <500 mg/dl), Hypovolämie, Hypotonie, Ketoazidose (Bildung von Ketonkörper durch Lipolyse), Azidose, Elektrolytentgleisungen (Hyperkaliämie), myokardiale Kontraktilitätsstörungen und Koma

Hyperosmolares Koma

- Beim NIDDM kann es aufgrund bestehender Restinsulinproduktion zum hyperosmolaren Koma ohne Ketoazidose kommen.
- Symptome: Hyperglykämie (>500 mg/dl), Hypovolämie

Grundsätze

- Diabetiker möglichst an 1. Stelle auf dem OP-Plan
- Regionalanästhesieverfahren bevorzugen
- Frühe postoperative Nahrungsaufnahme anstreben (wenn möglich)
- Regelmäßige Kontrolle des Blutzuckerspiegels (1- bis 2-stündlich)

Bei insulinabhängigen Diabetiker:

- Reduktion der abendlichen Dosis auf ca. 1/2–2/3
- Angepasste Gabe des Basisbedarf (teilweise). Korrektur des BZ-Spiegels mittels Alt-Insulin.

Basaler Insulinbedarf: Insulinbedarf unter Fastenbedingungen entspricht ca. 50 % des Tagesinsulinbedarfs.

- Die basale Insulinproduktion bei normalgewichtigen stoffwechselgesunden Menschen beträgt ca. 1 IE/h.
- 1 IE Insulin i.v. senkt den BZ um 30 mg/dl
- 10 g Glukose i.v. steigert den BZ um 40 mg/dl
- Durch den Korrekturfaktor kann der Abfall des Blutzuckerwertes in mg/dl durch 1 IE Insulin abgeschätzt werden. Der Korrekturfaktur ist individuell unterschiedlich, liegt bei den meisten Patienten jedoch zwischen 20–30(–50).
- Korrekturinsulin (IE): Aktueller BZ – Zielwert/ Korrekturfaktor

Präoperativ

- Nüchtern-BZ-Kontrolle
- Vorgehen nach Diabetesschema

Intraoperativ

- 1- bis 2-stündlich BZ-Kontrolle

Postoperativ

- Die postoperative Nüchternheit möglichst kurz halten.

13.6 Drogen-/Opiat-/Alkoholabhängigkeit

Allgemeines

Zu beachten sind:

- Komorbidität (Infektionskrankheiten z. B. HIV, Hepatitis, Leberzirrhose, Ösophagusvarizen, schlechter Zahnstatus, pulmonale Begleiterkrankungen)
- Hoher Analgetikabedarf
- Physische und psychologische Entzugssymptome
- Hyperalgesie und Toleranzentwicklung

Substanzen

- ZNS-Depressoren: z. B. Heroin, Alkohol, Sedativa, Hypnotika
- ZNS-Stimulatoren: z. B. Kokain, Amphetamin, Designer-Drogen
- Psychotropische Substanzen: z. B. Cannabis, Halluzinogene, inhalative Substanzen

Perioperativ keine Behandlung der Abhängigkeit sondern lediglich Prophylaxe zur Vermeidung von Stress.

Tab. 13.3 Die am häufigsten eingestzte Medikamente zur Substitutionstherapie und deren Standarddosierungen

Substanz	Übliche Tagesdosis
Methadon (1 ml=5 bzw. 10 mg)	20–60 (–120) mg/d p.o.
Levomethadon (L-Polamidon®) 1 ml = 5 mg	10–20 mg/d p.o.
Buprenorphin (Temgesic®, Subutex®,)	4–16 mg/d* s.l.
Buprenorphin/Naloxon (Suboxone®)	4–16 mg/d** s.l.
Morphin (Substitol® ret., Compensan® ret.)	300–600 mg p.o.

* Zulassung bis 32 mg, ** Zulassung bis 24 mg

Tab. 13.4 Äquivalenzdosierung von Drogensubstitutionsmitteln

Methadon	Levomathadon	Morphin	Buprenorphin	Codein
1 mg p.o.	0,5 mg p.o.	6 mg p.o.	0,1 mg s.l.	60 mg p.o.

Substitutionstherapie

- Methadon bei Heroinabhängigen, Benzodiazepine/Clonidin bei Abhängigkeit von Alkohol, Sedativa und Hypnotika).
- In Tab. 13.3 sind die am häufigsten eingesetzte Medikamente zur Substitutionstherapie, in Tab. 13.4 deren Äquivalenzdosen aufgeführt.
- Behandlung des Entzugs: Methadon 20 mg p.o. (5–10 mg i.m.), danach weitere Dosis nach 1–2 h je nach Entzugssymptomatik. Weitere Zufuhr alle 12–24 h
- Konsummenge: THC: Therapeutisch bis 20 mg
- Äquivalenztabelle (Tab. 13.5 und Tab. 16.6)

Tab. 13.5 Beispiele stark wirksamer Opioiden und deren Dosierungen/Eigenschaften

Substanz	Präparat	Applikationsform	Verfügbare Dosierungen	Maximale tagesdosis/Dosierungsintervall	Wirkdauer	Äquivalenzdosis
Buprenorphin	Temgesic®	Sublinigual	0,2/0,4 mg	4 mg		60–70
	Transtec®	Pflaster	35/52,5/70 µg/h		96 h	
Fentanyl	Abstral®	Bukkaltabl.	100/200/300/400/600/800 µg	4 Einzeldosen	1 h	70–100
	PecFent®	Nasal Spray	100/400 µg/Sprühstoß	4 Einzeldosen	4–6 h	
Fentanyl TTS	Durogesic	Pflaster	12/25/50/75/100 µg		72 h	70–100
Hydromorphon	Palladon® akut	Kps.	1,3/2,6 mg	6 Einzeldosen	4 h	7,5
	Palladon® retard	Kps.	4/8/16/24 mg	3 Einzeldosen	8–12 h	
	Jurnista®	Kps.	4/8/16/32/64 mg	1×/Tag		

Levomethadon	L-Polamidon®	Lösung	5 mg/ml		Bis 36 h	3–4 (?)
		Tabl.	5/20 mg			
Methadon	Methadon	Lösung	5/10 mg/ml		4–24 h	5–8
	Methaddict®	Tabl.	5/10/40 mg			
Morphin, nicht retardiert	Sevredol®	Tabl.	10/20 mg	6 Einzeldosen	3–4 h	1*
	Oramorph	Trpf.	2, 6 bzw. 20 mg/ml	6 Einzeldosen	3-4 h	
Morphin, retardiert	MST ret.®	Tabl.	10/30/60/100/200 mg		8–12 h	1
	MSTcont.®	Kps.	30/60 mg		8–12 h	
	MST ret.	Granulat	20/30/60/100/200 mg		8–12 h	
Oxycodon	Oxygesic®	Tabl.	5/10/20 mg	6 Einzeldosen	8–12 h	2
	Targin®**	Tabl.	5/10/20/40 mg	3 Einzeldosen	4 h	
Tapentadol ret.	Palexia®	Tabl.	50/100/150/ 200/250 mg	500 mg	12 h	0,25–0,4

* 30 mg oral = 10 mg i.v. = 1 mg epidural = 0,1 mg intrathekal
** Targin beinhaltet Oxycodon und Naloxon in Kombination

■ **Anästhesieführung**

- Regionalanästhesie/Lokalanästhesie bevorzugen!
- Erhöhter Analgetikabedarf: Ketamin als präemptives Analgetikum, Clonidin als Koanalgetikum erwägen!
- TIVA mit Propofol-Sufenta/Fentanyl oder balancierte Anästhesie
- S-Ketamin 1–2 µg/kg/h i.v. (antihyperalgetische Wirkung)

Die Verwendung ultrakurz wirksamer Opioiden (Remifentanil) kann aufgrund erhöhten Bedarfes (Toleranzentwicklung) zu einer postoperativen Hyperalgesie führen!

Cannabinoide weisen zahlreiche Wechselwirkungen und Kreuztoleranz mit verschiedenen Anästhetika auf. Die wichtigsten Interaktionen sind:

- Volatile Anästhetika: Potenzverstärkung volatiler Anästhetika
- Propofol: Wirkverstärkung durch Konzentrationsanstieg

Zusätzlich Gefahr des Uvulaödems mit Obstruktion der oberen Luftwege!

■ **Postoperativ**

- Grundsatz: Sucht- und Schmerztherapie nicht vermischen!
- Ausreichende Grundanalgesie. PCA nicht kontraindiziert
- Nichtopioid-Analgetika (ggf. in Maximaldosierung) kombinieren
- S-Ketamin 0,1–0,15 mg/kg i.v. bei Bedarf, ggf. über 24 Stunden

■ **Sonstiges**

- Abstinenzerscheinungen nach Methadonentzug entwickeln sich langsamer (bis zu 10 Tagen) als bei Heroin und Morphin und dauern länger an (bis zu 30 Tage).

- Kokain: sympathikotone Stimulation (Hemmung der Katecholaminwiederaufnahme). HWZ bei i.v. Gabe ca. 60–90 min, nach nasaler oder p.o. Gabe länger. Toleranzentwicklung bezüglich der psychotropen Wirkung wesentlich schneller als bei der kardiovaskulären Wirkung, dadurch erhöhte Toxizität bei Dosissteigerung.
- Cannabis (Dronabinol): Entzugbehandlung mit niedrigpotenten Neuroleptika wie Promethazin (Atosil®), Levomepromazin (Neurocil®)
- Hinweis: Während der akuten Drogenwirkung:
  - Succinylcholin-Einsatz vermeiden (Gefahr von Rhabdomyolyse)
  - Volatile Anästhetika vorsichtig dosieren (Gefahr von Arrhythmien)
  - Kein Antidot zur Narkoseausleitung verwenden (kein Naloxon, keine Cholinesterasehemmer, kein Flumazenil)
  - Kein Pethidin verwenden
  - Bei Einsatz von TIVA kein Remifentanil verwenden
  - Bei Tachykardie einen kombinierten α- und β-Blocker den reinen β-Blocker vorziehen (Gefahr der Übergewicht der β-Blockade)

Eine elektive Anästhesie ist unter akuter Drogenwirkung kontraindiziert!

13.7 Epilepsie

Allgemeines

- Antiepileptika weitergeben!
- Regionalanästhesieverfahren bevorzugen

Anästhesieführung

- Prämedikation mit Midazolam
- Epileptische Anfälle bei schneller Bolusgabe von Propofol

Tab. 13.6 Anästhetika bei Epilepsie

Medikament	Wirkung bei Epilepsie
Propofol	Bolus: Spontanbewegungen wie Dystonie, Opisthotonus, Chorea, Athetose. Selten Konvulsionen. kontinuierliche Infusion: Antikonvulsiv
Thiopental	Antikonvulsiv
Etomidate	Keine prokonvulsive Wirkung
Ketanest	Krampfschwellensenkend, möglichst vermeiden
Opioide	Keine prokonvulsive Wirkung
Sevofluran	Evtl. prokonvulsiv
Muskelrelaxanzien	Wirkung abgeschwächt

- Thiopental wird als Einleitungshypnotikum bevorzugt, Propofol ist jedoch nicht kontraindiziert
- Hyperventilation und Alkalose vermeiden (Senkung der Krampfschwelle)
- Hoher Anästhetikabedarf aufgrund der Enzyminduktion durch Antiepileptika
- Wirkung von Muskelrelaxanzien evtl. abgeschwächt
- Atracurium wegen prokonvulsiven Eigenschaften seines Metabolits Laudanosin vermeiden
- Krampfschwellensenkende Anästhetika (z. B. Ketamin) vermeiden
- Wird Sevofluran als Inhalationsanästhetikum verwendet, sollte die Dosis 1,5 MAC nicht übersteigen.

Postoperativ

- Die Reversierung einer Benzodiazepin-Überdosierung mit Flumazenil kann Krampfanfälle verursachen.
- Zügiger Beginn der antiepileptische Dauermedikation

13.8 Erhöhter intrakranieller Druck

- **Allgemeines**
- Oberkörper-Hochlagerung (30°)
- Abflussbehinderung vermeiden (Kopf nicht zur Seite drehen)
- Husten, Pressen, Hypoxie, Hyperkapnie und Blutdruckabfall vermeiden!
- Keine ZVK-Anlage in Kopftieflage, V. jug. int. möglichst meiden!
- CPP = MAP – (ICP + ZVD) ≥70 mmHg halten!
- Normoventilation/milde Hyperventilation: Ziel-P_aCO_2 28–34 mmHg. Keine Langzeitwirkung!

- **Anästhesieführung**
- TIVA (Sufenta/Propofol)
- Postoperativ: Hirndrucksenkende Maßnahmen in Absprache mit dem Operateur (z. B. Mannitol 15 %)

13.9 Herzinsuffizienz

- **Allgemeines**
- Keine elektiven Eingriffe bei dekompensierter Herzinsuffizienz
- Vorsichtige Dosierung negativ inotroper Substanzen
- Vermeidung von:
  - Abrupten/extremen Blutdruckschwankungen
  - Hyper- oder Hypovolämie
  - Hypoxämie

- **Präoperativ**
- Bei fehlender medikamentöser Behandlung, Symptomverschlechterung/Zunahme der Leistungseinschränkung, Neuauftreten von Rhythmusstörungen,

Angina-pectoris-Beschwerden etc. muss ein kardiologisches Konsil mit der Fragestellung Therapiebeginn/-optimierung erfolgen.
- Evtl. Rö-Thorax (Herzgröße, pulmonale Stauung)
- Betablocker am OP-Tag weitergeben

! Flachlagerung wird häufig nicht toleriert.

▪ Intraoperativ

- Monitoring: 5-Kanal-EKG mit ST-Segmentanalyse. Die Indikation zur invasiven Blutdruckmessung und ZVK-Anlage sollte bei entsprechenden Eingriffe großzügig gestellt werden.
- Kritische Phasen, bei denen die meisten Komplikationen auftreten, sind Ein- und Ausleitung.
- Etomidate als Einleitungshypnotikum bevorzugen, großzügige Gabe von Sufentanil aufgrund seiner gering kreislaufdepressiven Wirkung.
- Die rasche Vertiefung der Anästhesie mit Desfluran kann zu Erhöhung des Sympathikotonus, Blutdruckanstieg und Tachykardie führen.
- Regionalanästhesie grundsätzlich möglich. Bei Periduralanästhesie fraktionierte Gabe von Lokalanästhetika, bei Spinalanästhesie evtl. »High-volume-/low-concentration-Technik« anwenden.

▪ Postoperativ

- Suffiziente Schmerzbehandlung (zur Vermeidung von sympathikotoner Nachlaststeigerung/kardialer Dekompensation)
- Großzügige Indikation zur Sauerstoffgabe
- Anämie vermeiden

13.10 ICD/Schrittmacher

Allgemeines

- Indikation zur ICD/SM-Implantation eruieren
- Magnetring bereithalten!
- Möglichkeit der externen Defibrillation sowie passageren Stimulation (extern, intravenös) bereitstellen
- Möglichst bipolare Kauter verwenden. Beim Einsatz eines unipolaren Kauters die indifferente Elektrode möglichst von SM-Aggregat entfernt (>15 cm) kleben. Die Neutralelektrode soll näher am Eingriffsort sein als die EKG-Elektroden.
- Präoperativ ICD ausschalten lassen. Postoperativ muss der Defibrillator zeitnah wieder eingeschaltet werden (am besten im AWR).

Intraoperativ

- Bei Verwendung von Elektrokautern während des operativen Eingriffes sollte der ICD ausgeschaltet werden, da es sonst zu Fehldeutung von Artefakten (als Kammerflimmern) und Dauerauslösung des Defi kommen kann.
- Intraoperative Elektrokautering bei synchronisierten, antibradykarden Schrittmachersystemen kann zum Pacingausfall führen, wenn das kautern als eigene Herzaktion interpretiert wird.
- Wenn das ICD-Aggregat nicht ausgeschaltet wurde, sollte die Dauer des Elektrokauterns <5 sec gehalten werden, da die Zeit bis zum Erkennen von Kammerflimmern durch den Defibrillator ≥5 sec beträgt.
- ZVK-Anlage möglichst auf der kontralateralen Seite (Gefahr von Elektrodendislokation)
- Bei perioperativer Defibrillation Padels nicht direkt über SM-Gehäuse platzieren

13.11 Kardiomyopathie

■ Allgemeines

- Einteilung: Dilatativ, hypertroph, restriktiv
- Allgemeinanästhesieverfahren sind bei entsprechender Indikation den rückenmarksnahen Regionalanästhesieverfahren überlegen. Insbesondere eine Spinalanästhesie ist aufgrund der damit verbundenen (unkontrollierten) Vasodilatation und des Blutdruckabfalls problematisch.
- Bei ICD-Trägern präoperative Kontrolle und Ausschaltung unmittelbar vor dem Eingriff

■ Diagnostik

- EKG, präoperative Echokardiographie, kardiologisches Konsil

■ Intraoperativ

- Invasive RR-Messung!
- Negativ inotrope Substanzen (Thiopental, Propofol) bei der Einleitung vermeiden oder vorsichtig dosieren. Abrupte Blutdruckabfälle, vor allem bei vorbestehender Hypovolämie, können nicht kompensiert werden. Anaphylaktische Reaktionen verlaufen in einem hohen Prozentsatz tödlich.
- Die anästhesiebedingte Vasodilatation und daraus resultierende Hypotonie kann durch eine niedrigdosierte kontinuierliche Noradrenalingabe kompensiert werden.
- Bei der Extubation RR-Anstieg und Tachykardie möglichst vermeiden

■ Postoperativ

- Suffiziente Schmerztherapie zur Vermeidung einer Nachlasterhöhung

- **Besonderheiten**
- Arrhythmien müssen konsequent behandelt werden!

13.12 KHK, Zustand nach Myokardinfarkt

- **Allgemeines**
- 3–5 % Myokarischämien/Myokardinfarkte in der perioperativen Phase
- Keine elektiven Eingriffe
- Bei instabiler Angina pectoris
  - Akutem Koronarsyndrom (mit oder ohne Infarkt)
  - Große reversible Ausfälle im Perfusionsszintigramm
  - Ausgeprägte ST-Senkung unter Belastung oder andere schwerwiegende Zeichen einer Myokardischämie
  - Innerhalb der ersten 8 Wochen nach akutem Myokardinfarkt.
  - 7–9 Wochen nach Implantation eines Koronarstents
  - 7 Tage nach einer PTCA
- Das Risiko eines perioperativen Infarktes ist, insbesondere bei gefäßchirurgischen Eingriffen bei Hochrisikopatienten in den ersten 1–6 Monaten nach einer aortokoronaren Venenbypass-Operation deutlich erhöht.
- Die perioperative Infarktgefährdung besteht in den ersten 3–4 Tagen nach der Operation (Maximum am 3. Tag).
- Bei fehlender medikamentöser Behandlung, Symptomverschlechterung/Zunahme der Leistungseinschränkung, Neuauftreten von Rhythmusstörungen, Angina-pectoris-Beschwerden etc. muss ein kardiologisches Konsil mit der Fragestellung Therapiebeginn/-optimierung erfolgen.

- **Präoperativ**
  - Ausreichende Prämedikation

- **Intraoperativ**
  - Intraoperative Hypotonie, Hypertonie und Tachykardie vermeiden
  - Invasives Blutdruckmonitoring
  - Ausreichende/großzügige Opioidgabe (z. B. Sufentanil)

- **Postoperativ**
  - Suffiziente postoperative Schmerztherapie
  - Großzügige Indikationsstellung zur postoperativen Intensivtherapie/-überwachung

13.13 Klappenvitien

- **Mitralinsuffizienz**
  - Vergrößerter linker Vorhof, pulmonale Hypertonie, Rechtsherzbelastung/-versagen
  - Vermeiden:
    - Volumenbelastung (Gefahr von Lungenödem)
    - Steigerung des peripheren Wierstandes
    - Intraoperative RR-Abfälle (ggf. Dobutamingabe, positiv inotrop, vasodilatierend)

- **Mitralstenose**
  - Vermeiden:
    - Tachykardie (Angst, Aufregung). Schlagvolumen abhängig von diastolischer Füllungszeit., Ziel-Frequenz 60–80/min. Narkose vertiefen, medikamentöse Therapie (Verapamil, β-Blocker, Amiodaron)

 - Erhöhung des pulmonalen Gefäßwiderstandes durch Hypoxie, Hyperkapnie, Hypothermie und Azidose
 - Periphere Vasokonstriktion
 - Übertransfusion
 - Sinusrhythmus beibehalten (Vorhofkontraktion trägt bei Mitralstenose 20–30 % zum Schlagvolumen bei)
 - Extreme Kopftieflagerung/Trendelenburg-Lagerung wird nicht gut toleriert. Gefahr eines interstitiellen Lungenödems bei vorbestehendem erhöhtem Pulmonalarteriendruck!
 - Selten zusätzliche Mitralinsuffizienz

Aortenstenose

- Linksventrikuläre Hypertrophie
- Vermeiden:
 - Verlust des Sinusrhythmus
 - Tachykardie (Verkürzung der diastolische Füllungszeit)
 - Blutdruckabfall (Erniedrigung des diastolischen Druckes)
 - Anstieg des peripheren Widerstandes
 - Nitrate (insbesondere bei höhergradiger Aortenstenose) und Betablocker sind eher ungünstig, Kalziumantagonisten und Digitalispräparate von Vorteil. Frequenz möglichst 60–80, Sinusrhythmus erhalten.
 - Behandlung der Hypotension primär mit Volumengabe. Mittel der 2. Wahl Noradrenalin (verursacht weniger Tachykardien)

Höhergradige Aortenstenosen sind bei Auftreten eines Kammerflimmerns fast nicht mehr zu reanimieren.

- **Aorteninsuffizienz**
- Vermeiden:
  - Anstieg des peripheren Widerstandes (Zunahme des transvalvulären diastolischen Druckgradienten und Anstieg des Regurgitationsvolumen), Herzfrequenzabfall und Hypovolämie
  - Katecholamin der Wahl ist Dobutamin (periphere Vasodilatation)

- **Trikuspidalinsuffizienz**
- Auf ausreichende Vorlast achten
- HF möglichst nicht senken
- Vermeiden: Erhöhung des pulmonal-vaskulären Widerstandes (PVR)!

- **Trikuspidalstenose**
- Auf ausreichende Vorlast achten
- Negativ inotrope Substanzen vorsichtig dosieren
- Vermeiden: Tachykardie, Abfall des peripheren Widerstandes (SVR)

13.14 Latexallergie

- **Allgemeines**
- Zweithäufigste Ursache für anaphylaktische Reaktionen während der Anästhesie.
- Ca. 3/4 der allergischen Reaktionen in der Kinderanästhesie
- Latexreaktionen manifestieren sich meist ca. 20–60 min nach Kontakt.

- **Risikogruppen**
- Patienten mit Spina bifida, Rückenmarkläsionen und kongenitalen Fehlbildungen des Magen-Darm-Traktes, urogenitalen Fehlbildungen. Mehrfach operierte Kin-

der, Patienten mit häufiger medizinischer Betreuung bzw. häufigen Operationen.

- Kreuzallergie mit Melonen, Kiwi, Pfirsich, Avocado und Bananen!
- Höhere Inzidenz anaphylaktischer Reaktionen nach Latexkontakt während Sectiones.
- Frauen und Angehörige der Gesundheitsberufe sind häufiger betroffen.

▪ Vorgehensweise

- Patient an 1. Stelle des OP-Programms (geringere Latexkonzentration in Raumluft)
- Information an allen Beteiligten weitergeben
- Strikte Vermeidung von latexhaltigen Materialien (▣ Tab. 13.7)
- H1- und H2-Blockade (Clemastin 0,025 mg/kg i.v.; Ranitidin 1,25 mg/kg i.v.)
- Methylprednisolon (1–1,5 mg/kg i.v.)
- Möglichst Glasampullen verwenden, der Gummistopfen mancher Glasflaschen enthält Latex! (ggf. Gummistopfen entfernen und danach Medikament aufziehen)
- Sicherer, möglichst großlumiger venöser Zugang (für den Fall einer anaphylaktischen Reaktion)
- Lückenlose Überwachung auch im AWR sicherstellen

13.15 Lebererkrankungen

▪ Allgemeines

Hauptgefahren sind:

- Verlängerte Wirkung von Anästhetika bei gestörter Entgiftungsfunktion der Leber
- Gerinnungsstörungen, Thrombozytopenie
- Aszites mit erhöhtem Aspirationsrisiko, Pleuraergüsse

Tab. 13.7 Anästhesierelevante Gebrauchsartikel mit und ohne Latex (Beispiele)

	Latexhaltiges Produkt	Latexfreies Produkt	Bemerkungen
OP-Haube	Barrier TOP, FLOTT und FLAIR	Sonstige Barrier OP-Hauben	
OP-Maske		FarStar grün	
OP-Handschuhe	Biogel Eclipse® (Mölyncke Healthcare)	Neolon (BD), Dermaprene (Ansell Medical), Allergard (J&J) Manex Neoderm (Bd)	
Untersuchungs-Handschuhe		Glovex Neoderm, unsteril (Bd) Glovex Vinyl, unsteril (Bd), Dispex, steril/unsteril (Bd), Examtex (Ansel Medical); Ethiparat (J&J); Nitrex unsteril (Dh)	
Beatmung	Ventilog Dräger mit Kinderfaltenbalg	Ventilog mit Erwachsenenfaltenbalg (D)*, Cicero (D)*, Cato (D)*, Servo-Ventilator (S)*	* Cave: latexhaltiges Zubehör (Atembeutel, Schläuche)
	Schwarze Beatmungsschläuche (D, R)	Faltenschlauch aus Plastik (R); Blaue Spiralschläuche (D) Ulmer Narkoseset (R)	

	Schwarze Beatmungsmasken (R)	Blaue Silikon-Gesichtsmaske (Ambu); durchsichtige Masken (Ld); Silikon-Atemmasken (R)	
	Schwarze Handbeatmungsbeutel (R)	Silikonbeutel (Ld, D)	
	Schwarze und blaue Handbeatmungsbeutel (D)	Notfallbeatmungsbeutel aus Silikon (Ld)	
Tuben	Guedel-Tubus 3 (orange), 2 (grün) (Intersurgical) Oranger Wendel-Tubus (R) Wendel-Tubus (P)	Grüner Wendel-Tubus (P, R)	
	Tuben mit Lanzballon (M)* Endotrachealtubus (V), Lasertubus (R)	Endotrachealtubus Rüschelit (R); Magill-Tubus (M); Pädiatrischer Endotrachealtubus (V); Woodbridge Tubus RüschFlex (R); Doppellumentubus; Kehlkopfmaske (Logomed, Ambu, LMA); Univent Tubus (Medimex)	* Im Ballon oder Sicherungsband
	Latexhaltiges Produkt	Latexfreies Produkt	Bemerkungen
Trachealkanülen	Tracheoflex® (R), Tracheosoft® (M)		

Tab. 13.7 (Fortsetzung)

	Latexhaltiges Produkt	Latexfreies Produkt	Bemerkungen
Intravenöse Kanülen		Venflon ProSafety (BD), Abbocath (Abbott) aller Größen, Vasculon Plus, Vitaflon Plus (BD), Insyte I-W (BD) Optiva (J&J), Einlumen ZVK (A) Certofix (B), Mehrlumen ZVK (A)	
Infusions-, Transfusionssysteme	Transfusions-, Infusions-, Dosier-, Belüftungssysteme mit Zuspritzeinheit	Infusionsgerät R87P (O)*, Intrafix Airmatic (B), Entlüftendes Filterset Ivex HP (BD), Blutfilter PL50KLE (PALL), Transfusionsgerät 200 µg (Transmed)	* ohne Zuspritzeinheit
		Wärmesystem für Blutwärmer; System für Hot-Line (Level 1); System für Level 1, System DI60NL, 70NI (Level 1); CS-System AT 1000 (Medtronic)	
Infusionslösungen (Stopfen)		NaCl 0,9 % (Plastikflaschen/-beutel, Glasflaschen; Baxter, Braun); Tutofusin; G5 %, Haes-Steril 10 %; Hemohes 10 %; Voluven Freeflex Ringer-Lactat; Ringer-Lösung	

Albumin-lösungen	Humanalbumin 20 % (Glasflasche Behring)	Humanalbumin 5 % (Glasflasche Behring)	
		$NaHCO_3$; Aqua ad injectabilia; Osmosteril (Glasflasche Fresenius)	
Verband-material	Haftelast (L) Leukoplast (Bd) Easifix cohesive (S+N) Albuplast K (S+N) Blauweiße Mehrzwecktücher (Brod)	Leuko-silk/-por/-fix/-flex/-derm (Bd) Cutiplast, Hansamed (Bd) Tegaderm (3M)	
Monitoring	RR-Handmessgerät mit grünem Gebläseball und schwarzem Blutdruckmanschettenpolster (ERKA) Dinamap-Schläuche (J&J)	Dräger-Blutdruckmanschette Erwachsene groß (rot), normal (blau) Critikon-Blutdruckmanschette Dura-Cuf™ Small Adult (hellblau), Child, Infant; Pedisphyg®-Blutdruckmanschetten. RR-Handmessgerät mit schwarzem Gebläseball und transparentem Blutdruckmanschetten-polster (ERKA); RR-Handmessgerätschläuche; Dinamap Critikon (J&J); arterielle Druckleitung (O), 3-Wege-Hahn (O), EKG-Elektroden (Lang-Leonhardt)	

Tab. 13.7 (Fortsetzung)

	Latexhaltiges Produkt	Latexfreies Produkt	Bemerkungen
Sonstiges		Magensonde PVC (Medipha) Ernährungssonden ERUPLAST PVC (R)	
	Blasenkatheter: Nona-Latexkatheter/-Spülkatheter/-Hämaturiekatheter/-Tamponade-katheter (Bd) Magensonde mit Mandrin (Uno-medical)	Nona-Silikonkatheter (Bd) Ballonkatheter (Uromed) Brillant Ballonkatheter Silikomed (R) Repsi Flow III	
	Sondenbezüge für Temperatursonde	Temperatursonde (Exacon)	

A: Arrow, Bd: Beiersdorf, B: Braun, BD: Becton-Dickinson, D: Dräger, Dh: Dahlhausen, L: Lohmann, Ld: Laerdal, M: Mallinckrodt, O: Ohmeda, P: Portex, R: Rüsch, S: Siemens, S+M: Smith & Nephew, V: Vygon
Weitere Informationen unter: Erlanger Liste naturlatexfreier Produkte (http://www.uk-erlangen.de)

- Portale Hypertension mit der Gefahr von Ösophagusvarizenblutungen bei Leberzirrhose
- Anämie, Vitamin-B_{12}- und Folsäuremangel
- Hepatische Enzephalopathie
- Hypoglykämie

Eine vorbestehende hepatische Enzephalopathie kann verschlechtert werden durch:

- Hypoxämie
- Hypoglykämie
- Infektionen
- Hypokaliämie
- Hyponatriämie
- Gastrointestinale Blutung

Präoperativ

- Kontrolle der Gerinnungsparameter. Vitamin-K-Gabe bei Quick-Erniedrigung erwägen!
- Serumcholinesterase- und Serumproteinbestimmung (Syntheseleistung der Leber). Pseudocholinesterasemangel selten aber möglich!
- GPT, GOT, GLDH, γ-GT und AP bestimmen (Grad der Leberschädigung)
- Hepatitisserologie (bei entsprechender Anamnese)
- Verschiebung elektiver Eingriffe bei Erhöhung der Transaminasen auf über das dreifache des Normwertes (gastroenterologisches Konsil)

Intraoperativ (■ Tab. 13.8)

- Prämedikation: geringere Dosis an Benzodiazepinen
- Anpassung der Anästhetikadosierung
- Atracurium zur Muskelrelaxierung bevorzugen
- Wirkdauer von Pancuronium deutlich verlängert
- Verminderter Abbau von Lokalanästhetika

Tab. 13.8 Anästhesierelevanter Medikamente bei Leberinsuffizienz

	Lebererkrankungen/leichte Leberinsuffizienz	Schwere Leberinsuffizienz	Kommentare/Besonderheiten
Alfentanil	Wirkdauer deutlich verlängert	Kontraindikation	Plasmaclearance verringert
Argatroban	Initial 0,5 µg/kg/min, weiter nach PTT	Kontraindikation	Plasmaclearance verringert
Atracurium	Wirkdauer unverändert	Wirkdauer unverändert	
Butylscopolamin	Keine Dosisanpassung	Keine Dosisanpassung	
Ciprofloxacin	Keine Dosisanpassung	Nicht empfohlen!	
Cis-Atracurium	Wirkdauer unverändert	Wirkdauer unverändert	
Clindamycin	Keine Dosisreduktion bei 8-stündigem Dosisintervall	Dosisanpassung (Dosisverminderung oder Verlängerung des Dosierungsintervalls bei hohen Plasmaspiegeln	

Diazepam	Halbierung der üblichen Dosierung	Kontraindikation	Verlängerung der Halbwertszeit bis zu 100 h
Erythromycin	Strenge Indikationsstellung	Kontraindikation	
Etomidate	Wirkdauer geringfügig verlängert	Dosisanpassung	Metabolisierung in Leber, Ausscheidung über Urin
Fentanyl	Wirkdauer unverändert		
Flecainid	Dosisreduktion (max. 200–300 mg/d i.v.)	Dosisanpassung mittels Plasmaspiegel-Bestimmung	
Fluconazol	Vorsichtige Dosierung		
Furosemid	Vorsichtige Dosierung	Vorsichtige Dosierung	
Gabapentin	Keine Dosisanpassung	Vorsichtige Dosierung	
Glibenclamid	Kontraindiziert		
Ketamin	Keine Dosisanpassung	Ggf. Dosisreduktion	Lebertoxizität bei längerer Anwendung (>3 Tage)
Lidocain	50 %-ige Dosisreduktion im Vergleich zu Standarddosierung		

Tab. 13.8 (Fortsetzung)

	Lebererkrankungen/leichte Leberinsuffizienz	Schwere Leberinsuffizienz	Kommentare/Besonderheiten
Lorazepam	Keine Dosisanpassung		
Metformin	Kontraindiziert		
Metoprolol	Keine Dosisanpassung	Ggf. Dosisreduktion	
Metronidazol	Keine Dosisanpassung	Strenge Indikationsstellung	
Morphin	Wirkung verlängert	Wirkdauer deutlich verlängert	
Midazolam	Wirkung verlängert	Kontraindikation	
Mivacurium	Deutliche Wirkverlängerung	Nicht empfohlen	
Nifedipin	Ggf. Dosisreduktion	Dosisreduktion	
Pancuronium	Erhöhter Bedarf	Ggf. Dosisreduktion	Verlängerung der neuromuskulären Blockade- und Erholungszeit möglich
Parecoxib	Dosishalbierung	Kontraindikation	

Pethidin	Dosisreduktion	Strenge Indikationsstellung	
Phenprocoumon	Dosisanpassung	Kontraindikation	
Piritramid	Keine klinisch relevante Verlängerung der Wirkdauer	Wirkdauer deutlich verlängert	
Propafenon	Dosisanpassung	Dosisanpassung	Bioverfügbarkeit nach oraler Einnahme und Halbwertszeit erhöht. Plasmaspiegelbestimmung
Propofol	Wirkdauer geringfügig verlängert	Vorsichtige Dosierung	
Propranolol	Vorsichtige Dosierung	Dosisreduktion	Verminderte Metabolisierungsrate bei deutlich eingeschränkter Leberfunktion. Kontrolle Leberparameter
Remifentanil	Wirkdauer unverändert	Wirkdauer unverändert	
Rocuronium	Wirkung verlängert		
Succinylcholin	Wirkung verlängert		
Sufentanil	Wirkdauer unverändert		

Tab. 13.8 (Fortsetzung)

	Lebererkrankungen/leichte Leberinsuffizienz	Schwere Leberinsuffizienz	Kommentare/Besonderheiten
Tapentadol	Keine Dosisanpassung	Nicht empfohlen!	Fehlenede Daten zu Wirksamkeit bei schwerer Leber-/Niereninsuffizienz
Theophyllin	Keine	Dosisreduktion	
Thiopental	Wirkung verlängert, ggf. Dosisanpassung	Kontraindikation	
Tilidin	Abgeschwächte Wirkung	Wirkungsverlust möglich	Umwandlung in aktive Substanz Nortilidin in Leber, dadurch reduzierte Wirkung/reduzierter Wirkungsverlust. Höhere Konzentration von Naloxon im Vergleich zu Lebergesunden
Tramadol	Verlängerung des Dosisintervalls	Kontraindikation	
Vecuronium	Wirkung verlängert		
Verapamil	Vorsichtige Dosierung	Vorsichtige Dosierung	

- Ketamin von Vorteil, da keine Beeinflussung der Wirkdauer
- Besondere Vorsicht bei der Anlage zentralvenöser Zugänge, rückenmarksnaher Anästhesieverfahren
- BZ-Kontrollen
- FFP-Gaben bei Koagulopathie/koagulopathischen Blutungen erwägen

Citrathaltige Blutprodukte (z. B. FFP) können eine Hypokalziämie verursachen.

- **Postoperativ**
  - BZ-Kontrollen/BGA, evtl. Gerinnungskontrolle
  - Ausgeprägte, protrahierte hypotensive Phasen unbedingt vermeiden (Schockleber)

13.16 M. Parkinson

- **Allgemeines**
  - Parkinson-Patienten möglichst an 1. oder 2. Stelle des OP-Programms
  - Neurologischer Status: Vorhandensein von Schluckstörung
  - Parkinsonmittel nicht pausieren!
  - Bei Verwendung von Lokalanästhetika kein Adrenalinzusatz

- **Anästhesieführung**
  - Medikamente mit antidopaminergen Wirkung vermeiden! Dazu zählen Neuroleptika wie Phenothiazine (Promethazin, Prochlorperazin) und Butyrophenone (DHB, Haloperidol, Risperidon) und prokinetische Medikamente wie Metoclopramid) und Reserpin.

- Kein Physostigmin. Bei Dauermedikation mit Anticholinergika (wie Biperidin) auf Atropingabe verzichten (Gefahr von Durchgangssyndrom bzw. zentral-anticholinergem Syndrom). Ketanest möglichst vermeiden, Succinylcholin kann Hyperkaliämien verursachen.
- Intubationsnarkose wird zur Prophylaxe einer Aspiration bevorzugt
- Bei Gabe von Opioiden auf Muskelrigidität achten (Bolusgaben!)
- Kurzwirksame Muskelrelaxanzien bevorzugen

! Hypovolämie mit Gefahr schwerer Blutdruckabfälle.

Postoperativ

- Parkinsonmedikation so schnell wie möglich weitergeben. Falls p.o. Gabe (auch über Magensonde) nicht möglich dann als Amantadin i.v.
- Bei Einnahme von MAO-B-Hemmern (Selegilin, Rasagilin) sind Tramadol und Pethidin kontraindiziert (Serotonin-Syndrom, Gefahr von Kreislaufkollaps).
- Nichtsteroidale Antiphlogistika (Ibuprofen), Paracetamol und Metamizol zur postoperativen Schmerztherapie bevorzugen. Pethidin und Tramadolanaloga vermeiden!

13.17 Multiple Sklerose

Allgemeines

- Rückenmarksnahe Anästhesieverfahren oder Allgemeinanästhesien je nach individueller Abwägung
- Dokumentation des neurolog. Status (respiratorische Beeinträchtigung durch Spastiken, autonome Dysfunktion, Schluckstörung). Perioperative Stressabschirmung

- Weiterführung der Kortikosteroidtherapie
- Schubfördernd sind: Temperaturanstiege, Stress und Infektionen

- **Anästhesieführung**
- Auf Gabe von depolarisierenden Muskelrelaxanzien sollte wegen der Gefahr einer Hyperkaliämie verzichtet werden. Nichtdepolarisierende Muskelrelaxanzien titrieren, Wirkung relaxometrisch kontrollieren.
- Cave: Sowohl verlängerte Wirkung als auch Relaxanzienresistenz möglich!

- **Postoperativ**
- Bei Hirnstammbeteiligung auf ausreichende Schutzreflexe nach Ausleitung achten
- Ausreichende Schmerztherapie, Temperaturmonitoring

13.18 Muskelerkrankungen

13.18.1 Myasthenia gravis

- **Klinik**
- Ptosis, muskuläre Ermüdbarkeit, Doppelbilder, Schluck- und Sprachstörung

- **Diagnostik**
- Anamnese, Anti-Acetylcholinrezeptor-Ak (positiver Tensilon-Test)

- **Risikofaktoren**
- FVC <2,9 l
- Erkrankungsdauer >6 Monate
- Großer Eingriff

- Respiratorische Begleiterkrankung
- Myasthenia gravis Grad III und IV

▪ Präoperativ

- Lokal- und Regionalanästhesieverfahren bevorzugen!
- Vorhandensein von Bulbärsymptomatik und Betroffenheit der Atemmuskulatur eruieren
- Neurologisches Konsil (Therapiestatus)
- Lungenfunktionsdiagnostik (FVC)
- Weitergabe der Anticholinesterase-Medikamente
- Präoperative Gabe von Atropin/Glykopyrrolat zur Reduktion der Salivation erwägen
- Keine ambulanten Eingriffe
- Bei Bulbärsymptomatik (Schluckstörung) keine Prämedikation!

▪ Intraoperativ

- Intubation in tiefer (Inhalations-)Narkose. Evtl. Einsprühen des Larynx mit Lokalanästhetika (cave: Laryngospasmus)
- Wenn Gabe von Muskelrelaxanzien unbedingt erforderlich: Rocuronium 0,3 mg/kg 1. Wahl, da ggf. Reversierung mit Sugammadex möglich. Alternativ Atracurium 0,1–0,2 mg/kg.
- Reduktion der Succinylcholindosis. Abnorme Reaktion auf Succinylcholin (Unempfindlichkeit oder rascher Entwicklung eines Phase II-Blocks). Myastheniker reagieren extrem empfindlich auf nichtdepolarisierende Muskelrelaxanzien. Ihre Wirkung kann verlängert und die Rückbildung inkomplett sein.
- Bei Bulbärsymptomatik rapid sequence induction
- TIVA bevorzugen
- Muskelrelaxometrie ist obligat! Anschluss direkt nach Gabe der Hypnotika und noch vor eventueller Gabe der Muskelrelaxanzien.

- Cholinestersehemmer wegen Gefahr der cholinergen Krise meiden (evtl. maximal 0,25–0,5 mg Neostigmin)
- Spontane Rückkehr der neuromuskulären Funktion abwarten. Keine Gabe von Cholinesterasehemmern (Gefahr der cholinergen Krise), wenn Neostigmin maximal 0,25–0,5 mg.

Hypokaliämie, Aminoglykoside und Ciprofloxacin können zur Exazerbation einer myastenischen Krise führen.

Postoperativ

- Evtl. Nachbeatmung mit allmählicher Entwöhnung
- Zügiger Beginn der Dauertherapie
- Großzügige Indikation zur postoperativen (intensivmedizinischen) Überwachung

Tab. 13.9 beinhaltet einer Liste der Medikamente, die bei Myasthenia gravis vermieden werden sollten, sowie mögliche Ausweichpräparate.

13.18.2 Myotonie

Klinik

- Verzögerte Muskelrelaxation nach willkürlicher Kontraktion. Arrhythmie bei myokardialer Beteiligung.

Intraoperativ

Vermeidung von Triggersubstanzen:

- Succinylcholin
- Cholinesteraseinhibitoren (Neostigmin)
- Kalium
- Opioide
- Kälte
- Postoperativem Shivering

Tab. 13.9 Medikamente bei Patienten mit Myasthenie gravis

Medikamente, die eine Myasthenie verstärken können		Ausweichpräparate
Kardiovaskuläre Medikamente	Antiarrhythmika (Chinidin, Ajmalin, Procainamid) β-Blocker Ca-Antagonisten (Verapamil)	Digitalis ACE-Hemmer Ipratropiumbromid Angiotensin-II-Antagonisten
Antibiotika	Aminoglykoside Penicillin Ampicillin Clindamycin Lincomycin Colistin Polymyxin B Erythromycin Fluorochinolone Imipenem/Cilastatin Tetracycline Sulfonamide	Cephalosporine Chloramphenicol Nitrofurantoin Thyrothricin Isoniacid Rifampicin Ethambutol Pyrethamine+-Sulfadoxin Mefoquin Oseltamivir Aciclovir
Antirheumatika, Analgetika	Chloroquin, D-Penicillamin Metamizol	Paracetamol ASS Indometacin Diclofenac Tramadol Tilidin Piritramid Gold
Hormone	Östrogen Progesteron Glukokortikoide (hohe Dosen) Schilddrüsenhormone sind erlaubt (Schilddrüsenerkrankungen sind oft mit einer Myasthenie vergesellschaftet)	

Tab. 13.9 (Fortsetzung)

Medikamente, die eine Myasthenie verstärken können		Ausweichpräparate
Muskelrelaxanzien	Succinylcholin Mivacurium Atracurium Rocuronium Vecuronium Pancuronium	
Zentralnervös wirksame Substanzen	Antikonvulsiva (Phenytoin, Trimethadon, Barbiturate) Benzodiazepine Chlorpromazin Trihexyphenidyl Amantadin Lithium Hochpotente Neuroleptika Trizyklische Antidepressiva	Carbamazepin Valproinsäure Gabapentin Lamotrigin Levetiracetam Topiramat Pregabalin Levomepromazin Melperon Promethazin Thioridazin Serotonin-Wiederaufnahmehemmer
Varia	Botulinumtoxin Chinin Diuretika (über eine Hypokaliämie) Magnesiumhaltige Medikamente (Antazida, Laxanzien) Jodhaltige Kontrastmittel Interferone Nikotinpflaster Impfungen mit Lebendimpfstoffen	

Tab. 13.9 (Fortsetzung)

Medikamente, die eine Myasthenie verstärken können		Ausweichpräparate
Unproblematische Substanzen/Substanzgruppen	H_2-Blocker (z. B. Ranitidin) Loperamid Sekretolytika Lactulose Theophyllin Antihistaminika Paracodein Antidiabetika Eisenpräparate Heparin Phenprocumon Antiemetika (z. B. Metoclopramid) Allopurinol HAES-Infusion Nitroverbindungen Baclofen Sirdalud	

> **Neostigmin kann myotone Reaktionen hervorrufen. Succinylcholin verursacht bei Myotonikern Muskelkontraktionen, die eine Beatmung für 2–4 min unmöglich machen. Diese Muskelkontraktionen lassen sich durch nichtdepolarisierende Muskelrelaxanzien nicht durchbrechen.**

- Nichtdepolarisierende Muskelrelaxanzien können bedenkenlos eingesetzt werden. Propofol gilt als ebenfalls sicheres Medikament.
- Myotoniker reagieren sehr sensibel auf Opioide, Barbiturate und volatile Inhalationsanästhetika. Thiopental-Dosen von lediglich 1,5 mg/kg können eine Apnoe verursachen.
- Intraoperative Auskühlung unbedingt vermeiden!

- **Postoperativ**
- Wärmezufuhr. Indikation zur postoperative Überwachung auf Intensivstation großzügig stellen

13.18.3 Muskeldystrophie Typ Duchenne

- **Klinik**
- Progrediente Muskelschwäche (betrifft hauptsächlich Jungen)
- Präoperativ
- Kardiale und respiratorische Beteiligung (Langzeit-EKG, Lungenfunktionsdiagnostik je nach Symptomatik und Schweregrad)
- Serumkaliumbestimmung
- Verzicht auf medikamentöse Prämedikation (erhöhte Sensibilität gegenüber Benzodiazepine, evtl. Clonidin oder Atosil als Alternative). Anxiolyse steht im Vordergrund.

- **Intraoperativ**

Vermeidung von Triggersubstanzen:
- Succinylcholin
- Cholinesteraseinhibitoren (Neostigmin)
- Kalium
- Kälte
- Postoperativem Shivering
  Mögliche Komplikationen:
- Erhöhte Empfindlichkeit gegenüber Anästhetika (Auslösung von Muskelspasmen, verstärkte Muskelrelaxation durch Benzodiazepine oder Triggerung einer malignen Hyperthermie)
- Pulmonale Komplikationen (respiratorische Insuffizienz)

- Kardiale Komplikationen (Herzrhythmusstörungen, Herzinsuffizienz)
- TIVA bevorzugen
- Verzicht auf volatile Anästhetika
- Großzügige Indikation zum invasiven Monitoring
- Muskelrelaxometrie ist obligat! Anschluss direkt nach Gabe der Hypnotika und noch vor eventueller Gabe der Muskelrelaxanzien.

■ **Postoperativ**
- Großzügige Indikation zur postoperativen Intensivtherapie(-überwachung)

13.18.4 Lambert-Eaton-Syndrom

- Autoimmunerkrankung. Antikörper gegen präsynaptische Acetylcholin-Rezeptoren
- Häufig bei Malignomen (Bronchialkarzinom) als paraneoplastische Erkrankung

■ **Klinik**
- Proximal betonte Muskelschwäche
- Fortschreitende Ermüdung der Muskulatur bei Willkürbewegungen

■ **Intraoperativ**
- Erhöhte Sensibilität gegenüber depolarisierende und nichtdepolarisierende Muskelrelaxanzien
- Schluckstörung
- Evtl. erschwerte Intubation

■ **Postoperativ**
- Cholinesterasehemmer meist wirkungslos

13.19 Niereninsuffizienz/Dialyse

▪ Allgemeines

- Ggf. Regionalanästhesie bevorzugen
- Häufige Begleiterkrankungen von:
  - Arterieller Hypertonie
  - Anämie
  - Elektrolytstörungen (Hyperkaliämie, Hypokalzämie, Hyperphosphatämie)
  - Hypo- oder Hypervolämie
  - Herzinsuffizienz
  - Perikarditis
  - Thrombozytopathie
- Entscheidend für die Dosierung von Medikamenten bei Niereninsuffizienz ist der Kreatinin-Clearance, welcher häufig vom Labor mitbestimmt bzw. gerechnet wird. Anhand des folgenden Formels kann eine Schätzung vorgenommen werden:

$$\text{Kreatinin} - \text{Schätz} - \text{Clearance}(\text{ml/min}) = \frac{150 - \text{Alter}[\text{Jahre}] \times \text{Gewicht}(\text{kg}) \times k}{\text{Serumkreatinin}(\text{mg/l})}$$

k = Geschlechtskonstante (Mann 1,1, Frau 0,9)

Die Dosierung der renal eliminierten Medikamente bei Dialysepatienten richtet sich nach folgendem Prinzip: An dialysefreien Tagen wird als »anurische« Dosis eine Supplementärdosis verabreicht. Weiterhin sollten nephrotoxische Medikamente bei Dialysepatienten mit Restdiurese unbedingt vermieden werden.

▪ Präoperativ

- Bei Dialysepflicht Shuntlage und -funktion überprüfen, Dialysetage, Trinkmenge und Resturin (falls vorhanden) vermerken.

- Prämedikation: reduzierter Bedarf (z. B. Midazolam (Dormicum®) 3,75 mg oder Dikaliumclorazepat(Tranxilium®) 10 mg p.o.)
- Medikamente mit geringer therapeutischer Breite (wie z. B. Digitalis) am OP-Tag nicht verabreichen
- Dialysepflichtige Patienten sollten ca. 12–24 h vor elektiven Eingriffen dialysiert werden. Auch bei Notfalleingriffen kann eine präoperative Dialyse bei hohen Kaliumwerten oder massiver Hypervolämie erforderlich sein.

■ **Intraoperativ**

- Dosisanpassung der Medikamente bei Niereninsuffizienz: ▫ Tab. 13.10
- Bei normaler Serumkaliumkonzentration ist die Verwendung von NaCl 0,9 % nicht erforderlich. Vielmehr kann die Gabe von NaCl 0,9 % zu einer hyperchlorämischen Azidose führen!
- Zur Muskelrelaxierung Atracurium bzw. Rocuromnium verwenden. Succinylcholin sollte bei einem K-Wert >5 mmol/l vermieden werden.
- Vermeidung von hypotonen Phasen (Gefahr des Shuntverschlusses)

■ **Postoperativ**

- Ausschluss von Relaxanzienüberhang
- Kontrolle des Kaliumwertes
- Gabe von Metamizol zur postoperativen Schmerztherapie vermeiden!

Tab. 13.10 Dosisanpassung der häufig angewendeten Medikamente in der Anästhesie bei Niereninsuffizienz

Medikament	Dosisanpassung	Dialyse	Kommentar
Acetylsalicylsäure	Keine Kc <10 → nicht empfohlen	Zusätzliche Dosis nach Dialyse	Kann Nierenfunktionsstörungen hervorrufen!
Adenosin	Keine	–	
Alfentanil	Keine		
Amiodaron	Keine	Nicht dialysierbar	Kann erhöhte Kreatininwerte verursachen
Amlodipin	Keine	Nicht dialysierbar	
Ampicillin/Sulbactam	Kc >30 → keine Kc 15–30 → 3 g/12 h Kc 5–14 → 3 g/24 h Kc<5 → 3 g/48 h	Unmittelbar nach Dialyse und dann weiter in 48-stündigen Intervallen bis zur folgenden Dialysebehandlung	Ampicillin/Sulbactam
Amoxicillin	Kc 20–30 → 2/3 Kc <20 → 1/3	Nach Dialyse zusätzlich 1000 mg	
Argatroban	Keine	Nicht wesentlich durch Hämodialyse eliminierbar	

Tab. 13.10 (Fortsetzung)

Medikament	Dosisanpassung	Dialyse	Kommentar
Atracurium	Keine	–	
Bupivacain	Keine	–	
Buprenorphin	Keine	Nicht dialysierbar	Bei NI bevorzugt
Buscopan	Keine		
Ceftriaxon	Kc >10 → keine Kc ≤10 → Maximaldosierung 2 g/d	Postdialyse 2 g	
Cefuroxim	Kc >30 → keine Kc 10–30 → 750 mg/12 h Kc<10 → 750 mg/24 h	Nach Dialyse zusätzlich 1500 mg	
Ciprofloxacin	Kc 30–60 → 400 mg alle 12 h Kc <30 → 400 alle 24 h	400 mg alle 24 h (am Dialysetag nach Dialyse)	Gilt für intravenöse Gabe, bei oraler Gabe 250–500 mg
Clonidin	Dosisanpassung	Nur in geringen Mengen dialysierbar	Dosierung auch von klinischer Situation abhängig. In der Regel 0,3 mg/d unbedenklich.

Danaparoid	Kc >30 → Überwachung der Anti-Xa-Aktivität Kc <30 → Kontraindikation	Nicht dialysierbar	
Dehydrobenzperidol	Keine		
Diazepam	Dosisanpassung bei schwerer NI		
Diclofenac	Keine		Kontraindikation bei schwerer Niereninsuffizienz
Dimenhydrinat	Keine		
Dimetinden	Keine		
Enoxaparin	Kc <30 → halbe Dosierung/24 h	Nicht dialysierbar	AntiXa-Bestimmung
Etomidate	Keine		
Esmolol	Kc 30–60 → Maximale Anwendungsdauer 4 h Kc <30 → Kontraindikation		
Fentanyl	Dosisanpassung bei schwerer NI		

Tab. 13.10 (Fortsetzung)

Medikament	Dosisanpassung	Dialyse	Kommentar
Flumazenil	Keine		
Fondaparinux	Kc 20–50 l/min → Reduktion auf 1,5 mg Kc <20 → Kontraindikation		
Furosemid	Keine		
Granisetron	Keine		
Haloperidol	Keine		
Heparin	Keine		
Hydromorphon	Dosisanpassung bei schwerer NI	Zusatzdosis postdialyse	Bei NI bevorzugt
Ibuprofen	Keine, bei schwerer Niereninsuffizienz kontraindiziert		
Ipratropiumbromid	Keine		
Ketamin	Keine		
Lidocain	Vorsicht		
Mannitol	Keine		

Mepivacain	Keine		
Metamizol	Keine, bei schwerer Niereninsuffizienz Dosisreduktion	Dosisreduktion	
Methylprednisolon	Keine		
Metoprolol	Keine		
Metronidazol	Kc <30 → 500 mg/12 h Kc <5 → 500 mg/24 h		
Midazolam	Dosisreduktion. Vorsicht (Metabolit)		
Mivacurium	Keine		Im Endstadium der NI Wirkdauer geringfügig verlängert
Morphin	Ja (möglichst vermeiden) Kc <50 → Dosisreduktion auf 75 % Kc <10 → Dosisreduktion auf 50 %	Dosisreduktion	
Naloxon	Keine		
Neostigmin	Keine		
Ondasetron	Keine		

Tab. 13.10 (Fortsetzung)

Medikament	Dosisanpassung	Dialyse	Kommentar
Pancuronium	Ja (möglichst vermeiden)		
Paracetamol	Keine Kc <30 → Dosierungsintervall mind. 6 h		
Parecoxib	Kc >30 → keine Kc <30 → niedrigst empfohlene Dosierung (20 mg)	Niedrigst empfohlene Dosierung	
Pethidin	Ja (toxisches Metabolit) Kc <60 → Kontraindikation		
Phenprocuomon	Keine, Anwendung bei manifester Niereninsuffizienz kontraindiziert	Keine Interaktion mit Dialyse	
Piperacillin/Tazobactam	Kc >40 → keine Kc <40 → 4,5 g/12 h	4,5 g/12 h. Zusätzliche Dosis nach Dialyse	
Piritramid	Keine		
Prednisolon	Keine		

Propofol	Keine		
Rocuronium	Keine		
Succinylcholin	Keine		
Sufentanil	Keine		
Theophyllin	Keine		
Thiopental	Verminderte Proteinbindung bei urämischen Patienten, Dosisreduktion		
Tramadol	Keine Kc <30 → Anwendung nicht empfohlen	zu geringen Mengen dialysierbar, Dosisreduktion	Analgetisch aktiver Metabolit wird renal eliminiert
Tilidin	Keine	Nicht dialysierbar, normale Dosierung	
Urapidil	Keine		
Vecuronium	Keine		
Verapamil	Keine		

Kc: Kreatininclearance in ml/min

13.20 Ösophagusvarizen

Allgemeines

- Präoperative Kontrolle der:
  - Gerinnungsparameter (PTT, Quick, AT III, Fibrinogen)
  - Lebersyntheseleistung (ChE)
  - Transaminasen
- Erhöhte Blutungsneigung, ausreichend EKs bereitstellen!

Anästhesieführung

- Rapid sequence induction
- Verzicht auf Magensonde

Postoperativ

Mögliche postoperative Komplikationen:

- Niereninsuffizienz
- Sepsis
- Verschlechterung einer vorbestehenden hepatischen Enzephalopathie
- Blutungskomplikationen
- Verschlechterung der Leberfunktion/Koagulopathie

13.21 Porphyrie

Allgemeines

- Genetisch bedingte Enzymdefekte im Porphyrinstoffwechsel (Hämbiosynthese)
- Für die Anästhesie ist nur die akute hepatische Porphyrie relevant
- Inzidenz ca. 1:20.000

Klinik

- Gastrointestinale Symptome: kolikartige Bauchschmerzen
- Kardiovaskuläre Symptome: Tachykardie, Hypertension
- Neurologische Symptome: motorische Ausfälle bis zu einer aufsteigenden Paralyse vom Typ Guillain-Barré, Parästhesien, Enzephalopathie (Verwirrtheitszustände, Psychosen, Krampfanfälle)
- Tab. 13.11 beinhaltet eine Liste der Medikamente, die bei der Porphyrie als sicher, wahrscheinlich sicher oder unsicher gelten

Therapie des akuten Schubes

- Suffiziente Schmerztherapie
- Symptomatische Therapie von Tachykardie und Hypotension
- Antikonvulsive Therapie
- Kohlenhydratzufuhr: Glukose 20 g/h oder 400 g/d (vermindert die Iduktion der δ-Aminolävulinsäure)
- Therapie mit Hämpräparaten, z. B. Normosang®

13.22 Querschnittlähmung

Allgemeines

- Relevante anästhesiologische Veränderungen und Probleme sind: Autonome Hyperreflexie, kardiozirkulatorische (reduziertes Blutvolumen, chronische Anämie, orthostatische Dysregulation) und respiratorische Beeinträchtigungen, Muskelspasmen, Hyperkaliämieneigung, Lagerungsprobleme und Thermoregulationsstörungen.
- Schmerzhafte Stimuli unterhalb des Querschnittniveaus führen zu einer autonomen spinalen Hyperreflexie (besonders S2–4, Blase/Rektum) mit massiver

Tab. 13.11 Medikamente bei Porphyrie

Sicher	Wahrscheinlich sicher	Unsicher	
Acetylcystein Acetylsalicylsäure Adrenalin Atropin Buprenorphin Betablocker Cephalosporine Dobutamin Dopamin Fentanyl Glukokortikoide Glyceroltrinitrat Heparin Lachgas Morphin Naloxon Neostigmin Nitroglyzerin Oxytocin Paracetamol Penicilline Procain Promethazin Propofol Remifentanil Succinylcholin Thyroxin Vancomycin Xenon	Alfentanil Atracurium Bupivacain Cimetidin Cis-Atracurium Clonidin Desfluran Isofluran Ketamin Midazolam Pethidin Prilocain Rocuronium Ropivacain Sevofluran Sufentanil Vecuronium	Äthanol Amitriptylin Barbiturate Carbamazepin Clonazepam Chloramphenicol Chlordiazepoxid Cotrimoxazol Danazol Dapsone Diclofenac Dihydralazin Enalapril Erythromycin Etomidate Flunitrazepam Furosemid Griseofulvin Halothan Hydralazin Hydrochlorthiazid Hydroxyzin	Ibuprofen Ketoconazol Pyrazinamid Lidocain Lisinopril Metamizol Metoclopramid Nifedipin Östrogene Oxacarbazepin Pancuronium Pentazocin Phenytoin Piritramid* Rifampin Spironolacton Sufamethoxazol Sulfonamide Sulfonylharnstoffe Theophyllin Valproinsäure Verapamil

* wird in vielen Publikationen nicht aufgeführt, aufgrund großer interindividueller Variabilität im Einzelfall gut vertragen werden.

Tab. 13.12 Anästhesie bei Querschnittläsionen

Eingriff	Mögliche Anästhesieverfahren
Operative Eingriffe unterhalb der Läsion mit hohem Risiko von autonomen Hyperreflexie (Läsion oberhalb von T6, OP im Bereich der Harnblase oder des Rektums)	Stand-by (je nach Patientenwunsch zusätzliche Sedierung)
Operative Eingriffe unterhalb der Läsion mit geringem Risiko von autonomen Hyperreflexie (Läsion unterhalb von T6, keine OP an Blase oder Darm)	Allgemeinanästhesie/ Spinalanästhesie
Eingriffe oberhalb der Läsion	Allgemeinanästhesie

sympathischen Stimulation unterhalb und parasympathischen Stimulation oberhalb der Läsion → ausgeprägte RR-Anstieg und Bradykardie (je höher das Querschnittniveau, desto ausgeprägter)

- **Anästhesieführung (Tab. 13.12)**
  - Relaxierende Medikation (Benzodiazepine, Lioresal) muss am OP-Tag weitergeben werden.
  - Cave: Succinylcholin wegen der Gefahr der Hyperkaliämie vermeiden (Gefährdung ca. 24 nach dem Trauma bis zu 9 Monate später, danach besteht sie nicht mehr).
  - Resistenzen gegen Muskelrelaxanzien möglich
  - Evtl. postoperative Ateminsuffizienz (je nach Querschnitthöhe)

Periduralanästhesie ist aufgrund der Gefahr einer totalen Spinalanästhesie kontraindiziert. Ausnahme besteht bei

Schwangeren mit Querschnittlähmung zur Unterdrückung von autonomer Reaktionen (autonome Hyperreflexie bei Manipulationen am Uterus bzw. durch Geburtsvorgang). Hier kann der PDK bis zu 48 h nach der Geburt belassen werden (Zeitraum in dem post partum mit autonomen Reaktionen gerechnet werden kann).

Spinalanästhesie problemlos durchführbar. Das Verschwinden der Spastik gibt Auskunft über die Ausbreitung der Anästhesie.

13.23 Refluxkrankheit, Hiatushernie

> **Die bloße Angabe von Sodbrennen in der Anamnese rechtfertigt noch nicht die Durchführung von Rapid sequence induction.**

Anästhesieführung

- Nüchternheitsgrenze mindestens 6 h
- Präoperative Gabe von MCP und Ranitidin

Postoperativ

- Ausschluss von Relaxanzienüberhang

13.24 Restless-legs-Syndrom (RLS)

Klinik

Häufige neurologische Erkrankung mit Unruhe in den Beinen, begleitet von Parästhesien, Missempfindungen und Schmerzen. Die letzteren treten häufig nur in Ruhe auf und sind mit starkem Bewegungsdrang verbunden (problematisch insbesondere bei orthopädischen/unfallchirurgischen Patienten mit postoperativer Ruhigstellung der Extremitäten).

- **Anästhesieführung**
  - Etomidat, DHB, MCP, Ranitidin möglichst vermeiden
  - Spinalanästhesie mit intrathekale Gabe von Opioiden, balancierte ITN

- **Postoperativ**
  - Ausreichende Schmerztherapie mit Opiate

- **Sonstiges**
  - Substanzgruppen, die bei RLS-Patienten nicht verabreicht werden sollen:
  - Neuroleptika (Butyrophenone, Phenothiazine)
  - Antiemetika mit dopaminantagonistischer Wirkung (Metoclopramid, Atosil etc.)
  - Tri- und tetrazyklische Antidepressiva (Trimipramin, Amitriptylin etc.)
  - Opiatantagonisten (Naloxon)
  - Pirenzepin, Dehydrobenzperidol, Ranitidin/Cimetidin
  - Etomidate, Propofol
  - Bei RLS erwünschte Substanzen:
    - L-DOPA-Präparate und Dopaminagonisten
    - Opiate (z. B. Tilidin, Oxycodon, Dihydrocodein)
    - Benzodiazepine (z. B. Clonazepam, Diazepam)
    - Zolpidem
    - Antiepileptika (z. B. Carbamazepin, Gabapentin, Valproinsäure)
    - Antiemetikum: 5-HT3-Antagonisten, z. B. Odansetron

Tab. 13.13 Schweregradeinteilung des Schlaf-Apnoe-Syndroms

Parameter	Schweregrad		
	Mild	Mittel	Schwer
AHI	5–15	15–30	>30
RDI	15–20	20–40	>40

13.25 Schlafapnoe-Syndrom (SAS)

Allgemeines

- Hauptrisikofaktor: 2/3 aller Schlafapnoe-Patienten sind adipös.
- Beurteilung des Schweregrades erfolgt anhand von RDI (Respiratory Disturbance Index; Atmungsstörungsindex), AHI (Apnoe-Hypopnoe-Index) und Entsättigungsindex (Tab. 13.13).
- Der AHI gibt die durchschnittliche Anzahl der Apnoe- und Hypopnoe-Episoden pro Stunde Schlaf an. Der Entsättigungsindex beschreibt die Anzahl der Sauerstoffentsättigungen um mehr als 4 % des Ausgangswertes pro Stunde Schlaf. Der RDI gibt die durchschnittliche Anzahl von respiratorische Ereignisse/Störungen (Apnoe, Hypopnoe, atmungsbezogene Weckreaktionen, auch respiratory event-related arousals oder RERA's genannt) in einer Stunde Schlaf an.

Anästhesieführung

- Aufklärung der Patienten über mögliche postoperative pulmonale Komplikationen.
- Vorbereitung: Präoperative Lungenfunktionsdiagnostik bei größeren Eingriffen (respiratorische Partialinsuffizienz)

- Prämedikation: Strenge Indikation für sedierende Medikamente. Verzicht auf Sedativa am Vorabend der Operation
- CPAP-Gerät mit ins Krankenhaus bringen lassen!

Postoperativ

- Monitoring postoperativ evtl. bis zu 24 h fortsetzen
- Ggf. CPAP-Therapie schon im AWR

13.26 Von-Willebrand-Syndrom

Allgemeines

- Bluterkrankheit durch quantitative und/oder qualitative Veränderungen des vWF
- Prävalenz 0,8–1,3 %, schwere vWS in 0,5–3,0/100.000
- Klassifikation: 3 Haupttypen
  - Typ 1: leichter Form, quantitativer Defekt des vWF
  - Typ 2: leicht bis mittelschwerer Form, heterogen (qualitative Defekte des vWF). Subtypen 2A und 2B
  - Typ 3: schwerer Form, völliges Fehlen des vWF im Plasma. Weniger als 1 % aller Patienten mit vWS
- Erworbenes vWS: Assoziation mit dem lymphoproliferativen Syndrom, kardiovaskulären Erkrankungen, dem myeloproliferativen Syndrom, Neoplasien, immunologischen Erkrankungen

Diagnostik

- Basistests: Blutungszeit, aPTT, Faktor VIII:C
- Erweiterte Tests: vWF:Ag, Ristocetin-Kofaktor, vWF:CBA (Kollagen-Bindungsaktivität)
- Spezialtests: RIPA (Ristocetin-induzierte Plättchenagglutination), Multimeranalyse

Tab. 13.14 Therapie des Von-Willebrand-Syndroms

Typ	Haupttherapie	Alternativ
Typ 1	DDAVP (Minirin®), Tranexamsäure	Faktor VIII/vWF
Typ 2	Faktor VIII/vWF, Tranexamsäure	DDAVP (Minirin®)
Typ 3	Faktor VIII/vWF, Tranexamsäure	Thrombozyten

- **Therapie und perioperative Prophylaxe**
  - In Abhängigkeit von Typ und Schweregrad der Blutung: Tab. 13.14
  - Bei Typ 1 ist eine systemische Prophylaxe selten notwendig.
  - Bei Blutungen lokale Behandlung (Druckverband, lokale Kühlung)
  - Prophylaxe bei größeren Operationen oder Operationen im Bereichen, die nicht ausreichend kontrolliert werden können (Tonsillektomie, Adenotomie, urologische Operationen)

13.27 Zustand nach Herztransplantation

- **Allgemeines**
  - Das Transplantat ist denerviert (sympathische, parasympathische und sensorische Inervation fehlen). Eine partielle Reinervation ca. 1 Jahr postoperativ möglich! Barorezeptorenreflex fehlt!
  - Sinustachykardie (bis 130/min) wird gut toleriert und ist durch Denervation des Herzens begründet
  - Erhöhung des HZV hauptsächlich durch Anstieg des Schlagvolumens
  - Häufig postoperative Arrhythmien (insbesondere in den ersten 3 Monaten nach Transplantation). Konven-

tionelle Antiarrhythmika sind effektiv, müssen aufgrund negativ-inotroper Wirkung jedoch vorsichtig dosiert werden (Gefahr von Bradyarrhythmien)
- Bei Regionalanästhesieverfahren auf Sympathikolyse und Vorlastsenkung achten! (wird schlecht toleriert)
- Bei der medikamentösen Prämedikation ist auf die Wechselwirkungen der Immunsuppresiva mit der Anästhesiemedikation zu achten (z. B. Tacrolimus [Prograf] mit Midazolam)

- **Präoperative Diagnostik**
  - EKG, präoperative Echokardiographie, kardiologisches Konsil

- **Anästhesieeinleitung**
  - Denervierung verhindert das Auftreten von pektanginösen Beschwerden/Frequenzanstieg durch Intubationsstress
  - Keine ZVK-Anlage rechts jugular (Zugang für Myokardbiopsien reserviert)
  - Großzügige Indikation zur invasiven Blutdruckmessung

- **Intraoperativ**
  - Aufrechterhaltung eines stabilen Vorlast ist essenziell (Gefäßdilatationen können durch Tachykardie nicht kompensiert werden)
  - Blutverluste und periphere Vasodilatationen schnell und konsequent behandeln
  - TEE zur Beurteilung von Kontraktilität und Füllungszustand hilfreich
  - Bradykardien mit Orciprenalin (Alupent), Dobutamin und Adrenalin behandeln (nur betaadrenerge Substanzen sind wirksam, Atropin zur Vagolyse unwirksam)

- **Postoperativ**
  - Suffiziente Schmerztherapie
  - Großzugige Indikationsstellung zur postoperative Intensivtherapie/-überwachung
  - Arrhythmiemonitoring

13.28 Zustand nach Lobektomie/ Pneumektomie

- **Allgemeines**
  - Allgemeines
  - Anamnese, Auskultation
  - Präoperative Evaluierung der Lungenfunktion, Rö-Thorax

- **Anästhesieführung**
  - Lungenprotektive Beatmung
  - Dobutamin niedrigdosiert nach Absetzen der Gefäße (massive Nachlasterhöhung)
  - Bronchoskopische Kontrolle nach Absetzen des Bronchus (Durchgängigkeit andere Abgänge)

- **Postoperativ**
  - Suffiziente Schmerztherapie

Anästhesie in den verschiedenen Fachgebieten

H. Taghizadeh

H. Taghizadeh, *Pocket Guide Anästhesie*,
DOI 10.1007/978-3-662-52754-2_14,

14.1 Allgemein-, Viszeral- und Transplantationschirurgie

Eine Übersicht über die Besonderheiten allgemein- und viszeralchirurgischer Operationen gibt ◘ Tab. 14.1.

14.1.1 Anästhesie bei Schilddrüsenoperationen

- Balancierte Anästhesie (die relaxierende Wirkung der Inhalationsanästhetika ist von Vorteil)
- Neuromonitoring des N. recurrens, daher nur Einmalgabe des Muskelrelaxans zur Intubation
- Die Postextubations-Laryngoskopie zur Kontrolle der intakten Stimmbandbeweglichkeit ist umstritten und risikoreich (Zahnschäden, Laryngospasmus mit Negativdrucködem der Lungen etc.)

Tab. 14.1 Besonderheiten ausgewählter allgemein-/viszeralchirurgischer Operationen

Diagnose	Eingriff	Anästhesieverfahren	Besonderheiten
Leistenhernie	Bruchlückenverschluss nach Lichtenstein	ITN/SpA	Rückenlagerung
	TAPP	ITN, Magensonde*	Beide Arme angelagert!
Nabelhernie	Herniotomie	ITN/SpA	Rückenlagerung
	Bruchlückenverschluss mit intraperitonealem Onlay-Mesh	ITN, PDK (Th10–12)	
Zerebralparese	Adduktorentenotomie	ITN	Patienten mit Paraparese/infantile Zerebralparese
Schilddrüsenkarzinom	Thyreoidektomie	ITN (EMG-Tubus)	Möglichst balancierte Anästhesie, Neuromonitoring. Beide Arme angelagert! 2 Zugänge, Verlängerung (keine Relaxation nach der Intubationsdosis)

	Hemithyreoidektomie	ITN (EMG-Tubus)	Möglichst balancierte Anästhesie, Neuromonitoring (keine Relaxation nach der Intubationsdosis). Beide Arme angelagert! 2 Zugänge
Nebenschilddrüsentumor	Parathyreoidektomie	ITN	Beide Arme angelagert
	Explorative Laparotomie	ITN	
Cholezystolithiasis	Cholezystektomie	ITN, Magensonde*	
	Laparoskopische Cholezystektomie	ITN, Magensonde*	
Appendizitis	Appendektomie	ITN	
	Laparoskopische Appendektomie	ITN, Magensonde*	Beide Arme angelagert
Hiatushernie	Laparoskopische Fundoplicatio	ITN, Magensonde*	Beide Arme angelagert

Tab. 14.1 (Fortsetzung)

Diagnose	Eingriff	Anästhesieverfahren	Besonderheiten
Peritonealkarzinose	HiPEC	ITN, PDK (Th6–8), Arterie, ZVK (Shaldon-Katheter), Magensonde	Rechter Arm angelagert Ggf. PiCCO-Monitoring! Intensivanmeldung. 2 peripher-venöse Zugänge, Wärmemaßnahmen (Wärmematte, Wärmedecke), Blasenkatheter mit Temperatursonde
Pankreaskopfkarzinom	OP nach Whipple (Pankreatikoduodenektomie)	ITN, PDK, Arterie, ZVK, Magensonde	Wärmemaßnahmen. Blasenkatheter mit Temperatursonde, nasopharyngeale Temperatursonde. Wärmematte, Wärmedecke
Chronische Pankreatitis, Pankreasschwanztumor	Pankreaslinksresektion	ITN, PDK, Arterie, ZVK, Magensonde	Intensivanmeldung, Wärmemaßnahmen. Blasenkatheter, Temperatursonde (nasopharyngeal)
Pankreas-Pseudozyste	Zystenentdachung, Drainage	ITN, PDK (Th8–10), Arterie, ZVK, Magensonde	Wärmemaßnahmen. Temperatursonde (nasopharyngeal). Blasenkatheter

Diabetes mellitus Typ I	Pankreastransplantation	ITN, Arterie, ZVK (4-lumig), Magensonde	Vorzugsweise balancierte Anästhesie. Intensivanmeldung, Wärmemaßnahmen. Blasenkatheter, Temperatursonde
Lebermetastasen	Hemihepatektomie	ITN, Arterie, ZVK, Magensonde	Intensivanmeldung, Wärmemaßnahmen. Blasenkatheter, Temperatursonde
Gallengangskarzinom	Biliodigestive Anastomose	ITN, PDK (Th8–10), Arterie, ZVK, Magensonde	Intensivanmeldung. Rechter Arm angelagert. 2 periphere Zugänge. Wärmemaßnahmen. Blasenkatheter, Temperatursonde (nasopharyngeal)
Mirizzi-Syndrom	Gallengangsrevision	ITN, PDK (Th6–8), Arterie, ZVK, Magensonde	Intensivanmeldung. Rechter Arm angelagert. 2 periphere Zugänge. Wärmemaßnahmen. Blasenkatheter, Temperatursonde (nasopharyngeal)
	Leberteilresektion	ITN, PDK (Th8–10), Arterie, ZVK, Magensonde	Intensivanmeldung. Rechter Arm angelagert. 2 periphere Zugänge. Wärmemaßnahmen. Blasenkatheter, Temperatursonde (nasopharyngeal)
	Dünndarmteilresektion	ITN, PDK (Th10–12), ZVK, Magensonde	Intensivanmeldung. Rechter Arm angelagert. 2 periphere Zugänge, Wärmemaßnahmen. Cave: Rapid sequence induction bei Ileussymptomatik! Blasenkatheter, Temperatursonde (nasopharyngeal)

Tab. 14.1 (Fortsetzung)

Diagnose	Eingriff	Anästhesieverfahren	Besonderheiten
Kolonkarzinom	Hemikolektomie	ITN, PDK (Th10–12), Arterie, ZVK, Magensonde	Intensivanmeldung. Bei fast-track-Eingriffe PDK obligat, evtl. Verzicht auf arteriellen Zugang und ZVK. Rechter Arm angelagert. 2 periphere Zugänge. Wärmemaßnahmen. Blasenkatheter, Temperatursonde (nasopharyngeal)
Magenkarzinom	Gastrektomie	ITN, PDK (Th6–8), Arterie, ZVK	Intensivanmeldung. Cave: Ileuseinleitung bei Magenausgangsstenose! Magensonde intraoperativ. Rechter Arm angelagert. 2 periphere Zugänge. Wärmemaßnahmen. Blasenkatheter (evtl. suprapubischer Katheter), Temperatursonde (nasopharyngeal)
Ösophaguskarzinom	Ösophagusresektion	ITN (DLT), PDK (Th6–8), Arterie, ZVK	ELV, Intensivanmeldung. Rechter Arm angelagert. 2 periphere Zugänge. Wärmemaßnahmen. Blasenkatheter (evtl. suprapubischer Katheter), Temperatursonde (nasopharyngeal)
Sigmakarzinom	Sigmaresektion	ITN, PDK (Th10–12), ZVK,	2 periphere Zugänge. Blasenkatheter, Temperatursonde (oropharynx)

	Laparoskopische Sigmaresektion	ITN, PDK (Th10–12), ZVK	2 periphere Zugänge. Blasenkatheter, Temperatursonde (nasopharyngeal)
	Rektumamputation	ITN, PDK (Th0–12)	Wärmemanagment
	Anus-praeter-Rückverlagerung**	ITN, evtl. PDK (Th10–12)	Wärmemanagment, Temperatursonde, Blasenkatheter
	Splenektomie	ITN, Arterie, Magensonde*	Rechter Arm angelagert
	Lebertransplantation	ITN, Arterie, ZVK, Magensonde	Cellsaver, Blasenkatheter, Wärmemanagement, 2 periphere Zugänge, Temperatursonde, Intensivtherapie
Terminale Niereninsuffizienz	Nierentransplantation	ITN, ZVK (einlumig)	Ileuseinleitung! Keine Zugänge am Shuntarm. Arteriellen Zugang möglichst vermeiden!
	Nierenlebendspende	ITN, PDK (Th8–10)	2 periphere Zugänge
pAVK	Zehenamputation	Distale Ischiadikusblockade/SpA/LM/ITN	Alternativverfahren Fußblock. Rücksprache mit zuständigem Oberarzt
	Fuß-/Unterschenkelamputation	Distale Ischiadikusblockade + Saphenusblock/SpA	Präemptive Analgesie ggf. mit Ketanest

Tab. 14.1 (Fortsetzung)

Diagnose	Eingriff	Anästhesieverfahren	Besonderheiten
	Oberschenkelamputation	Spinal-/Epiduralanästhesie/LM/ITN	2 großlumige Zugänge Präemptive Analgesie ggf. mit Ketanest
Varikosis	Varizen-Stripping	SpA/ITN	
	Hämorrhoidenresektion	ITN/LM/SpA	
Sinus pilonidalis		ITN (Woodbridge), Magensonde	Bauchlage
	Port-Anlage	ITN/LM***	Portanlage üblicherweise rechts, beide Arme angelagert!

* Anlage Magensonde optional
** Invasives Monitoring, ZVK- und PDK-Anlage je nach Ausmaß und Schwierigkeitsgrad der Kontinuitätswiederherstellung
*** Portanlage auch in Stand by bzw. Analgosedierung möglich

14.1.2 Anästhesie bei HiPEC-Operationen

▪ Besonderheiten

- Massiver Flüssigkeitsshift
- Moderater bis hoher Blutverlust
- Elektrolytentgleisungen (Hypomagnesiämie, Hypokaliämie, Hypokalziämie)
- Störung des Säure-Basen-Haushaltes (Laktatanstieg)
- Gerinnungsstörung durch Koagulopathie, Hypothermie, Azidose

▪ Prämedikation/Vorbereitung

- Ggf. internistisches Konsil
- Rö-Thorax, EKG
- Großzügige Indikation zur Lungenfunktionsdiagnostik, Herz-Echo
- Bei Pleuraerguss evtl. präoperative Punktion

▪ Vorbereitung

- PDK (Th6–8). Schmerztherapie intraoperativ z. B. mit Bupivacain 0,25% oder Ropivacain 0,375% (kontinuierliche Rate 4–8 ml/h)
- Temperaturmessung (ösophageal, tympanal)
- Ggf. PiCCO-Monitoring. Arterieller Zugang über A. femoralis

▪▪ Während Peritonektomie/Zytoreduktion

- Große intraoperative Blutverluste. Frühzeitige Transfusion von EK/FFPs
- Volumensusbtitution empirisch. Einschätzung der Volumenverluste extrem schwierig. Ziel ist Erhaltung der Diurese/stabile Kreislaufverhältnisse
- Substitution von Fibrinogen, Kalziumgabe, Gabe von Thrombozytenkonzentrate

Während HiPEC-Perfusion

- Anstieg der Beatmungsdrücke durch erhöhten intraabdominellen Druck (IAP). Adäquate Relaxation
- Erhöhte Stoffwechselrate, metabolische Azidose durch Hyperkapnie und Laktatanstieg. Beatmungsparameter anpassen, Pufferung mit Natriumbikarbonat 8,4 %
- Massive Vasodilatation (zunächst reduzierte Urinausscheidung, später Hypotonie und Tachykardie). Kreislaufstabilisierung mit Katecholamine (z. B. Noradrenalin)
- Körperkerntemperatur (ösophageale Sonde) steigt auch nach Beendigung der Perfusion weiter an. Applikation von Eispacks in der Axilla und am Kopf sowie flushen der Peritonealhöhle mit kalter Kochsalzlösung. Kühlung mit kalten Infusionen/Cool Touch®
- Hyperdynamer Kreislauf (mit Tachykardie). Ggf. Betablockertherapie

14.1.3 Anästhesie bei Nieren-Pankreas-Transplantation

- Vorzugsweise balancierte Anästhesie
- Anästhesiebeginn: H_2-Blocker (Ranitidin) 50 mg
- OP-Beginn: Single-shot Antibiose z. B. mit Piperacillin/Tazobactam 4,0 g/0,5 g, Fluconazol (Diflucan®) 100 mg als Kurzinfusion
- Anti-Thymozytenglobulin (Perfusor, oder in 250 ml NaCl 0,9 %), Standardinfusionsdauer 4 h (sonst evtl. drohendes Lungenödem)!! Polyklonale Antikörper gegen menschliche Lymphozyten zur Herunterregulierung der Immunantwort
- 15 min vor Anastomosenöffnung: bei kombimierter Transplantation (vor Öffnung der Nierenanastomose) Mannit 10 % 250 ml, Lasix 100 mg, Urbason 500 mg

- 15 min vor Anastomosenöffnung: nur Pankreastransplantation (vor Öffnung der Pankreasanastomose) Methylprednisolon (z. B. Urbason®) 500 mg
- Zeiten notieren! Kalte Ischämie (Zeit, in der das Organ blutleer auf Eis gekühlt wird), warme Ischämie (Zeit, in der das Organ nicht durchblutet, jedoch nicht mehr gekühlt wird), Anastomosenzeit (Vene, Arterie), Öffnen der Anastomose.
- Vorsichtige Volumensubstitution. Hb-Zielwert 8–10 g/dl. Bei Freigabe der Pankreasanastomose akute Blutung möglich
- Nach Vaskularisation des Pankreas (Öffnen der Anastomose) häufige BZ-Kontrollen. Substitution mit Glukose wenn BZ <80 mg %, Actrapidperfusor wenn BZ: >150 mg % (wenn 30 min nach Pankreasfreigabe keine deutliche Senkung/Normalisierung des BZ wertes erreicht wird).
- Anzahl und Lage der Drainagen erfragen und auf Protokoll notieren!

14.1.4 Anästhesie bei Nierentransplantation

- Präoperative Kontrolle der Laborparameter (insbesondere Elektrolyte, Blutbild und Gerinnung)
- Dialysebehandlung innerhalb der letzten 24 h
- Balancierte Anästhesie (Sevofluran, Sufentanil, Atracurium/Rocuronium)
- ZVK (1-lumig)
- Arterieller Zugang möglichst vermeiden (Schonung für eventuell weitere Shuntanlage)

14.1.5 Anästhesie bei leberchirurgischen Eingriffen

- Massiver Blutverlust möglich, daher 2 großlumige periphervenöse sowie einzentralvenöser Zugang (ggf. Shaldon-Katheter)
- Pringle-Manöver: Unterbindung der Blutzufuhr durch vorübergehendes Abklemmen des Lig. hepatoduodenale in dem V. portae und A. hepatica propria verlaufen (Ductus choledochus wird nach Möglichkeit ausgelassen). Die Toleranzzeit (normal bis zu 60 min) wird durch ischämische Präkonditionierung (vorheriges 2- bis 3-maliges Abklemmen über einen Zeitraum von ca. 10 min) erhöht.

14.1.6 Eventerationsreaktion

- Durch passagere Darmischämie, Histaminausschüttung oder Prostazyklinwirkung bedingte Kreislaufreaktion mit Flush, Vasodilatation, Blutdruckabfall, Tachykardie, O_2- und Sättigungsabfall
- Therapie mit Volumenersatz, Akrinor und Antihistaminika

14.1.7 Postoperative Schmerztherapie mittels Lidocain bei abdominalchirurgischen Eingriffen

- 50 ml Xylocain 2 % (10 Amp à 5 ml) = 1000 mg, 1 ml = 20 mg
- Bolus präoperativ 1,5 mg/kg
- Dosis intraoperativ: 2,0 mg/kg/h
- Dosis postoperativ: 1,3 mg/kg/h

14.2 Augenchirurgie

Tab. 14.2 gibt einen Überblick über die geeigneten Anästhesieverfahren bei ophthalmologischen Eingriffen.

Strabismus-Operation

- Risiko einer malignen Hyperthermie 10-mal erhöht!
- Gehäuftes Auftreten von Bradykardien

Intraokularer Druck

- Normwert: 15±5 mmHg
- Erhöhung durch: Ketamin, Succinylcholin, Hypoventilation, Hypoxie, Husten, Pressen, Würgen, direkten Druck bei Maskenbeatmung und flache Narkose
- Senkung durch: leichte Oberkörperhochlagerung, Hypnotika, Opioide, Inhalationsanästhetika, nichtdepolarisierende Muskelrelaxanzien und tiefe Narkose

Okulokardialer Reflex

- Trigemino-vagaler Reflex. Ausgelöst durch Druck auf Bulbus, Muskelzug bei Strabismus-OP, Orbitahämatom, Trauma oder Schmerz.
- Therapie: Beendigung des auslösenden Faktors, Atropin oder Orciprenalin i.v.

Schmerztherapie

- Besonders schmerzhafte Eingriffe in der Augenchirurgie sind: Enukleation, Strabismuskorrektur, Keratoplastik, Cerclage und perforierende Augenverletzungen.
- Dagegen sind Schmerzmittelgaben bei Kataraktoperationen selten notwendig.

Tab. 14.2 Anästhesie bei ophthalmologischen Eingriffen

Diagnose	Eingriff	Anästhesieverfahren	Besonderheiten
Diabetische Retinopathie, Netzhautablösung	PPV (Pars-plana-Vitrektomie)	ITN/Analgosedierung	
	Enukleation	ITN	
Katarakt	Phakoemulsifikation, Hinterkammerlinsen-Implantation, Kunstlinse	Analgosedierung	Retrobulbäranästhesie/Lokalanästhesie durch Ophthalmologen
Amotio	Plombe	ITN	
	Keratoplastik	ITN	
Perforierende Augenverletzung		ITN (TIVA)	Rapid sequence induction. Ausreichende Narkosetiefe bei der Intubation. Husten und Pressen möglichst vermeiden!
Glaukom		Analgosedierung/ITN	
Strabismus	Schiel-OP	ITN (TIVA)	PONV-Prophylaxe. Erhöhte Gefahr maligner Hyperthermie.
	Tränenwegsondierung	Maske/LM	

Tab. 14.3 Anästhesieverfahren bei endoskopischen Eingriffen

Eingriff	Anästhesieverfahren	Besonderheiten
Starre Bronchoskopie	HF-Jet Ventilation (TIVA)	Glykopyrrolat (Robinul®), Uhrglasverband, Zahnschutz Cave: Pneumothorax!
ÖGD	ITN	Bei Kindern und dementen, unkooperativen Patienten!

14.3 Endoskopie

Allgemeines

- ITN zur Endoskopie bei Kindern oder Patienten mit geistiger Behinderung

Intraoperativ

Starre Bronchoskopie (Tab. 14.3)

- Verletzungsgefahr relativ groß
- TIVA (z. B. Propofol, Remifentanil)
- Kurzwirksame Relaxanzien, z. B. Mivacurium
- Platzierung des starren Bronchoskops durch Operateur (Hilfestellung nur wenn erforderlich und auf eigene Verantwortung!)
- Anschluss des Jet-Gerätes, z. B. Monsoon Jet-Ventilator. Jet-Katheter nicht erforderlich
- Einstellung der Beatmung: z. B. AF 120–160/min, P 1,1–1,6 bar, FiO_2 100 % (außer bei Laseranwendung)

ÖGD/ERCP (Tab. 14.3)

- Evtl. Bauchlagerung bei ERCP. Cave: Lagerungsschäden!
- Postoperativ
- Überwachung im AWR

14.4 Gynäkologie und Geburtshilfe

▢ Tab. 14.4 gibt einen Überblick über die geeigneten Anästhesieverfahren bei gynäkologischen Eingriffen.

14.4.1 Anästhesie bei Sectio caesarea

■ Allgemeines

- Notfallsituation: Fragen zu Vorerkrankungen (insbesondere Muskelerkrankungen), Nüchternheit, Allergien und Gewicht. Inspektion der Mundöffnung. Laborwerte sollten, müssen jedoch nicht vorhanden sein.
- RR-Kontrolle bis zur Geburt 2–3-minütlich!

■ Aspirationsprophylaxe

- Natrium-Citrat-Lösung 20–30 ml p.o. (Wirkungseintritt nach ca. 10–15 min)
- Ranitidin 150 mg p.o. (Wirkungseintritt nach 1–3 h)
- Ranitidin 50 mg i.v. (Wirkungseintritt nach ca. 15–20 min)
- Metoclopramid 10 mg i.v. (Wirkungseintritt nach 5–10 min)
- Vor elektiver Sectio:
  - Ranitidin 150 mg p.o. am Abend vorher
  - Ranitidin 150 mg p.o. am OP-Tag 2 h präoperativ bzw. 50 mg i.v. 15–20 min vor Anästhesiebeginn
  - Natrium-Citrat 0,3-molar 20–30 ml (2,65 g) p.o. und Metoclopramid 10 mg i.v. 15 min vor Anästhesieeinleitung
- Vor eiliger Sectio
  - Natrium-Citrat 0,3-molar 20–30 ml p.o.
  - Metoclopramid 10 mg i.v. 5–10 min vor Anästhesiebeginn

Tab. 14.4 Anästhesieverfahren bei gynäkologischen Eingriffen

Diagnose	Eingriff	Anästhesieverfahren	Besonderheiten
	Portanlage	ITN (Woodbridge)	Augenschutz
Mammakarzinom	Brusterhaltende Therapie	ITN	
Mammakarzinom	Mastektomie, mit oder ohne Lymphadenektomie	ITN	
Mammatumor	Mamma-Probeexzision		
	Latissimus-dorsi-Muskel-implantat	ITN	
	Hysteroskopie/Abrasio	LM/ITN	
	Abdominale Hysterektomie	ITN	Rückenlage
	Vaginale Hysterektomie	ITN/LM/SpA	
Uterus myomatosus	LAVH (laparoskopisch assistierte vaginale Hysterektomie)	ITN, Magensonde	

Tab. 14.4 (Fortsetzung)

Diagnose	Eingriff	Anästhesieverfahren	Besonderheiten
	Explorative Laparotomie	ITN	Absprache mit dem Operateur über den zu erwartenden Befund. Evtl. Arterie, ZVK
	OP nach Wertheim	ITN, PDK, Arterie, ZVK, Magensonde	Intensivanmeldung, Temperatursonde
Vulvakarzinom	Radikale Vulvektomie	ITN	
Ovarialkarzinom	Laparotomie, Ovariektomie, Tumordebulking	ITN, PDK, Arterie, ZVK, Magensonde	Intensivanmeldung, Temperatursonde
	Tiefe Beinvenenthrombose	Analgosedierung/LM/ITN	Steinschnittlage
	Trans-Obturator-Band	LM/ITN	Steinschnittlage
Inkontinenz bei Vaginalprolaps	PROLIFT	LM/ITN	Steinschnittlage
Scheidenprolaps	OP nach Amreich-Richter	ITB/LM	Steinschnittlage
	Kürettage	Maske/LM/ITN	Ileuseinleitung bei Abortcürretage ab 12. SSW

	Sectio	SpA/ITN	Aspirationsprophylaxe. 2 venöse Zugänge, 15° Linksseitenlage zur Vermeidung des Cava-Kompressionssyndroms! Bei ITN Sufentanil nach Entwicklung des Kindes, Relaxierung
	Sectio	Liegender PDK	Carbostesin 0,5 % isobar (Bucain®) 10–20 ml 5-ml-weise (je nach Körpergröße und letzter Bolusgabe). Alternativ: Ropivacain (Naropin®) 0,75 %* 10–15(–20 ml), 5-ml-weise bzw. Lidocain 2 % 15–20 ml Zusätzliche Gabe von Sufentanil (bis zu 20 µg) möglich
Extrauterine Gravidität	Laparoskopie	ITN, Magensonde	
	Narkoseuntersuchung	LM/ITN	
	Manuelle Plazentalösung	SpA/ITN	Rapid sequence induction ab 12. SSW
	Zervix-Cerclage	SpA/ITN	Rapid sequence induction ab 12. SSW
Intrauteriner Fruchttod		PDK/PCA	

* wird in den meisten Kliniken bevorzugt eingesetzt.

  - Ranitidin 50 mg i.v. 15–20 min vor Anästhesieeinleitung
  - Eilige Sectio: Zeit zwischen Entscheidung zur Sectio und Entwicklung des Kindes (EE-Zeit): 30 min
- Vor Notsectio
  - Natrium-Citrat 0,3-molar 20–30 ml p.o.
  - Notsectio: Beginn sofort und ohne Zeitaufschub

Alternativen zur Anästhesie bei Sectio caesarea

- ◘ Tab. 14.5

Besonderheiten

- Das Medikament der 1. Wahl bei SpA zur Sectio caesarea ist weiterhin Bupivacain (Carbostesin®) 0,5 % (hyperbar/isobar). Prilocain (Takipril®) 2 % hyperbar ist derzeit laut Fachinformation bei Schwangeren zur Sectio kontraindiziert.
- Die Verwendung von »High-volume/low-concentration«-Technik kann aufgrund häufigerer Analgesiesupplementierungsbedarf bei Sectio caesarea nicht empfohlen werden.
- Der Einsatz von Remifentanil in kleineren Dosen (Bolusgaben von 0,3–0,5 µg/kg zur Intubation und Entwicklung des Kindes bzw. kontinuierliche Gabe über Perfusor (0,05 µg/kg/min) scheint unbedenklich zu sein und sollte insbesondere bei Risikoschwangerschaften (wie bei Eklampsie oder HELLP-Syndrom), bei denen Ketanest als Alternative nicht zur Verfügung steht, erwogen werden. Auch die niedrigdosierte Gabe von Fentanyl (1 µg/kg) führt zu keiner relevanten Nebenwirkungen beim Neugeborenen (Abfall der APGAR-Werte, niedrigere Nabelschnur-pH-Werte).
- Dosisreduktion der Lokalanästhetika bei SpA: Adipositas, geringe Körpergröße, Polyhydramnion, Mehrlinge, makrosome Kinder

- Dosiserhöhung der Lokalanästhetika bei SpA: Frühe Schwangerschaftswoche, große Körpergröße, fetale Retardierung. Cave: Anschlagzeit bis zu 15 min!
- Der Zusatz von Opiaten zum Lokalanästhetikum verlängert die analgetische Wirkung über die Anästhesiezeit hinaus. Hierzu kann Sufentanil (5 μg), Morphin (100 μg) oder Fentanyl (25 μg) verwendet werden.
- Bei opiatbedingtem Pruritus Naloxon titriert i.v. (Achtung: Aufhebung der Analgesie). Fenistil ist wirkungslos!
- Tiefe des Epiduralraums vom Körpergewicht abhängig, jedoch selbst bei BMI>50 selten tiefer als 7,5 cm!
- Adipöse Schwangere sind besonders gefährdet unter respiratorisch-bedingten Komplikationen zu leiden (Reduktion des Vitalkapazität bis zu 30 %). Daher empfiehlt sich eine längere postoperative Überwachung (z. B. Pulsoxymetrie) sowie eine frühzeitige Mobilisation anzustreben.
- Die präoperative Antibiotikaprophylaxe vor Hautschnitt führt zu einer 50-prozentige Reduktion der Infektionsrate und wird zunehmend propagiert!

Sectio bei herzkranken Schwangeren

- Bei geplanten Sectiones ist die Anlage und Aufspritzen des PDK (mit kleineren Boli bis zum gewünschten Effekt) einer Allgemeinanästhesie überlegen. Die Spinalanästhesie wird aufgrund der möglichen Kreislaufwirkung (Vasodilatation, Nachlastsenkung) kontrovers beurteilt.
- Oxytocin titrieren (0,1-IE-weise)

Tab. 14.5 Alternativen zur Anästhesie bei Sectio caesarea

Anästhesie	Vorbereitung	Einleitung/intraoperativ	Postoperativ
ITN	Aspirationsprophylaxe, ausreichende Präoxygenierung, 15° Linksseitenlage zur Vermeidung des Cava-Kompressionssyndroms	Rapid sequence induction mit S-Ketamin 0,5–1 mg/kg (bei Eklampsie/Präeklampsie und RR>160 mmHg (im Einzelfall Sufenta 10 μg i.v.; Sufentagabe den Pädiatern mitteilen, besser Remifentanil, s. unten), Thiopental 5 mg/kg, Succinylcholin 1–1,5 mg/kg, (alternativ Rocuronium, wenn Suggamadex griffbereit!) FiO_2 100 % bis Uterotomie. Sevoflurane bis zur Abnabelung (ca. 0,5 MAC). Bis zur Geburt RR-Messung alle 2–3 min. Nach Entwicklung des Kindes: Opiatgabe, (nach Maßgabe des Geburtshelfers) 3–5 IE Oxytocin i.v. und 10 IE in laufender Infusion, Antibiose. Sevofluran <1,0 MAC Cave: Reduzierung der Muskelrelaxanziendosis bei präoperative Magnesiumtherapie	Postoperative Schmerztherapie: Perfalgan® 1 g i.v. alle 6 h (Beginn am OP-Ende), Ibuprofen ret. 2×800 mg p.o., Dipidolor® 5 mg i.v., weiter 3-mg-weise nach Bedarf
SpA	Aspirationsprophylaxe	Lumbale SpA in Höhe L3/4 bzw. L2/3 mit 2,0–2,2 ml hyperbarem/2,2–2,5 ml isobarem Bupivacain 0,5 % (Carbostesin®) mit 3(–5) μg Sufenta/10–15 μg Fentanyl (alternativ Mepivacain 4 % hyperbar 1,5 ml (60 mg) mit 5 μg Sufenta. Dosiserhöhung bei frühem Schwangerschaftsstadium, Dosisreduktion bei Adipositas, Polyhydramnion, Gemini! Bis zur Geburt RR-Messung alle 2 min. Nach Entwicklung des Kindes (nach Maßgabe des Geburtshelfers) 3 IE Oxytocin i.v. und10 IE in laufender Infusion, Antibiose, evtl. Sedierung	

PDA	Aufspritzen des liegenden PDK, benötigte Zeit 10–20 min	Bupivacain (Carbostesin®) 0,5 % isobar 10–20 ml 5-ml-weise (je nach Körpergröße und letzter Bolusgabe) plus 5–10 µg Sufentanil. Alternativ: Ropivacain (Naropin®) 0,75 %15–20 ml (im Einzelfall auch mehr) und 5–10 µg Sufentanil, in 3–5 ml Schritten alle 3–5 min um eine intrathekale Fehllage bzw. extreme Blutdruckabfälle zu verhindern. Bis zur Geburt RR-Messung alle 2 min. Nach Entwicklung des Kindes(nach Maßgabe des Geburtshelfers) 3 IE Oxytocin (10 IE in Infusionslösung), Antibiose, evtl. Sedierung Alternativ: 15–20 ml Lidocain 2 % (Xylocain®) oder Bupivacain (Carbostesin®) 0,5 % isobar	Schmerztherapie mittels Naropin 0,2 %

* RSI nicht bei schwierigen Atemwegen. Erhöhtes Aspirationsrisiko bei elektiver Sectio caesarea nicht eindeutig belegt.
**: Weltweit wird hierzu Lidocain 2 % am häufigsten verwendet!

14.4.2 Anästhesie in der Schwangerschaft (außer Sectio caesarea)

Allgemeines

- Elektive Operationen im 1. Trimenon der Schwangerschaft wegen teratogener Wirkung der Anästhetika möglichst vermeiden bzw. verschieben.
- Ab dem 2. Trimenon werden die Patienten als nicht nüchtern betrachtet. Regionalanästhesie bevorzugen.
- Ob das Risiko eines Abortes, Fehlbildung oder Frühgeburt nach einer Operation/Anästhesie erhöht ist, wird kontrovers diskutiert.
- Plazenta hat keine Autoregulation. Durchblutung MAP-abhängig
- Konsil durch Geburtshelfer anfordern!
- Wenn möglich Regionalanästhesieverfahren bevorzugen

Prämedikation

- Dormicumgabe möglich

Einleitung

- Ausreichende Präoxygenierung
- Volatile Anästhetika, Sufentanil, Thiopental und Muskelrelaxanzien gelten als sicher.
- Ketamin, Hyperventilation und Vasokonstriktion vermindern den uterinen Blutfluss!
- Schwangere ab der 12. SSW (z. T. wird hierfür auch die 20. SSW angegeben) gelten als nicht nüchtern

Intraoperativ

- FiO_2 ≥50 % (bei Erhöhung des mütterlichen PaO_2 von 100 auf 400 mmHg resultiert eine gleichsinnige Erhöhung des fetalen PaO_2 von 30 auf 60 mmHg.
- Auf Normoventilation achten

- Bis zur 23.–24. SSW prä- und postoperative CTG-Kontrolle ausreichend. Ab der 24. SSW ggf. intraoperative CTG in Absprache mit Gynäkologen durch Hebammen (wenn technisch durchführbar).
- Fetale HF: 120–160/min. Verlust der Schlag-zu-Schlag-Variabilität (beat-to-beat variability) nach Einleitung der Anästhesie ist normal, eine fetale Bradykardie jedoch nicht.

> **Sollte die Durchführung einer intraoperativen CTG-Kontrolle notwendig sein, ist die Anwesenheit/Erreichbarkeit des zuständigen Gynäkologen zur Befundinterpretation und eventuellen Ableitung von Konsequenzen unabdingbar!**

Postoperativ

- Relaxanzien vorsichtig dosieren
- Antagonisierung der neuromuskulären Blockade möglichst vermeiden
- Adäquate postoperative Schmerztherapie

Medikamente in der Schwangerschaft und Stillperiode

- Tab. 14.6

14.5 HNO

Tab. 14.7 gibt einen Überblick über die Anästhesieverfahren bei HNO-Eingriffen.

Allgemeines

- Bei jeder Prämedikation den Spiegelbefund des Patienten unbedingt ansehen!
- Erschwerter Zugang zum Patienten/Atemwege durch Abdeckung

Tab. 14.6 Medikamente in der Schwangerschaft und Stillperiode

Medikament	Schwangerschaft	Stillperiode	Stillpause	Besonderheiten, abweichende Empfehlungen
Acetylsalicylsäure	Kontraindikation	Nicht empfohlen. Tagesdosis bis 150 mg bzw. gelegentliche Einnahme empfohlener analgetischer Dosen unbedenklich		RL: Strenge Indikationsstellung im 1. und 2. Trimenon, Kontraindikation im 3. Trimenon
Atracurium	Vorsicht	unbedenklich	Nein	–
Atropin	Möglich	Möglich	Nein	
Bupivacain (Carbostesin®)	2. Wahl	Unbedenklich	Nein	–
Cholinesterase-inhibitoren	Möglich	Möglich	Nein	
Clonidin	Strenge Indikation	Nicht 1. Wahl		
Dehydrobenzperidol	Wahrscheinlich sicher	Einmalgaben unbedenklich	Nein	

Desfluran	Unbedenklich (≤1 MAC)	Unbedenklich	Nein	
Dexamethason	Einzeldosen unbedenklich	Wahrscheinlich unbedenklich	Nein	Bei Dauertherapie zwischen der 8. und 11. SSW nicht mehr als 2,25 mg/d. Prednisolon ist die besser Alternative
Diazepam	Kontraindikation	Anwendung bedenklich		
Diclofenac	Nicht empfohlen	Analgetische Einzelgaben unbedenklich	Nein	Kontraindikation im 3. Trimenom, strenge Indikationsstellung im 1. und 2. Trimenom
Dimenhydrinat	1. Wahl	1. Wahl	Bei Einzeldosen unbedenklich	Sedierung oder Übererregbarkeit beim Säugling nicht ausgeschlossen
Etomidate	Unbedenklich	Unbedenklich	Nein	BPZ: Stillpause 24 h
Fentanyl	Unbedenklich	Unbedenklich	Bei Einzeldosen unbedenklich	Plazentatransfer 0,44*, BPZ: 24 h Stillpause

Tab. 14.6 (Fortsetzung)

Medikament	Schwangerschaft	Stillperiode	Stillpause	Besonderheiten, abweichende Empfehlungen
Flupirtin	Nicht empfohlen	Einzeldosen unbedenklich	Nein (bei Einzeldosen)	Nicht erste Wahl!
Flupirtin	Nicht empfohlen	Einzeldosen unbedenklich	Nein (bei Einzeldosen)	Nicht erste Wahl!
Granisetron		Strenge Indikation		
Ibuprofen	1. und 2. Trimenon unbedenklich	1. Wahl	Nein	Kontraindikation im 3. Trimenon
Indometacin	Nicht empfohlen	Nicht empfohlen	Nein (bei Einzeldosen)	Bessere Alternativen: Ibuprofen, Diclofenac
Ketanest	Unbedenklich	Unklare Datenlage, vermutlich unbedenklich	Nein	–
Mepivacain	Unbedenklich	Unbedenklich	Nein	Bessere Alternativen in Zahlheilkunde Atricain, in der Geburtshilfe Ropivacain/Bupivacain

Metamizol (Novalgin®)	Nicht empfohlen	Nicht empfohlen (annährend gleiche Plasmakonzentration bei Mutter und Kind)	Ja	Kontraindikation im 3. Trimenon
Metoclopramid	Unbedenklich	Einmalgabe unbedenklich	Nein	BPZ: Möglichst nich am Ende der Schwangerschaft (Gefahr extrapyramidale Störung beim Neugeborenen)
Midazolam	Vorsicht. Kontraindikation bei Sectio	Einmalgabe unbedenklich	Nein	
Mivacurium	Unbedenklich	Unbedenklich	Nein	BPZ: 24 h Stillpause
Morphin	Unbedenklich	Einmalgabe unbedenklich	2 h	
Morphin	Unbedenklich	Einzeldosen unbedenklich		
Pancuronium	Unbedenklich	Unbedenklich	Nein	–
Paracetamol	1. Wahl	2. Wahl	Nein	
Pethidin (Dolantin)	Nicht empfohlen	Nicht empfohlen		

Tab. 14.6 (Fortsetzung)

Medikament	Schwangerschaft	Stillperiode	Stillpause	Besonderheiten, abweichende Empfehlungen
Physostigmin	Strenge Indikationsstellung			
Piritramid (Dipidolor)	Einzeldosen unbedenklich	Einzeldosen unbedenklich	Nein	
Prilocain (Xylonest)	Nicht empfohlen.	Kontraindikation. Gefahr der Methämoglobinämie	Nein	BPZ: Stillpause 24 h
Propofol	2. Wahl	Einmalgabe bzw. kurzzeitige Verwendung bei TIVA unbedenklich	Nein	RL: Kontraindikation, BPZ: 24 h Stillpause
Remifentanil	Unbedenklich	1. Wahl	Nein	RL: 24 h Stillpause
Rocuronium	Unbedenklich	Unbedenklich	Nein	
Ropivacain (Naropin®)	1. Wahl	Unbedenklich	Nein	RL: Stillpause 24 h

Sevofluran	1. Wahl unbedenklich (≤1 MAC)	Unbedenklich	Nein	
Succinylcholin	Unbedenklich	Unbedenklich	Nein	–
Sufentanil	1. Wahl. Kontraindikation unter der Geburt	1. Wahl	Bei Einzeldosen unbedenklich	RL: 24 h Stillpause
Sugammadex	Möglich	Möglich	Nein	
Thiopental	1. Wahl	Unbedenklich, keine Repetitionsdosen	Nein	BPZ: Stillpause 36 h
Tranxilium	Kontraindikation	Anwendung bedenklich		

* Plazentatrensfer: Verhältnis fetal : maternal
RL: Rote Liste, BPZ: Beipackzettel
Modifiziert nach C. Schaefer, H. Spielmann, K. Vette (2006) Arzneimittelverordnung in Schwangerschaft und Stillzeit. Elsevier, Amsterdam München und www.embryotox.de

Tab. 14.7 Anästhesieverfahren bei HNO-Eingriffen

Diagnose	Eingriff	Anästhesieverfahren	Besonderheiten
Adenoide	Adenotomie	ITN (TIVA)/LM	Keine Tubusfixierung!*
Tonsillitis	Tonsillektomie	ITN (TIVA)/LM	Keine Tubusfixierung!*
	Tonsillektomie-Nachblutung	ITN (TIVA)	Ausreichende Präoxygenierung! Ileuseinleitung. Keine Tubusfixierung!*
Tonsillarabszess	Tonsillektomie	ITN	Eingeschränkte Mundöffnung, evtl. fiberoptische Intubation! Keine Tubusfixierung!*
Epiglottisabszess	Abszessspaltung	ITN	Evtl. Fiberoptische Intubation! Keine Tubusfixierung!*
Otitis media, Paukenerguss	Parazentese/ Paukendrainage	Analgosedierung/LM, ITN	
Trommelfellperforation	Tympanoplastik	ITN/LM	
	Mastoidektomie	ITN	

	Septorhinoplastik	ITN	Rachentamponade
Septumdeviation	Septumplastik	ITN	Rachentamponade
Nasenmuschel-hyperplasie	Muschelkappung/-kaustik	ITN/LM	Rachentamponade
	Laserkonchotomie	ITN (TIVA)	
Orbitabodenfraktur	Reposition	ITN	Rachentamponade
Nasenbeinfraktur	Nasenbeinreposition	ITN/LM	Rachentamponade
Chronische Sinusitis	Endonasale Nasenneben-höhlen-OP	ITN (TIVA)	Rachentamponade
	Stirnhöhlen-OP	ITN	Rachentamponade. Intraoperative Okulomotorius-Überprüfung (Augen nicht zukleben)
	Pansinus-OP	ITN	Rachentamponade
Tränenwegsstenose	Tränenwegsoperationen	ITN (TIVA)	Rachentamponade
	Mikrolaryngoskopie (MLS)	ITN (TIVA, Mikrolaryngo-trachealtubus)	Keine Tubusfixierung!
	Panendoskopie	ITN (TIVA)	

Tab. 14.7 (Fortsetzung)

Diagnose	Eingriff	Anästhesieverfahren	Besonderheiten
	Laser-OP (Larynx, Oropharynx)	ITN (Lasertubus)	Intensivanmeldung. Augen des Patienten zukleben und mit feuchter Kompresse abdecken
Stimmbandpolypen	Abtragung	Jet-Ventilation, ggf. ITN	
Maligne Tumoren des Nasenneben-höhlensystems	Midfacial degloving	ITN	Keine routinemäßigen Intensiv-anmeldung
Mittelgesichtsfraktur		ITN	
Zungenkarzinom	Lasereingriffe Zunge, Zungenrand	ITN (TIVA, Lasertubus), Arterie	Intensivanmeldung, evtl. fiber-optische Intubation
	Zungengrundeingriffe	ITN, Arterie	Evtl. fiberoptische Intubation!
	Chordektomie	ITN	
Cholesteatom		ITN	
Pharynx-/Larynx-/Zungengrund-karzinom	Selektive Neck dissection einseitig	ITN (TIVA)	

	Selektive Neck dissection beidseitig	ITN (TIVA), Arterie	Intensivanmeldung, Wärmemaßnahmen
Parotistumor	Parotidektomie	ITN	Intraoperatives Neuromonitoring (N. facialis), Relaxierung nur zur Intubation
	Exstirpation Gl. submandibularis	ITN	
	Exstirpation laterale/mediale Halszyste	ITN	
	Lymphknotenentfernung zervikal	ITN/LM	
	Tracheotomie	ITN (TIVA)	
Larynxkarzinom	Laryngektomie	ITN (TIVA), Arterie, evtl. ZVK	Intensivanmeldung, 2 venöse Zugänge, Wärmemaßnahmen
Zungenbiss	Zungennaht	Analgosedierung	
	Port-Anlage	ITN/LM	Bevorzugte Stelle V. subclavia rechts. Rechte Halsseite zur sonographischen Darstellung freilassen

* Einsatz von Mundsperrer

- Häufig schwierige Intubation
- Zur Relaxierung v. a. kurzwirksame Muskelrelaxanzien verwenden
- TIVA aufgrund der besseren Steuerbarkeit überlegen. Zusätzlicher Vorteil durch fehlende Umgebungsbelastung mit volatilen Anästhetika!
- Rachentamponade bei allen endonasalen Eingriffen
- Feuer-/Brandgefahr:
  - Häufig unterschätzte Gefahr
  - Verherende Folgen, bei Verbrennung im Gesicht zusätzliche psychische Traumatisierung
  - Risiken: Verwendung von Elektrokautern/Laser, alkohoholische Desinfektionslösungen, Sauerstoff
  - Therapie: Sauerstoffzufuhr unterbrechen, bei Atemwegsfeuer Tubus sofort entfernen, Abdeckungstücher sofort entfernen, Löschversuch mit Kochsalzlösung (▶ ASA Operating Room Fires Algorithm)

■ Spezial-Endotrachealtuben zur Verwendung in der HNO

- RAE-Tubus-oral (Ring-Adair-Elwin-Tubus), RAE-Tubus-nasal (Ring-Adair-Elwin-Tubus)
- MLT (Mikrolaryngoskopie-Tubus): Sehr langer, kleinkalibriger (4,5 bzw. 6,0 mm ID) und dünnwandiger Tubus mit High-Volume-Low-Pressure-Cuff für Eingriffe an den Stimmbändern.
- Lasertubus (z. B. Rüsch Lasertubus 4,0–6,0 ID). 2 Blockermanschetten. Durch relativ dicke Wandstärke haben Lasertuben bei gleicher Innendurchmesser einen größeren Außendurchmesser im Vergleich zu normalen Tuben.

■ Laryngektomie

- Häufig schwierige Intubation
- Lange OP-Dauer, evtl. großer Blutverlust

▪▪ Präoperativ

- Abklärung ob der Patient Trachaelkanüle trägt (Größe). Inspektion des Tracheostomas. Radialislappen zur Defektdeckung (Seite eruieren). Wenn Patient bereits tracheotomiert, Präoxygenierung über Tracheostoma. Evtl. Einführen einer TK vor Beginn der Einleitung. Bei Stimmprothesen-Trägern (z. B. ProVox®) kleinere Tuben verwenden.
- ITN mit TIVA wird bevorzugt.
- Sufenta-Propofol (2 %) als Kombination vorteilhaft (längere OP-Dauer, Notwendigkeit der postoperative Intensivtherapie)

▪▪ Vorbereitung/Monitoring

- Magensonde (16–18 Ch), Augenschutz mit Pro-ophta, arterielle Kanülierung der A. radialis (bevorzugt links), ZVK-Anlage (wenn erforderlich bevorzugt V. basilica, alternativ V. subclavia), Temperatursonde (rektal), Blasenkatheter.

▪▪ Intraoperative Besonderheiten

- Nach der Neck dissection/Kehlkopfskelettierung erfolgt Umintubation auf sterile Kanüle via Tracheostoma durch Operateur und Entfernen des orotrachealen Tubus. Vor Umintubation ca. 2 min Beatmung mit 100 % Sauerstoff
- Nach Umintubation auskultatorische Lagekontrolle der Laryngoflex-Kanüle
- Gelegentlich primäre Tracheotomie vor Beginn der Neck dissection
- Bei OP-Ende Kanülenwechsel auf Tracheosoft-Trachealkanüle mit anschließender auskultatorischer Lagekontrolle

- **Laryngeale Laserchirurgie**
  - Atropin oder Glykopyrronium (Robinul) zur Salivationshemmung
  - Lasertubus: 2 Cuffs, mit Aqua blocken! Möglichst Lasertuben mit kleinen Durchmesser verwenden (bei Eingriffen im Bereich des Kehlkopfes 5,0 ID)
  - Atemzugvolumen anpassen (I:E 1:3), da sonst Gefahr der Lungenüberblähung aufgrund unzureichender Exspirationsdauer bei geringem Durchmesser des Tubus
  - Augen des Patienten zukleben und mit feuchter Kompresse abdecken
  - Ödemprophylaxe (z. B. Dexamethason 4–8 mg i.v.)
  - FiO_2 so gering wie möglich (Brandgefahr!)
  - Wasser zum Löschen bereithalten

- **TE-Nachblutung**
  - Erhöhte Aspirationsgefahr, Ileuseinleitung
  - Evtl. Hypovolämie

- **Eingriffe an Stimmbändern**
  - TIVA, Maskenbeatmung und Muskelrelaxierung
  - Anschließend starre Bronchoskopie, Platzierung des (Laser-)Katheters unter laryngoskopischer Sicht
  - Jet-Einstellung: FiO_2 initial 1,0, dann auf 0,3–0,4 reduzieren, Ventilation: Frequenz 200/min, Arbeitsdruck 1,5 bar; Ausleitung: Frequenz 400/min, Arbeitsdruck 0,5 bar

- **Panendoskopie**
  - Ablauf des Eingriffes: Präoxygenierung – Anästhesieeinleitung – Intubation – Bronchoskopie – Ösophagoskopie
  - Häufig schwierige Intubation (Tumoren, Vorbestrahlung, Abszesse, Weichteilschwellungen etc.). Intubation möglichst in Anwesenheit des Operateurs!

Tab. 14.8 Anästhesieverfahren bei mund-kiefer-gesichtschirurgischen Eingriffen

Diagnose	Eingriff	Anästhesieverfahren	Besonderheiten
Unterkieferfraktur	Osteosynthese	ITN (nasal)	Postoperative Verdrahtung
Oberkieferfraktur	Osteosynthese	ITN	
Dysgnathie		ITN	
	Zahn-OP	ITN	
	Zahnextraktion	Analgosedierung	

- **Hals-/Tonsillar-/Peritonsillarabszesse**
  - Instrumentarium für schwierige Intubation bereitlegen, evtl. fiberoptische Intubation
  - Glycopyrrolat, maximal 0,4 mg, 30–60 min vor dem Eingriff zur Erleichterung der fiberoptischen Intubation bei ausgeprägter Hypersalivation

14.6 MKG

Tab. 14.8 gibt einen Überblick über die Anästhesieverfahren bei HNO-Eingriffen.

Bei Verwendung von Ketanest zur Analgosedierung muss der erhöhten Salivation Rechnung getragen werden!

14.7 MRT

■ Allgemeines

- Hinweis: Vor Betreten der MRT-Räume Schlüsselbund, Telefon, Uhr, Brille, Schmuck und Kreditkarte ablegen
- Aufgrund der Lautstärke an Ohrstöpsel denken!
- Feldstärke: 1,5–3 Tesla (WKK-Gerät 1,5 Tesla). MRT-Geräte von 7 Tesla oder mehr werden derzeit nur zu Forschungszwecken eingesetzt.
- Die 5-Gauss-Linie wird üblicherweise als Sicherheitsgrenze markiert.

■ Kontraindikationen

- Tiefenhirn-Stimulatoren, vagale Stimulationselektroden, Cochlea-Implantate, Insulinpumpen, implantierte Schrittmacher/Defibrillatoren, Blasenkatheter mit Temperatursonde (MRT-Tauglichkeit vorab klären, es existieren heute bereits MRT-taugliche SM/ICD-Geräte, Stimulatoren etc.).
- Metallclips/Stents/Coils auf Kompatibilität überprüfen!
- Das Vorhandensein von Hüft bzw. Kniegelenksendoprothesen stellt keine Kontraindikation dar, sofern keine Lockerungsgefahr besteht.

■ Besonderheiten

- Bei erwartet schwierigen Intubationen muss die Einleitung mit entsprechenden Hilfsmitteln in einem anderen Raum erfolgen, da der MRT-Arbeitsplatz für solche Situationen häufig nicht geeignet ist.
- Schleifenbildung der Kabel vermeiden. Kabel nicht übereinander und nicht auf die Haut des Patienten legen.
- Beispiele für MRT-taugliche Geräte: Dräger Fabius MRI, Philips MRI 508 (bis zu 3,0 Tesla), GE Aestiva/5 MRT, TeslaDUO-MRT Monitor (SpO_2- und Blutdruck-

monitor), TeslaM3-MRT-Patientenmonitor (EKG, invasive und nichtinvasive Blutdruckmessung, Kapnometrie, Anästhesiegase, Temperaturmessung)
- Lange Schläuche (ca. 3 m)
- Hinweis: Die Überlagerung von, durch Blutfluss induzierte Spannung (Hall-Effekt) beinflusst das EKG-Signal und macht seine Interpretation unzuverlässig.

KM-Gabe nur patientennah am Dreiwegehahn, sonst werden die im Schlauchsystem befindlichen Narkotika bolusartig verabreicht.

14.8 Neurochirurgie/spinale Neurochirurgie

Tab. 14.9 gibt einen Überblick über die Anästhesieverfahren bei neurochirurgischen-Eingriffen.

Laminektomie
- Blutdruckabfall nach Stufenlagerung (Knie-Ellenbogen-Lage)
- Kontrolle der korrekten Lagerung des Kopfes (insbesondere der Augen) und Arme

Aneurysmaclipping
- TIVA (Propofol, Sufentanil)
- Neuromonitoring
- Besondere OP-Phasen:
  - Einbringen der Mayfield-Klemme
  - Hautschnitt
  - Trepanation
  - Duraeröffnung
- Phase des Aneurysmaclippings

Tab. 14.9 Anästhesieverfahren bei neurochirurgischen Eingriffen

Diagnose	Eingriff	Anästhesieverfahren	Besonderheiten
Hirntumor (allgemein)	Kraniotomie, Tumorresektion	ITN (TIVA, Woodbridge), Arterie, ZVK, Magensonde	2 großlumige Zugänge, Neuromonitoring, Wärmemaßnahmen. Intensivanmeldung. Augenklappen (erst nach Beendigung der Navigationsmarkierung). Blasenkatheter, Temperatursonde (nasopharyngeal)
Akustikusneurinom	Kraniotomie, Tumorresektion	ITN (TIVA, Woodbridge), Arterie, ZVK, Magensonde	2 großlumige Zugänge, Neuromonitoring (AEP, Fazialis-EMG), Wärmemaßnahmen. Intensivanmeldung. Augenklappen (erst nach Beendigung der Navigationsmarkierung). Blasenkatheter, Temperatursonde (nasopharyngeal)
Hirnmetastasen	Kraniotomie, Metastasektomie	ITN (TIVA, Woodbridge), Arterie, ZVK, Magensonde	2 großlumige Zugänge, Neuromonitoring, Wärmemaßnahmen. Intensivanmeldung. Augenklappen (erst nach Beendigung der Navigationsmarkierung). Blasenkatheter, Temperatursonde (nasopharyngeal)

Kleinhirnbrückenwinkel-Tumore	Kraniotomie, Tumorresektion	ITN (TIVA, Woodbridge), Arterie, ZVK, Magensonde, präkordialer Doppler, evtl. TEE	2 großlumige Zugänge, sitzende Position (Druckwandler in Höhe des Mastoids), Wärmemaßnahmen, Neuromonitoring. Linker Arm angelagert! Intensivanmeldung. Augenklappen (erst nach Beendigung der Navigationsmarkierung). Blasenkatheter, Temperatursonde (nasopharyngeal)
Hirnarterienaneurysma	Clipping	ITN (TIVA, Woodbridge), Arterie, ZVK, EEG, Magensonde	2 großlumige Zugänge, Neuromonitoring, kontrollierte Hypotension mit Ebrantil (MAP jedoch nicht <60 mmHg), milde Hypothermie, Cellsaver. Intensivanmeldung. Augenklappen (erst nach Beendigung der Navigationsmarkierung). Blasenkatheter, Temperatursonde (nasopharyngeal)
Intrakranielle AV-Malformation	Kraniotomie, Resektion	ITN (TIVA, Woodbridge), Arterie, ZVK, Magensonde	2 großlumige Zugänge, Neuromonitoring, kontrollierte Hypotension mit Ebrantil (MAP jedoch nicht <60 mmHg), milde Hypothermie. Intensivanmeldung. Augenklappen (erst nach Beendigung der Navigationsmarkierung). Blasenkatheter, Temperatursonde (nasopharyngeal)

Tab. 14.9 (Fortsetzung)

Diagnose	Eingriff	Anästhesieverfahren	Besonderheiten
Hypophysen-tumor	Transnasale Hypophysen-resektion	ITN (TIVA, Woodbridge), Arterie	Otriven-Nasentropfen, Hydrokortison (200 mg/24 h), Desmopressin (Minirin®), Rachen-tamponade. Intensivbett anmelden. Augenklap-pen (erst nach Beendigung der Navigationsmar-kierung). Blasenkatheter
Kranio-pharyngeom		ITN (TIVA, Woodbridge), Arterie	Prednisolongabe, Desmopressin (Minirin®) bei Diab. Insipidus. Intensivanmeldung. Augenklap-pen (erst nach Beendigung der Navigationsmar-kierung). Blasenkatheter
Trigeminus-neuralgie	Janetta-OP	ITN (TIVA), Arterie, ZVK (20 cm), Magensonde, präkordialer Doppler	Sitzende Position (Druckwandler in Höhe des Mastoids). Neuromonitoring, Wärmemaßnahmen. Intensivanmeldung. Augenklappen (erst nach Beendigung der Navigationsmarkierung). Blasen-katheter, Temperatursonde (nasopharyngeal)

Traumatisches Subduralhämatom, Epiduralhämatom, intrakranielle Blutung	Trepanation, Ventrikeldrainage	ITN (Woodbridge), Arterie, ZVK, Magensonde	TIVA, ZVK-Anlage auch postoperativ möglich wenn große periphere Zugänge vorhanden! Vermeidung von Hypotension (systolisch <80 mmHg), keine Wärmemaßnahmen (milde Hypothermie). Augenklappen. Temperatursonde (nasopharyngeal)
HWS-Tumor		ITN, Arterie	Evtl. sitzende Position (dann ZVK und präkordialer Doppler), 2 große Zugänge. Neuromonitoring. Augenklappen, Cuffdruck-Monitoring
Bandscheibenvorfall HWS	Laminektomie	ITN, Arterie, ZVK (20 cm), präkordialer Doppler	Sitzende Position, Augenklappen, Cuffdruck-Monitoring
Bandscheibenvorfall HWS	Ventrale Nukleotomie/Hemilaminektomie/ Foraminotomie	ITN (Woodbridge)	Rückenlage, Tubus nach links ausleiten. Rechter Arm angelagert, Zugänge möglichst links (operativer Zugang von rechts). Augenklappen, Cuffdruck-Monitoring
Bandscheibenvorfall HWS	Foraminotomie nach Frykholm	ITN, Arterie, ZVK (20 cm), präkordialer Doppler	Sitzende Position, Augenklappen

Tab. 14.9 (Fortsetzung)

Diagnose	Eingriff	Anästhesieverfahren	Besonderheiten
	Korporektomie HWK	ITN (Woodbridge), Arterie, ZVK, Magensonde	Rückenlage, Tubus nach links ausleiten. Rechter Arm angelagert, Zugänge möglichst links (operativer Zugang von rechts). Augenklappen. Temperatursonde (nasopharyngeal)
Bandscheibenvorfall BWS/LWS	Laminektomie/Hemilaminektomie/Foraminotomie	ITN (Woodbridge), Magensonde	Bauchlage
Spinalkanalstenose		ITN, Magensonde	Bauchlage
Spinalkanalstenose, mehrsegmental		ITN, Arterie, Magensonde	Bauchlage, Blasenkatheter
Spinaler Tumor, Gefäßmalformation		ITN, Arterie, ZVK, Magensonde	Bauchlage, Cellsaver, Blasenkatheter

Chronisches Subdural-hämatom	Bohrlochtrepanation, externe Ventrikeldrainage	ITN (Woodbridge), Arterie	
	Externe Ventrikeldrainage (Anlage/-Wechsel)	ITN	
	Spondylodese	ITN (Woodbridge), Magensonde	Bauchlage
Degenerative WS-Erkrankungen	Dynesys	ITN (Woodbridge), Magensonde	Bauchlage
	DTO (dynamic transition option system)	ITN (Woodbridge), Magensonde	Bauchlage
	DSS (dynamic stabilisation system)	ITN (Woodbridge), Magensonde	Bauchlage

Tab. 14.9 (Fortsetzung)

Diagnose	Eingriff	Anästhesieverfahren	Besonderheiten
	Fixateur interne, Wallis Spacer	ITN (Woodbridge), ggf. Arterie, Magensonde	Bauchlage, 2 große Zugänge, Cellsaver (je nach Anzahl der Segmente)
	Interlaminäre Fensterung, Nukleotomie	ITN (Woodbridge), Magensonde	Bauchlage
Wirbelkörperfraktur	Kyphoplastie	ITN (Woodbridge), Magensonde	Bauchlage
Sulcus-ulnaris Syndrom	Neurolyse	Intravenöse Regionalanästhesie/LM/ITN	
Karpaltunnel-Syndrom	Spaltung	Intravenöse Regionalanästhesie/ggf. Plexus axillaris/LM/ITN	
Flexorentenosynovialitis	Medianusneurolyse	Intravenöse Regionalanästhesie/Plexus axillaris/LM/ITN	
Chronisches Schmerzsyndrom	Morphinpumpe	ITN (Woodbridge)	Linksseitenlage

	SCS (spinal cord stimulation)	ITN	Implantationsort eruieren (häufig linke Flanke). ggf. auch in LA
	Tracheotomie	ITN	
Hydrozephalus	Ventrikulo-peritonealer Shunt	ITN (Woodbridge)	Möglichst keine Zugänge rechts!
Hydrozephalus	Rickham-/Omaya-Reservoir	ITN	Augenklappen, Wärmemaßnahmen
Meningomyelozele/Spina bifida	Plastische Deckung	ITN, ZVK	Säuglingsalter. Bauchlage. Cave: Latexallergie (bis zu 50 %)
Z. n. osteoklastischer Kraniotomie	Knochendeckelreimplantation	ITN (Woodbridge)	
	Entfernung Rickham-Reservoire	ITN (TIVA, Woodbridge)	Augenklappen
Epilepsie	Vagusstimulation	ITN (EMG-Tubus)	Rückenlage. Operativer Zugang am Hals links. Neuromonitoring (keine Relaxation nach der Intubationsdosis)

- Kontrollierte Hypotension (umstritten!). Häufig durch Anpassung der Anästhesietiefe erreichbar. Ziel ist eher die Vermeidung hypertensiver Phasen. Ziel-MAP 60–70 mmHg
- Normokapnie pCO_2 28–32 mmHg
- Wärmemaßnahmen

Operationen in sitzender Position

- Indikationen: Eingriffe in der hinteren Schädelgrube, posteriorer Zugang zum Zervikalmark
- Komplikationen:
  - Gefahr von venösen Luftembolien: ca. 30 %, paradoxe, arterielle Luftembolien: ca. 10 %
  - Postoperative Quadriplegie
  - Hirnnervenausfälle
  - Pneumenzephalus
- Zusatzmonitoring zur Prophylaxe/Behandlung von Luftembolien:
  - ZVK-Spitze im rechten Vorhof (α-Kard), angeschlossene Perfusorspritze zum Absaugen der Luft
  - Präkordialer Doppler über rechten Vorhof (3.–4. ICR rechts). Luftdetektion durch Geräuschänderung ab ca. 0,1 ml/kg Luft
  - TEE
- Komplikationen bei Eingriffe der hinteren Schädelgrube
  - Arrhythmien: Pons, Nervenwurzel V, IX und X
  - Bradykardien: perivaskuäres Grau, Formatio reticularis

Neuromonitoring

- SSEP (somatosensorisch evozierte Potenziale): Medianus-SEP zur Überwachung des Media-Stromgebietes, Tibialis-SEP zur Überwachung des Anterior-Stromgebietes

Tab. 14.10 Anästhesie bei Organentnahme

Medikamente	Beatmung	Hämodynamik	Besonderheiten
Pancuronium 0,15 mg/kg KG	PaO_2 >100 mmHg SaO_2 >95 %	MAD 70–90 mmHg ZVD 7–9 mmHg	Heparin vor Beginn der Perfusion (300 IE/kg KG) Regitin (10–20 mg) bzw. Prostazyklin (100 µg) nach Rücksprache mit Operateur

- AEP (akustisch evozierte Potenziale): Schädelbasischirurgie wie bei Akustikusneurinomen, Kleinhirnbrückenwinkeltumoren und Meningeomen
- EMG (Elektromyographie): Fazialismonitoring bei Operationen des Akustikusneurinoms
- MEP (motorisch evozierte Potenziale): Direkte intraoperative Stimulation des Motorkortex

14.9 Organentnahme

Die Anästhesie bei Organentnahme zielt auf eine bestmögliche Perfusion und Sauerstoffversorgung des explantierten Organs ab. In Tab. 14.10 ist eine mögliche Vorgehensweise beispielhaft aufgeführt.

Allgemeines

- Kalte Ischämie: vom Beginn der Perfusion bis zum Beginn der Implantation des Spenderorgans.
- Warme Ischämie: Zeit zwischen der Herausnahme des Organs aus der Kühlbox bis zur Freigabe des Blutstroms in das transplantierte Organ.

Ablauf

- Anästhesie zur Unterdrückung spinaler Reflexe
- Muskelrelaxation (Pancuronium)
- Fortführung der organprotektiven Intensivmedizin (»rules of 100«):
  - Systolischer Blutdruck ≥100 mmHg
  - PaO_2 ≥100 mmHg
  - Diurese 100 ml/h
  - Hb ≥100 g/l
- Volumenzufuhr geht vor Katecholamintherapie
- Ggf. Wärmezufuhr
- Ca. 10 min vor Perfusion Heparin 300 IE/kg
- Nach Perfusion Anästhesie beenden. Zugänge entfernen. Bei Lungenentnahme manuelle Blähung bis zur Entnahme

Ischämiezeiten der Spenderorgane

- Herz: 4–6 h
- Lunge: 4–6 h
- Leber: 12–14 h
- Pankreas: 12–16 h
- Nieren: ca. 24 h

14.10 Pädiatrie

Tab. 14.11 gibt einen Überblick über die Anästhesieverfahren bei Eingriffen in der Pädiatrie

Allgemeines

- Bei rein diagnostischer Katheteruntersuchung möglichst Analgosedierung

Tab. 14.11 Anästhesieverfahren bei bei Eingriffen in der Pädiatrie

Diagnose	Eingriff	Anästhesieverfahren	Besonderheiten
Angeborene Herzfehler (Vorhofseptumdefekt, Ventrikelseptumdefekt, PDA etc.)	Herzkatheteruntersuchung	Analgosedierung	
Gefäßstenosen, Neugeborene mit komplexen Herzfehlern*	Stentimplantation (ballonexpandierbar)		Implantation von ballon- oder selbstexpandierbaren Stents im Ductus arteriosus zur Überbrückung der Zeit bis zur chirurgischen Therapie.
Herzrhythmusstörungen	Invasive elektrophysiologische Untersuchung und Ablation	Analgosedierung/LM/ITN	

- **Vorbereitung**
  - Sicherer i.v. Zugang, Luftfalle
  - Medikamente bei Analgosedierung: Dormicum, Dipidolor, Ketanest
  - Medikamente bei ITN: Propofol/Etomidate (ggf. Ketanest), Ultiva, Sevofluran

- **Intraoperativ**
  - Ketanest zur Analgosedierung evtl. über Perfusor: 500 mg/50, Bolus 1 mg/kg, weiter mit 0,04–0,07 mg/kg/min
  - Heparin 60 IE/kg beim Einführen der Schleuse

- **Sonstiges**
  - Kontrolle der Durchblutung nach Anlage des Druckverbandes

! Auf Blutverlust achten, insbesondere bei den Neugeborenen!

14.11 Psychiatrie

Tab. 14.12 gibt einen Überblick über die Anästhesieverfahren bei depressiven Patienten.

- **Allgemeines**
  - Standard-Maskennarkose, bei Aspirationsgefahr ITN

- **Anästhesieführung**
  - Präoxygenierung
  - Einleitung: Etomidate (0,15–0,3 mg/kg), Atropin als Antisialologue (besser Glykopyrrolat (Robinul®)
  - Manuelle Manschette 50–100 mmHg über den systolischen Blutdruck aufblasen, anschließend Relaxierung

■ Tab. 14.12 Anästhesieverfahren bei Depression

Diagnose	Eingriff	Anästhesie-verfahren	Besonderheiten
Depression	Elektrokrampf-therapie	Maske/ITN	IUAT (isolierter Unterarm-technik)

mit Succinylcholin 0,5–1,0 mg/kg (evtl. Mivacurium). Beißkeil, Freigabe zur Elektrokrampftherapie. Nach Ende des Krampfanfalls in EMG und EEG Maskenbeatmung bis suffiziente Spontanatmung

14.12 Thorax-, Herz- und Gefäßchirurgie

■ Tab. 14.13 gibt einen Überblick über die Anästhesieverfahren bei thorax-, herz- und gefäßchirurgischen Eingriffen.

14.12.1 Blutanforderung für herzchirurgische Eingriffe

- Eingriffe ohne Herz-Lungen-Maschine:
  - Kinder bis 15 kg KG: 2 EK-Satellitenbeutel
  - Kinder 15–40 kg KG: 1 EK
  - Kinder ab 40 kg KG: 2 EK
- Eingriffe mit Herz-Lungen-Maschine:
  - 4 EKs
  - 2 TKs (bei Clopidogrel-Einnahme und positiver PFA PY2-Test

Tab. 14.13 Anästhesieverfahren bei Eingriffen in der Thorax-, Herz- und Gefäßchirurgie

Diagnose	Eingriff	Anästhesieverfahren	Besonderheiten
KHK	ACVB (aortokoronarer Venenbypass)	ITN, Arterie, ZVK, Magensonde	2 periphervenöse Zugänge, Cellsaver. Bair-Hugger® Unterlegdecke. Intensivanmeldung, Temperatursonde (nasopharyngeal). Blasenkatheter (mit Temperaturmesssonde)
	ACVB (OPCAB: off pump coronary artery bypass)	ITN, Arterie, ZVK, Magensonde, TEE*	2 periphervenöse Zugänge, Cellsaver, Bair-Hugger® Unterlegdecke. Intensivanmeldung, Intensivanmeldung, Temperatursonde (nasopharyngeal). Blasenkatheter (mit Temperaturmesssonde)
	MIDCAB (minimalinvasiver direkter koronararterieller Bypass)	ITN (DLT), Arterie, ZVK, Magensonde, TEE*	2 periphervenöse Zugänge, Cellsaver. Bair-Hugger® Unterlegdecke Intensivanmeldung, Temperatursonde (nasopharyngeal). Blasenkatheter (mit Temperaturmesssonde)
	ACVB (MECC: minimal extracorporeal circulation)	ITN, Arterie, ZVK, Magensonde, TEE*	2 periphervenöse Zugänge, Cellsaver. Bair-Hugger® Unterlegdecke. Intensivanmeldung, Temperatursonde (nasopharyngeal). Blasenkatheter (mit Temperaturmesssonde). Arteriellen Druck vor Beginn der extrakorporalen Zirkulation anheben

	Re-ACVB	ITN, Arterie, ZVK, Magensonde, TEE*	Wie ACVB. Evtl. zusätzlich Schleuse, Wenn Kanülierung der A. subclavia rechts, dann Zugänge links platzieren! Defi-Pads
Mitralstenose/-insuffizienz	Mitralklappenersatz	ITN, Arterie, ZVK, Magensonde, TEE*	Wie ACVB
	Mitralklappenrekonstruktion (re-anterolateraler Zugang)	ITN, Arterie, ZVK, Magensonde, TEE*	Wie ACVB. Bei Interkostalschnitt in Linksseitenlagerung DLT. ZVK V. jug. int. links, re. Leiste frei lassen, VCS-Kanüle für EKZ via V. jug. Int. Rechts (sonogesteuert), Defi-Paddles
Aortenstenose/-insuffizienz	Aortenklappenersatz	ITN, Arterie, ZVK, Magensonde, TEE*	Wie ACVB
	Re-Aortenklappenersatz	ITN, Arterie, ZVK, Magensonde, TEE*	Wie ACVB. Defi-Pads
	Aortenklappenrekonstruktion	ITN, Arterie, ZVK, Magensonde, TEE*	Wie ACVB, bei Interkostalschnitt in Linksseitenlagerung DLT.
	Transapikale, katheterbasierte Aortenklappenrekonstruktion (TA-TAVI)	ITN, Arterie, ZVK, Magensonde, TEE*	Wie ACVB. Defi-Klebepads (z. B. FAST-PATCH). Schleuse für Schrittmacherelektrode

Tab. 14.13 (Fortsetzung)

Diagnose	Eingriff	Anästhesieverfahren	Besonderheiten
	Transfemorale, katheterbasierte Aortenklappen-rekonstruktion (TF-TAVI)	ITN, Arterie, ZVK, Magensonde, TEE*	Wie ACVB. Auch in Analgosedierung durchführbar. Defi-Klebepads. Schleuse für Schrittmacher-elektrode
	Doppelklappen-ersatz	ITN, Arterie, ZVK (Shaldon-Katheter), Magensonde, TEE*	Wie ACVB. Evtl. zusätzlich Schleuse
Vorhofflimmern	MAZE	Wie oben	Verfahren zur Behandlung von Vorhofflimmern im Rahmen herzchirurgischen Eingriffen durch Radiofrequenz- oder Kryoablation
Ascendensaneurysma	Ascendensersatz	ITN, Arterie, ZVK (Shaldon-Katheter), Magensonde, TEE*	Wie ACVB
Thorakoabdinales Aortenaneurysma		ITN (DLT), Arterie, ZVK, Magensonde, TEE*	Seitenlagerung (linksseitige Thorakotomie) Achtung: Umintubation vor Verlegung auf Intensivstation!

Descendensaneurysma		ITN (DLT), Arterie, ZVK, Magensonde, TEE*	Seitenlagerung Achtung: Umintubation vor Verlegung auf Intensivstation! Blasenkatheter
Ventrikelseptumdefekt	Verschluss	ITN, Arterie, ZVK, Magensonde, TEE*	Cellsaver. Intensivanmeldung, Blasenkatheter, Temperatursonde (nasopharyngeal)
Vorhofseptumdefekt		ITN	Implantation eines Amplatzer über V. cava inferior. Intensivanmeldung, Temperatursonde (nasopharyngeal)
Aortenisthmusstenose (Kinder)		ITN, Arterie, ZVK	Eingriff ohne HLM. Intensivanmeldung (20/2)
Aortopulmonaler Shunt (Kinder)		ITN, Arterie, ZVK	Eingriff ohne HLM. Intensivanmeldung (20/2), Temperatursonde (nasopharyngeal)
Persistierender Ductus Botalli (Kinder)	Verschluss	ITN	Eingriff ohne HLM. 2 periphervenöse Zugänge. Intensivanmeldung, Temperatursonde (nasopharyngeal)
	Banding	ITN	
Thorakales Aortenaneurysma	Aneurysmaausschaltung	ITN (DLT), Arterie, ZVK (Shaldon-Katheter), Magensonde, TEE*	Cellsaver. Intensivanmeldung, Blasenkatheter, Temperatursonde (nasopharyngeal)

Tab. 14.13 (Fortsetzung)

Diagnose	Eingriff	Anästhesieverfahren	Besonderheiten
Abdominelles Aortenaneurysma	Aneurysma-ausschaltung	ITN, Arterie, ZVK (evtl. Shaldon-Katheter), Magensonde	Cellsaver. Intensivanmeldung. Eventuell PDK, 2 großlumige Zugänge, Wärmemaßnahmen (Wartouch, Hotline). Vorlastsenkung während Clamping-Phase (evtl. Nitro) Natriumbikarbonat, Blasenkatheter, Temperatursonde (nasopharyngeal)
Karotisstenose	Thrombendarteriektomie/Eversions-Endarteriektomie	ITN/Plexus cervicalis, Arterie	Tubus auf der kontralateralen Seite fixieren. OP-zugewandter Arm wird angelagert. 10.000 IE Heparin vor Abklemmen der A. carotis. Intraoperativer Blutdruck möglichst ±20 % der Baseline! (zur Erhaltung eines ausreichenden zerebralen Perfusionsdruckes evtl. Arterenol-Perfusor). Während Ausleitung Blutdruckspitzen vermeiden (evtl. Nitroperfusor). Neuromonitoring (Medianus-SEP)
pAVK	Y-Prothese	ITN, Arterie, ZVK, Magensonde	Cellsaver. Intensivanmeldung. Evtl. PDK (Th9–11), Blasenkatheter, Wärmemaßnahmen
	Aorto-iliakaler Bypass	ITN, Arterie, ZVK, PDK (thorakal)	

	Aorto-femoraler Bypass	ITN, Arterie, ZVK, PDK (thorakal)	
	Femoro-popliteraler Bypass	ITN	
	Periphere Gefäßeingriffe	ITN, Arterie	
Aortenaneurysma	Thorakaler und thorakoabdomineller Aortenstent (EVAR)	ITN, Arterie, ZVK, Magensonde, TEE*. Evtl. Spinalkatheter**	Die Freilegung der A. femoralis bzw. A. iliaca erfolgt durch Gefäßchirurgen. Angiographie wird vom Kardiologen von der rechten Leiste bzw. rechten Ellenbeuge aus durchgeführt Beide Arme angelagert. Arterieller Zugang (radialis links). Blasenkatheter
	Abdominaler Aortenstent	LA, ggf. ITN, Arterie	
Beckenvenenthrombose	Thrombektomie	ITN, (Arterie)	
Arterieller Verschluss	Embolektomie	ITN, (Arterie)	
Bronchialkarzinom	Lobektomie	ITN (DLT), PDK (Th6–8), Arterie, ZVK	Achtung: Umintubation vor Verlegung auf Intensivstation! Blasenkatheter

Tab. 14.13 (Fortsetzung)

Diagnose	Eingriff	Anästhesieverfahren	Besonderheiten
Pleuraempyem	VATS	ITN (DLT), Arterie	
Mediastinaltumoren	Videoassistierte Mediastinoskopie (VAMS)	ITN (Woodbridge), Arterie, ZVK	Rückenlagerung, OP-Tisch nach rechts gekippt. 2 periphervenöse Zugänge. Arterieller Zugang möglichst links
Trichterbrust	Nuss-OP	ITN, Arterie, ZVK, PDK (Th6–8)	
	Thorakoskopie, ggf. Thorakotomie	ITN, Arterie, ZVK, PDK (Th6–8)	
	Mediastinoskopie	ITN, Arterie	
	Perikardfensterung	ITN, Arterie	
	Sternumrevision	ITN	

	Drahtentfernung Sternum	LM/ITN	
Postkardiotomie High-risk-ACVB, Low-output-Syndrom, kardiogener Schock	Impella-Pumpe	ITN, Arterie, ZVK, TEE*	Beispielhaftes Vorgehen: Off-Pump-Implantation, ACT 200–250 sec; Desmopressin-Gabe 0,4 µg/kg 30 min vor dem Start des Gerätes, da häufig Von-Willebrand-Syndrom hervorgerufen wird

Magensonde erst nach Abschluss der TEE-Untersuchung.

** Anlage zur Senkung des Liquordruckes bei ischämisch-bedingtem ICP-Anstieg. Punktion mit Tuohy-Nadel 17 G Höhe L3/4, PDK ca. 4–5 cm vorschieben, Liquor mit einer Geschwindigkeit von 1–2 ml/min über 2–3 min ablassen. Ggf. Wiederholung nach 2–3 min bis ICP <20 mmHg gesunken ist.

14.12.2 Antikoagulation bei herzchirurgischen Operationen mit HLM

Heparingabe möglichst über ZVK. Blutaspiration vor Heparingabe, um die intravenöse Lage zu verifizieren. Keine lineare Beziehung zwischen ACT und Heparindosis bei ACT-Werte >600, relative Insensibilität bei niedriger Heparindosis.

Vorgehensweise

- ACT-Kontrolle nach Einleitung (Normwert 90–130 sec)
- Heparingabe ca. 400 IE/kg KG (Zeitpunkt nach Maßgabe des Operateurs) vor Beginn der extrakorporalen Zirkulation
- ACT-Kontrolle ca. 5 min danach und anschließend alle 30 min mit einer Ziel-ACT von 450 (≥4-fach erhöht im Vergleich zum Ausgangswert)
- Tranexamsäure (Cyclokapron®) 500 mg präoperativ und 1000 mg nach Maschinenabgang
- Bei OPCAB (off pump coronary artery bypass): Ziel-ACT >300 (Heparindosis ca. 200 IE/kg KG)
- Bei MECC: Ziel-ACT >300 (Heparindosis ca. 200 IE/kg KG)
- Bei MIDCAB: Ziel-ACT >250 (Heparindosis ca. 100–200 IE/kg/KG)
- Nach Anlage der Koronaranastomose 2/3 der Heparindosis antagonisieren

Bei Patienten mit HIT II

- ▶ Kap. 17.3

Allgemeines
- HIT-Ak sind nach 100 Tagen in der Regel nicht mehr nachweisbar.
- Bei Patienten, bei denen die HIT-Ak nicht mehr nachweisbar sind, sollte die EKZ mit Heparin durchgeführt werden.
- Bei schwachpositiven Heparin-/PF4-ELISA-Test und negativen HIPA-Test kann Heparin gegeben werden.
- Bei Notfalloperationen wird die Heparingabe empfohlen, wenn die letzte Heparingabe mehr als 100 Tage zurückliegt.

Danaproid-Natrium (Orgaran®)
- Priming-Flüssigkeit der HLM: 3 IE/ml Primer-Flüssigkeit
- Bolus: 125 IE/kg nach Thorakotomie; im Falle von Clotting 750–1250 IE i.v. zusätzlich als Bolus
- Therapiebeginn postoperativ frühestens nach 6 h: 150–200 IE/h i.v. oder 2×1250 IE s.c.
- Ziel-AntiXa-Wert: Während OP: 1,5–2,0, nach OP 1,0

Argatroban (Argatra®) (▣ Abb. 14.1)
- Priming der HLM mit 0,5 µg/kg
- Bolus 0,1 µg/kg, Erhaltungsdosis 5–10 µg/kg/min
- Ziel-ACT >400 sec, ACT-Werte>600 s. Unbedingt vermeiden, da signifikant erhöhtes Koagulopathierisiko!
- Cellsaver mit Natriumcitrat 4 % als Spüllösung (1-l-Beutel)
- Maschinelle Autotransfusion (z. B. Cellsaver®) mit Natriumcitrat 4 % als Spüllösung (1-l-Beutel)
- Keine Kardiotomiesaugung
- Keine Hypothermie <32°C
- Geklemmte Linien der EKZ alle 10 min rezirkulieren
- Gesamtes System ständig visuell auf Clots überprüfen
- Argatroban (Argatra®)-Dauerinfusion mit Beginn des HLM-Abgangs beenden

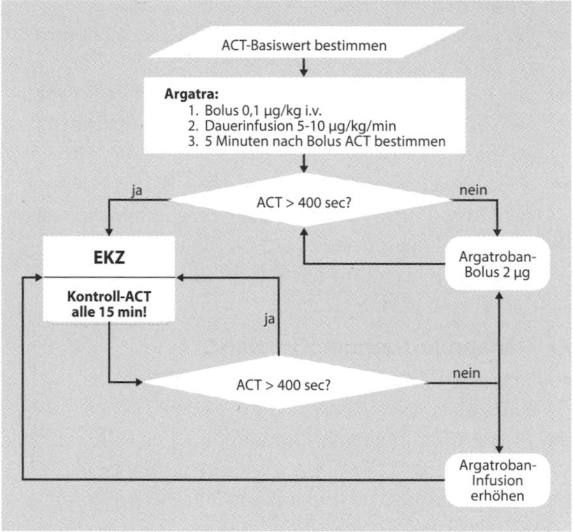

Abb. 14.1 Antikoagulation mit Argatra während der extrakorporalen Zirkulation. ACT = activated clotting time, EKZ = extrakorporale Zirkulation. (Modifiziert nach Bucher 2010)

> **Das Vorgehen bei Patienten mit nachgewiesenem HIT II bedarf einer engen Abstimmung mit Hämostaseologen, Kardiochirurgen und Kardiotechniker.**

▪▪ Besonderheiten

Eine Heparinresistenz besteht dann, wenn der ACT-Wert trotz konventioneller Heparindosierung nicht ansteigt. Eine erhöhte Heparindosis wird benötigt bei:

- Vorbestehender Heparintherapie (insbesondere Dialysepatienten)
- Thrombozytose (>700.000/µl)
- Septikämie

- AT-III-Mangel
- Hypereosinophilem Syndrom

Wenn eine Heparindosierung von mehr als 600 IE/kg keine ausreichende ACT-Verlängerung bewirkt, muss an die zusätzliche Gabe von AT III gedacht werden (z. B. 1000 IE).

14.12.3 Gerinnungsmanagement bei Eingriffen mit extrakorporaler Zirkulation

Die Gerinnungsmanagement bei Eingriffen mit extrakorporaler Zirkulation stellt eine besondere Herausforderung dar (▪ Abb. 14.2). Die wachsende Zahl der Patienten mit Gerinnungshemmern/Antikoagulanzien erhöht diese Schwierigkeit.

14.12.4 Besonderheiten der Katecholamintherapie bei herzchirurgischen Patienten

- **Dobutamin**
  - Standardkatecholamin
  - Indikationen: Behandlung der Herzinsuffizienz
  - Nebenwirkungen: Tachykardie, Arrhythmie, Blutdruckabfall
  - Dosierung: Anfangsdosierung 2–5 µg/kg KG/min, Steigerung auf bis zu 20 µg/kg KG/min möglich
  - Milrinon (Corotrop®)
- **PDE-III-Hemmer**
  - Indikationen: Vorbestehende linksventrikuläre Hypertrophie, erschwertes Abgehen von HLM. Günstige Wirkungen bei Herzindex <2 l/min/m², erhöhter

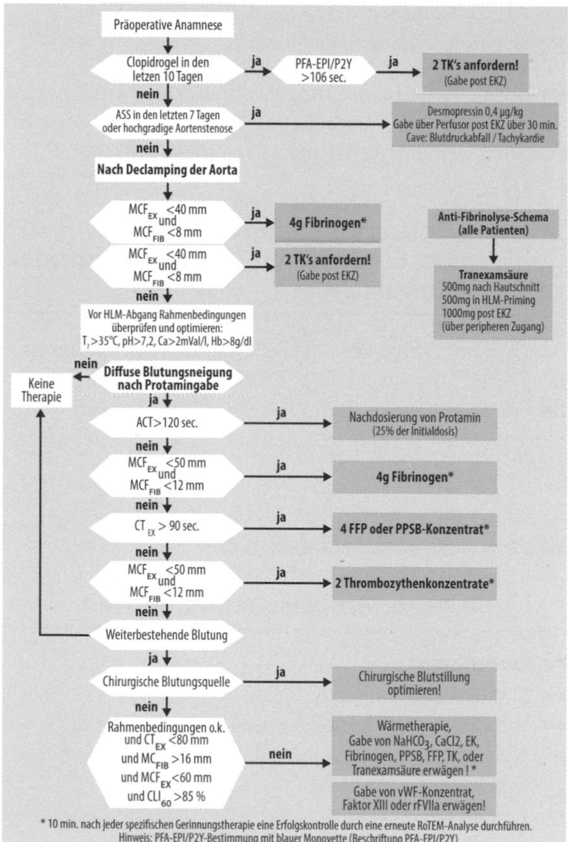

Abb. 14.2 Gerinnungsmanagement bei Eingriffen mit extrakorporaler Zirkulation. * 10 min nach jeder spezifischen Gerinnungstherapie eine Erfolgskontrolle durch eine erneute RoTEM-Analyse durchführen. Hinweis: PFA-EPI/P2Y-Bestimmung mit blauer Monovette (Beschriftung PFA-EPI/P2Y). (Modifiziert von R. Haußmann nach K. Goerlinger et al. 2013)

pulmonaler Gefäßwiderstand, Mitralklappenersatz (Senkung des erhöhten pulmonalen Gefäßwiderstandes)
- Dosierung: 0,5 μg/kg KG/min; evtl. Dosisreduzierung bei Auftreten von Arrhythmien

- **Enoximon (Perfan)**
- PDE-III-Hemmer
- Indikationen: Akuter Herzinsuffizienz nach Herzchirurgie
- Kontraindikationen: schwere obstruktive Kardiomyopathie, unbehandelte Hypovolämie, supraventrikuläre Tachyarrhythmie oder Ventrikelancurysma
- Dosierung: 2,5–10 μg/kg KG/min

- **Noradrenalin (Arterenol)**
- Indikationen: Bei Aortenstenose bzw. anhaltender postoperativer Hypotonie
- Dosierung: 0,2–1 μg/kg KG/min

- **Adrenalin (Suprarenin)**
- Indikationen: Niedrige Ejektionsfraktion, Low-cardiac-output-Syndrom
- Dosierung: 0,05–0,2(–0,5) μg/kg KG/min
- Besonderheiten: Wirkungsabschwächung bei metabolischer Azidose. Applikation möglichst zentralvenös über separaten Schenkel

14.12.5 Antiarrhythmische Therapie bei kardiochirurgischen Eingriffen

- **Amiodaron**
- 1 Amp. 3 ml =150 mg
- Medikament der 1. Wahl

- Indikationen: Supra- und ventrikuläre Arrhythmien, therapierefraktäres Kammerflimmern/-flattern
- Kontraindikationen: Hyperthyreose, Jodallergie
- Dosierung: 150–300 mg (3–5 mg/kg)
- Hinweis: Orale Gabe von Amiodaron (10 mg/kg, 6 Tage vor bis 6 Tage nach Eingriff) reduziert das Risiko von Vorhofflimmern und anhaltenden ventrikulären Tachykardien um ca. 50 %!

Insbesondere bei kardiochirurgischen Patienten nach Maschinenabgang kann die rasche Injektion von Amiodaron zu dramatischen Abfälle des Blutdruckes führen.

Magnesiumsulfat

- 1 Amp. Magnesium 10 % 10 ml
- Indikationen: Torsade de pointes, senkt die perioperative Inzidenz des Vorhofflimmerns. Digitalis-assoziierte ventrikuläre Tachyarrhythmien, therapierefraktäres Kammerflimmern. Hypomagnesiämie durch Diuretikatherapie
- Kontraindikationen: schwere Nierenfunktionsstörung, ausgeprägte Bradykardie, AV-Blockierung, Myasthenia gravis
- Nebenwirkungen: Bradykardie, Blutdruckabfall
- Dosierung: 1–2 g i.v.

Lidocain (Xylocain®)

- 1 Amp. 5 ml = 100 mg
- Indikationen: Ventrikuläre Arrhythmien
- Kontraindikationen: Allergie, Sick-Sinus-Syndrom, AV-Block >I°, schwere Herzinsuffizienz
- Nebenwirkungen: Schwindel, Verwirrtheit, zerebrale Krampfanfälle, Verschlechterung einer vorbestehenden Herzinsuffizienz
- Dosierung: Bolus 50–100 mg (1–1,5 mg/kg), anschließend 1–4 mg/min

- **Metoprolol (Lopresor®)**
  - 1 Amp. 5 ml = 5 mg
  - Indikationen: Perioperative Gabe führt zur Senkung der Mortalität bei Herzinsuffizienz. Intraoperative Gabe selten indiziert
  - Kontraindikationen: SA/AV-Block >I°, schwere exazerbierte COPD
  - Nebenwirkungen: Bradykardie, Bronchospasmus, Hypoglykämie-Verstärkung bei Diabetikern, Hypotonie
  - Cave: Inter- oder intraventrikuläre Blockbilder nach Klappeneingriffen mit nachfolgender Bradykardie/Asystolie
  - Dosierung: 5(–15 mg) i.v.

14.12.6 Hirnprotektive Maßnahmen bei kardio- und gefäßchirurgischen Eingriffen

- **Allgemeines**
  - Der Nutzen hirnprotektiver Maßnahmen ist nicht evidenzbasiert.

- **Vorgehensweise**
  - Thiopental 1 g i.v. (bis zu 10 mg/kg) zur Senkung des zerebralen Metabolismus
  - Kortikoide (z. B. Prednisolon 1 g): Membranstabilisierung
  - Mannitol (0,3–0,6 g/kg): vermindert das Risiko eines Hirnödems und wirkt nephroprotektiv.
  - Normoglykämie: vermindert das Risiko einer Laktatazidose
  - Kühlung des Kopfes
  - Ein validiertes Monitoring zur einfachen und sicheren Erfassung der zerebralen Perfusion existiert nicht. EEG

und evozierte Potenziale sind jedoch, in geübter Hand, ein wertvolles Instrument zum Neuromonitoring in der Karotischirurgie.

- **Besonderheiten**
- Häufig Gerinnungsstörungen. Großzügige Indikation zur FFP-Gabe

14.12.7 Besonderheiten ausgewählter herz-, thorax- und gefäßchirurgischer Eingriffe

- **Allgemeines**
- 1/3 aller Myokardischämien nach Bypass-Operationen treten in den ersten 2 postoperativen Tagen (Maximum innerhalb der ersten 2 h), daher kommt der postoperativen Überwachung (EKG, TEE etc.) einer enormen Bedeutung zu.

- **Kardiochirurgische Eingriffe mit HLM**
- **Vorbereitung**
- RR-Messung an beiden Armen vor Einleitung
- Erster Zugang links
- Die Anlage des arteriellen Zugangs erfolgt in der Regel vor Anästhesieeinleitung in LA. Bei aortokoronarem Venenbypass wird die dominante Hand bevorzugt, da die Gegenseite eventuell als Entnahmestelle der A. radialis in Frage kommt. Der rechter Arm wird angelagert (falls keine Entnahme der A. radialis geplant).
- BGA-Kontrolle nach Anlage des arteriellen Zuganges
- Perfusoren und Spritzensatz:
  - Arterenol 1 mg auf 100 ml NaCl 0,9 %
  - Suprarenin 1 mg auf 10 ml NaCl, davon 1 ml erneut auf 10 ml NaCl 0,9 % verdünnt

  - Nitroglyzerin 1 mg auf 10 ml NaCl 0,9 % (1 ml = 100 µg)
  - Dobutamin 250 mg/50 ml
- Cave: Möglichst kein Volumen-Load vor Beginn der extrakorporalen Zirkulation (EKZ)!

Narkoseeinleitung

- Etomidate (Mittel der Wahl) 0,2–0,3 mg/kg
- evtl. zusätzlich Midazolam 0,2–0,3 mg/kg
- Sufentanil 0,7–1(–1,5) µg/kg. Bei kardial dekompensierten Patienten, die auf einen erhöhten Sympatikotonus angewiesen sind, kann die Applikation von Opioidboli zu einer ausgeprägten Hypotension und Senkung der myokardialen Sauerstoffangebotes führen.
- Tracrium (0,5–0,6 mg/kg KG) bzw. Rocuronium (geringere Vagolyse, dadurch niedrigere Inzidenz von unerwünschten Tachykardien). Bei V. a. schwierige Intubation bzw. Ileuseinleitung Succinylcholin/ Rocuronium.
- Sevofluran 1,5(–3) Vol %
- ZVK-Anlage (3- bzw. 4-lumig), zusätzliche venöse Schleuse
- Antibiose: Unacid 3 g i.v. (bei Penicillinallergie Claforan 2 g i.v.)
- Tranexamsäure 500 mg i.v., Gabe vor HLM
- Fraktionierte Gabe von Arterenol (5–10 µg) zur Blutdruck- und Frequenzstabilisierung (MAP >60 mmHg)

! Bei Patienten mit schlechter Ventrikelfunktion (niedrige EF) tritt die Wirkung der verabreichten Anästhetika aufgrund deutlich reduzierter HZV später jedoch verstärkt auf. Daher müssen diese Patienten vor allem mit Geduld eingeleitet werden.

- **Intraoperativ**
- Auf Sicherung der Zugänge, Elektroden, Arm- und Kopflagerung (Gelring) achten
- Schmerzhafte Operationsphasen: Hautschnitt, Sternotomie, Präparation der größen Gefäße
- Vor Sternotomie Patient kurzzeitig von Beatmungsgerät diskonnektieren! Gefahr von iatrogenen Lungenverletzungen wegen Verwachsungen bei Re-Eingriffe
- Heparinisierungszeitpunkt nach Maßgabe des Operateurs: 400 IE/kg bei Einsatz der HLM, 200 IE/kg bei Off-Pump aortokoronarer Bypass. Häufig bereits bei der Präparation der A. mammaria (bei Präparation von A. mammaria kein PEEP!). HWZ des Heparins bei EKZ-übliche Dosierung beträgt ca. 2,5 h.
- Während HLM Propofol-Perfusor mit 0,1 mg/kg/min
- Bei Kanülierung der Aorta systolischer RR möglichst <120 mmHg
- Der Perfusionsdruck (MAP in der A. radialis, femoralis) muss 50–100 mmHg betragen. Die Kontrolle des MAP erfolgt mittels Narkosetiefe (Sufentanil, Propofol), Nitroglyzerin bzw. Noradrenalin. Bei Karotisstenose MAP möglichst >60 mmHg.
- In tiefer Hypothermie können auch niedrigere Perfusionsdrücke 30–50 mmHg toleriert werden. Bei arterieller Hypertonie, zerebrovaskulären Erkrankungen und Linksherzhypertrophie sind höhere Perfusionsdrücke erforderlich.
- Nachrelaxieren: zum Hautschnitt/Thorakotomie, HLM-Beginn, Beginn der Anwärmephase, Defibrillation
- Analgetikagabe: Sufentanil vor Hautschnitt 0,7–1(–1,5) μg/kg, spätere Boli 0,3–0,5 μg/kg (25–50 μg)
- Diurese: 0,5–1 ml/kg KG/h
- Oligurie: niedriger Perfusionsdruck, Hypovolämie
- Anurie: Verstofung des Blasenkatheters

- Arterielle Blutgasanalysen: vor Narkoseeinleitung, während HLM (durch Kardiotechniker), nach Abgang von HLM
- Hämatokrit (20–25 %), Hämoglobin (8–10 g/dl)
- Elektrolyte: Kalium, Kalzium

▪ Maschinenabgang/Narkoseausleitung

Nach der Naht der proximalen Anastomosen bei koronarchirurgischen Eingriffen bzw. Verschluss des Vorhofes bei der Klappenchirurgie wird die Aortenklemme geöffnet. Anschließend wird die Pumpleistung der HLM schrittweise reduziert. Vor Beendigung des kardiopulmonalen Bypasses muss mit der Beatmung begonnen werden. Anfänglich reduzierte AMV, vor Thoraxverschluss muss die Lunge unbedingt mehrmals gebläht werden (RS mit Operateur).

▪▪ Vorbereitung zum Maschinenabgang

- Hämatokrit 20–25 %
- Rektaltemperatur >35°C, Blasentemperatur >36°C
- MAP 60–80 mmHg
- Blutgase, Säure-Basen-Parameter und Kalzium im Normbereich.
- Hochnormale Kaliumspiegel
- SM-Aggregat vorbereiten

▪▪ Öffnen der Aortenklemme

- Defibrillation bei Kammerflimmern, initial 5 J, bei Erfolglosigkeit weiter mit 10 J
- Optimierung der Erregungsleitung
- schrittweise Volumenrückgabe (das linksventrikuläre enddiastolische Volumen darf in der Reperfusionsphase nicht erheblich ansteigen!)
- Reduktion der EKZ
- Kreislaufstabilisierung mit Vasokonstriktoren (Noradrenalin) oder Vasodilatatoren (Nitroglyzerin).

Häufig peripherer Widerstandverlust, daher Arterenolgabe erforderlich (initial 10 μg-weise, wenn Bolusgaben häufig erforderlich, dann kontinuierliche Gabe mit 0,02–0,2 μg/kg/min)
- Bei niedrigem EF: Milrinon (Corotrop®) initial 25(–50) μg/kg über 10 min, weiter mit 0,25 μg/kg/min
- RoTEM
- Tachykardien >100/min mit Bolusgaben von Esmolol (initial 5 mg), hämodynamisch relevante Rhythmusstörungen mit Magnesium (2 g Magnesiumsulfat), Amiodaron (5 mg/kg) bzw. interne Defibrillation (20 J) behandeln. Auf Normalisierung des Kaliumspiegels achten.
- Antibiotikagabe
- Tranexamsäure (Cyclokapron®) 1000 mg nach Maschinenabgang
- Propofoldosis reduzieren, evtl. Supplementierung mit Sevoflurane

Heparinantagonisierung

- Die Gabe von Protamin erfolgt nur nach Aufforderung durch den Operateur!
- Antagonisierung der initialen Heparindosis durch Protamin 1:1. Bei unzureichendem Effekt muss Protamin nach ACT nachdosiert werden. ◻ Abb. 14.3 kann zur Orientierung bei der Protamindosierung herangezogen werden. Protamingabe erfolgt als Kurzinfusion (mindestens 10 min) über periphervenösen Zugang (cave: ausgeprägte Blutdruckabfälle möglich).

Schwierige Entwöhnung:

- Kalium hochnormal (>5 mmol/l)
- Evtl. Messung des linksatrialen Druckes (Zielwert 6–10 mmHg)

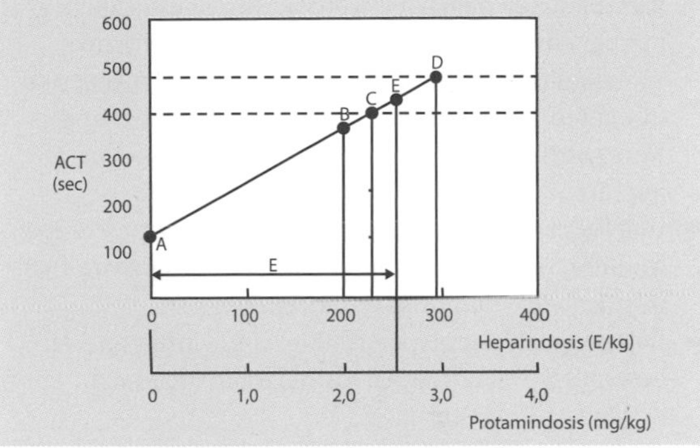

Abb. 14.3 Algorithmus der Heparin- und Protamindosierung: Ausgangs-ACT wird als Punkt A, ACT nach 200 IE/kg Heparin als Punkt B dargestellt. Die Verbindungslinie zwischen A und B wird weitergeführt um die erforderliche Heparindosis bei einer gewünschten ACT zu extrapolieren. Punkt C repräsentiert den Kreuzungspunkt dieser Linie mit der Ziel-ACT von 400 sec, Punkt D mit der Ziel-ACT von 480 sec. Um die erforderliche Protamindosis zu errechnen wird der letzte ACT-Wert auf der Dosis-Wirkungs-Kurve markiert (z. B. Punkt E). Die zum Zeitpunkt der Neutralisation verbleibende Heparindosis entspricht theoretisch der Differenz zwischen Punkt A und Punkt E (Pfeil E auf der horizontalen Achse). Die erforderliche Protamindosierung beträgt 1 mg pro 100 IE. ACT-Kontrolle 5 min nach Protamingabe. Hinweis: Der ACT-Wert darf nach Antagonisierung den Ausgangswert um maximal 10 % übersteigen. (Modifiziert nach Shore-Lesserson et al. 2003)

- TEE zur Abschätzung von Ventrikelfüllung, Kontraktilität, Wandbewegungsstörungen und Klappenfunktion, Detektion von Luft
- Durch TEE-Einsatz können linksventrikuläre vs. rechtsventrikuläre, systolische vs. diastolische linksventrikuläre und globale vs. regionale linksventrikuläre Funktionsstörungen diagnostiziert und

therapeutisch behandelt werden. Am häufigsten liegt hierbei eine Einschränkung der systolischen, linksventrikulären Globalfunktion vor, deren Hauptdeterminanten die Herzfrequenz, Vorlast, Nachlast und Kontraktilität sind.

- Suprarenin-Perfusor
- Gelingt es nicht eine ausreichende systolische Pumpenfunktion herzustellen muss über den Einsatz von IABP bzw. Impella-Pumpe nachgedacht werden.
- Bei myokardialer Hypertrophie kann Corotrop, bei Low-output-Syndrom Levosimendan eingesetzt werden

■ **Kardioprotektion**

- Benefit nicht evidenzbasiert
- Das Konzept der Kardioprotektion zur Vermeidung von Reperfusionsschäden nach kardiochirurgischen Eingriffen beinhaltet:
  - Präkonditionierung (ischämisch oder pharmakologisch)
  - Postkonditionierung (ischämisch oder pharmakologisch)
- Die pharmakologische Präkonditionierung wird durch Opioide und/oder Inhalationsanästhetika (z. B. Morphin, Sevofluran) durchgeführt. Für die pharmakologische Postkonditionierung scheinen aber auch Cyclosporin A sowie insbesondere Intralipid (5 mg/kg nach Maschinenabgang) geeignet zu sein.
- Die ischämische Präkonditionierung erfolgt mittels RLIP (remote limb ischaemic preconditioning). Dabei wird beispielsweise durch eine Blutsperre am Oberarm (200 mmHg) ein oder mehrmals für einen Zeitraum von ca. 5 min eine Ischämie induziert, welche die postoperativen Folgen einer kardialen Ischämie deutlich reduzieren bzw. positiv beeinflussen kann.

- **OPCAB (off-pump coronary artery bypass)**
  - Chirurgische Revaskularisation einer Mehrgefäß-KHK am schlagenden Herzen unter Anwendung einer konventionellen Sternotomie oder Minithorakotomie
  - Mediane Sternotomie
  - Luxation des Herzens aus der Perikardhöhle durch spezielle Greifarme mit Saugmechanismus, dadurch starke Beeinträchtigung des venösen Rückstroms und Abfall des HZV. Volumengabe, evtl. Neupositionierung der Greifarme
  - Wärmemanagement: Prewarming mit konvektiver Wärmezufuhr (Bair Hugger® Unterlegdecke)
  - Evtl. als Fast track: TIVA mit Remifentanil. Extubation auf Intensivstation, ausreichende postoperative Analgesie (Dipidolor 0,1–0,2 mg/kg fraktioniert i.v.)

- **MIDCAB (minimally invasive direct coronary artery bypass)**
  - Anastomosierung der linksseitigen A. mammaria interna (nur selten Ramus interventricularis anterior) mit dem poststenotischen Bereich des Ramus interventricularis anterior (RIVA). Für die End-zu-Seit-Anastomose mit dem RIVA wird die Koronararterie vorübergehend abgeklemmt oder ein Shunt-Röhrchen eingelegt.
  - Indikationen: Isolierte Stenosen von RIVA
  - Vorgehensweise:
    - Linksseitige Minithorakotomie unterhalb der linken Brustwarze, bewegungsloses OP-Feld durch spezielle Stabilisatoren, Kollaps der linken Lunge zur Erleichterung des chirurgischen Vorgehens durch Ein-Lungen-Ventilation.
    - Heparingabe vor Abklemmen des Koronargefäßes zum Annähen der Anastomose (ACT >200 sec)

  - Präkonditionierung mit volatilen Anästhetika oder ischämische Präkonditionierung
  - Prewarming
  - Schmerztherapie durch Interkostalblockade

■ MIC (minimalinvasive Chirurgie)

- MIC-Aortenklappenersatz: bei isolierten Aortenvitien wird eine minimalinvasive Technik mit Durchtrennung des oberen Sternums verwendet, welche eine bessere Stabilität des Thorax und geringere postoperativen schmerzen zur Folge hat.
- Minimalinvasive Technik mit Zugang über eine anterolaterale Minithorakotomie. Die HLM wird über die Femoralarterie- und -vene angeschlossen.

■ MECC (minimal extracorporeal circulation)

- Neue Perfusionstechnik, welche heparinbeschichtete Schläuche, eine Zentrifugalpumpe, einen Membranoxygenator und ein optoelektrisches Saugsystem beinhaltet.
- Vorteile: Reduktion des Primingvolumens durch verkürzte Schlauchverbindungen und das Fehlen eines Reservoirs, geringere Traumatisierung des Blutes durch Reduzierung des Fremdoberflächen- und Blut-Luft-Grenzflächenkontaktes. Geringere Rate von post-operativen Komplikationen und Fremdblutbedarf.
- Nachteile: Schwierige Steuerung der MECC wegen volumenkonstanter Perfusion (venöser Rückfluss entspricht exakt dem Pumpenfluss).
- Zurückhaltende Volumengabe, Blutdruckstabilisierung mittels Arterenol(-Perfusor)
- Evtl. als Fast track: TIVA mit Remifentanil. Extubation auf Intensivstation, ausreichende postoperative Analgesie (Dipidolor 0,1–0,2 mg/kg fraktioniert i.v.)
- ◘ Tab. 14.14 vergleicht die konventionelle HLM mit der MECC.

Tab. 14.14 Vergleich konventionelle HLM – MECC

	Konventionelle HLM	MECC
Heparinisierung	400 IE/kg KG	200 IE/kg KG
Kardioplegie	Kaliumreiche, kalte Blutkardioplegie alle 20–30 min wiederholt	100 ml kristalloide Kardioplegie bei mechanischer Aktivität wiederholt
Perfusion	Mit Reservoir	Volumenkonstante Perfusion
Reperfusion	Warm	Keine Reperfusion
Priming-Volumen	1800 ml	600 ml

■ Transapikaler, katheterbasierter Aortenklappenersatz (TA-TAVI)

■■ Vorgehensweise

- Minimalinvasiver Zugang über Herzspitze (links anterolaterale Minithorakotomie)
- Sprengung der Aortenklappe am schlagenden Herzen (Ballonvalvuloplastie)
- Implantation der biologischen Aortenklappenprothese, die in einem Stent aufgehängt ist, in der alten Aortenklappe
- Reduzierung des Schlagvolumens durch schnelles Pacing (Freq. 180–220/min) während Ballondilation und Implantation (außer bei selbstexpandierenden Systemen)
- Angiographie zum Ausschluss von Gefäßverletzungen
- Verschluss der Punktionsstelle

Schmerzhafte Eingriffsphasen

- Intubation
- TEE-Sondenplatzierung
- Minithorakotomie
- Postoperative Intensivüberwachung (24 h)

Insbesondere nach Implantation von selbstexpandierenden Klappen können AV- und intraventrikuläre Leitungsverzögerungen/Blockierungen und septale Irritationen auftreten. Temporärer Schrittmacher! Die Routinemäßige Gabe von Magnesium i.v. nach Einleitung ist nicht evidenzbasiert!

Transfemoraler, katheterbasierter Aortenklappenersatz (TF-TAVI)

- Theoretisch auch in Analgosedierung möglich, ITN wird aber bevorzugt, weil:
  - Größerer Patientenkomfort
  - Atemwegssicherung und ausreichende Oxygenierung
  - Lange Liegedauer (wird nicht immer gut toleriert)
  - Flachlagerung
  - TEE und invasives Monitoring wird erleichtert
  - Schnelles Pacing zur Reduzierung des Schlagvolumens mit passagerer Bewusseinsstörung/-verlust wird besser toleriert
- Vorgehensweise ist, bis auf dem Zugangsweg, ähnlich wie TA-TAVI
- Prophylaktische Antibiose
- Präoperative Gabe von Clopidogrel und ASS
- Intraoperative Gabe von Heparin (70 IE/kg) vor Exposition der A. femoralis. Ziel-ACT >250 sec
- Systolischen Blutdruck während des Eingriffes möglichst stabil halten (110–130 mmHg)

Tab. 14.15 Indikationen für den Einsatz von Impella-Pumpen

Indikationen	
Postkardiotomie (schwierige Entwöhnung)	Impella® recover LV Impella® recover RV
High-risk-aortokoronarer Venenbypass (niedrige Ejektionsfraktion)	Impella® recover LV
Low-output-Syndrom	Impella® recover LV Impella® recover LV Peripheral
Kardiogener Schock, akuter Myokardinfarkt	Impella® recover LV Peripheral
Myokarditis	Impella® recover LV Peripheral
Pulmonale Hypertension	Impella® recover RV

- Eine Heparinantagonisierung am OP-Ende meist nicht erforderlich
- Schmerzhafte Eingriffsphasen:
  - Intubation
  - TEE-Sondenplatzierung
  - Minithorakotomie

- **Impella®-Pumpe (Tab. 14.15)**

- Mikroaxiale intrakardiale Pumpe zur linksventrikulären (Impella® acute LV), rechtsventrikulären (Impella® recover RV) oder biventrikulären Herzunterstützung
- Maximale Liegedauer bis zu 7 Tagen
- Pumpengeschwindigkeit 33.000 U/min, Blutfluss maximal 5–6 l/min
- Die linksventrikuläre Pumpe wird über die Aorta ascendens, die rechtsventrikuläre über den rechten

Vorhof (Bluteinlass) und die A. pulmonalis (Blutauslass) implantiert.

- Kontraindikation (linksventrikuläre Pumpe): stark verkalkte Aortenklappe/A. ascendens, mechanische Aortenklappe, Aortenstenose, Aneurysma oder Dissektion der A. ascendens, Thrombus im linken Ventrikel, vasospastische Angina nach Myokardinfarkt

Kardiochirurgische Eingriffe in der Schwangerschaft

- Möglichst off-pump
- Flussrate HLM>2,5 l/m^2
- Hkt >28 %
- Perfusionsdruck >70 mmHg

Verschluss des persistierenden Ductus arteriosus (Botalli)

- Offene Gefäßverbindung zwischen Pulmonalisbifurkation und Aorta descendens kurz nach Abgang der A. subclavia. Der Verschluss erfolgt interventionell (Herzkatheter) oder operativ (Ligatur und Durchtrennung)

Thorakaler und thorakoabdomineller Aortenstent

- Die Freilegung der A. femoralis bzw. A. iliaca erfolgt durch Gefäßchirurgen. Angiographie wird vom Kardiologen von der rechten Leiste bzw. rechten Ellenbeuge aus durchgeführt.
- Zur Positionierung des Stents sind Apnoephasen und eine induzierte Hypotonie (ca. 70–80 mmHg zur Verminderung der Rupturgefahr) erforderlich.
- Kontrolle der korrekten Lage (Offenbleiben des Abganges der A. subclavia sinistra) durch TEE
- Kontrolle der Zone des vormaligen Entry per Farbddopplertechnik (Ausschluss einer Endoleckage am distalen und proximalen Ende)

- **Thorakales-/abdominelles Aortenaneurysma**
  - Bei (gedeckt) perforierter Aneurysma Einleitung im OP-Saal mit bereitstehenden, gewaschenen Operateuren. Keine Zeit mit Vorbereitungsmaßnahmen verlieren!
  - Mehrere großlumige venöse Zugänge
  - Volumensubstitution
  - Ausreichende Anzahl von EK's bestellen
  - Rapid-Infusion-System (Level One®) bereithalten
  - Vorsichtige Dosierung der intravenösen Anästhetika, evtl. Ketamin bei Kreislaufdepression. Nach Intubation zuerst mit 100 % Sauerstoff weiterbeatmen
  - Cave: Aspirationsgefahr bei Einleitung!
  - Erweiterung der Monitoringmaßnahmen, sobald die Aorta abgeklemmt und der Kreislauf stabilisiert ist
  - Vor dem Abklemmen der Aorta Heparin 10.000 IE i.v. nach Maßgabe des Operateurs
  - Clamping: führt zum Anstieg des SVR und RR. Bei Patienten mit Herzinsuffizienz kann durch Nachlasterhöhung eine kardiale Dekompensation auftreten. Narkose vertiefen, arterieller Druck vor Clamping auf 100–120 mmHg senken (Nitroglyzerin 0,5–2,0 µg/kg/min), alternativ Urapidil.
  - Hinweis: Die Paraplegie-Gefahr bei Clampingdauer >60 min beträgt ca. 20 %, bei rupturierten Aneurysmata sogar höher! Die Ischämietoleranz des Rückenmarks bei mäßiger Hypothermie beträgt ca. 15–18 min
  - Auf Diurese achten, insbesondere bei suprarenalen Aortenaneurysmata
  - Declamping: vor dem Öffnen der Aortenklemme Volumengabe (ZVD 10–15 mmHg), Vasodilatoren rechtzeitig absetzen, Arterenol-Perfusor, ggf. erneutes Abklemmen, wenn Kreislauf nicht stabilisiert werden kann. BGA, Natriumbikarbonat (die pauschalierte Verabreichung von 50 ml Natriumbikarbonat 8,4 % und 5 ml Kalzium 10 % nach Freigabe jedes Schenkels

bei aortobifemoralem Bypass kann generell nicht befürwortet werden). Auf Diurese achten!

- **Aortendissektion**
  - Blutdrucksenkung mittels kombinierter α- und β-Blockade, um die Blutdruckamplitude so gering als möglich zu halten. Dadurch werden die Scherkräfte an der Aorta vermindert und die Gefahr einer zumeist tödlich verlaufenden Ruptur verringert.
  - Alternative: Kombination von Urapidil oder Nitroglyzerin mit dem kurzwirksamen Beta-Blocker Esmolol

- **Karotischirurgie**
  - Arterielle Kanüle auf kontralateraler Seite
  - Allgemeinanästhesie oder Plexus-cervicalis-Blockade mit Analgosedierung (Remifentanil)
  - Neuromonitoring: Medianus-SEP
  - Vor Abklemmen Heparin 10.000 IE i.v. nach Maßgabe des Operateurs
  - Während der Abklemmphase FiO_2 1,0. RR hochnormal (10–15 % > MAP vor OP-Beginn bzw. Mittelwert der letzten Tage)
  - Clamping-Phase zeitlich genau dokumentieren
  - Intraoperativ auftretende hypotone Phasen durch Gabe von Arterenol, hypertone Phasen durch Nitrate behandeln
  - Postoperativ hypertone Phasen unbedingt vermeiden (Clonidin, Urapidil, Metoprolol)
  - Neurologische Beurteilung und Dokumentation

- **Pneumektomie/Lobektomie**
  - Risikoabschätzung für lungenresektive Eingriffe: ◘ Tab. 14.16
  - Präoperative Anlage von thorakalem Periduralkatheter (Th6–8)

Tab. 14.16 Kriterien zur Risikoabschätzung für lungenresektive Eingriffe

	Parameter	Erhöhtes Risiko	Sehr hohes Risiko
Spirometrie	FEV_1	<2 l oder <50 %	<1 l oder <50 %
	FVC	<50 % der Norm	<15 ml/kg
	FEV_1/FVC	<70 % der Norm	<35 % der Norm
Diffusionskapazität	Dlco	<60 %	<50 %
BGA	SaO_2 $PaCO_2$	<90 % >45 mmHg	

- Ausgangs-BGA nach Anlage der arteriellen Kanüle unter Raumluft
- Bevorzugt linksseitige DLT außer bei linksseitiger Pneumektomie, Oberlappenresektion links
- Auskultatorische Lagekontrolle des DLT (▶ Kap. 11.4)
- Bronchoskopische Kontrolle der korrekten Tubuslage (3,0-mm-Bronchoskop)
- ZVK-Anlage auf der zu operierenden Seite
- Erneute bronchoskopische Lagekontrolle nach Seitenlagerung im OP-Saal
- Dobutamin nach Absetzen der Gefäße, da massive Nachlasterhöhung
- Ggf. bronchoskopische Kontrolle der Durchgängigkeit andere Bronchusabgänge
- Ausreichende Schmerzmittelgabe vor Ausleitung!

- **Videoassistierte Thorakoskopie (VATS)**
  - Arterieller Zugang vor Intubation, arterielle BGA
  - Ggf. PDK
  - TIVA mit Propofol und Ultiva

- Doppellumenintubation
- Postoperativ möglichst zügige Extubation, Verlegung auf Normalstation über AWR

Videoassistierte Mediastinoskopie (VAMS)

- Rückenlagerung mit angelegten Armen
- Kollarinzision
- Postoperative Röntgenkontrolle vor Verlegung auf Normalstation

Ein-Lungen-Ventilation

► Kap. 11.4

- Empfehlungen für die Ein-Lungen-Beatmung:
  - Druckkontrollierte Beatmung
  - Atemwegsdruck (P_{aw}) <30 cmH_2O
  - Tidalvolumen 5–6(–8) ml/kg
  - Frequenz 10–15/min
  - I:E 1:2
  - FiO_2 <0,7
  - PEEP ≤5 mbar
  - SaO_2 >90 %
  - Spitzendruck <35 mbar
  - Plateaudruck <25 mbar
  - $PaCO_2 \approx$ 40–60 mmHg

14.13 Unfallchirurgie/Traumatologie

Tab. 14.17 gibt einen Überblick über die Anästhesieverfahren in der Unfallchirurgie/Traumatologie.

Blutleere/Blutsperre

- Additionsdruck (zusätzlicher Druckeinstellung über den systolischen Blutdruck) bei den einfachen Manschetten 100 mmHg, bei den doppelläufigen

Manschetten wegen der Gefahr eines Druckabfalls bei der Umschaltung von proximal auf distal, 150 mmHg höher als der systolische Blutdruck.
- Maximaler Manschettendruck: Obere Extremität 300 mmHg, Untere Extremität 500 mmHg
- Maximale Dauer 2 h
- Maßnahmen vor/beim Eröffnen der Blutsperre:
  - Rechtzeitige Volumengabe, evtl. Vasokonstriktiva
  - Langsame, schrittweise Öffnung, insbesondere bei älteren Patienten
  - Bei längerer Dauer der Blutleere/Blutsperre evtl. BGA-Kontrolle

Relaxierung
- Hinweis: Knochen können nicht relaxiert werden!
- Eine moderate Muskelrelaxierung (TOF 2–3) kann bei folgenden Eingriffen den operativen Zugang erleichtern:
  - Schultergelenknahe Eingriffe
  - Wirbelsäulenchirurgie mit lateralem Zugang
  - Hüftgelenk- und Oberschenkeleingriffe

Hüftgelenk- und hüftgelenknahen Eingriffen
- Fett- und Knochenmarksembolie beim Einschlagen einer Hüft-Totalendoprothese (Einsatz neuere Implantationsmethden senkt das Risko deutlich ab)
- Häufig postoperatives Delir bei älteren Patienten
- Delirprophylaxe bei geriatrischen Patienten: 3×0,5 mg Haloperidol bis zum 3. postoperativen Tag

Eingriffe an Schultergelenk, proximaler Oberarm, Klavikula
- Lagerung in Beach-chair-Position
- Blutdruckabfall (insbesondere bei vorbestehender Hypovolämie) nach Lagerung, daher großzügige Gabe von Vasokonstriktiva

Tab. 14.17 Anästhesieverfahren in der Unfallchirurgie/Traumatologie

Diagnose	Eingriff	Anästhesieverfahren	Besonderheiten
Atlas-/Axisfraktur	Schraubenosteosynthese, evtl. Spongiosaplastik	ITN (fiberoptische Wachintubation, Woodbridge), Arterie	Rückenlage, Operateur rechts (Abweichung möglich!), Tubus nach links ausleiten. evtl. Spongiosaentnahme Beckenkamm links, 2 venöse Zugänge, beider Arme angelagert (cave: Gewichtzug an beiden Handgelenken, arteriellen und venösen Zugang schützen). Mullbinde statt Guedel-Tubus verwenden. Augenklappen
HWS-Fraktur/-Instabilität (HWK 3–5)	Schraubenosteosynthese	ITN (Videooptik, ggf. fiberoptische Wachintubation, Woodbridge), Arterie	Rückenlage, Operateur rechts (Abweichung möglich!), 2 venöse Zugänge, (Cave: Gewichtzug an bd. Handgelenken, Zugänge möglichst ellenbogennah). Mullbinde statt Guedel-Tubus verwenden. Augenklappen
HWS-Fraktur/-Instabilität (HWK 5–7)	Schraubenosteosynthese	ITN (Videooptik, ggf. fiberoptische Wachintubation, Woodbrige), Arterie	Rückenlage, Operateur links, 2 venöse Zugänge. (Cave: Gewichtzug an beigen Handgelenken, Zugänge möglichst ellenbogennah). Augenklappen
HWS-Fraktur (Z. n. ventraler Stabilisierung)	Fixateur externe	ITN (Woodbridge), ggf. Arterie, Magensonde	Bauchlage, 2 venöse Zugänge, Cellsaver. Augenklappen

HWS-Fraktur	Dorsale Stabilisierung (universal spine system)	ITN (Videooptik, ggf. fiberoptische Wachintubation, Woodbrige), ggf. Arterie, Magensonde	Intensivanmeldung. Bauchlage, 2 venöse Zugänge, Cellsaver. ZVK V. subclavia. Cave Gewichtzug an bd. Handgelenken (Zugänge möglichst proximal, arterieller Zugang A. dorsalis pedis erwägen!). Wärmemaßnahmen. Augenklappen, Temperatursonde
BWK-Fraktur	Universal spine system	ITN (Woodbridge), ggf. Arterie, Magensonde	Bauchlage, 2 venöse Zugänge, Cellsaver (Blutverlust 500–1500 ml)
BWK-Fraktur (BWK1–3)	Ventrale Spondylodese	ITN (DLT), ZVK, Arterie	Intensivanmeldung, posterolateraler Zugang (evtl. Sternotomie). Cellsaver
BWK-Fraktur (BWK4–8)	Ventrale Spondylodese	ITN (DLT), ZVK, Arterie	Intensivanmeldung. Linksseitenlage 2 venöse Zugänge (möglichst am linken Arm), Wärmemaßnahmen. Cellsaver
BWK-Fraktur (BWK9–12)	Ventrale Spondylodese	ITN (DLT), ZVK, Arterie	Intensivbett anmelden. Rechtsseitenlage. 2 venöse Zugänge (möglichst am rechten Arm), ZVK möglichst V. jug. int. links. Wärmemaßnahmen. Cellsaver
LWK-Fraktur	Universal spine system	ITN (Woodbridge), Magensonde	Bauchlage, Cellsaver, 2 venöse Zugänge, Wärmemaßnahmen

Tab. 14.17 (Fortsetzung)

Diagnose	Eingriff	Anästhesieverfahren	Besonderheiten
	Dorsale Spondylodese	ITN, Magensonde	2 venöse Zugänge, Wärmemaßnahmen. Cellsaver
	Ventrale Spondylodese	ITN (evtl. DLT), ZVK, Arterie	Ab LWK-2 aufwärts DLT. Intensivanmeldung. Rechtsseitenlage 2 venöse Zugänge (möglichst am rechten Arm), Wärmemaßnahmen
Spondylodiszitis LWS	USS	ITN (Woodbridge), Magensonde	Bauchlage, 2. venöser Zugänge
BWK-/LWK-Fraktur	Kyphoplastie/Vertebroplastie	ITN (Woodbridge), Magensonde	Bauchlage
Klavikulafraktur	Osteosynthese (Platte/elastic nail)	ITN (Woodbridge)	Beach chair, Zugänge auf der kontralateralen Seite
Akroklavikulargelenksprengung	Hackenplatte	ITN (Woodbridge)	Beach chair, Zugänge auf der kontralateralen Seite
Omarthrose	Schulterprothese	ITN + interskalenärer Plexus (Katheter)*	Beach chair, Zugänge auf der kontralateralen Seite, Wärmemaßnahmen

Bankart-Läsion	Glenoidrefixation	ITN + interskalenärer Plexus (Katheter)*	Beach chair, Zugänge auf der kontralateralen Seite
Rotatorenmanschettenruptur	Rotatorenmanschettennaht	ITN + interskalenärer Plexus (Katheter)*	Beach chair, Zugänge auf der kontralateralen Seite, Wärmemaßnahmen
Impingement-Syndrom	Subakromiale Dekompression	ITN + interskalenärer Plexus (Katheter)*	Beach chair, Zugänge auf der kontralateralen Seite
	Arthroskopische Akromionplastik	ITN + interskalenärer Plexus (Katheter)*	Beach chair, Zugänge auf der kontralateralen Seite
Bursitis calcarea	Arthroskopie Schulter	ITN + interskalenärer Plexus (single shot, evtl. Katheter)*	Beach chair, Zugänge auf der kontralateralen Seite
Subkapitale Humerusfraktur	Philos-Platte, Targon PH	ITN + interskalenärer Plexus (ggf. single shot)	Beach chair, Zugänge auf der kontralateralen Seite
Humerusschaftfraktur	Unaufgebohrter Humerusnagel	ITN (evtl. Woodbridge) + interskalenärer Plexus (ggf. single shot)	Beach chair, evtl. Bauchlage
Trochanter-majus-Abriss (Humerus)	Osteosynthese	ITN + interskalenärer Katheter	Beach chair, Zugänge auf der kontralateralen Seite

Tab. 14.17 (Fortsetzung)

Diagnose	Eingriff	Anästhesieverfahren	Besonderheiten
Kindliche Oberarmfraktur	ESIN (elastisch-stabile intramedulläre Nagelung)	LM/ITN	
Sehnenruptur Bizeps	Sehnennaht	LM/ITN, ggf. interskalenärer Plexus (single shot)	
Ellenbogenfraktur	Osteosynthese	ITN, ggf. Plexus suprascapularis	Evtl. Bauchlage
Olekranonfraktur	Zuggurtung	ITN/LMA/Plexus suprascapularis	
Bursektomie Ellenbogengelenk		LM/ITN, ggf. Plexus suprascapularis	
Z. n. Ellenbogenluxation	Bändernaht	ITN/LM, ggf. Plexus suprascapularis	
Freier Gelenkkörper Ellenbogen	Arthroskopie/Arthrotomie	LM/ITN, ggf. Plexus suprascapularis	

Radiusköpfchen-Fraktur	Osteosynthese	ITN, ggf. Plexus suprascapularis (single shot, evtl. Katheter)*	Bei komplizierten Frakturen evtl. Katheteranlage
Sulcus-ulnaris Syndrom	Neurolyse N. ulnaris	Intravenöse Regionalanästhesie/LM/ITN/Plexus suprascapularis	
Unterarmfraktur	Fixateur externe	Plexus suprascapularis/LM/ITN	
	Osteosynthese (Platte)	Plexus suprascapularis/LM/ITN	
Kindliche Unterarmfraktur	Osteosynthese (ESIN, Kirschner-Draht	LM	Wärmemaßnahmen, Strahlenschutz!
Karpaltunnelsyndrom	Spaltung	LM/ITN/i.v. Regionalanästhesie/Plexus suprascapularis/axillaris	
Fraktur Mittelhandknochen	Osteosynthese (Kirschner-Draht, Platte)	Plexus suprascapularis/LM/ITN	
Winterstein-fraktur D1	Kirschner-Draht-Osteosynthese	Plexus suprascapularis suprascapularis/LM/ITN	

Tab. 14.17 (Fortsetzung)

Diagnose	Eingriff	Anästhesieverfahren	Besonderheiten
Ringbandstenose Finger	Ringbandspaltung	LA/Maske/evtl. i.v. Regionalanästhesie	
Os-sacrum-Fraktur	Perkutane Verschraubung (transiliosakral)	ITN (Woodbridge)	Bauchlage, Wärmemaßnahmen
Beckenfraktur	Platten-/Schraubenosteosynthese	ITN, Arterie	Cellsaver, Intensivbett anmelden
Azetabulumfraktur	Osteosynthese	ITN	
Koxarthrose	Hüft-Totalendoprothese (zementiert, unzementiert, Metha-Prothese)	ITN/SpA	Ggf. mit Psoaskompartmentkatheter. Cellsaver, arm an der OP-zugewandten Seite hochgelagert!, 2 venöse Zugänge, Wärmemaßnahmen, Blasenkatheter
	Hüft-Totalendoprothese mit Pfannendachplastik	ITN, Arterie	Siehe oben

	Hüft-Totalendoprothese-Pfannenwechsel	ITN/SpA	Kirschner-Draht
	Hüft-Totalendoprothese-Schaftwechsel	ITN, Arterie	Ggf. mit Psoaskompartmentkatheter, Intensivanmeldung
	Hüft-Totalendoprothese-Wechsel	ITN, Arterie, ZVK	Ggf. mit Psoaskompartmentkatheter. Intensivanmeldung. Blasenkatheter, Temperatursonde
Mediale Schenkelhalsfraktur	Duokopfprothese	ITN/SpA (sofern Lagerung möglich)	Siehe oben. Hinweis: Resektion und Ersatz des Hüftkopfes durch eine Prothese. Eine Kopfschalle wird in das belassene Azetabulum reponiert. Blasenkatheter
Pertrochantäre Femurfraktur	Perkutane Femurnagel, dynamische Hüftschraube	ITN/SpA (sofern Lagerung möglich)	Arm an der OP-zugewandten Seite hochgelagert!, 2 venöse Zugänge. Blasenkatheter
Periprothetische Femurfraktur	Revisionsschaft	ITN, Arterie	Arm an der OP-uugewandten Seite hochgelagert!, 2 venöse Zugänge. Blasenkatheter
	Metallentfernung Hüfte (Schraube, Platte)	ITN/SpA	

Tab. 14.17 (Fortsetzung)

Diagnose	Eingriff	Anästhesieverfahren	Besonderheiten
	Metallentfernung Hüfte (Totalendoprothesenausbau, Girdlestone)	ITN, Arterie	Intensivbett anmelden. Wärmemaßnahmen
Femurfraktur	LISS-Platte	ITN	
Oberschenkelfraktur	Dynamischer Hüftnagel	ITN/SpA (sofern Lagerung möglich)	
	Punktion Hüftgelenk	LM/ITN/SpA	Hinweis: Eventuell LA
Gonarthrose	Knie-Totalendoprothese	ITN/LM/SpA+ Femoralisblockade (single shot, Katheterverfahren)**	Ggf. Kombination Ischiadikus- und Femoralisblockade als Katheterverfahren. Cellsaver (postoperativer Blutverlust über Drainagen!), 2 venöse Zugänge, Wärmemaßnahmen
	Schlittenprothese	ITN/LM/SpA+ Femoralisblockade (single shot, Katheterverfahren)**	Ggf. Kombination Ischiadikus- und Femoralisblockade als Katheterverfahren
	Knie-Totalendoprothese-Wechsel	ITN/LM+ Femoralisblockade (single shot, Katheterverfahren)**	Ggf. Kombination Ischiadikus- und Femoralisblockade als Katheterverfahren. Cellsaver, Wärmemaßnahmen, Blasenkatheter, Temperatursonde

	Metallentfernung Knie	SpA/LM/ITN	
Kreuzbandruptur, vordere	Kreuzbandplastik	SpA/ITN/LM + Femoralisblockade (single shot)**	Ggf. Kombination Ischiadikus- und Femoralisblockade als Katheterverfahren
	Diagnostische Arthroskopie-Knie/ arthroskopische Kniegelenkoperation	SpA/LM/ITN	
Patellafraktur	Zuggurtung	SpA/LM/ITN	
Patellaluxation	OP nach Goldthwait	SpA/LM/ITN	
Baker-Zyste		ITN (Woodbridge)	Bauchlage
Tibiakopffraktur	Osteosynthese	SpA/ITN + ggf. Femoralisblockade (Katheter)	Ggf. Kombination Ischiadikus- und Femoralisblockade als Katheterverfahren
	Metallentfernung Tibianagel	SpA/LM/ITN	
Fibulafraktur	Osteosynthese	SpA/LM/ITN	
Unterschenkel-Schaftfraktur	Fixateur externe	SpA/LM/ITN	
	Osteosynthese (Platte)	SpA/LM/ITN	

Tab. 14.17 (Fortsetzung)

Diagnose	Eingriff	Anästhesieverfahren	Besonderheiten
Weber-Fraktur	Osteosynthese	SpA/LM/ITN	
Z. n. Fraktur oberes Sprunggelenk	Metallentfernung oberes Sprunggelenk (Schrauben/Platte)	SpA/LM/ITN	
Arthrose oberes Sprunggelenk/Gelenkinfekt	Arthroskopie oberes Sprunggelenk	SpA/LM/distale Ischiadikusblockade (+ Saphenus)	
Syndesmosenruptur	Syndesmosenrevision	SpA/LM/ITN	
Achillessehnenruptur	Pässler-Naht	ITN (Woodbridge), Magensonde, ggf. mit distaler Ischiadikusblockade (Katheter)	Bauchlage. Wenn kein Katheterverfahren eingesetzt, distale eventuell auch Seitenlage. Häufig ambulanter Eingriff
Mittelfußfrakturen	Osteosynthese (Platte)	SpA/distale Ischiadikusblockade (+ Saphenus)/LM/ITN	Cave: Verwendung von Blutsperre am OS!

Pseudoarthrose Mittelfußknochen	Umkipplastik + Plattenosteosynthese	SpA/distale Ischiadikusblockade/LM/ITN	
Kalkaneusfraktur	Osteosynthese	ITN (Woodbridge), Magensonde	Bauchlage. Distale Ischiadikusblockade als single shot zur postoperativen Schmerztherapie erwägen!
	Arthrodese oberes/unteres Sprunggelenk	SpA/LM/ITN	SpA-Niveau bei Spongiosaentnahme am Beckenkamm beachten, evtl. ITN!
Z. n. Unterarmfraktur	Metallentfernung Kirschner-Draht	LM/ITN	
Z. n. Femurfraktur	Metallentfernung unaufgebohrter Femurnagel	SpA/LM	
Z. n. Unterschenkelfraktur	Metallentfernung Tibianagel		
Z. n. Fraktur oberes Sprunggelenk	Metallentfernung	SpA/LM/ITN	

Tab. 14.17 (Fortsetzung)

Diagnose	Eingriff	Anästhesieverfahren	Besonderheiten
Z. n. Mittelfußfraktur	Metallentfernung (Kirschner-Draht, Zuggurtung, Platte)	SpA/LM/ITN	
Hallux valgus	Osteotomie	SpA/LM/ITN	
Enchondrom (verschiedene Lokalisationen)	Ausräumung, Spongiosaplastik	LM/ITN	
Osteomyelitis	Fuß-/Unterschenkelamputation	Distale Ischiadikusblockade + Saphenusblock/SpA	
Osteomyelitis	Oberschenkelamputation	Spinal-/Epiduralanästhesie/ LM/ITN	2 großlumige Zugänge
Rippenserienfraktur	Stabilisierung	ITN, PDK (thorakal)	Häufig Intensivpatienten

* Katheterverfahren mit Operateur absprechen!
** SpA mit Operateur absprechen.

- Zugangsmöglichkeit zum Kopf/Atemwege durch Abdeckung erschwert
- Infusionsarm möglichst abduziert lagern!

- **Ventrale Stabilisierung (LWK1, BWK)**
- Bei transthorakalem Zugang zur Wirbelsäule Ein-Lungen-Ventilation erforderlich
- Empfehlungen für die Ein-Lungen-Beatmung:
  - Tidalvolumen 6–8 ml/kg/KG
  - PEEP ≤5 mbar
  - FiO_2 100 %, FiO_2-Reduzierung schrittweise auf 50–60 % (nach PaO_2 und $PaCO_2$)
  - AF nach $PaCO_2$
  - Spitzendruck ≤35 mbar
  - Plateaudruck ≤25 mbar
- Bei Hypoxämie:
  - FiO_2 auf 100 %
  - Ausschluss von Schleim-/Sekretverlegung
- Fiberoptische Lagekontrolle
- CPAP auf die nichtventilierte Lunge (4–8 l O_2/min, Peep-Ventil auf 5 mmHg)
- Bei anhaltender Hypoxämie (PaO_2 <60 mmHg) evtl. Rückkehr zur Zwei-Lungen-Beatmung! (► Kap. 11.4)

14.14 Urologie

◘ Tab. 14.18 gibt einen Überblick über die Anästhesieverfahren bei urologischen Eingriffen.

- **Allgemeines**
- Häufig ältere Patienten mit kardiovaskulären Erkrankungen, Hypovolämie/Exsikkose oder Kinder (inklusive Neugeborene und Säuglinge)

Tab. 14.18 Anästhesieverfahren bei urologischen Eingriffen

Diagnose	Operation	Anästhesieverfahren	Besonderheiten
Vesikoureteraler Reflux	MCU (Miktionszystourethrogramm)	Analgosedierung/ Maske/Larynxmaske	Steinschnittlagerung
Urethrastenose	Zysto-Urethroskopie, Urethotomia interna nach Otis	Maske/Larynxmaske	Steinschnittlagerung
	Mundschleimhaut-Onlayplastik	ITN	Steinschnittlagerung, Suprapub. Blasenkatheter
Vesikoureteraler Reflux	Ureterozystoneostomie (OP nach Poliano-Leadbetter)	ITN	Rückenlagerung
HL-/Nierensteine	Ureterenoskopie (URS)	Larynxmaske/ITN, SpA	Steinschnittlagerung
	DJ-Anlage/-Wechsel	Analgosedierung	Steinschnittlagerung
	PNS (perkutane Nephrostomie)	ITN	Bauchlagerung
	PNL (perkutane Nephrolitholapaxie)	ITN	Bauchlagerung

	Antirefluxplastik	ITN/SpA	
	Prostata-Stanzbiopsie (TRUS/transperineal)	Larynxmaske/ITN/SpA	Steinschnittlagerung
Prostataadenom	TUR-Prostata	SpA/Larynxmaske/ITN	Steinschnittlagerung
	TUR-Prostata (bipolare Resektion)	SpA/Larynxmaske/ITN	Steinschnittlagerung
	Transvesicale Prostata-resektion	Larynxmaske/ITN/SpA	Rückenlagerung. Erforderliches SpA-Niveau Th6. EKs kreuzen!
Blasenkarzinom	TUR-Blase	Larynxmaske/ITN/SpA	Steinschnittlagerung, Obturatoriusblock bei Befunden an der Seitenwand (RS mit Operateur)
	TUR-Blase (bipolare Resektion)	Larynxmaske/ITN/SpA	Steinschnittlagerung, kein Obturatorius-block erforderlich
	Perineale und TRUS-Biopsie	Larynxmaske/ITN	Steinschnittlagerung
	Hodenfreilegung, Orchidopexie	SpA, ITN/Larynxmaske	Rückenlagerung
	Endoskopisches Varikoze-lenclipping	ITN	

Tab. 14.18 (Fortsetzung)

Diagnose	Operation	Anästhesieverfahren	Besonderheiten
	Hodenfreilegung	Larynxmaske/ITN	
Hydrozele/ Spermatozele		Larynxmaske/ITN	
	Laparoskopische Funikulolyse	ITN + Kaudalanästhesie	
	Ablatio testis	Larynxmaske/ITN	
Hypospadie		ITN + Kaudalanästhesie	
	Vasektomie	Larynxmaske/ITN	
	Zirkumzision	Larynxmaske, ITN	Evtl. Peniswurzelblock oder Kaudalanästhesie
	Ureteroneostomie	ITN, ZVK (bei Säuglingen und Kleinkindern)	
	Nierenteilresektion	ITN, PDK (thorakal)	Evtl. Arterie und ZVK. Seitenlagerung (Taschenmesserlagerung). 2 venöse Zugänge
Nephrektomie, einfach		ITN, PDK (thorakal)	Seitenlagerung (Taschenmesserlagerung). 2 venöse Zugänge

Nierenzellkarzinom	Tumornephrektomie, Nierenfreilegung	ITN, PDK (thorakal)*	evtl. Arterie und ZVK. Seitenlagerung (Taschenmesserlagerung). 2 venöse Zugänge, kein PDK bei Cavazapfen (evtl. HLM) bzw. bei Wirbelsäulenmetastasen!
Nierenbecken-, Harnleitertumoren	Nephroureterektomie mit Blasenmanschette	ITN, ZVK, Arterie, PDK	Intensivanmeldung
	Laparoskopische Nephrektomie	ITN, Magensonde, Arterie	2 venöse Zugänge
Nierenzyste	Laparoskopische Nierenzystenentfernung	ITN	
	Nierenbeckenplastik	ITN	2 venöse Zugänge
	Nierenlebendspende	ITN, PDK	
Phäochromozytom	(Laparoskopische) Adrenalektomie	ITN, Arterie, PDK	Katecholamin (Arterenol)- und Volumengabe nach Tumorentfernung. Betablocker. 2 venöse Zugänge
Prostatakarzinom	Radikale Prostatektomie	ITN, PDK (lumbal), Arterie	2 venöse Zugänge

Tab. 14.18 (Fortsetzung)

Diagnose	Operation	Anästhesieverfahren	Besonderheiten
	Endoskopisch extraperitoneal	ITN, Arterie	Steile Trendelenburg-Lagerung. Beide Arme angelagert, 2 venöse Zugänge. OP-Assistent am Kopf, daher intraoperativ kein Zugang zum Patienten (Verlängerung an arteriellern und venösen Zugänge, Gänsegurgel, Blutdruckmanschette anlegen). Intraoperativ häufigere $PaCO_2$-Kontrollen
	DaVinci	ITN, Magensonde,	Steile Trendelenburg-Lagerung. 2 venöse Zugänge, Hypotonie (RR<100 mmHg) vermeiden, da ZVD durch Lagerung erhöht ist und CPP dadurch kritisch sinken kann. Wärmemaßnahmen, Temperatursonde
Blasenkarzinom	PLA, Zystoprostatektomie, Neoblase	ITN, PDK (thorakal), Arterie, ZVK	Keine routinemäßige Intensivanmeldung. Wärmemaßnahmen

Blasenkarzinom, Blasenentleerungsstörung	Mainz-Pouch	ITN, PDK (thorakal), Arterie, ZVK	Überstreckte Rückenlagerung. Intensivanmeldung. Wärmemaßnahmen
	Retroperitoneale Lymphadenektomie (RPLA)	ITN, PDK (thorakal), Arterie, ZVK	Wärmemaßnahmen
	Sectio alta	SpA	
Inkontinenz	AdVance-Band, Männerband, Atoms	SpA/Larynxmaske/ITN	
	PNE	ITN, Magensonde	Bauchlagerung. Keine Relaxierung nach der Erstdosis da intraoperative Nervenstimulation
Urin-/Stuhlinkontinenz	Sakrale Neuromodulation (Blasenschrittmacher)	ITN	Implantation des Impulsgenerators rechts gluteal
	Testikuläre Spermienextraktion	Maske/Larynxmaske	
Nieren-/Harnleitersteine	ESWL		Analgesie durch Urologen, selten Stand-by
	Portanlage	Stand by, ggf. Analgosedierung, Larynxmaske/ITN	Anlage vorzugsweise rechts

* Keine PDK-Anlage bei Wirbelsäulenmetastasen

- In der Regel kurze Eingriffe, daher TIVA und kurzwirksame Muskelrelaxanzien bevorzugen
- Häufig Steinschnittlagerung, Trendelenburg-Lagerung, Nieren- bzw. Taschenmesserlagerung (bei Nephrektomie) oder extreme perineale Steinschnittlagerung (bei perinealer Prostatektomie), die allesamt mit spezifischen Komplikationen einhergehen.
- Verwendung von Spül- und Irrigationsflüssigkeiten, die zu spezifischen perioperativen Komplikationen führen können (TUR-Syndrom)
- Häufig anzutreffende Störung der Nierenfunktion sowie des Wasser- und Elektrolytenhaushaltes
- Regionalanästhesieverfahren (SpA, PDK, Kaudalanästhesie, Peniswurzelblock, Obturatoriusblockade) häufig einsetzbar.

▪ Mainz-Pouch (mixed augmentation ileum and zecum)

- Erweitertes Monitoring (ZVK, Arterie, Magensonde, Temperatursonde)
- Balancierte Anästhesie in Kombination mit PDK
- Überstreckte Rückenlagerung, Trendelenburg-Lagerung mit pulmonalen und zerebrovaskulären Folgen
- Urinausscheidung nicht messbar!
- Lange OP-Dauer (ca. 8–10 h)
- Große Flüssigkeitsshift, Volumen- und Blutverlust
- postoperative Intensivtherapie/Nachbeatmung

▪ Nephrektomie

- Nierenlagerung
- Potenzielle Gefahr von Lagerungsschäden, insbesondere bei klassischer Nierenlagerung
- Erhebliche Beeinträchtigung des venösen Rückstroms mit daraus resultierender Thrombosegefahr (prophylaktische Anwendung von Stützstrümpfen)

- Gefahr von Pleuraverletzungen (Pneumothorax) bei Freipräparation des oberen Nierenpols (Die Pleuraverletzung wird dann unter einem Blähmanöver genäht, Rö-Thorax-Kontrolle postoperativ)
- bei Cava-Thrombus eventuelle Emboliegefahr. Bei Ausdehnung des Tumorzapfens bis zum rechten Vorhof wird der Eingriff mit HLM durchgeführt.

Adrenalektomie bei Phäochromozytom

- Vermeidung der Hypertension bei Narkoseeinleitung
- Kein Dehydrobenzperidol, kein Pancuronium (Erhöhung des Katecholaminspiegels), kein Succinylcholin, ausreichender prä- und intraoperativer Volumenersatz (maskierte Hypovolämie)
- Blutdrucksenkung durch:
  - Nitroprussid: Perfusor initial mit 0,2 µg/kg KG Nitroprussid-Natrium, Steigerung in 5-Minuten-Abstände bis zur gewünschten RR-Wert (Parallel Natrium-Thiosulfat 10 %). Cave: Lichtempfindlich
  - Alternativ Urapidil (Ebrantil®)
- Behandlung von Tachyarrhythmien durch: Esmolol (Breviblock)
- Nach Tumorentfernung eventuell Hypotension und Hypoglykämie. Noradrenalin (Arterenol®)-Perfusor bereithalten
- Bei einseitiger Tumorentfernung keine Glukokortikoidsubstitution

DaVinci-Operation

- Sowohl DaVinci-Prostatektomie als auch DaVinci-Zytektomie möglich
- Steile Trendelenburg-Lagerung mit gespreizten Beinen
- Lagerungsschäden: lagerungsbedingtes Larynxödem (insbesondere bei Volumenüberladung)

- Intravenöser Zugang und Atemwege intraoperativ schlecht zugänglich
- ZNS-Schäden durch Stauung bei venöser Abflussbehinderung oder gleichzeitiger Karotisstenose
- RR nicht zu niedrig, da durch Lagerung ZVD≥20 mmHg und dadurch CPP unter kritschen Wert von 60 mmHg sinken kann.

Transurethrale Resektion (TUR)-Prostata

- Bevorzugtes Anästhesieverfahren ist die Regionalanästhesie (Inzidenz von PDPH <1 %, Überwachung von Bewusstseinszustand bei TUR-Syndrom möglich)
- Greenlight-Laser: Weniger Komplikationen (Blutung, Einschwemmung) durch Vaporisation und Koagulation beim Abtragen des Gewebes durch Laser. Als Spüllösung wird physiologische Kochsalzlösung verwendet.

MCU, Kalibrierung

- Kurze Eingriffe bei Kindern (Kontrastmittelfüllung der Blase mittels Kathetereinlage, Rö-Aufnahmen während und nach Miktion). Maskennarkose. Häufig Propofol (2–3 mg/kg) ausreichend, ggf. Ketanest (0,2–0,3 mg/kg)

Verwendete Spüllösungen

- Purisole SM: Elektrolytfreie Spüllösung mit Sorbit und Mannit
- Osmolarität 178 msom/l
- Indikationen: Intraoperative Blasenspülung bei urologischen Eingriffen wie TUR-Blase, TUR-Prostata, perkutane Lithotripsien sowie Hysteroskopien
- Kontraindikationen: Fruktoseintoleranz, Fruktose-1,6-Diphosphatasemangel

Ambulante Anästhesien

H. Taghizadeh

H. Taghizadeh, *Pocket Guide Anästhesie*,
DOI 10.1007/978-3-662-52754-2_15,

Allgemeines

- Grundsätzlich sind ambulante Eingriffe nur dann durchzuführen, wenn
  - Patient kein erhöhtes Anästhesierisiko aufweist (ASA I und II),
  - Operationsbedingte Risiken (Blutung, Schmerzen etc.) gering sind,
  - Rasche Nahrungs- und Flüssigkeitsaufnahme möglich ist,
  - Keine spezielle postoperative Pflegebedürftigkeit vorliegt, und
  - die häusliche Betreuung durch eine Begleitperson für den Operationstag gewährleistet ist.
- Aufklärung zusätzlich über:
  - Verhaltensregeln bei Komplikationen
  - Ansprechpartner in der Klinik
  - Postoperative Betreuung
  - Fehlende Fahrtüchtigkeit/Geschäftsfähigkeit
  - Nikotin- und Alkoholverzicht
  - Schmerztherapie

▪ Medikamente

Bevorzugt werden Medikamente mit (relativ) kurzer Wirkdauer, wie z. B.:
- Remifentanil (Ultiva®)
- Alfentanil (Rapifen®)
- Propofol
- Etomidate
- Mivacurium (Mivacron®)
- Atracurium (Tracrium®)
- Desfluran
- Chloroprocain (Ampres®)
- Prilocain 2 % hyperbar (Takipril®)

▪ Ablauf

Eine vollständige Entkleidung ist bei kleineren Eingriffen nicht erforderlich. Nicht entkleidete Patienten sollten durch nicht sterile Schutzkittel, Abdecktuch etc. keimarm bedeckt werden.

Regionalanästhesieverfahren können zur Beschleunigung des Ablaufs auch vorab im Aufwachraum durchgeführt werden.

▪ Schmerztherapie

- Unmittelbar postoperativ:
  - Dipidolor 3 mg i.v. alle 5 min bis NRS ≤3
  - Begleitend Metamizol 1 g i.v. als Kurzinfusion
- Nicht-Opioidanalgetika werden allgemein bevorzugt

▪ Entlassung

- Entlassungsprotokoll ▶ Kap. 17.7
- Regionalanästhesieverfahren: Zur Entlassung muss die sensorische und motorische Blockade vollständig rückläufig sein (Dokumentation in der Akte!). Zur Vermeidung eines postoperativen Harnverhaltes sind die ambulanten Patienten nicht ohne vorherige

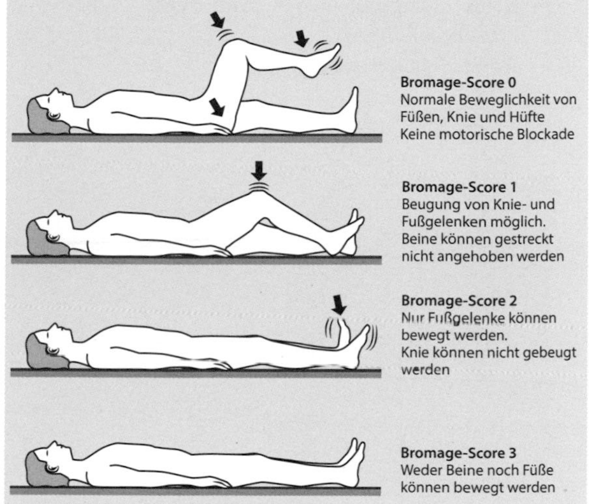

Abb. 15.1 Bromage-Skala. (Modifiziert nach Flodin Fernström Designunit AB)

Miktion zu entlassen. Weiterhin muss der Patient in der Lage sein, in Gegenwart des AWR-Personals selbstständig zu laufen (sofern es vom Eingriff her erlaubt!).

- Die Kontrolle der Motorik erfolgt mittels Bromage-Skala (Abb. 15.1).
- Allgemeine Entlassungskriterien sind:
  - Kreislaufstabilität
  - Vollständige Restitution der Sensibilität und Motorik nach Regionalanästhesieverfahren
  - Keine oder geringe Schmerzen
  - Keine oder geringe Blutung/Drainageverluste
  - Keine Übelkeit/Erbrechen

- Keine Atemprobleme/respiratorische Einschränkungen
- Anwesenheit von Begleitperson

Postoperative Phase und Schmerztherapie

H. Taghizadeh

H. Taghizadeh, *Pocket Guide Anästhesie*,
DOI 10.1007/978-3-662-52754-2_16,

16.1 Postanästhesiologisches Management

16.2 Aufwachraum

In ◘ Tab. 16.1 ist eine Auswahl der häufigsten postoperativen Probleme, deren mögliche Ursachen und Behandlung aufgeführt.

▪ **Therapie**

- O_2-Gabe
- Oberkörper-Hochlagerung (ggf. Schocklagerung)
- BGA
- Medikamentöse oder interventionelle Therapie je nach Diagnose!

▪ **Sauerstoffinsufflation**

- ◘ Tab. 16.2

Tab. 16.1 Ursachen und Behandlung häufigster postoperative Probleme

Beschwerdebild	Häufigste Diagnose/Ursache	Diagnostik/Therapie
Übelkeit/ Erbrechen	PONV	Kevatril, Vomex
	Hypotonie	Akrinor, Volumengabe
	Bradykardie	Akrinor, Atropin
	Hohe Spinalanästhesie	Akrinor, Atropin, O_2-Gabe, evtl. Intubation/ Beatmung
	Entgleister Diabetes mellitus, Laktatazidose	BGA-Kontrolle (BZ, Laktat, Osmolarität), Glukose- oder Insulingabe, Volumengabe
Dyspnoe/ Tachypnoe	Relaxansüberhang	Antagonisierung
	Sedativa-/Analgetikaüberhang	Offenhalten der Luftwege, Antagonisierung
	Hämato-/Pneumothorax (nach Herz-Thorax-Eingriffen)	Lagekontrolle der Thoraxdrainage/Saugung
	Atelektase/Dystelektase	CPAP/NIV
	Links- oder Rechtsherzinsuffizienz	Nitrate, O_2-Gabe

	Anämie	Transfusion
	Aspiration	Absaugung, O_2-Gabe, BGA, Sicherung der Vitalfunktionen/Luftwege
	Asthma/COPD	Bronchodilatatoren
	Phrenikusparese	Rö-Thorax-Kontrolle, BGA, O_2-Gabe
	Perikarderguss	TTE, kardiochirurgisches Konsil
	Klappendysfunktionen und/oder Herzinfarkte	EKG, Herzenzyme, TTE, kardiochirurgisches Konsil
	Lungenembolie	O_2-Gabe, BGA, D-Dimere, EKG. Procedere nach Schweregrad
Bradykardie	Hohe Spinalanästhesie, Harnverhalt	Atropin, Sauerstoffgabe, Einmalkatheterisierung
Tachykardie	Postoperative Schmerzen	Analgesie
	Harnverhalt	Einmalkatheterisierung

Tab. 16.1 (Fortsetzung)

Beschwerdebild	Häufigste Diagnose/Ursache	Diagnostik/Therapie
Hypertensive Entgleisung	Postoperative Schmerzen	Analgesie bis Schmerzfreiheit
	Harnverhalt (nach rückenmarksnahen Regionalanästhesieverfahren)	Einmalkatheterisierung
	Fehlende Einnahme der Dauermedikation	Gabe der antihypertensiven Dauermedikation, ggf. Urapidil i.v. und/oder Nitrendipin/Nifedipin p.o.
Beschwerdebild	Häufigste Diagnose/Ursache	Therapie
Hypotonie	Hypovolämie	Infusionstherapie (Kristalloide, ggf. Kolloide)
	Anämie	Bluttransfusion
Agitation und Verwirrtheit	Harnverhalt (anticholinerge Wirkung der Anästhesiemedikation, Katheterfehllage)	Einmalkatheterisierung
	Anämie	Transfusion
	Hypoxie	O_2-Gabe
	Hyperventilation, Hypokapnie	Leichte Sedierung
	Einschwemmung (nach TUR/Hysteroskopien)	BGA, O_2-Gabe

	Bakteriämie	Blutkulturen*, Antibiose
	Hyper- oder Hyponatriämie (>150 bzw. <130 mmol/l)	Ursachentherapie. Ggf. Beginn Elektrolytenausgleich
	Entgleister Diabetes mellitus	BGA-Kontrolle (BZ, Laktat, Osmolarität), Glukose- oder Insulin-Gabe, Volumengabe
	Herzrhythmusstörung	EKG, Antiarrhythmika
	Zentral anticholinerges Syndrom	Physostigmin (Anticholium®)
Halluzination/ Wahnvorstellungen	Entzugsdelir	Haloperidol (0,5–1 mg), Clonidin
Bewusstseinsstörung	Hyperkapnie	CPAP, evtl. Beatmung (NIV), Antagonisierung falls erforderlich
	Elektrolytstörungen	BGA
	Zerebrale Durchblutungsstörung	Blutdruckkontrolle/-anpassung, O_2-Gabe, Volumengabe, evtl. Transfusion
	Entgleister Diabetes mellitus/Hypoglykämie/ Coma diabeticum	BGA-Kontrolle (BZ, Laktat, Osmolarität), Glukose- oder Insulingabe, Volumengabe

Tab. 16.1 (Fortsetzung)

Beschwerdebild	Häufigste Diagnose/Ursache	Diagnostik/Therapie
Hypoxämie***	Verlegung der oberen Luftwege durch Tonusverlust der Zungengrundmuskulatur	Wendel-/Guedel-Tubus, O_2-Gabe
	Pneumothorax (Z. n. zentralvenösen Punktionen)	Rö-Thorax, Thoraxdrainage
	Hypoventilation bei zentraler Atemdepression/peripherer Atemlähmung	Ausschluss Opioidüberdosierung
	Atelektase insbesondere bei Thorax- und Oberbaucheingriffe, chronische Lungenerkrankungen und Adipositas	Oberkörper-Hochlagerung, CPAP
	Lungenembolie	O_2-Gabe, BGA, D-Dimere, TTE, CT. Evtl. Katecholamintherapie, Intubation, Beatmung
Shivering	Hypothermie	Wärmedecke, Level 1, Pethidin, Catapressan**
	Bakteriämie	Blutkulturen*, Antibiose
Beschwerdebild	Häufigste Diagnose/Ursache	Therapie

Fieber/Schüttelfrost	Bakteriämie	Blutkulturen*, Antibiose, Metamizol/Paracetamol
	Transfusionsreaktion	Abbruch der Transfusion, je nach Klinik Pethidin/Novalgin®, Blutkulturen

* Blutkulturabnahme: Die Wahrscheinlichkeit, einen Erreger in einer Blutkultur nachzuweisen, ist in der Regel unmittelbar vor Auftreten eines Schüttelfrostes am größten. Da jedoch dieses Ereignis nur selten vorauszusehen ist, werden Blutkulturen üblicherweise im Fieberanstieg oder bei Auftreten anderer klinischer Symptome, die auf eine Sepsis hinweisen, entnommen. Es ist wenig sinnvoll, die Entnahme von Blutkulturen von einer bestimmten Fieberhöhe abhängig zu machen. Da der Erregernachweis durch eine antibiotische Therapie erschwert wird, sollte die Abnahme der Blutkultur vor Behandlungsbeginn angestrebt werden. Bei antibiotisch vorbehandelten Patienten ist die Blutkultur möglichst am Ende eines Antibiotika-Dosierungsintervalls zu entnehmen. Bei entsprechender klinischer Symptomatik ist auch unter laufender antimikrobieller Behandlung die Anlage weiterer Blutkulturen angezeigt.
** Pethidin 25–50 mg bzw. 0,3 mg/kg i.v. (höhere Effektivität als durch andere Opioide); Clonidin 75–150 µg bzw. 2 µg/kg i.v. (geringere Dosen sind ineffektiv)
*** Bei ca. einem Drittel der Patienten mit SHF besteht präoperativ eine Hypoxie, postoperativ sogar bei mehr als der Hälfte
Hinweis: Folgende Diagnosen müssen, bei Vorhandensein entsprechender Befunde, durch Anamneseerhebung und Zusatzdiagnostik, stets ausgeschlossen werden: akuter Myokardinfarkt und Lungenembolie. Insbesondere perioperative Myokardinfarkte verlaufen häufig stumm, und müssen bei kardialen Risikopatienten immer als Differenzialdiagnose in Betracht gezogen und mittels Troponin-Bestimmung und 12-Kanal-EKG (ST-Strecken-Senkung und Hebung) ausgeschlossen werden.

Tab. 16.2 Sauerstoffinsufflation

O_2-Zufuhr (l/min)	FiO_2
Sauerstoffbrille	
1	0,24
2	0,28
3	0,32
4	0,36
5	0,40
6	0,44
Maske (ohne Reservoir)	
3	0,3
4	0,4
6	0,5
8	0,6
10	0,7
Maske (mit Reservoir)	
6	0,6
8	0,7
10	0,8
12	0,85
Maske (mit Reservoir und Nichtrückatmungsventil)	
6	0,6
8	0,7
10	0,85
12	0,95
15	0,9–1,0

16.3 Schmerztherapie

» Der Kranke traut nur widerwillig, dem Arzt, der's schmerzlos macht und billig. Laß nie den alten Grundsatz rosten: Es muß wehtun und was kosten.
(Eugen Roth)

16.3.1 Schmerztherapie im Aufwachraum

Die postoperative Schmerztherapie im Aufwachraum ist ein wesentlicher Bestandteil der Behandlung in der perioperativen Periode. Diese Aufgabe muss von den betreuenden Anästhesisten in Zusammenarbeit mit dem Pflegepersonal wahrgenommen werden.

Insbesondere das Erkennen von typischen postoperativen Komplikationen wie Nachblutungen, Kompartmentsyndrom, Harnverhalt, Thrombose, Ischämien sowie allgemeine Komplikationen wie thorakale Schmerzen bei Myokardinfarkt und Lungenembolie oder abdominelle Schmerzen bei Ulkus und Ileus ist vor der Einleitung einer Schmerztherapie unabdingbar.

16.3.2 Schmerzmessung

- Visuelle Analogskala (VAS; ◘ Abb. 16.1)
- Numerische Ratingskala (NRS; ◘ Abb. 16.2)
- Kindliche-Unbehagens-und-Schmerz-Skala (KUSS; ◘ Tab. 16.3)
- Objektiver Schmerzscore für Kinder (◘ Tab. 16.4)
- Beurteilung von Schmerzen bei Demenz (BESD; ◘ Tab. 16.5)

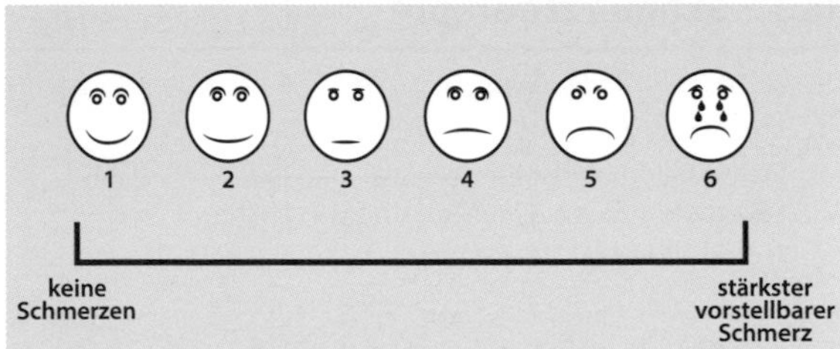

Abb. 16.1 Visuelle Analogskala (VAS). Markierung der Schmerzstärke durch den Patienten auf einer Linie ohne Skalierung

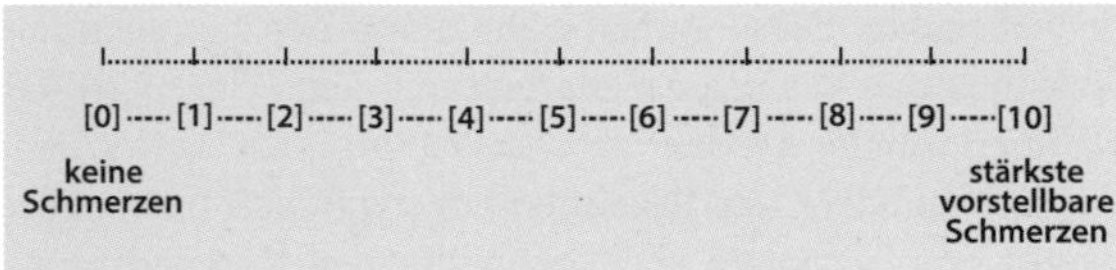

Abb. 16.2 Numerische Ratingskala (NRS)

Therapierichtlinien

- Schmerzmessung mittels VAS/NRS nach dem Eintreffen des Patienten im Aufwachraum
- Beginn der Schmerztherapie bei VAS ≥3
- Ggf. Anschluss von PCA oder Perfusor bei katheterbasierten peripheren Nervenblockaden
- Ausschluss von postoperativen und allgemeinen Komplikationen vor Einleitung der Schmerztherapie

Medikamente zur postoperativen Schmerztherapie bei Erwachsenen

- **Diclofenac (Voltaren®)**

- 1 Suppositorium 50 mg/100 mg, 1 Amp. 3 ml = 75 mg
- Indikationen: mittelstarke bis starke Schmerzen (in Kombination mit Piritramid)

Tab. 16.3 Kindliche-Unbehagens-und-Schmerz-Skala (KUSS)

Beobachtung	Bewertung	Punkte
Weinen	Gar nicht Stöhnen, jammern, wimmern Schreien	0 1 2
Gesichtsausdruck	Entspannt, lächelnd Mund verzerrt Mund und Augen grimassieren	0 1 2
Rumpfhaltung	Neutral Unstet Aufbäumen, krümmen	0 1 2
Beinhaltung	Neutral Strampelnd, tretend An den Körper gezogen	0 1 2
Motorische Unruhe	Nicht vorhanden Mäßig Ruhelos	0 1 2

- Schmerzen mit entzündlicher Komponente, muskuloskelettale Schmerzen in der Unfallchirurgie/Orthopädie und Kieferchirurgie, Schmerzen nach HNO-Operationen
- Dosierung: Einzeldosis 50–100 mg p.o., Maximaldosis: 150 mg/d (ca. 2–3 mg/kg KG/d) p.o.
- Kontraindikationen: Allergie gegen Diclofenac, gastrointestinale Ulzera, Herzinsuffizienz NYHA-Stadium II–IV, KHK, pAVK, zerebrovaskuläre Insuffizienz, schwere Leber- und Niereninsuffizienz, Schwangerschaft (letztes Trimenon) und Stillzeit. Erhöhtes Risiko für thrombotische Ereignisse
- Besonderheiten: Einleitung einer Schmerztherapie durch i.v. Gabe, wenn die Gabe von Suppositorium nicht möglich ist.

Tab. 16.4 Objektiver Schmerzscore für Kinder

Beobachtung/Kriterien	Punkte
Blutdruck	
±10 % des präoperativen Wertes	0
10–20 % des präoperativen Wertes	1
>20 % des präoperativen Wertes	2
Weinen	
Nein	0
Weint, lässt sich durch Zuspruch beruhigen	1
Weint, lässt sich durch Zuspruch nicht beruhigen	2
Bewegung	
Nein	0
Unruhig	1
Um sich schlagend	2
Erregung	
Schläft oder ruhig	0
Gering	1
»Hysterisch«	2
Verbale Beurteilung	
Patient schläft oder hat vermutlich keine Schmerzen	0
Geringe Schmerzen (können nicht lokalisiert werden)	1
oder Körpersprache	2
Mittlere Schmerzen (lokalisierbar), werden verbal oder durch Zeigen angegeben	
Ein analgetischer Therapiebedarf beginnt mit 4 Punkten. Mit steigender Punktezahl nimmt seine Dringlichkeit zu.	

- **Ibuprofen**
  - 1 Supp. 500, 600 mg
  - Indikationen: mittelstarke postoperative Schmerzen
  - Dosierung: initial 15-20 mg/kgKG p.o./rektal., Nachdosierung 20-40 mg/6-12 Stunden, Maximaldosierung 2400 mg/Tag
  - Kontraindikationen: Magen-Darm-Ulzera, Asthma bronchiale, schwere Herzinsuffizienz

■ **Tab. 16.5** Beurteilung von Schmerzen bei Demenz (BESD)

Beobachtung/Kriterien	Punkte
Atmung	
Normal	
Gelegentlich angestrengt atmen, kurze Phasen von Hyperventilation	1
Lautstark angestrengt atmen, lange Hyperventilationsphasen, Cheyne-Stoke Atmung	2
Negative Lautäußerung	
Keine	0
Gelegentlich ächzen oder stöhnen, sich leise negativ oder missbilligend äußern	1
Wiederholt beunruhigt rufen, laut stöhnen oder ächzen, weinen	2
Gesichtsausdruck	
Lächelnd oder nichtssagend	0
Trauriger oder ängstlicher Gesichtsausdruck, sorgenvoller Blick	1
Grimassieren	2
Körpersprache	
Entspannt	0
Angespannte Körperhaltung, nervös hin und her gehen, nesteln	1
Körpersprache starr, geballte Fäuste, angezogene Knie, sich entziehen oder wegstoßen, schlagen	2
Trost	
Trösten nicht notwendig	0
Ablenken oder beruhigen durch Stimme bei o.g. Verhalten möglich	1
Trösten, ablenken oder beruhigen bei o.g. Verhalten nicht möglich	2
Punktwert 2–3: Erhöhte Aufmerksamkeit für eventuell vorhandene Schmerzen, im Zweifelsfall Einleitung einer Schmerztherapie Punktwert ≥4: Behandlungsbedürftige Schmerzen	

- **Metamizol (Novalgin®)**
  - 1 Amp. 2/5 ml = 1 g/2,5 g Ampulle
  - Indikationen: mittelstarke bis starke postoperative Schmerzen (in Kombination mit Piritramid), Schmerzen mit spastischem Charakter: Viszerale Schmerzen in der Abdominalchirurgie wie z. B. Gallen- und Nierenkoliken, Schmerzen nach Operationen am Urogenitaltrakt, Supplementierung einer PCA/Periduralanalgesie, ersatzweise für NSAID, wenn diese kontraindiziert sind, bei bestehender Sedierung und/oder hohem Alter, wenn Opioide sparsam oder überhaupt nicht eingesetzt werden sollten.
  - Dosierung: 1–2,5 g i.v. als Kurzinfusion (15 mg/kg KG, loading dose 30 mg/kg KG), Maximaldosis 4–5 g/d i.v.
  - Kontraindikationen: Allergie gegen Metamizol oder Pyrazolonderivate, Glukose-6-Phosphat-Dehydrogenase-Mangel, akute hepatische Porphyrie, Granulozytopenie
  - Besonderheiten: synergistischer Effekt mit Tramadol

- **Paracetamol (Perfalgan®, Ben-U-Ron®)**
  - PERFALGAN 1000 mg Infusionslösung, BEN-U-RON 500 mg/1000 mg Zäpfchen
  - Indikationen: schwache postoperative Schmerzen, stärkere postoperative Schmerzen (in Kombination mit Opioiden)
  - Dosierung: Loading dose: 500–1000 mg p.o./i.v./rektal (15 mg/kg KG), Erhaltungsdosis: 1 g, Maximaldosis: 4 g/d (60 mg/kg KG)
  - Kontraindikationen: Leberfunktionsstörungen, Glukose-6-Phosphat-Dehydrogenase-Mangel

! Die Wirkung wird durch die Gabe von Serotoninantagonisten (Dolasetron, Granisetron etc.) aufgehoben. Zusammenhang mit zunehmender Prävalenz von Asthma bronchiale vermutet!

Parecoxib (Dynastat®)

- 1 Amp. 40 mg Pulver +2 ml Lösungsmittel
- Indikationen: mittelstarke postoperative Schmerzen
- Dosierung: initial 40 mg i.v., Nachdosierung 20–40 mg/6–12 h, Maximaldosierung 80 mg/d
- Kontraindikation: Aktive Ulzera/GI-Blutung, schwere Leberfunktionsstörung, entzündliche Darmerkrankungen, KHK, Herzinsuffizienz NYHA II–IV, zerebrovaskuläre Erkrankungen, ACVB, letztes Trimenon in der Schwangerschaft, Stillperiode

Pethidin (Dolantin®)

- 1 Amp. 1 ml = 50 mg
- Indikationen: Leichte bis mittelstarke, kolikartige postoperative Schmerzen, postoperatives Shivering
- Dosierung: 25–50–100 mg (0,1–0,5 mg/kg KG) i.v. als Einzeldosis; Tageshöchstdosis 500 mg i.v.
- Kontraindikationen: Akute hepatische Porphyrie, Komedikation mit MAO-Hemmern, bestehende zentrale Atemdepression bzw. schwere COPD, Niereninsuffizienz

Piritramid (Dipidolor®)

- 1 Amp. 1/2 ml = 7,5/15 mg
- Indikationen: mittelstarke bis starke (bis stärkste) postoperative und andere akute Schmerzen
- Dosierung: 0,05–0,3 mg/kg KG (2–15 mg) i.v (titriert!)
- Kontraindikationen: Akute hepatische Porphyrie, Komedikation mit MAO-Hemmern, bestehende zentrale Atemdepression bzw. schwere COPD, Kinder <1 Jahr
- Besonderheiten: kaum sedierend!

Medikamente zur postoperativen Schmerztherapie bei Kindern

- **Diclofenac (Voltaren®)**
  - Suppositorium 25/50 mg
  - Indikationen: mittelstarke bis starke Schmerzen (in Kombination mit Piritramid)
  - Schmerzen mit entzündlicher Komponente, muskuloskeletale Schmerzen in der Unfallchirurgie/Orthopädie und Kieferchirurgie, Schmerzen nach HNO-Operationen
  - Dosierung: Einzeldosis 1–2 mg/kg KG p.o./rektal, Maximaldosis: 2–3 mg/kg KG/d
  - Kontraindikationen: Keine Anwendung bei Kindern <1 Jahr, Allergie gegen Diclofenac

- **Ibuprofen (Nurofen®)**
  - Nurofen® Saft 2 % 5 ml = 100 mg oder 4 % 5 ml = 200 mg, Nurofen® Junior Zäpfchen 60/125 mg
  - Dosierung: Nurofen®-Saft 2 % für Säuglinge 6–12 Monate (5–9 kg) 2,5 ml; Kleinkinder 1–3 Jahren (10–15 kg) 5 ml; Kleinkinder 4–6 Jahren (16–20 kg) 7,5 ml; Schulkinder 7–9 Jahren (21–29 kg) 10 ml
  - Besonderheiten: wahlweise Erdbeer- oder Orangengeschmack

- **Metamizol (Novalgin®)**
  - 1 Amp. 1/2,5 g = 1/5 ml
  - Indikationen: mittelstarke bis starke postoperative Schmerzen (in Kombination mit Piritramid), Schmerzen mit spastischem Charakter: Viszerale Schmerzen in der Abdominalchirurgie wie z. B. Gallen- und Nierenkolik, Schmerzen nach Operationen am Urogenitaltrakt.
  - Dosierung: Einzeldosis 10–15 mg/kg KG p.o./i.v., Maximaldosis 75 mg/kg KG/d

- Kontraindikationen: Allergie gegen Metamizol und Pyrazolonderivate, Glukose-6-Phosphat-Dehydrogenase-Mangel. Keine Anwendung bei Säuglinge <3 Monate oder <5 kg. Bei Säuglinge >3 und <12 Monate darf Metamizol nich i.v. verabreicht werden!

Morphin

- 1 Amp. 10 mg
- Indikationen: Mittelstarke bis starke (bis stärkste) postoperative und andere akute Schmerzen
- Dosierung: 0,05–0,1 mg/kg KG i.v. titriert (verdünnt in NaCl 0,9 %)

Nalbuphin (Nubain®)

- 1 Amp. 20 mg = 2 ml
- Indikationen: mittelstarke bis starke postoperative Schmerzen
- Dosierung: 0,1–0,25 mg/kg KG
- Cave: Partieller μ-Rezeptor-Antagonist!

Paracetamol (Perfalgan®, Ben-u-ron®)

- 1 Fl. Perfalgan 1000 mg, Suppositorium Ben-u-ron 75 mg/125 mg/250 mg/500 mg
- Indikationen: schwache postoperative Schmerzen, Kombination mit einem Opioidanalgetikum bei stärkeren Schmerzen (bei Kontraindikation andere Analgetika)
- Dosierung: Loading dose: 15 mg/kg KG rektal/i.v., bei NG 7,5 mg/kg KG. Maximaldosis Neugeborene, Säuglinge und Kleinkinder bis 10 kg 30 mg/kg/d, Kleinkinder 10–33 kg maximal 60 mg/kg/d jedoch nicht mehr als 2000 mg!
- Kontraindikationen: Keine Anwendung bei Kindern <3 Monaten bzw. <3 kg KG, Leberfunktionsstörungen, Glukose-6-Phosphat-Dehydrogenase-Mangel

- **Piritramid (Dipidolor®)**
- 1 Amp. 7,5/15 mg = 1/2 ml
- Indikationen: mittelstarke bis starke (bis stärkste) postoperative und andere akute Schmerzen
- Dosierung: 0,03–0,1 mg/kg KG i.v. (titriert! Zur besseren Titrationsmöglichkeit mit NaCl 0,9 % verdünnen)
- Kontraindikationen: Akute hepatische Porphyrie, Komedikation mit MAO-Hemmern, bestehende zentrale Atemdepression bzw. schwere COPD. Keine Anwendung bei Kindern <1 Jahr

Sondertherapieformen

- Die Kombination von Piritramid (Dipidolor®) und Midazolam (Dormicum®) (in Verhältnis 1:1) ist ein bewährtes Verfahren zur Schmerztherapie bei Kindern. Hierbei werden Boli von jeweils 0,5–1,0 mg (gewichtsadaptiert) verwendet.
- Tramadol und Diclofenac können kombiniert in einer Dosierung von 50 mg Tramadol und 75 mg Diclofenac zur Therapie postoperativer Schmerzen in der Orthopädie/Unfallchirurgie bzw. bei Patienten mit muskuloskelettalen Schmerzen gegeben werden.
- Kombination Tramadol + Paracetamol (z. B. Zaldiar®):
  - 37,5 mg Tramadol plus 650 mg Paracetamol
  - Dosierung: 2 Tabl./d, Dosisintervall mindestens 6 h; Tageshöchstdosis 8 Tabletten

16.3.3 Opioid-Äquivalenzdosen

In Tab. 16.6 sind die Äquivalenzdosen häufig verwendeter Opioide aufgeführt.

16.3.4 Patientenkontrollierte Analgesie (PCA)

Allgemeines

Voraussetzungen für die Anwendung von PCA:

- Der Patient muss körperlich und psychisch in der Lage sein, das Pinzip der PCA zu verstehen und für sich umzusetzen.
- ASA 1–3
- Untere Altersgrenze 7 Jahre, abhängig von kognitiven Fähigkeiten (Gameboy-Alter!)
- Algorithmen als Handlungsanweisung bei Komplikationen
- Medikamente und Hilfsmittel zur Behandlung der Atemdepression (Sauerstoff, Maske, Ambu-Beutel, Naloxon) müssen auf Station vorhanden sein
- In der Initialphase besondere Überwachung (AWR, Wachstation, Pulsoxymetrie)
- Überwachung auf Station innerhalb der vorgegebenen Zeitintervalle mit besonderem Augenmerk auf Atemfrequenz und Sedierungsgrad
- Regelmäßige Visite durch den postoperativen Schmerzdienst
- Qualitätssicherung: Dokumentation der Effektivität (Schmerzscore), der Nebenwirkungen (Vigilanzscore),der Kreislaufparameter, der Sauerstoffsättigung und Atemfrequenz
- Begleitmedikationen zur Bedarfssenkung (z. B. Metamizol bei abdominellen Eingriffen)

Indikationen

- Postoperative Schmerztherapie nach Operationen, bei welchen mit einem hohen Analgetikaverbrauch zu rechnen ist (sofern die Anlage eines Periduralkatheters nicht indiziert sein sollte oder nicht möglich ist):

Tab. 16.6 Opioid-Äquivalenzdosen

Analgetika						
Dihydrocodein mg p.o.			120	240		360
Tramadol mg p.o	50	100	150	300	450	600
Tilidin/Naloxon mg p.o. (Valoron®)	50	100	150	300	450	600
Dihydrocodein mg p.o.	40	80	120	240	360	
Tramadol mg i.m./i.v.	30	60	100	200	300	400
Tapentadol mg p.o. (Palexia®)			75	150	225	300
Pethidin mg i.v. (Dolantin®)			75	150	225	300
Morphin p.o.	10	20	30	60	90	120
Oxycodon mg p.o. (Targin®)			15	30	45	60
Piritramid mg i.v. (Dipidolor®)			15	30	45	60
Fentanyl µg/h (Durogesic®)			12,5	25	37,5	50
Buprenorphin TTS µg/h (Norspan®)	5	10	~20			
Buprenorphin TTS µg/h (Transtec®)				~35		52,5
Morphin s.c./i.m./i.v.			10	20	30	40
Methadon mg p.o.*			7,5			
Hydromorphon mg p.o. (Palladon®)			4	8	12	16
Oxycodon mg i.m./i.v.(Oxygesic®)			7,5	15	22,5	30
Buprenorphin mg s.l.			0,4	0,8	1,2	1,6
Buprenorphin (Temgesic®) mg s.c./i.m./i.v.			0,3	0,6	0,9	1,2
Morphin mg epidural			1	2	3	4
Morphin mg intrathekal			0,1	0,2	0,3	0,4
Fentanyl µg epidural			50	100	150	200
Fentanyl µg intrathekal			10	20	30	40
Sufentanil µg epidural			10	20	30	40
Sufentanil µg intrathekal			2	4	6	8

Alle Dosisangaben in mg, wenn nicht anders angegeben!
Äquivalenz-Dosis bei Wechsel des Applikationsweges: Morphin p.o. > s.c./i.v. 2–3:1, s.c./i.v. > epidural 4–6:1, epidural > intrathekal 10:1
Berechnung der Bedarfsmedikation: Für Schmerzspitzen ca. 1/6 der Tagesgesamtdosis anordnen!
Für die intrathekale Gabe von Morphin wird zum Therapiebeginn eine Tagesdosis von 0,1–0,5 mg, bei Fentanyl 25–75 µg/d und bei Sufentanil 10–20 µg/d empfohlen.

								Potenz (im Vegleich zu Morphin 1 mg p.o.)	Faktor
								0,2	
								0,2	
								0,2	
								0,25	
	500							0,3	
	375	450	400	400	500				
	375	450						0,4	
	150	180	210	240	300	600	900	1	0,33
	75	90	105	120	150			2	0,5
								2	0,66
	62,5	75	87,5	100	125	250	375	2,4	0,8
		~70	~85	~105	~120	~260	–	~2,4	
	50	60	70	80	100	200	300	3	1
								4	1,33
	20	24	28	32	40	80	120	7,5	2,5
	37,5	45	52,5		60	120	180		
	2,0	2,4	2,8	3,2	4,0	8,0	12,0	75	25
	1,5	1,8	2,1	2,4	3	–	–	100	33,3
	5	6	7	8	10	20	30		10
	0,5	0,6	0,7	0,8	1	2	3		100
	50								
	10								

* langsam titrieren, Äquivalenzdosisberechnung unsicher!

Hinweis: Die Angaben der Tabelle sind Richtwerte. Bei der Änderung der Applikationsroute und/oder des Medikamentes können erhebliche inter- und intraindividuelle Schwankungen bestehen. Insbesondere für die epidurale und intrathekale Gabe von Opioide gibt es keine ausreichende Daten zur Äquivalenzdosen.

Nephrektomie, radikale Prostatektomie (endoskopisch extraperitoneal), Thorakotomie etc.
- Wiederholte schmerzhafte Interventionen (z. B. schmerzhafte Verbandswechsel etc.)
- Ermittlung des Opiatbedarfs in der Therapie chronischer Schmerzen

Kontraindikationen

- Unkooperativität und/oder Unfähigkeit des Patienten, die Wirkweise der PCA zu verstehen
- Sucht und Abhängigkeit in der Anamnese
- Ausgeprägte Hypovolämie
- Respiratorische Insuffizienz
- Erhöhte Gefahr einer Atemdepression unter Opiattherapie: Adipositas permagna, Schlafapnoesyndrom

Komplikationen

- Falsche Indikationsstellung, bzw. Übersehen von Kontraindikationen
- Überdosierung durch sekundäre Hypovolämie (Umverteilung des Blutes zugunsten der zerebralen Perfusion bei gleichzeitig reduzierter hepatischer Perfusion kann zu verstärkter Opioidwirkung führen)
- Falsche Programmierung der PCA-Pumpe (◘ Tab. 16.7)
- Unkorrekt durchgeführter Spritzenwechsel mit versehentlicher Bolusapplikation
- Gerätedefekt

Sonstiges

- Vorsicht bei:
  - Kachektischen Patienten
  - Niereninsuffizienten Patienten
  - Geriatrischen Patienten
  - Volumenmangel und/oder niedrigem Hb-Wert

Tab. 16.7 Programmierung der PCA-Pumpe (Erwachsene ab 60 kg KG)

Substanz	Füllung	Konzentration	Evtl. Initialdosis	Bolus	Bolusrate (falls vorhanden)	Sperrzeit	4-h-Max*	Basalrate
Piritramid (Dipidolor®)	3 Amp. = 45 mg/6 ml + 39 ml NaCl 0,9 % = 45 ml	1 mg/ml	3–5 mg	1,5–2 mg (–3 mg)	400 mg/h	5–10 min	30 mg	Keine
Remifentanil (Ultiva®)	1 mg auf 50 ml NaCl 0,9 %	20 µg/ml	20–40 µg	20–30 µg**		3–5 min	2 mg	Keine
Morphin	5 Amp. = 50 mg/5 ml + 45 ml NaCl 0,9 % = 50 ml	1 mg/ml	4 mg	2 mg		8 min	20 mg	Keine***
Tramadol	10 Amp. = 1000 mg/20 ml + 30 ml NaCl 0,9 % = 50 ml	20 mg/ml		20 mg		10 min		Keine

* Höchstdosis in der Regel 4 Bolusgaben/Stunde bzw. 10 Boli/4 h außer bei Remifentanil.
** zur Verhinderung von extremen Bradykardien/Thoraxrigidität muss die Bolusrate möglichst niedrig gewählt werden (ca. 0,25 µg/kg). Keine zusätzliche Analgetika.
*** Bei Patienten mit chronischen Schmerzen ist die Einstellung einer Basalrate häufig erforderlich.

- Hinweise:
  - Kurze Einweisung des Patienten in wachem Zustand im AWR
  - Am gleichen intravenösen Zugang, an dem die PCA-Pumpe angeschlossen wird, muss immer eine Begleitinfusion (z. B. Jonosteril®) mit Rückschlagventil mitlaufen
  - Vor Anschluss Programmierung überprüfen: Es darf keine Basalrate eingestellt sein!
  - Bei unzureichender Analgesie zuerst PCA-Dosis erhöhen, dann Sperrintervall verkürzen. Bei Sedierung oder Übelkeit PCA-Dosis verkleinern, dann Sperrintervall verlängern.
- Zusatzmedikation zur PCA: Metamizol (Novalgin®), Butylscopolamin (Buscopan), Diclofenac (Voltaren), Ibuprofen
- Beendigung der PCA: Voraussetzung: niedriger Analgetikabedarf (z. B. <20 mg Piritramid/d), festes Analgetikaregime für die Zeit danach

Patientenkontrollierte Analgesie bei Kindern

- Allgemeines
  - Ab Schulalter
  - Bei kleineren Kindern auch durch Mutter bzw. Pflegepersonal zu bedienen
- Indikationen
  - Mittelschwer bis schwere postoperative Schmerzen
  - Kinder mit Verbrennungen und malignen Erkrankungen
- Programmierung: Tab. 16.8

Tab. 16.8 Programmierung der PCA-Pumpe bei Kindern

Substanz	Füllung	Konzentration	Evtl. Initialdosis	Bolus	Bolusrate (falls vorhanden)	Sperrzeit	4-h-Max*	Basalrate
Piritramid (Dipidolor®)	1 Amp. = 15 mg/2 ml + 28 ml NaCl 0,9 % = 30 ml	0,5 mg/ml	0,05–0,1 mg	20–30 µg/kg	400 mg/h	5–15 min	0,4 mg/kg ≈ 10 Boli	Keine
Morphin	2 Amp. = 20 mg/2 ml + 38 ml NaCl 0,9 % = 40 ml	0,5 mg/ml	30 µg/kg	20 µg/kg	-	5–15 min	0,25 mg/kg	5–10 µg/kg/h*

* Nur bei entsprechender Indikation!

16.3.5 Schmerztherapie mittels kontinuierlicher peripherer Nervenblockade

Prämedikation und Vorbereitung: Voraussetzung für die Anlage von Kathetern zur Schmerztherapie ist ein kooperativer Patient. Daher wird von der Verwendung von Katheterregionalanästhesieverfahren im Kindesalter (bis 16. Lebensjahr), bei psychiatrischen Patienten und bei Patienten mit Demenz abgeraten. Weiterhin sollte auf die Anlage eines Katheters bei Patienten, die ihre Körperhygiene stark vernachlässigen (z. B. Alkoholiker, Drogensüchtige etc.) nur nach sorgfältiger Risiko-Nutzen-Analyse erfolgen. In ◘ Tab. 16.9 sind die Indikation, Kontraindikation und Beispiele zur Dosierung von Lokalanästhetika bei einigen peripheren Kathetern zur Schmerztherapie zusammengefasst.

16.3.6 Schmerztherapie mittels Periduralkatheter

Patientenkontrollierte Epiduralanalgesie (PCEA)

- **Thorakale Periduralanästhesie**
  - Große Eingriffe im Oberbauch (Gastrektomie, Ösophaguseingriffe), Unterbauch (Rektumresektion, -exstirpation), Thoraxeingriffe
  - Medikamente
  - Ropivacain (Naropin®) 0,1–0,2 % bzw. Bupivacain (Carbostesin®) 0,125–0,25 %. Zusatz von Sufentanil 0,25–0,5(–1) µg/ ml möglich (Gefahr von Atemdepression beachten! Monitoring erforderlich)

Dosierung

- Bolus: 4–6 ml, Sperrintervall 20–30 min, kontinuierliche Rate 3–4(–6) ml/h
- Alternative: Bolus 2 ml, Sperrintervall 20 min, kontinuierliche Rate 5 ml/h

Sonstiges

Nebenwirkungen einer patientenkontrollierte Epiduralanalgesie:

- Motorische Blockaden: Häufiger bei lumbaler Epiduralanalgesie, seltener bei niedriger kontinuierlicher Rate, geringer Konzentration der LA. Daher möglichst niedrige kontinuierliche Laufrate und höhere Boli bevorzugen.
- Bei plötzlichem Auftreten bzw. anhaltender motorischer Schwäche trotz Reduzierung der LA-Dosis bzw. Beendigung der Therapie, Diagnostik zum Ausschluss neurologischer Komplikationen! Zur Beurteilung der motorischen Blockade wird die Bromage-Score verwendet (Tab. 16.10).
- Miktionsstörungen: Inzidenz 10–30 %, bei throrakalem PDK seltener (nur oipoidbedingte Miktionshemmung). Therapie: stellt selten ein Problem dar, da die meisten Patienten einen Blasenkatheter tragen, ggf. Reduktion der kontinuierlichen Infusionsrate bzw. LA-Konzentration, Verzicht auf Opioidzusatz (bei throakalem PDK) oder Einmalkatheterisierung.
- Pruritus: Inzidenz 4–16 % (ca. 1/3 höher als bei systemischer Gabe). Die effektivste Therapie ist das Verzicht auf Sufentazusatz. Auch Naloxon-Gabe bis 2 µg/kg/h i.v. zur Akutbehandlung möglich. Cave: Aufhebung der Analgesie! Antihistaminika sind unwirksam.
- Übelkeit und Erbrechen: Häufig hypotoniebedingt.

Tab. 16.9 Periphere Nervenblockaden zur Schmerztherapie

	Indikation	Kontraindikation	Dosierung
Interskalenärer Plexuskatheter	Analgesie im Schulter- und proximaler Oberarmbereich, Mobilisation des Schultergelenkes (z. B. frozen shoulder), größere Weichteilverletzungen an der Schulter oder am Oberarm, Amputationen im Oberarmbereich, Schulter-Totalendoprothese	Unkooperativer Patient, kontralaterale Phrenikusparese, kontralaterale Rekurrensparese, COPD (relativ), Infektion im Punktionsgebiet	Initial: 30 ml Prilocain(Xylonest®) 1 % Kontinuierlich: Ropivacain (Naropin®) 0,2 % 4–10 ml/h
Axilläre Plexuskatheter	Postoperative Schmerztherapie nach Operationen im Bereich des Armes (distaler Oberarm, Unterarm, Hand), Schmerztherapie bei Amputation am Unterarm oder an der Hand, Sympathikolyse nach akzidenteller intraarterieller Injektion, wiederholte Wundversorgungen nach Verbrennungen	Unkooperativer Patient, Infektion im Punktionsgebiet	Initial: 30 ml Prilocain (Xylonest®) 1 % Kontinuierlich: Ropivacain (Naropin®) 0,2 %4–10 ml/h

Femoralis-katheter	Postoperative Analgesie bei Knie-Totalendoprothese (allein oder in Kombination mit einer proximalen Ischiadikusblockade) postoperative Schmerztherapie (in Kombination mit einer proximalen Ischiadikusblockade) für alle Eingriffe am Bein, vordere Kreuzbandplastik, Mobilisierung im Kniegelenk bei Beugedefizit	Unkooperativer Patient, Z. n. femoropoplitealem Bypass, Lymphome in der Leiste, Infektion im Punktionsgebiet	Initial: 30 ml Prilocain (Xylonest®) 1 % und 10 ml Bupivacain (Carbostesin®) 0,5 % Kontinuierlich: Ropivacain (Naropin®) 0,2 %6–12 ml/h
Ischiadikus-katheter, proximal	Postoperative Schmerztherapie (in Kombination mit einer Femoralisblockade) für alle Eingriffe am Bein. Schmerztherapie bei Amputationen im Fuß- und Unterschenkelbereich	Unkooperativer Patient, Infektion im Punktionsgebiet	Initial: 10 ml Prilocain (Xylonest®)1 % Kontinuierlich: Ropivacain (Naropin®) 0,2 %4–8 ml/h, evtl. Bolusgaben von 10 ml Ropivacain (Naropin®) 0,2 % alle 12 h
Ischiadikus-katheter, distal	Schmerztherapie nach Amputationen im Fußbereich, postoperative Schmerztherapie bei Operationen am Fuß/Sprunggelenk	Unkooperativer Patient, Infektion im Punktionsgebiet	Initial: 30 ml Prilocain (Xylonest®)1 % Kontinuierlich: Ropivacain (Naropin®) 0,2 %4–10 ml/h

Tab. 16.10 Bromage-Score

0	Keine motorische Blockade
1	Beine können gestreckt nicht angehoben werden
2	Knie können nicht gebeugt werden
3	Füße können nicht bewegt werden

- Kardiovaskuläre Nebenwirkungen: Am häufigsten arterielle Hypotonie. Therapie durch Dosisanpassung, Volumenzufuhr, ggf. Vasopressoren.
- Atemdepression: Am ehesten durch Überdosierung, daher Pausierung der kontinuierlichen Gabe und Wiederbeginn mit angepasster Dosierung nach Verschwinden der Symptomatik.

16.3.7 Intraartikuläre Analgesie

Allgemeines

- Intraartikuläre Analgesie stellt keine routinemäßige Therapieform dar. Dennoch besteht eine hinreichende Evidenz für die analgetische Effektivität der intraartikulären Lokalanästhetikaapplikation.
- Knie- und Schultergelenk gelten als optimale Applikationsorte.

Medikamente

- Lokalanästhetika, meist Bupivacain (Carbostesin®) 0,25 % aufgrund seiner langen Halbwertzeit. Zur kontinuierlichen Gabe eignet sich aber auch Ropivacain (Naropin®).
- Zusätzliche Gabe von Opioide (z. B. Morphin) möglich

- **Verfahren**
- Beispiel: Knie-Totalendoprothese/Knie-Arthroskopie 25 ml Bupivacain (Carbostesin®) 0,25 % + 5 mg Morphin + ad 25 ml NCl 0,9 % (nach Marchal et al. 2003)

16.3.8 Intrapleurale Analgesie

- **Allgemeines**
- Indikationen: Schmerztherapie nach Thorakotomien
- Einfaches Verfahren
- Wirksamkeit nicht immer gesichert
- Pneumothoraxgefahr bei Diskonnektion (0,5–2 %)

- **Medikamente**
- Lokalanästhetika, meist Bupivacain (Carbostesin®) 0,25–0,5 % aufgrund seiner langen Halbwertzeit)
- Zur kontinuierlichen Gabe eignet sich aber auch Ropivacain (Naropin®).

- **Verfahren**
- Intraoperative Anlage durch Chirurgen (Punktion des Pleuraraumes durch Tuohy-Nadel und Anlage eines Periduralkatheters als intrapleurale Katheter)
- Bei intraoperativer Anlage einer Thoraxdrainage kann das Lokalanästhetikum auch direkt über die kurzzeitig abgeklemmte Drainageschlauch injiziert werden (postoperative Gabe wird nicht empfohlen)

16.3.9 Andere Analgesieformen

- Magnesiumgabe zur Analgesie nach Thorakotomien: 0,16 mmol/kg über 10 min bei Narkoseeinleitung, weiter mit 0,04 mmol/kg über 24 h. Magnesium 50 % 10 ml Amp. = 5 g = 20 mmol. Zur langsamen i.v.-Injektion 20%-ige, zur Dauerinfusion 2%-ige Lösung herstellen.
- Postoperative Schmerztherapie mittels Lidocain bei abdominalchirurgischen Eingriffen (unter kontinuierliches Monitoring):
  - 50 ml Xylocain 2 % (10 Amp. à 5 ml) = 1000 mg, 1 ml = 20 mg
  - Bolus präoperativ: 1,5 mg/kg
  - Dosis intraoperativ: 2,0 mg/kg/h
  - Dosis postoperativ: 1,3 mg/kg/h

Wichtiges für die Praxis von A-Z

H. Taghizadeh

H. Taghizadeh, *Pocket Guide Anästhesie*,
DOI 10.1007/978-3-662-52754-2_17,

17.1 Allgemeine Hinweise für Patienten bei Anästhesie zu ambulanten Eingriffen

Sehr geehrte Patientinnen und Patienten,
Ihnen steht einer ambulanten Operation bevor, bei der Sie die Nacht vor und nach dem Eingriff zuhause verbringen werden.
Wir bitten Sie folgende Hinweise über Verhaltensregeln vor und nach dem Eingriff zu Ihrer eigenen Sicherheit unbedingt zu beachten:

Wir bitten Sie
- 6 Stunden vor dem Eingriff nichts mehr zu essen,
- bis zu 2 Stunden vor dem Eingriff nur geringe Mengen Flüssigkeit (Wasser ohne Kohlensäure, Tee, Kaffee ohne Milch) zu sich zu nehmen,
- Nagellack, Piercing und sonstigen Körperschmuck zu entfernen,

- am OP-Tag Ihre Medikamente nur in Absprache mit Anästhesisten einzunehmen, nicht zu rauchen, kein Alkohol zu trinken und keine Make-up zu tragen.

Sie dürfen nach dem Eingriff ca. 24 Stunden lang
- nicht aktiv an Straßenverkehr teilnehmen (Auto-/Motorrad/Fahrrad fahren),
- keine Tätigkeiten die eine erhöhte Aufmerksamkeit/Konzentration erfordern ausüben,
- keine Verträge unterzeichnen,
- keinen Alkohol trinken.

Nach der Operation werden Sie im Aufwachraum betreut/überwacht, bis Ihr Zustand so stabil ist, dass Sie nach Hause entlassen werden können. Eine Entlassung ist nur möglich, wenn Sie von einem Betreuungsperson nach Hause begleitet werden. Vor Entlassung werden Sie noch einmal von einem Anästhesisten visitiert. Teilen Sie ihm eventuelle Besonderheiten (Übelkeit, Schmerzen, Probleme beim Wasserlassen) mit und stellen Sie Fragen wenn Unklarheiten bestehen.
Wenn Sie zuhause sind, bitten wir Sie, uns bei eventuell auftretenden Komplikationen, wie z. B. starke Schmerzen, wiederholtes Erbrechen, Harnverhalt, Fieber, Nachblutung o. ä. unter der Telefonnummer .... anzurufen bzw. in bedrohlichen Situationen (Kreislaufkollaps, Atemnot etc.) die Notrufnummer 112 zu wählen.

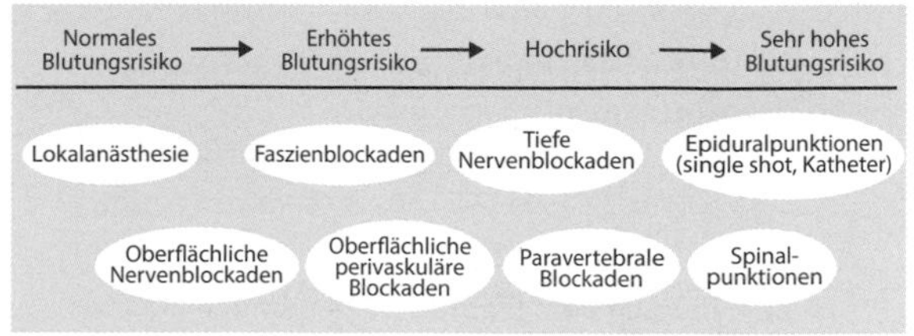

Abb. 17.1 Blutungsrisiko von Lokal- und Regionalanästhesieverfahren

17.2 Antikoagulation und Regionalanästhesie

Das Risiko eines spinalen Hämatoms beträgt ca. 1:18.000 nach epiduralen Punktionen und 1:156.000 nach spinalen Punktionen. Das Blutungsrisiko ist in der Geburtshilfe (1:200.000) geringer als in der Orthopädie (1:3600).

Risikofaktoren für ein spinales Hämatom sind: Blutige Aspiration, traumatische Punktion, anatomische Veränderungen (z. B. Spina bifida, Morbus Bechterew) und gerinnungshemmende Medikation.

Die Nervenblockaden im Rahmen der Regionalanästhesie werden je nach Blutungsrisiko in

- Blockaden mit normalen Blutungsrisiko,
- Blockaden mit erhöhtem Blutungsrisiko,
- Blockaden mit hohem Blutungsrisiko und
- Blockaden mit sehr hohem Blutungsrisiko

unterteilt (Abb. 17.1).

Nervenblockaden im Rahmen der Regionalanästhesie

- Oberflächliche Nervenblockaden: Medianus-, Ulnaris- und Radialisblockade im Bereich des Unterarmes, Peroneusblockade, Saphenusblockade, Plexus-cervicalis-superficialis-Blockade
- Faszienblockaden: Transversus-abdominis-plane-Blockade, Ilioinguinalis- und Iliohypogastrikus-Blockade
- Oberflächliche perivaskuläre Blockaden: Femoralisblockade, distale Ischiadikusblockade, Interkostalblockaden, interskalenäre Plexusblockade, vertikale ìnfraklavìkuläre Blockade, Plexus-axillaris-Blockade (axillär, supra- und infraklavikulär)
- Tiefe Blockaden: Proximale Ischiadikusblockade, Obturatoriusblockade, Ganglion-stellatum Blockade
- Paravertebrale Blockaden: Plexus-cervicalis-profundus-Blockade, Plexus-lumbosacralis-Blockade

17.3 Antikoagulation während HLM bei Patienten mit HIT II

17.3.1 Antikoagulation mit Bivalirudin, Argatroban oder Danaproid

- Indikationen: Akute HIT II (Patienten mit positiven oder unbekanntem, aber wahrscheinlich positivem Antikörperstatus)
- ▫ Tab. 17.1

Tab. 17.1 Antikoagulation während HLM bei HIT-II-Patienten

	Bivalirudin	Argatroban	Danaproid
Dosierung während HLM	Bolus: 0,75 mg/kg, kontinuierlich: 1,75 mg/kg bis 15 min vor HLM-Ende (ggf. Boli von 0,1–0,5 mg/kg erforderlich)	Bolus: 0,1 mg/kg vor Anschluss an HLM, kontinuierlich: 2–10 µg/kg/min Alternativ: kein Bolus, sondern kontinuierliche Gabe von 2 µg/kg/min, bis Zielwert erreicht ist (erfordert evtl. intermittierende Bolusgaben)	Bolus: 125 IE/kg, 3 IE/ml in Priming-Flüssigkeit der HLM Kontinuierlich: 7 IE/kg/h bis 45 min vor geplantem HLM-Ende (Bolusgaben von 1250 IE)
Monitoring/Zielwert	ACT >300 sec	AT >400 sec	Anti-Xa 1,5 IE/ml
Besonderheiten/ Nebenwirkungen	HWZ 25–30 min, kein Antidot. Reduzierte enzymatische Proteolyse bei Hypothermie	Hypotension nach Bolusgabe	HWZ-Verlängerung bei Niereninsuffizienz

Nach von Heymann et al. (2009) Heparin-induzierte Thrombozytopenie Typ II und Antikoagulation während extrakorporaler Zirkulation in der Herzchirurgie. Vascular Care 16

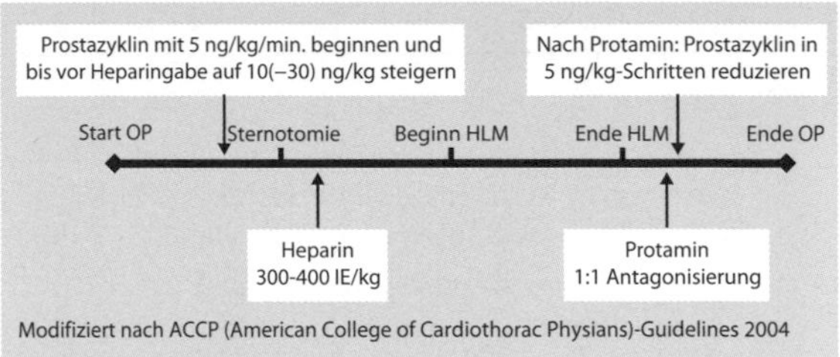

Abb. 17.2 Alternative Antikoagulation mit Iloprost während HLM bei HIT-II-Patienten

17.3.2 Antikoagulation mit Prostazyklin-Analogon Iloprost (Ilomedin®)

- Indikationen: Subakute HIT II (keine zirkulierende Antikörper)
- Abb. 17.2 gibt Empfehlungen zur Dosierung von Iloprost bei Patienten mit HIT II bei kardiochirurgischen Eingriffen.

Bei Patienten mit HIT-Antikörper empfiehlt sich, sofern vertretbar, der Eingriff zu verschieben, bis keine Antikörper mehr nachweisbar sind (ca. 40–100 Tage). Bei Patienten mit akuter (Thrombozytopenie und HIT-Ak nachweisbar) und subakuter HIT (keine Thrombozytopenie aber positiver Ak-Nachweis) und Notwendigkeit eines notfallmäßigen Eingriffes empfehlen die neuesten ACCP-Guidelines der Einsatz von Bivalirudin.

Schließlich ist bei Patienten mit einer HIT-Anamnese ohne nachweisbare Antikörper einer erneuten »intraoperativen« Heparinexposition vertretbar.

Bei allen o. g. Patienten ist eine alternative Antikoagulation prä- und postoperativ zu verwenden (z. B. Argatroban).

17.4 Awareness

▪ Allgemeines

- Das allgemeine Risiko einer Awareness wird in der Literatur mit ca. 0,2 % angegeben, ist aber neuerer Studien zufolge vermutlich deutlich geringer (1:19.000). Unter Awareness werden alle Wachheitszustände während der Anästhesie, mit oder ohne explizite Erinnerungen, subsumiert.
- Risikofaktoren:
  - Anamnestische Risikofaktoren: Drogen-/Medikamentenabhängigkeit, Awarenessepisoden in der Anamnese, schwierige Intubation, chronische Schmerztherapie (Opiate), ASA IV–V, eingeschränkte Hämodynamik
  - Eingriffsabhängige Risikofaktoren: kardiochirurgische Eingriffe, Sectio caesarea, unfallchirurgische Notfalleingriffe, Reduktion von Anästhetika bei vorhandener Relaxation, Nachrelaxation
- Risikoeinteilung: ◘ Tab. 17.2

▪ Prophylaxe/Management

- Verwendung von Benzodiazepinen zur Einleitung
- Bei balancierten Anästhesieverfahren MAC nicht unter 0,8
- Bei TIVA mehrfache intraoperative Kontrollen des intravenösen Zuganges
- Vermeidung von Relaxation (sofern möglich) bzw. relaxometrische Überwachung
- Monitoring von Narkosetiefe (EEG, BIS)
- Postoperative psychologische Betreuung

Tab. 17.2 Risikofaktoren einer Awareness

Faktor/Eingriff	Awarenessrisiko		
	Risikoerhöhung	Unbewusste (implizite) Erinnerung	Bewusste (explizite) Erinnerung
Awareness in der Anamnese			
Schwierige Atemwege			
ASA-IV/V-Patienten	2,41		
Muskelrelaxanzien	1,8	0,18 %	
Alkohol-/Drogenabhängigkeit			
Bronchoskopie, starre		1–7 %	
Chronische Schmerzpatienten			
Herzchirurgie		0,3–4 %	1,1–1,5 %
Kinder	6	1–2 %	
Mikrolaryngoskopie		1–7 %	
Sectio		0,4–4 %	
Trauma-/Notfallpatienten		11–43 %	

17.5 Bridging

Es besteht nicht genügend wissenschaftlicher Evidenz für ein routinemäßiges »Bridging« aller Patienten, die eine Antikoagulanzien-Therapie erhalten. Um Gefahren für die Patienten gering zu halten, wird von Bridging bei Patienten mit niedrigem/mittlerem Risiko einer Thromboembolie abgeraten. Hierzu gehören Patienten mit einfachen Zahnextraktionen, bei Kataraktchirurgie und endoskopischen Eingriffen und Patienten mit mechanischen Zweitflügel-Aortenklappen ohne weitere Risikofaktoren.

Risikostratifizierung

- Prüfen des Thromboembolie(TE)-Risikos
  - Niedriges Risiko = Heparin in prophylaktischer Dosierung
  - Hohes Risiko = Heparin in therapeutischer Dosierung
- Niedriges Thromboembolie-Risiko:
  - Aortenklappenersatz Typ Zweiflügel-Klappe ohne Vorhofflimmern und ohne Insultrisiko (Dekomp. Herzinsuffizienz, arterielle Hypertonie, DM, Alter >75 Jahre)
  - Lungenembolie (einmaliges Ereignis) vor mehr als 12 Monaten ohne weitere Risiken für Thromboembolie
  - Thrombose (einmaliges Ereignis) vor mehr als 12 Monaten ohne weitere Risiken für Thromboembolie
  - Vorhofflimmern mit $CHADS_2$-Score 0–2 Punkte ohne TIA-/Insult-Anamnese
- Hohes Thromboembolie-Risiko:
  - Aortenklappenersatz Typ Kippscheiben- oder Kugelventil-Klappe
  - Lungenembolie innerhalb der letzten 3 Monate
  - Mitralklappenersatz aller Typen

  - Rheumatische Herzklappenerkrankung mit Vorhofflimmern
  - Thrombophilie: Protein-C- oder -S-Mangel, Antithrombinmangel, Antiphospholipid-Syndrom
  - Thrombose innerhalb der letzten 3 Monate
  - TIA oder Hirninsult innerhalb der letzten 3 Monate bei VHF
  - TIA oder Hirninsult innerhalb der letzten 6 Monate bei Herzklappenersatz
  - Vorhofflimmern mit CHADS$_2$-Score 5–6 Punkte

Einschätzung des OP-bedingten Blutungsrisikos

- Niedriges postoperatives Blutungsrisiko: Laparoskopische Cholezystektomie, Darmresektion, Herniotomie, abdominelle Hysterektomie, Arthroskopie, Schrittmacher-Implantation
- Hohes postoperatives Blutungsrisiko: Intrakranielle OP, TUR-Prostata, Leber-/Nieren-Biopsie, Bauchaorten-OP, Herzchirurgie, OP mit Risiko okkulter Blutung etc.

Entscheidung über Heparin-Dosierung

- TE-Risiko niedrig, Blutungsrisiko niedrig > Heparin in prophylaktischer Dosierung
- TE-Risiko niedrig, Blutungsrisiko hoch > Heparin in prophylaktischer Dosierung
- TE-Risiko hoch, Blutungsrisiko niedrig > Heparin in therapeutischer Dosierung
- TE-Risiko hoch, Blutungsrisiko hoch > Hämostaseologisches Konsil!

Durchführung

- Bridging mit Heparin in therapeutischer Dosierung: ◘ Tab. 17.3
- Bridging bei Hochrisikopatienten unter dualer Plättchenaggregationshemmer: ◘ Tab. 17.4

Tab. 17.3 Bridging mit Heparin in therapeutischer Dosierung

Zeit		Maßnahme
Präoperativ	8 Tage vorher	Phenprocoumon absetzen
	5 Tage vorher	Coumadin absetzen
	Unterschreitung des INR-Zielbereiches (2,0–3,0)	Therapie mit NMH oder UFH beginnen
	24 h vorher	Therapie mit NMH absetzen. Bei Einmalgabe kann die letzte Dosierung halbiert werden
	4–6 h vorher	Therapie mit UFH absetzen
		Bei dringlicher Indikation Beschleunigung des Bridgings mit Vitamin K (1–2) (maximal 5) mg. Nicht höher dosieren, da sonst postoperative Resistenz gegenüber Vitamin-K-Antagonisten postoperativ
OP-Tag		Operation bei INR <1,5 (1,5–1,8 bei kleineren Eingriffen)
	Bei Bedarf	Sofortiges Aufheben der Wirkung des Vitamin-K-Antagonisten mit PPSB
Postoperativ	12–24 h nach OP	Therapie mit NMH in prophylaktischer Dosierung fortführen
	Frühestens 24 h nach OP	Therapie mit oraler Antikoagulation wieder beginnen (je nach Blutungsrisiko)
	48–72 h nach OP	Therapie mit NMH in therapeutischer Dosierung bei großen Operationen/hohem Blutungsrisiko wieder beginnen
	INR im Zielbereich (2,0–3,0)	Therapie mit NMH beenden

Nach ACCP Leitlinien 2012, modifiziert nach Claus Steuernagel, Essen (card-haemostase.info)

Tab. 17.4 Bridging bei Hochrisikopatienten unter dualer Plättchenaggregationshemmer

Zeit		Maßnahmen
Präoperativ	3–7 Tage vorher	Clopidogrel absetzen, ASS weitergeben
	3–5 Tage vorher	Intravenöse Therapie mit kurzwirksamen GpIIb/IIIa-Antagonisten über Perfusor (Tirofiban 0,1 µg/kg/min i.v. oder Eptifibatid 0,2 µg/kg/min i.v.) Thromboseprophylaxe mit niedermolekularem Heparin s.c. oder Heparin i.v. ASS weiter geben
OP-Tag	Präoperativ	Tirofiban 6 h präoperativ pausieren, Eptifibatid 4 h präoperativ pausieren 12 h präoperativ letztes niedermolekulares Heparin oder Heparin i.v.
	Postoperativ	Wiederaufnahme der i.v. Therapie mit kurzwirksamen GpIIb/IIIa-Inhibitoren nach 4–6 h möglich 6 h präoperativ niedermolekulares Heparin s.c. oder Heparin i.v.
Postoperativ	1. Tag	Chirurgische Entscheidung über Beginn der oralen Therapie (Clopidogrel loading dose 600 mg p.o.) oder Fortführung der i.v. Therapie für 24–48 h Niedermolekulares Heparin s.c. oder Heparin i.v. weiter geben

17.6 Endokarditisprophylaxe

Allgemeines

- Die Prophylaxe muss ca. 30–60 min vor dem Eingriff erfolgen und ist bis zu 2 h nach Eingriff noch sinnvoll.
- Cave: Keine Cephalosporine bei Anaphylaxie, Angioödem, Urtikaria nach Penicillin-Ampicillin-Gabe (s. auch präoperative Antibiotikaprophylaxe)
- Bei prophylaktischer Einnahme eines Antibiotikums (z. B. Rezidiv rheumatisches Fieber) anderes Antibiotikum wegen Gefahr einer unerkannten Resistenz verwenden. Bei therapeutischer Gabe eines Antibiotikums aus Prophylaxe-Schema ist keine spezielle Prophylaxe mehr notwendig wenn zeitgerechte Gabe erfolgt.
- Mundhygiene und Zahnsanierung als wesentliches Prophylaxeelement

Indikationen

Hochrisikopatienten

- Angeborenen Vitien mit Zyanose ohne OP oder mit systemisch-pulmonalem Shunt versorgt
- Klappenersatz (mechanisch und biologisch); nach neuen Leitlinien auch individuelle Abwägung möglich (Patientenwunsch nach Absprache)
- Klappenrekonstruktion/Herzfehler mit alloprothetischem Material versorgt in den ersten 6 Monaten (suffiziente Endothelialisierung)
- Operierte Vitien mit Conduit oder residuellem Defekt (Turbulenzen) >6 Monaten
- Z. n. Endokarditis
- Z. n. Herztransplantation mit Valvulopathie

Mit folgenden Eingriffen

- Zahnärztliche Eingriffe
  - Gingiva, Mukosa, Zahnwurzel, intraligamentäre Anästhesie (Înjektion des LA in Paradontalspalt)
  - Zahnsteinentfernung, Zahnextraktion, Zahnimplantation, Biopsie, Einsetzen fester Zahnspangen
- Eingriffe am Respirationstrakt
  - Inzision der Mukosa der oberen Luftwege (incl. Biopsie)
  - Tonsillektomie, Adenotomie

Medikamente

- Amoxicillin 2 g p.o. (Kinder 50 mg/kg p.o.)
- Ampicillin 2 g i.v. (Kinder 50 mg/kg i.v.), falls orale Einnahme nicht möglich
- Clindamycin 600 mg p.o./i.v. bei Penicillin- oder Ampicillinallergie (Kinder 20 mg/kg p.o.)
- Alternativen:
  - Orale Einnahme: Cefalexin 2 g p.o. (Kinder 50 mg/kg p.o.) bzw. Clarithromycin 500 mg p.o. (Kinder 15 mg/kg p.o)
  - Intravenöse Gabe: Cefazolin 1 g i.v. (Kinder 50 mg/kg) oder Ceftriaxon 1 g i.v. (Kinder 50 mg/kg)

Keine Indikation zur Endokarditisprophylaxe bei

- Angeborenen, nicht-zyanotischen Herzfehlern
- Erworbenen (rheumatische und nicht-rheumatische) Herzfehlern
- Hypertropher Kardiomyopathie (mit und ohne Obstruktion, mit und ohne Mitralklappeninsuffizienz)
- Z. n. Herztransplantation ohne Klappenfehler
- Z. n. Schrittmacher/Defibrillatorimplantation
- Prothetischem Material ohne Turbulenzen und mit Neoendokard/Neoendothel nach 6 Monaten

- Gastrointestinal-urogenitalen Eingriffen ohne Infekt, auch mit Biopsie!
- Geburt und Hysterektomie
- Diagnostischer Bronchoskopie ohne Biopsie

17.7 Entlassungsbogen nach ambulanter Anästhesie

◻ Abb. 17.3 zeigt einen Entlassungsbogen nach ambulanter Anästhesie.

Patientenetikett

Durchgeführtes Anästhesieverfahren

☐ ITN/LM ☐ Regionalanästhesie ☐ Analgosedierung

Patient/Patientin ist zum Entlassungszeitpunkt:

wach/ansprechbar/orientiert	Ja		Nein	
Kreislauf stabil RR Puls /min.	Ja		Nein	
Respiratorische Einschränkungen	Ja		Nein	
getrunken	Ja		Nein	
Gegessen	Ja		Nein	
Erbrechen/Übelkeit	Ja		Nein	
Starke Blutung	Ja		Nein	
Starke Schmerzen NRS	Ja		Nein	
Bei Regionalanästhesie	Ja		Nein	
Motorische Blockade vollständig rückläufig	Ja		Nein	
Sensibilität vollständig rückläufig	Ja		Nein	
Miktion	Ja		Nein	
Postoperative Überwachung durch Begleitperson sichergestellt	Ja		Nein	
Entlassung aus anästhesiologischer Sicht möglich	Ja		Nein	

Patient/Patientin hat die Information über Verhaltensweise nach ambulanten Operationen erhalten.

Datum und Uhrzeit Unterschrift________________

◻ **Abb. 17.3** Entlassungsbogen nach ambulanter Anästhesie

17.8 Hautdermatome

▣ Abb. 17.4 gibt die Hautdermatome innerer Organe sowie spinaler Nerven wieder.

17.9 Hygiene

Das Tragen von sterilen Handschuhen ist bei der Anlage zentralvenösen Zugängen, arteriellen Kathetern, Pleuradrainagen, Pleurapunktionen, Aszitespunktionen, Punktion von Portkammern, Spinalanästhesien und der Anlage von PDK's verpflichtend. Es ersetzt nicht die Notwendigkeit von Händewaschen und Händedesinfektion!

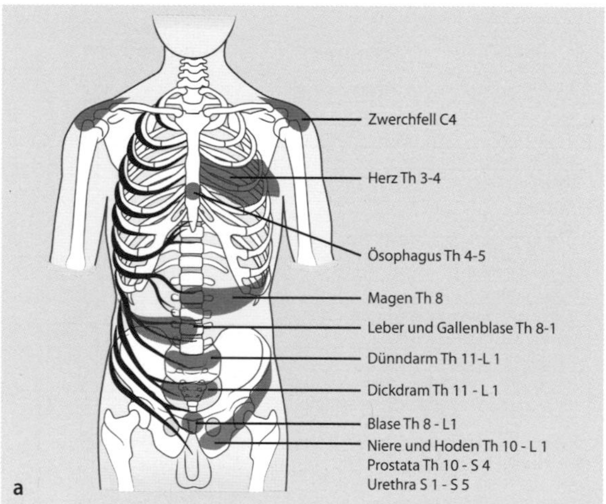

▣ **Abb. 17.4a,b** Hautdermatome. **a** Innere Organe.

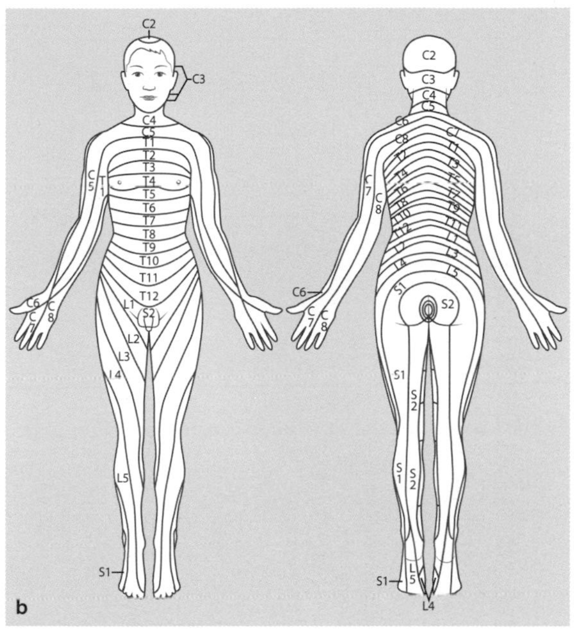

■ **Abb. 17.4a,b** (Fortsetzung) **b** Spinale Nerven

■ Tab. 17.5 bietet eine Übersicht der verschiedenen Hygienemaßnahmen, dazu verwendeten Mitteln und deren Eigenschaften.

Sterile Kittel sind bei der Anlage von PDK's und der Anlage zentralvenösen Kathetern zu tragen.

17.10 Laborparameter, Normbereiche, Wertinterpretationen, Störfaktoren

■ Tab. 17.6 beinhaltet eine Übersicht der Normbereiche und Wertinterpretaionen der häufigsten Laborparameter.

Tab. 17.5 Hygienemaßnahmen

Einsatzgebiet	Mittel	Wann	Einwirkzeit	Besonderheiten
Hygienische Händedesinfektion	Desderman pure®, Strilium®	vor invasiven Maßnahmen, auch wenn Handschuhe getragen werden, vor Kontakt mit Patienten, vor Tätigkeiten mit Kontaminationsgefahr, wie z. B. Aufziehen von Medik., vor und nach Kontakt mit Wunden und infektiösem Material, nach Toilettengang, nach Naseputzen	30 sec	Farbstoff- und parfümfrei
Chirurgische Händedesinfektion	Desderman®, Sterilium®	Unmittelbar vor Punktion von Körperhöhlen, Gelenken u. ä.	3 min	
Hygienische Hautdesinfektion	Skinsept F®, Skinsept G®, Neo-Kodan®, Kodan-gefärbt®, Braunoderm®, Braunol®	Vor Injektionen, Venen-/Arterienpunktion (nicht Seldinger-Technik), Verbandwechsel	30 sec	Skinsept G: gefärbtes alkoholisches Hautantiseptik

Chirurgische Hautdesinfektion	Neo-Kodan®, Kodan-gefärbt®, Braunoderm®, Braunol®	ZVK-Anlage und arterielle Punktionen (Seldinger-Technik) in Talgdrüsenarmer Hautregionen. Blasenkatheter-Anlage	5 min	
	Neo-Kodan®, Kodan®-gefärbt, Braunoderm®, Braunol®	Rückenmarksnahe Regionalanästhesie, Periduralanästhesie und periphere Nervenblockaden in Talgdrüsenreicher Hautregionen	10 min	Braunoderm: Propanol und Polyvidon-Iod-Komplex
	Braunoderm®/Braunol® (PVP-Jod-Präparate)	Hautdesinfektion vor chirurgischen Eingriffen, Injektionen, Punktionen, Katheteranlagen		

Tab. 17.5 (Fortsetzung)

Einsatzgebiet	Mittel	Wann	Einwirkzeit	Besonderheiten
Schleimhautdesinfektion	Octenisept®, Braunol®	Blasenkatheter-Anlage. Versorgung von infizierten Wunden, breites antimikrobielles Wirkspektrum: Bakterien inkl. MRSA, Pilze und zahlreiche Viren	1 min (Wirkbeginn nach ca. 15 sec)	Schmerzfreie Anwendung und sehr gute Haut- und Schleimhaut-Verträglichkeit, keine Wundirritationen. Nicht zu Spülungen der Bauchhöhle (z. B. intraoperativ), der Harnblase und nicht am Trommelfell verwenden! Vorsicht bei Verwendung jodhaltiger Präparate bei Schwangeren, Säuglingen bis zu 6 Monaten und Patienten mit vorbestehender Schilddrüsenerkrankung
Flächendesinfektion	Incidin® Plus 1 %	Alkoholische Flächendesinfektionsmittel	30 min	
	Incidin® liquid	Gebrauchsfertiges alkoholische Desinfektionsmittel als Spray zur Flächendesinfektion	1 min	

Hinweis: Die angegebene Präparate sind nur beispielhaft aufgeführt und können selbstverständlich durch Präparate anderer Hersteller ersetzt werden

Tab. 17.6 Übersicht der häufigsten Laborparameter, deren Normbereiche, Wertinterpretation und Störfaktoren

Parameter	Normbereich
ACT	107±13 sec
Verlängert bei	Heparingabe Hypothermie Hämodilution Protaminüberdosierung Vorbehandlung mit Thrombozytenaggregationshemmern (ASS, Prostazyklin, GIIb/IIIa-Antagonisten)
Störfaktoren	Hypothermie, Hämodilution, Thrombozytopenie (<50.000/ml), orale Antikoagulanzien, Thrombozytenaggregationshemmer (GPIIb/IIIa-Hemmer)
Anti-Xa	NMH therapeutisch 0,5–1,0 IE Anti Xa/ml NMH prophylaktisch 0,2–0,4 IE Anti Xa/ml UFH therapeutisch 0,3–0,7 IE Anti Xa/ml
	Monitoring grundsätzlich nicht erforderlich, außer bei – Überwachung der Therapie mit niedermolekularem Heparin, Danaproid-Natrium (Orgaran) und Fondaparinux (Arixtra) – Stark adipösen Patienten – Schwangeren – Niereninsuffizienz – Neugeborenen/Kindern

Tab. 17.6 (Fortsetzung)

Parameter	Normbereich				
	– V. a. Über- (Blutung) bzw. Unterdosierung (thromboembolische Ereignisse) – Herzklappenpatienten Abnahmezeitpunkt (vor und) 4 h nach subkutaner Gabe. Die o. a. Werte beziehen sich auf den erwarteten Bereich 4 h nach Gabe				
Störfaktoren	Zu hohes oder niedriges Hämatokrit				
BNP	<100 pg/ml				
Erhöhte Werte	Herzinsuffizienz Korrelation von NYHA-Klassen, Ergometrie und BNP:				
	NYHA	I	II	III	IV
	Dyspnoe	Keine	Bei großer Anstrengung	Bei kleiner Anstrengung	In Ruhe
	BNP (pg/ml)	≤100			>1000
	Ergometrie (Watt)	>150	Bis 100	Bis 50	Unmöglich
C1-Esterase-inhibitor	70–130 %				

Erniedrigte Werte	Angioödeme
Cholinesterase	4900–12.920 U/l
Erniedrigte Werte	Leberfunktionsstörung (Malignome, Leberzirrhose, Hepatitis, Vergiftungen, Zytostatika), Gravidität (ab dem 2. Trimenon bis 7 Wochen post partum)
CK (Kreatinkinase)	<80 U/l
Erhöhte Werte	Zerstörung und/oder Untergang von Muskelzellen (Myokardinfarkt, i.m. Injektion, Rhabdomyolyse, intensive sportliche Betätigung, nach Stürz insbesondere Bei älteren Patienten, Muskelerkrankungen, Hypothyreose Falsch erhöhte Werte bei hämolytischen Seren, Rechtsherzinsuffizienz mit Leberstauung, beim Vorliegen von Makro-CK (Anteil CK-MB an Gesamt-CK >30 %)
D-Dimer	Cut-off <0,5 mg/l
Erhöhte Werte	Verbrauchskoagulopathie Hyperfibrinolyse Fibrinolytische Therapie Thromboembolie Hämolytisch-urämisches-Syndrom
Dibucain-Zahl	Normalpatienten 80–100 % Atypische Pseudocholienesterase, heterozygote Form 40–80 % Atypische Pseudocholienesterase, homozygote Form <40 %

Tab. 17.6 (Fortsetzung)

Parameter	Normbereich
	Bestimmung bei präoperativ niedriger Gesamt-CHE-Aktivität (1200–5000 U/l). Bei absolutem CHE-Mangel (CHE <1000 U/l) nicht indiziert Abklärung von verlängerten Apnoe nach Applikation von Succinylcholin oder Mivaurium
ECT (Ekarinzeit)	Bis 35 sec
Verlängert durch	Hirudintherapie
Faktor XIII	
Erniedrigte Werte	Angeboren (selten, anamnestisch verspätete starke Nachblutung, verzögerte Wundheilungsstörung) Operation Traumata DIC Leberparenchymschäden Leukämie
FSP (Fibrinogen-Spaltprodukte)	<300 µg/l

Erhöht bei	Hyperfibrinolyse Verbrauchskoagulopathie (DIC) mit reaktiver Hyperfibrinolyse Fibrinolytischer Therapie Thromboembolie Hämolytisch-urämisches-Syndrom (HUS)
Fibrinogen	150–400 mg/dl (g/dl × 29,41 = µmol/l)
Erhöhte Werte	Schwangerschaft, orale Antikonzeption, im Rahmen entzündliche Erkrankungen (Akut-Phase-Protein)
Erniedrigte Werte	Dilutionskoagulopathie, DIC, Lebersynthesestörung, nach Lysetherapie, Angeborene Mangelzustände
Harnstoff	10–55 mg/dl (mg/dl × 0,1665 = mmol/l)
Erhöhte Werte	Akutes und chronisches Nierenversagen/-insuffizienz Verbrennung Exsikkose Vermehrte Proteinzufuhr
Erniedrigte Werte	Schwere Leberparenchymschäden Proteinmangel Metabolische Azidose Gravidität
Kalium	3,4–5,2 mmol/l (mmol/l × 3,9102 = mg/dl)

Tab. 17.6 (Fortsetzung)

Parameter	Normbereich
Erhöhte Werte	Niereninsuffizienz Akute Azidose Zellzerfall Vermehrte Zufuhr M. Addison Diabetes mellitus Chronische Durchfälle Missbrauch von Abführmittel Diuretika
Erniedrigte Werte	Alkalose Erbrechen Diarrhö Schwere Verbrennungen Hyperaldosteronismus M. Cushing Renale tubuläre Azidosen Mangelhafte Zufuhr

Störfaktoren	Hyperlipidämie Hypo- bzw. Hyperproteinämie Störung durch Pharmaka
Kalzium	2,15–2,65 mmol/l (mmol/l × 4,008 = mg/dl)
Erhöhte Werte	Primärer Hyperparathyreoidismus Paraneoplastisch (PTH-Produktion) Vitamin-D-Überdosierung, Skelettmetastasen bei malignen Tumoren Hyperthyreose M. Addison Sarkoidose Familiäre Hypokalziurie Hypophosphatasie Vitamin-A-Überdosierung
Erniedrigte Werte	Hypoalbuminämie (!) Hypoparathyreoidismus Pseudohypoparathyreoidismus Vitamin-D-Mangel, Malabsorption Chronische Niereninsuffizienz Nephrotisches Syndrom Leberzirrhose Akute Pankreatitis

Tab. 17.6 (Fortsetzung)

Parameter	Normbereich
	Alkoholismus Medulläres Schilddrüsenkarzinom Paraneoplastisch Nebennierenrindenhyperplasie Massivtransfusion, insbesondere nach Gabe von FFP
Störfaktoren	Kontrastmittel mit chelatierenden Komplexen: erniedrigte Werte; keine Interferenz bis ca. 60 mg/dl Bilirubin, 1000 mg/dl Hämoglobin, 2000 mg/dl Triglyzeride
Kreatinin	Frauen: 0,5–1,1 mg/dl, Männer 0,5–1,2 mg/dl (mg/dl × 88,4 = µmol/l)
Erhöhte Werte	Exsikkose, Niereninsuffizienz/-versagen
Erniedrigte Werte	Untergewicht, Muskelatrophie, Schwangerschaft
Störfaktoren	Falschhohe Werte bei Einnahme von: Vitamin C, Cephalosporine, Cimetidin, Cotrimoxazol, Cyclosporin, ASS, Indometacin, Naproxen u. a.
Laktat	Arteriell 0,5–1,6 mmol/l, venös 0,5–2,2 mmol/l (mmol/l × 9,008 = mg/dl)
	Prognose und Verlaufsbeurteilung bei Kreislaufschock und Vergiftungen Prognose und Verlaufsbeurteilung metabolischer Azidosen, Diagnose akuter intestinaler Gefäßverschlüsse

Natrium	135–145 mmol/l (mmol/l × 2,2989 = mg/dl)
Erhöhte Werte	Flüssigkeitsmangel (Fieber, Schwitzen, Polyurie, Hypoaldosteronismus, mangelnder Flüssigkeitszufuhr)
Erniedrigte Werte	Gastrointestinale Verluste (Diarrhö, Erbrechen) Niereninsuffizienz Diuretika Verbrennung Herzinsuffizienz SIADH
PFA-100/PFA PY2	Koll/Epi: 85–165 sec; Koll/ADP: 71–118 sec; PFA PY2 <106 sec Der Messbereich reicht von 40–300 sec (beide Messparameter)
	V. a. Von-Willebrand-Syndrom (außer Typ 2N und leichter Typ 1) > Koll/Epi Bei zusätzlicher Einnahme von Cox-Inhibitoren (ASS, Ibuprofen, Voltaren) → zusätzlich Koll/ADP ASS-Therapie > Koll/Epi Thienopyridine (Clopidogrel, Prasugrel, Ticlodipin) → P2Y12 Kombinationstherapie ASS und Clopidogrel → Koll/Epi und P2Y12 Ausschluss ASS-Effekt auf die Thrombozytenaggregation → Koll/Epi und Koll/ADP Minirin-Test bei vWS oder zur Antagonisierung des ASS-Effektes → Koll/Epi

Tab. 17.6 (Fortsetzung)

Parameter	Normbereich						
	Übersicht möglicher Befundkonstellationen:						
	Messzelle	ASS	GPIIb/IIIa-Antagonisten	ADP-Antagonisten	vWS	Urämie	Thrombasthenien
	Koll/Epi	++	++	Normal	+(+)	+	++
	Koll/ADP	Normal	++	Normal	++	+	++
	P2Y	Normal	+	++	?	?	?
Störfaktoren	Anämie (Hkt <28 % oder >50 %; Thrombozytenzahl <100 µ/l bzw. >500 µ/l, medikamentöse, erworbene (Urämie) oder angeborene Thrombozytenfunktionsstörungen.						
Protein C	>60 %						
Erhöhte Werte:	Schwangerschaft						
Erniedrigte Werte	angeboren, Lebererkrankungen, Vitamin-K-Mangel, Verbrauchskoagulopathie, posttraumatisch, postoperativ						
Störfaktoren	Hirudin, Argatroban, Lepirudin und andere direkte Thrombininhibitoren: falsch hohe Werte. Während Cumarintherapie ist die Analytik nicht sinnvoll						
Protein S	>60 %						

Erniedrigte Werte	Angeboren Lebererkrankungen Vitamin-K-Mangel, Gravidität Akute-Phase-Reaktion
Störfaktoren	Hirudin, Argatroban, Lepirudin, Fondaparinux falsch hohe Werte
Prokalzitonin (PCT)	Bis 0,5 ng/ml
Erhöhte Werte	PCT >0,5 bis <2,0 ng/ml signifikante, aber mäßiggradige systemische Entzündungsreaktion. Eine Infektion ist möglich PCT >2 bis <10 ng/ml schwere systemische Entzündungsreaktion, am wahrscheinlichsten infolge einer Infektion (Sepsis), hohes Risiko für die Entwicklung einer Organdysfunktion PCT >10 ng/ml ausgeprägte systemische Entzündungsreaktion, nahezu ausschließlich infolge einer schweren bakteriellen Sepsis oder eines septischen Schocks. Häufig mit Organdysfunktion verbunden. Hohes Risiko für einen letalen Verlauf
Störfaktoren	Operatives Trauma Polytrauma Kardiogener Schock Extrakorporale Zirkulation Behandlung der akuten Abstoßung von Transplantaten mit Anti-Lymphozytenglobulin oder mit Orthoclone® OKT3 Bei Schwerstbrandverletzten Bei kleinzelligem Bronchialkarzinom und medullärem C-Zell-Karzinom Nach Hämodialyse (bis maximal 1,5 ng/ml)

Tab. 17.6 (Fortsetzung)

Parameter	Normbereich
PTT	25–35 sec
Verkürzt	Erschwerte, verzögerte Blutentnahme Postoperativ (Akutphasereaktion) Schwangerschaft 3. Trimenon und postpartal Bei Entzündungsreaktionen Akute Thrombose
Verlängert	Heparingabe DIC Von-Willebrand-Jürgens-Syndrom Lupus-Antikoagulans/Antiphospholipid-Ak Klassischer Faktorenmangel (VIII, IX, XI und XII)
Störfaktoren	Falsches Mischungsverhältnis (Monovette unterfüllt)
Quick-Test	70–130 %
Erniedrigte Werte	Angeborener Mangel eines oder mehrerer Faktoren des Prothrombinkomplexes Angeborener oder erworbener Faktor-V-Mangel Vitamin-K-Mangel Lebererkrankungen Lupus-Inhibitoren Schwerer Fibrinogenmangel, Dysfibrinogenämie

S-100	<0,11 µg/l
Erhöhte Werte	Malignes Melanom Neurodestruktion und -degeneration
Störfaktoren	Leberzirrhose Niereninsuffizienz Schwere bakterielle Infektion Vaskuläre Schäden, Herzinfarkt
TSH (Thyroidea-stimulierendes Hormon)	0,3–4,0 mU/l
Erniedrigte Werte	Hyperthyreose Hypophysenadenom
Erhöhte Werte	Hypothyreose
	TSH-Konzentration abhängig vom Lebensalter Unterschiedlicher Referenzbereich je nach Test-Hersteller

Tab. 17.6 (Fortsetzung)

Parameter	Normbereich
fT3 (freies Trijodthyronin)	
Erniedrigte Werte	Manifeste Hypothyreose
Erhöhte Werte	Manifeste Hyperthyreose
fT4 (freies Thyroxin)	0,90–1,90 ng/dl
Erhöhte Werte	Manifeste Hyperthyreose
Erniedrigte Werte	Manifeste Hypothyreose Gegen Ende der Schwangerschaft
Störfaktoren	Amiodaron, ASS, Propanolol: erhöhte Werte; Antikonvulsiva, Rifampicin: erniedrigte Werte
Troponin I	0,03 µg/ml

Erhöhte Werte	Akuter Myokardinfarkt (3–8 h nach dem Ereignis, Maximalwerte 12–96 h nach dem Ereignis) Prolongierte Arrhythmien Myokarditis Schwere Leberinsuffizienz Niereninsuffizienz (Troponin T) Lungenembolie Contusio cordis Kardiochirurgische Eingriffe
Störfaktoren	Niereninsuffizienz (häufiger bei Troponin T als bei Troponin I). Keine Troponinerhöhung nach Kardioversion, Thoraxchirurgischer und/oder orthopädischer Eingriffe.
vWF: Ristocetin-Kofaktor	50–150 %
Erhöhte Werte	Akute-Phase-Reaktion Malignome Psychischer und physischer Stress Diabetes mellitus Alter Gefäßerkrankungen Leberzirrhose
Erniedrigte Werte	Hereditäres Von-Willebrand-Jürgens-Syndrom Bei erworbenem Von-Willebrand-Jürgens-Syndrom (Lymphome, monoklonale Gammopathien, Polycythaemia vera, künstliche Herzklappen, systemischer Lupus erythematodes) Bei Vorliegen von vWF-Inhibitoren

17.11 Lagerung

■ Allgemeines

■■ Rechtlicher Rahmen

Die Patientenlagerung ist eine interdisziplinäre Aufgabe. Anästhesist und Operateur erfüllen ihre Aufgaben jedoch selbständig und in voller Eigenverantwortung (Grundsatz der strikten Aufgabenteilung). Sie stimmen ihr Vorgehen aufeinander ab (Koordinierungspflicht) und dürfen sich auf die Sorgfalt des Partners verlassen (Vertrauensgrundsatz). Für Konfliktsituationen, in denen eine, für den speziellen Eingriff optimale Lagerung, das anästhesiologische Risiko erhöht, gilt das Prinzip der Prädominanz der sachlichen Erfordernisse. Kommt es nicht zur Einigung, obliegt dem Operateur der Stichentscheid; er trägt dabei die ärztliche und rechtliche Verantwortung für die sachgerechte Abwägung.

Die Lagerung und Lagerungskontrolle ist nach den interdisziplinären Vereinbarungen Aufgabe des Operateurs, für den »Infusionsarm« ist der Anästhesist verantwortlich.

Die Beweislast für Fehlleistungen trägt im Schadenersatzprozess der Patient. Die ordnungsgemäße Lagerung hat jedoch der Arzt zu beweisen (Dokumentation!).

Hinweis: Vor Lagerung schwer- und schwerstgewichtige Patienten ist das maximal zulässige Tragegewicht des OP-Tisches (bei älteren OP-Tische üblicherweise 225–250 kg) zu überprüfen.

■■ Nervenschädigende Druckpunkte

N. trigeminus, N. facialis, Plexus brachialis, N. ulnaris, N. radialis, N. femoralis, N. ischiadicus, N. fibularis, N. cutenus dorsalis medialis (sensible Innervation des lateralen Fußrandes), N. digitalis dorsales pedis

Gewebsschädigende Druckpunkte

Augen, Nase, Ohr, Hinterkopf, Kehlkopf, Klavikula, Akromion, Sterum, Olecranon, Spina scapulae, Processus styloideus radii, Processus styloideus ulnae, Epicondylus medialis, Spina iliaca, Os sacrum, Trochanter major, Epicondylus femoris tibialis, Capitulum fibulae, Crista anterior tibiae, Malleollus medialis et lateralis, männliche Geschlechtsorgane

Rückenlagerung

- Eingriff: Standardlagerung für die meisten operativen Eingriffe
- Probleme: Schädigung des Plexus brachialis, Druckschädigung N. ulnaris bei seitlicher Anlagerung des Armes und versehentliche Positionierung über die OP-Tischkante, Atelektasenbildung. Druckschäden an Fersen, Hinterkopf
- Prophylaxe: Zurückfallen der Schultern, Oberarmabduktion >90°, starke Außenrotation des Oberarmes, dorsale Extension und exzessiven Zug des Armes nach distal vermeiden. Auch bei normaler Abduktion des Armes kann es durch die Kopfdrehung zur kontralateralen Seite zu einer Plexusüberdehnung kommen, daher dichte Anlagerung des Armes am Körper mittels eines bis über den Ellenbogen reichenden Tuches, Vermeidung von Kompression an der OP-Tischkante. Polsterung der unten liegenden Thoraxseite zur Entlastung von Axilla/Plexus brachialis. Ausreichend hohes Koplagerungskissen zur Vermeidung von HWS-Fehllagerungen. Peep-Beatmung. Hochlagerung der Fersen, Polsterung

Seitenlagerung

- Eingriff: Thorakotomie
- Probleme: Kavakompression bei Rechts-Seitenlagerung, Kompression der Axilla mit Durchblutungsstörung und

Nervenschäden, Druckschäden am Fibulaköpfchen. Druckschäden durch seitliche Stützen, Druckschäden der unten gelagerten Extremitäten (insbesondere Arm), Schädigung des Plexus brachialis. Zerebrale Durchblutungsstörung durch Abknicken der HWS (Abnahme des Perfusion bzw. Behinderung des venösen Rückflusses). Veränderung des Ventilation/Perfusion-Quotienten mit einer relativen Zunahme der Perfusion in der unten liegenden und der Ventilation in der oben liegenden Lunge, Dys- und Atelektasenbildung.

- Prophylaxe: Arm vom Körper abduziert lagern, Oberkörper 20° gekippt (Entlastung des Schultergelenkes), Schulter unterpolstern. Kissen zwischen beiden Knien. Fibulaköpfchen gut unterpolstern. Kopf und Halswirbelsäule in Neutralstellung (in einer Ebene mit der Brustwirbelsäule). Seitliche Stützen mit kleinen Lagerungsrollen (1. Symphyse, 2. Höhe L4–5 dorsal). Gelmatte zwischen die Beine.

Schraubenlagerung

- Rückenlagerung mit linksseitig ausgelagertem Arm und rechtswinkliger Lagerung des rechten Armes auf einer Göpelstütze. Gepolsterte Stützen für die linke Körperhälfte, Unterpolsterung der rechtsthorakalen Region. Bei maximaler Links-seitwärts-Kippung des OP-Tisches kann der Patient ohne Umlagerung von der Rückenlage in die Linksseitenlagerung gebracht werden.
- Eingriff: Ösophagusresektion
- Probleme: Wie Seitenlagerung

Flankenlagerung (Taschenmesserlagerung)

- Eingriff: Nierenoperationen
- Probleme: Wie Seitenlagerung, zusätzlicher Abfall der HZV durch Abnahme der Vorlast des venösen

Rückflusses und lagerungsbedingte Kompression der V. cava inferior
- Prophylaxe: Wie Seitenlagerung, zusätzliche auf Beckenpolsterung achten

▪ Parkbank-Lagerung

- Eingriff: Okzipitale Tumoren
- Probleme: Wie Seitenlagerung
- Prophylaxe: Wie Seitenlagerung

▪ Concorde-Lagerung

- Eingriff: Okzipitale Kraniotomien (Bauchlagerung mit, ähnlich einem Concord-Cockpit, flektiertem Kopf)
- Probleme: Wie Bauchlagerung
- Prophylaxe: Wie Bauchlagerung, präoperative Abklärung der HWS-Beweglichkeit

▪ Bauchlagerung

- Eingriff: WS-Eingriffe
- Probleme: Lagerung von Schultern, Becken und Kopf, zerebrale Durchblutung, jugularvenöse Abflusstauung, Druckschäden an Ohrmuschel und Bulbus. Eine irreversible Erblindung ist bei 10-minütigem Druck auf Bulbus möglich. Höchstes Risiko bei der Wirbelsäulenchirurgie mit 0,01–0,1 %. Das Risiko steigt bei der Lagerung des Kopfes unterhalb des Herzniveau, bei Adipositas, bei großem Blutverlust und bei längerem OP-Dauer. Hydrostatisch bedingte Zungenschwellung mit postoperativer Atemwegsverlegung. Druckschäden durch EKG-Elektroden, Druckschäden an den Weichteilen (Brust, Penis und Weichteilen über die Knochenvorsprünge), Zunahme des intrathorakalen Druckes
- Prophylaxe: Kopf-/Halswirbelsäulenlagerung bei Patienten mit vorbestehenden zerebralen Durch-

blutungsstörungen in Neutralposition in Kopfliegeschale, ansonsten seitliche Lagerung in Kopfschale (Gelring) mit freibleibendem Bulbus. Freie Lagerung des Kehlkopfes. Armlagerung nach oben und im Ellenbogengelenk abgewinkelt (maximal 90° Abduktion), Druck durch OP-Tischkante auf Oberarminnenseite vermeiden. Augäpfel vor Druck schützen, Augen zukleben. Zungenaustritt durch Guedel-Tubus bzw. Mullbinde verhindern. Becken und Brust mit weichen Lagerungskissen gut unterpolstern (Bauchfreiheit gewährleisten). Distale Unterschenkel auf Lagerungsrolle (Spitzfußprophylaxe).

- **Bauchlagerung auf Wilson-Frame**
  - Eingriff: Bandscheibeneingriffe
  - Probleme: Wie Bauchlagerung. Das Wilson-Frame steht im Verdacht, das Risiko von ION (ischemic optic neuropathy) zu erhöhen.
  - Prophylaxe: Wie Bauchlagerung

- **Steinschnittlagerung**
  - Eingriff: Gynäkologische/urologische Operationen, Proktologie
  - Probleme: Erschwerter venöser Rückfluss mit der Gefahr von Thrombose und evtl. Lungenembolie. Erhöhter abdomineller bzw. intrathorakaler Druck, dadurch erhöhte Beatmungsdrücke, Abnahme der Vitalkapazität, Atelektasenbildung. Peroneusläsion, Schädigung des N. ischiadicus und N. femoralis und deren Äste. Luxation des Hüftgelenkes (bei Z. n. Hüft-Totalendoprothese), Druckschäden Kniekehle, kardiale Volumenüberlastung durch Autotransfusion von Blut aus den Beinen. Extreme Blutdruckabfälle nach Entlagerung, insbesondere bei vorbestehender Hypovolämie oder in Spinalanästhesie, möglich!

- Prophylaxe: Übermäßige Beugung (über 90°) im Hüftgelenk vermeiden. Polsterung von Beinlagerungsschalen, kein Druck/Zug am ausgelagerten Bein (Lagerung wenn möglich am wachen Patienten). Kniegelenk 70–90° gebeugt, kein Druck auf Kniekehle. Druck der Lagerungsschalen auf Fibulaköpfchen vermeiden!

- **Knie-Ellenbogen-Lagerung**
  - Eingriff: Laminektomie, Hemilaminektomie
  - Probleme: RR-Abfall
  - Prophylaxe: Polsterrolle zwischen Ober- und Unterschenkel. Arme in Kopfrichtung auf Armschienen lagern, im Schultergelenk nicht überstrecken. Distale Unterschenkel auf Lagerungsrolle (Spitzfußprophylaxe)

- **Perineale Steinschnittlagerung**
  - Eingriff: Wie Steinschnittlagerung
  - Probleme: Erschwerter venöser Rückfluss mit der Gefahr von Thrombose und evtl. Lungenembolie. Erhöhter abdomineller bzw. intrathorakaler Druck, dadurch erhöhte Beatmungsdrücke. Evtl. Anstieg des Hirndrucks/Behinderung des venösen Abflusses aus dem zerebralen Stromgebiet (kann insbesondere bei disponierten Patienten eine Netzhautablösung verursachen!). Atelektasenbildung. Peroneusläsion, Schädigung des N. ischiadicus und N. femoralis und deren Äste. Luxation des Hüftgelenkes (bei Z. n. Hüft-Totalendoprothese), Druckschäden Kniekehle
  - Prophylaxe: Übemäßige Beugung (über 90°) im Hüftgelenk vermeiden. Polsterung von Beinlagerungsschalen, kein Druck/Zug am ausgelagerten Bein (Lagerung wenn möglich am wachen Patienten). Kein Druck auf Kniekehle. Druck der Lagerungsschalen auf Fibulaköpfchen vermeiden! Moderate PEEP-

Anwendung. Extreme Seitenlagerung des Kopfes vermeiden (freier Abfluss des zerebralen venösen Stromgebietes)

- **Trendelenburg-Lagerung**
  - Eingriff: (laparoskopische) urologische (Prostatektomie nach da-Vinci-Methode) und gynäkologische Eingriffe, laparoskopische Sigmaresektion/Hemikolektomie/Rektumresektion
  - Probleme: Verminderung der funktionellen Residualkapazität mit Dys- und Atelektasenbildung, Abnahme der Lungencompliance und Vitalkapazität, Zunahme des intrathorakalen Blutvolumens durch erhöhten venösen Rückfluss, kardiale Volumenüberlastung durch Autotransfusion von Blut aus den Beinen, Lidödeme, Gesichtsschwellung, evtl. Anstieg des Hirndrucks/Behinderung des venösen Abflusses aus dem zerebralen Stromgebiet (kann insbesondere bei disponierten Patienten eine Netzhautablösung verursachen!)
  - Prophylaxe: extreme Seitenlagerung des Kopfes vermeiden (freier Abfluss des zerebralen venösen Stromgebietes), Moderate PEEP-Anwendung. Nach Rücksprache mit Operateur der Grad der Kopftieflagerung, insbesondere bei kardialvorerkrankten und adipösen Patienten, so gering wie möglich halten!

- **Beach-chair-Lagerung**
  - Eingriff: Schultergelenkseingriffe, Schilddrüse
  - Probleme: RR-Abfall, eingeschränkter Zugang zum Kopf
  - Prophylaxe: Augenklappen, Kopf fixieren (Kopfschale)

- **Sitzende Position**
- Eingriff: Neurochirurgische Eingriffe
- Probleme: Druckschäden an Fersen, Kreuzbein und Ellenbogen. Schädigung des N. ischiadicus. Blutdruckabfall durch Verminderung des venösen Rückstroms, Thrombosegefahr durch venöses Pooling. Luftembolie
- Prophylaxe: Augenklappen, Armpolsterung, Freihalten der Fersen. Kompressionsstrümpfe, Beine so hoch wie möglich lagern

- **Extensionstisch**
- Eingriff: Hüftgelenk-/Oberschenkeleingriffe
- Probleme: Quetschung der Genitalien
- Prophylaxe: Polsterung des Gegenzugstabes

- **Schwertschlucker-Lagerung**
- Eingriff: Tonsillektomie/Adenotomie, Panendoskopie
- Probleme: Überstreckung des HWS
- Prophylaxe: Präoperative Abklärung der HWS-Beweglichkeit

17.12 LipidRescue™-Therapie

- **Indikationen**

Intoxikation mit:
- Lokalanästhetika
- Atenolol, Propanolol
- Verapamil
- Thiopental
- Lamotrigen
- Quetiapin

Symptomatik der Lokalanästhetika-Intoxikation

- Zentralen Nervensystem: Exzitation (Agitation, Konfusion, Muskelkrämpfe, epileptischer Anfall), Depression (Müdigkeit, Benommenheit, Koma, Atemstillstand), unspezifisch (metallischer Geschmack, periorales Taubheitsgefühl, Tinnitus, Schwindel)
- Kardiovaskuläres System: Hyperdynamie (Hypertonie, Tachykardie, ventrikuläre Arrhythmie), Hypotension, AV-Blockierungen, Bradykardie, Asystolie, ventrikuläre Tachykardie, Torsades de Pointes, Kammerflimmern

Durchführung

- Therapiebeginn bei progredienter Zeichen einer Intoxikation (prophylaktische Gabe nicht sinnvoll)
- Bei Lokalanästhetika-induziertem Herz-Kreislauf-Stillstand:
  - Beginn und Weiterführung der kardiopulmonalen Reanimation nach ERC-Leitlinien bis zur Wiederherstellung des Kreislaufes!
  - Bolus Intralipid 20 % (kein Propofol!) 1,5 ml/kg i.v. über 1 min
  - Anschließend kontinuierliche Infusion von Intralipid 20 %* mit 0,25 ml/kg/min
  - Bolusgabe alle 3–5 min
  - Kontinuierliche Infusion bis zur 10 min nach Kreislaufwiederherstellung, Dosiserhöhung auf 0,5 ml/kg/min bei Blutdruckabfall
  - Empfohlene Maximaldosierung 10 ml/kg in den ersten 30 min

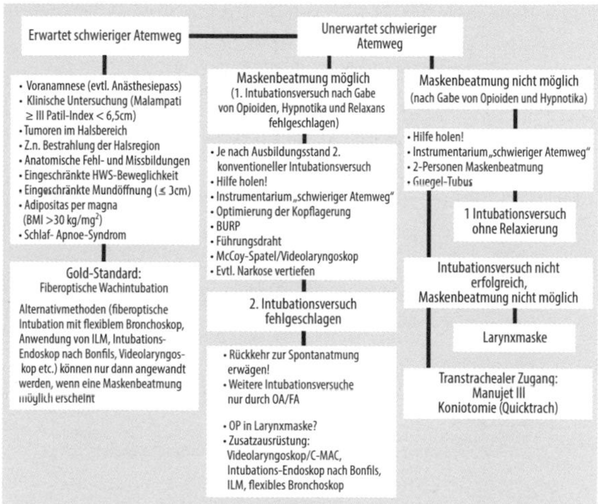

Abb. 17.5 Management des schwierigen Atemweges. *ILM* Intubationslarynxmaske; *BURP* Backward, Upward, Rightward, Pressure

17.13 Management des schwierigen Atemweges

Vor jeder Einleitung (bei spontanatmenden Patienten) wird bei Erwachsenen mindestens 3 min mit 100 % O_2, Frischgasfluss ≥8 l/min und möglichst dichtsitzender Maske präoxygeniert. Alle Kinder, die intravenös eingeleitet werden, müssen ebenfalls, notfalls unter leichter Sedierung präoxygeniert werden. Alle erwachsenen Patienten, bei denen eine schwierige Intubation vermutet wird, müssen über die fiberoptische Intubation aufgeklärt werden. Die Indikation zur fiberoptischen Wachintubation sollte großzügig gestellt werden.

Handlungsempfehlungen zum Management des schwierigen Atemweges in Erwachsenenalter sind in Abb. 17.5,

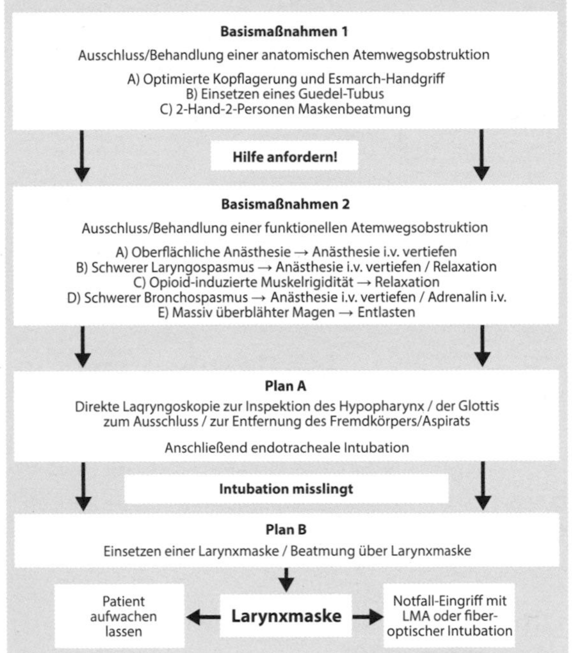

Abb. 17.6 Algorithmus schwierige Beatmung/Oxygenierung in der Kinderanästhesie. (Modifiziert nach Weiß et al. 2011). *ILM* Intubationslarynxmaske; *BURP* Backward, Upward, Rightward, Pressure

Empfehlungen zur Prävention und Behandlung von schwierigen Atemweges im Kindesalter in Abb. 17.6 und Abb. 17.7 enthalten.

Bei Misslingen der Intubation und fehlender Beatmungsmöglichkeit (Maske, Larynxmaske) kann durch die transtracheale Jet-Ventilation nach Ravussin temporär ein sicherer Atemweg hergestellt werden. Voraussetzung dafür

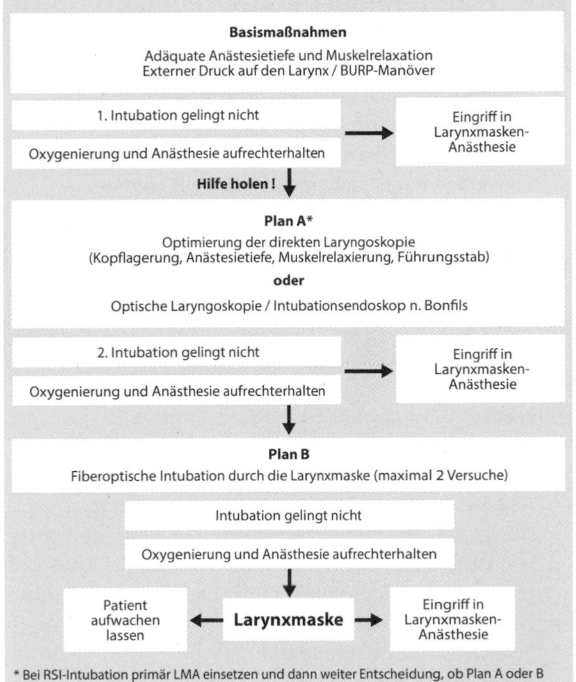

Abb. 17.7 Algorithmus »Schwierige Intubation in der Kinderanästhesie«. (Modifiziert nach Weiß et al. 2011)

ist die korrekte Kanülenlage (durch Aspirationstest verifizieren). Beatmung mit 0,5 bar beginnen, Steigerung wenn Kanüle sicher in der Trachea liegt. Vordergründig ist die Oxygenierung, notfalls ein CO_2-Anstieg in Kauf zu nehmen! Möglichst bald definitiven Luftweg etablieren.

17.14 Maßnahmen bei speziellen Erregern

> **Patienten mit MRE (MRSA, ESBL, VRE etc.) sollten, aus organisatorischen Gründen, nach Möglichkeit am Ende des OP-Programms, eingetragen und, sofern die postoperative Überwachung anderweitig gewährleistet werden kann, nicht im AWR betreut werden.**

17.14.1 MRSA (Methicillin-resistenter Staphylococcus aureus)

- Erreger: Staphylococcus aureus
- Infektionsquelle: Je nach Lokalisation Atemwegssekrete, Wundsekrete etc.
- Übertragung: Kolonisation vorrangig im Nasenvorhof, von dort Ausbreitung auf andere Bereiche der Haut (Hände!, Axilla, Leiste u. a.) und Schleimhäute (Rachen, Darm u. a.). Der wichtigste Übertragungsweg von Patient zu Patient und von Patient zu Personal und umgekehrt ist der Kontakt mit kontaminierten Händen.
- Isolierung von Keimträgern: Einzelzimmer erforderlich. Kohortenisolierung ist möglich – Rücksprache mit Krankenhaushygiene
- Dekontaminationsmaßnahmen
  - Bei Nasenbesiedlung: Mupirocin-Salbe (Turixin®) erbsengroß in beide Nasenvorhöfe 3× tägl.
  - Bei Rachenbesiedlung: Antiseptische Mundspülung (z. B. Doreperol®) 3× tägl. Verwendung antiseptischer Seife, wenn dies der Hautstatus zulässt. Bett-, Nacht- und Leibwäsche des Patienten sowie Handtücher täglich wechseln.
  - Ende der Isolierung Aufhebung der Isolierungsmaßnahmen bei 3 komplett negativen Abstrichserien.

- Schutzkittel: Erforderlich bei direktem Kontakt zum Patienten, möglichem Kontakt mit erregerhaltigem Material, Körperflüssigkeiten, Ausscheidungen und Sekreten (z. B. Inkontinenzpflege, Grundpflege). Wechsel täglich bzw. bei Verschmutzung
- Einmalhandschuhe: Erforderlich bei direktem Kontakt zum Patienten, möglichem Kontakt mit erregerhaltigem Material, Körperflüssigkeiten, Ausscheidungen und Sekreten (z. B. Inkontinenzpflege, Grundpflege)
- Hygienische Händedesinfektion: Vor und nach Kontakt zu MRSA-positiven Patienten und nach Kontakt mit erregerhaltigem Material oder kontaminierten Gegenständen. Auch bei der Verwendung von Handschuhen ist nach der Entsorgung der Handschuhe eine hygienische Händedesinfektion erforderlich. Die nasale Besiedelung des Personals mit MRSA erfolgt vor allem über die Hände, d. h. Händedesinfektion schützt vor nasaler Besiedelung.
- Mund-Nasen-Schutz: In Situationen, in denen mit einer starken Belastung der Luft mit aufgewirbelten Staphylokokken zu rechnen ist, wie z. B. beim Verbandwechsel einer ausgedehnten Wundinfektion oder bei endotrachealem Absaugen
- Kopfbedeckung: Nicht zwingend erforderlich
- Laufende Desinfektion/Reinigung: Sorgfältige desinfizierende Reinigung des OP-Saals inklusive OP-Tisch und Lagerungshilfen z. B. mit Incidin Plus 0,5 %. Sofortige und gezielte Reinigung und Desinfektion von sichtbar verschmutzten Flächen (z. B. mit Incidin® liquid).
- Transport innerhalb des Krankenhaus: Der Patiententransport ist auf das absolut Notwendigste zu beschränken. Ist ein Transport im Krankenhaus notwendig, ist der Transportdienst und der Zielbereich zu informieren. Der Kontakt zu anderen Patienten und Besuchern ist zu vermeiden. Unmittelbar nach den

Maßnahmen in der Zieleinrichtung sind die Kontaktflächen und das Transportmittel vor erneuter Nutzung zu desinfizieren
- Schlussdesinfektion: Wischdesinfektion aller Flächen (z. B. mit Incidin® Plus 0,5 %). Nach Abtrocknung kann der OP-Saal wieder benutzt werden.

17.14.2 ESBL (Extended Spectrum Betalactamase)

- Erreger: Multiresistente gramnegative Stäbchen
- Infektionsquelle: Infizierter Patient (meist Stuhl, Urin, selten Atemwege)
- Übertragung: Schmier- und Kontaktinfektion
- Isolierung von Keimträgern: Isolierung im Einzelzimmer nicht generell erforderlich, bei Gefahr der starken Umgebungskontamination (z. B. große Wundfläche/Harnwegsinfektionen bei inkontinenten Patienten, Atemwegsinfektionen bei Tracheostomaträgern) jedoch notwendig
- Ende der Isolierung: Wenn eine großflächige Streuung des Erregers nicht mehr zu befürchten ist
- Schutzkittel: Erforderlich bei direktem Kontakt zum Patienten, möglichem Kontakt mit Erregerhaltigem Material, Körperflüssigkeiten, Ausscheidungen und Sekreten (z. B. Inkontinenzpflege, Grundpflege). Wechsel täglich bzw. bei Verschmutzung
- Einmalhandschuhe: Erforderlich bei direktem Kontakt zum Patienten, möglichem Kontakt mit erregerhaltigem Material, Körperflüssigkeiten, Ausscheidungen und Sekreten (z. B. Inkontinenzpflege, Grundpflege)
- Hygienische Händedesinfektion: Vor und nach Kontakt mit dem Patienten und nach Kontakt mit erregerhaltigem Material oder kontaminierten Gegenständen

- Mund-Nasen-Schutz: Nicht erforderlich
- Kopfbedeckung: Nicht erforderlich
- Laufende Desinfektion/Reinigung: Sorgfältige desinfizierende Reinigung des OP-Saals inklusive OP-Tisch und Lagerungshilfen mit Incidin Plus 0,5 %. Sofortige und gezielte Reinigung und Desinfektion von sichtbar verschmutzten Flächen (z. B. mit Incidin® liquid)
- Transport innerhalb des Krankenhaus: Der Patiententransport ist auf das absolut Notwendigste zu beschränken. Ist ein Transport im Krankenhaus notwendig, ist der Transportdienst und der Zielbereich zu informieren. Der Kontakt zu anderen Patienten und Besuchern ist zu vermeiden. Unmittelbar nach den Maßnahmen in der Zieleinrichtung sind die Kontaktflächen und das Transportmittel vor erneuter Nutzung zu desinfizieren.
- Schlussdesinfektion: Wischdesinfektion aller Flächen (z. B. mit Incidin Plus 0,5 %). Nach Abtrocknung kann der OP-Saal wieder benutzt werden.
- Kontaktpatienten: Untersuchung bei Mitpatienten nur bei Infektionszeichen bzw. Risikofaktoren (große, offene Wundflächen, Blasenkatheter etc.)

17.14.3 4-MRGN (4-fach multiresistente gramnegative Erreger)

- Erreger: Häufig Enterbacteriacae (E. coli, Klebsiellen, Pseudomonas)
- Infektionsquelle: Erregerhaltige Körpersekrete/-Ausscheidungen kolonisierte/infizierte Patienten
- Übertragung: Kontakt-/Schmierinfektion, bei Besiedelung der Atemwege Tröpfcheninfektion möglich.

- Isolierung von Keimträgern: Einzelzimmer erforderlich. Kohortenisolierung nach Rücksprache mit Krankenhaushygiene!
- Ende der Isolierung: Isolierung für die Dauer des Krankenhausaufenthaltes. Aufhebung wenn sowohl Rektalabstriche als auch alle zuvor positiven Körperstellen 3-mal in Abstand von jeweils 1 Woche negativ sind
- Schutzkittel: Erforderlich bei direktem Kontakt zum Patienten, möglichem Kontakt mit erregerhaltigem Material, Körperflüssigkeiten, Ausscheidungen und Sekreten (z. B. Inkontinenzpflege, Grundpflege). Wechsel täglich bzw. bei Verschmutzung.
- Einmalhandschuhe: Erforderlich bei direktem Kontakt zum Patienten, möglichem Kontakt mit erregerhaltigem Material, Körperflüssigkeiten, Ausscheidungen und Sekreten (z. B. Inkontinenzpflege, Grundpflege)
- Hygienische Händedesinfektion: Vor und nach Kontakt zu KPC-positiven Patienten und nach Kontakt mit erregerhaltigem Material oder kontaminierten Gegenständen. Auch bei der Verwendung von Handschuhen ist nach der Entsorgung der Handschuhe eine hygienische Händedesinfektion erforderlich.
- Mund-Nasen-Schutz: Erforderlich wenn Verspritzen von oder Tröpfchenbildung aus Blut, Sekrete oder Exkrete möglich ist (ggf. zusätzlich Schutzbrille)
- Kopfbedeckung: Nicht erforderlich
- Laufende Desinfektion/Reinigung: Sorgfältige desinfizierende Reinigung des OP-Saals inklusive OP-Tisch und Lagerungshilfen z. B. mitIncidin Plus 0,5 %. Sofortige und gezielte Reinigung und Desinfektion von sichtbar verschmutzten Flächen (z. B. mit Incidin® liquid) oder alkoholischen Einmaltüchern (z. B. Mikrozid® AF Wipes)
- Transport innerhalb des Krankenhaus: Der Patiententransport ist auf das absolut Notwendigste zu be-

schränken. Ist ein Transport im Krankenhaus unbedingt notwendig, ist der Transportdienst und der Zielbereich zu informieren. Der Kontakt zu anderen Patienten und Besuchern ist strengstens zu vermeiden. Unmittelbar nach den Maßnahmen in der Zieleinrichtung sind die Kontaktflächen und das Transportmittel vor erneuter Nutzung zu desinfizieren

- Schlussdesinfektion: Wischdesinfektion aller Flächen (z. B. mit Incidin® Plus 0,5 %). Nach Abtrocknung kann der OP-Saal wieder benutzt werden.

17.14.4 Noroviren-Infektion

- Erreger: Noroviren
- Infektionsquelle: Stuhl, Erbrochenes, kontaminierte Gegenstände
- Übertragung: Fäkal-oral, aerogen beim Erbrechen über Erregerhaltige Aerosole, Kontaktübertragung. Inkubationszeit 1–3 Tage
- Isolierung von Keimträgern: Einzelzimmer, Kohortenisolierung
- Ende der Isolierung: 48 h nach Ende der klinischen Symptome. Für einen Zeitraum von 14 Tagen ist eine Virusausscheidung nicht sicher auszuschließen (sorgfältige Händedesinfektion)
- Schutzkittel: Bei direktem Kontakt zum Patienten oder errgerhaltigem Material
- Einmalhandschuhe: Bei direktem Kontakt zum Patienten, erregerhaltigem Material oder kontaminierten Gegenständen
- Hygienische Händedesinfektion: Vor und nach Kontakt mit dem Patienten, erregerhaltigem Material und kontaminierten Gegenständen. Vor Verlassen des

Isolierzimmers. Norovirenwirksames Händedesinfektionsmittel verwenden, Einwirkzeit beachten.
- Mund-Nasen-Schutz: Bei direktem Kontakt mit akut erkrankten Patienten erforderlich
- Kopfbedeckung: Nicht erforderlich
- Laufende Desinfektion/Reinigung: Sorgfältige desinfizierende Reinigung des OP-Saals inklusive OP-Tisch und Lagerungshilfen (z. B. mit Incidin® active 1 %). Sofortige und gezielte Reinigung und Desinfektion von sichtbar verschmutzten Flächen (z. B. mit Incidin® active 1 %)
- Transport innerhalb des Krankenhaus: Der Patiententransport ist möglichst zu beschränken. Ist ein Transport im Krankenhaus notwendig, ist der Transportdienst und der Zielbereich zu informieren. Der Kontakt zu anderen Patienten und Besuchern ist zu vermeiden. Unmittelbar nach den Maßnahmen in der Zieleinrichtung sind die Kontaktflächen und das Transportmittel vor erneuter Nutzung zu desinfizieren.
- Schlussdesinfektion: Wischdesinfektion aller Flächen (z. B. mit Incidin® aktiv 1 %). Nach Abtrocknung kann der OP-Saal wieder benutzt werden.

17.14.5 VRE (Vancomycin-resistente Enterokokken)

- Erreger: Vancomycin resistente Enterokokken
- Infektionsquelle: Stuhl, Urin etc.
- Übertragung: Kontaktinfektion
- Isolierung von Keimträgern: Einzelzimmer erforderlich. Kohortenisolierung ist möglich – Rücksprache mit Krankenhaushygiene
- Ende der Isolierung: In der Regel Isolierung für die Dauer des Krankenhausaufenthaltes. Aufhebung wenn

Rektalabstriche sowie alle zuvor positiven Körperstellen 3-mal in Abstand von jeweils 1 Woche negativ sind

- Schutzkittel: Erforderlich bei direktem Kontakt zum Patienten, möglichem Kontakt mit erregerhaltigem Material, Körperflüssigkeiten, Ausscheidungen und Sekreten (z. B. Inkontinenzpflege, Grundpflege). Wechsel täglich bzw. bei Verschmutzung
- Einmalhandschuhe: Erforderlich bei direktem Kontakt zum Patienten, möglichem Kontakt mit erregerhaltigem Material, Körperflüssigkeiten, Ausscheidungen und Sekreten (z. B. Inkontinenzpflege, Grundpflege).
- Hygienische Händedesinfektion: Vor und nach Kontakt zu VRE-positiven Patienten und nach Kontakt mit erregerhaltigem Material oder kontaminierten Gegenständen. Auch bei der Verwendung von Handschuhen ist nach der Entsorgung der Handschuhe eine hygienische Händedesinfektion erforderlich. Die nasale Besiedelung des Personals mit MRSA erfolgt vor allem über die Hände, d. h. Händedesinfektion schützt vor nasaler Besiedelung.
- Mund-Nasen-Schutz: Nicht erforderlich
- Kopfbedeckung: Nicht erforderlich
- Laufende Desinfektion/Reinigung: Sorgfältige desinfizierende Reinigung des OP-Saals inklusive OP-Tisch und Lagerungshilfen (z. B. mit Incidin® Plus 0,5 %). Sofortige und gezielte Reinigung und Desinfektion von sichtbar verschmutzten Flächen (z. B. mit Incidin® liquid).
- Transport innerhalb des Krankenhaus: Der Patiententransport ist auf das absolut Notwendigste zu beschränken. Ist ein Transport im Krankenhaus notwendig, ist der Transportdienst und der Zielbereich zu informieren. Der Kontakt zu anderen Patienten und Besuchern ist zu vermeiden. Unmittelbar nach den

Maßnahmen in der Zieleinrichtung sind die Kontaktflächen und das Transportmittel vor erneuter Nutzung zu desinfizieren.
- Schlussdesinfektion: Wischdesinfektion aller Flächen (z. B. mit Incidin® Plus 0,5 %). Nach Abtrocknung kann der OP-Saal wieder benutzt werden.

17.15 Operative Eingriffe bei Patienten unter oraler Antikoagulation

- Elektive Eingriffe
  - Absetzen des Phenprocoumon 5–7 Tage präoperativ
  - Ersatz durch unfraktionierte oder niedermolekulare Heparine in prophylaktischer oder therapeutischer Dosierung (◻ Tab. 17.3)
- Dringliche Eingriffe
  - Vitamin K oral. Wirkbeginn nach ca. 24 h
- Notfalleingriffe
  - PPSB i.v. und/oder Vitamin K i.v. (20 mg/100 NaCl 0,9 % als Kurzinfusion, Wirkbeginn nach ca. 4–6 h). Bei erhöhter postoperativer Blutungsgefahr zusätzlich FFP (HWZ Faktor VII ca. 4 h)

17.16 Perfusordosierungen

17.16.1 Adrenalin

- 5 Amp. à 1 mg/50 ml NaCl 09 %; 1 ml = 100 µg
- Dosierung: 0,01–1 µ/kg/min nach Wirkung und Bedarf (▣ Tab. 17.7)

▣ Tab. 17.7 Adrenalin-Perfusor 100 µg/ml (gewichtsbezogene Laufrate in ml/h)

KG (kg)	µg/kg/min							
	0,05	0,10	0,15	0,20	0,25	0,30	0,35	0,40
50	1,5	3,0	4,5	6,0	7,5	9,0	10,5	12,0
55	1,7	3,3	5,0	6,6	8,3	9,9	11,6	13,2
60	1,8	3,6	5,4	7,2	9,0	10,8	12,6	14,8
65	2,0	3,9	5,9	7,8	9,8	11,7	13,7	15,6
70	2,1	4,2	6,3	8,4	10,5	12,6	14,7	16,8
75	2,25	4,5	6,75	9,0	11,3	13,5	15,8	18,0
80	2,4	4,8	7,2	9,6	12,0	14,4	16,8	19,2
85	2,6	5,1	7,7	10,2	12,8	15,3	17,9	20,4
90	2,7	5,4	8,1	10,8	13,5	16,2	18,9	21,6
95	2,9	5,7	8,6	11,4	14,3	17,1	20,0	22,8
100	3,0	6,0	9,0	12,0	15,0	18,0	21,0	24,0

17.16.2 Noradrenalin

- 1 Amp. Arterenol® à 1 mg/50 ml NaCl 0,9 %; 1 ml = 20 µg bzw. 5 Amp. à 1 mg/50 ml NaCl 0,9 %; 1 ml = 100 µg
- Dosierung: 0,01–0,1 µg/kg/min (Tab. 17.8 und Tab. 17.9)

Tab. 17.8 Noradrenalin-Perfusor 20 µg/ml (gewichtsbezogene Laufrate in ml/h)

KG (kg)	µg/kg/min				
	0,01	0,02	0,03	0,04	0,05
50	1,5	3	4,5	6	7,5
55	1,7	3,3	5,0	6,6	8,3
60	1,8	3,6	5,4	7,2	9
65	2,0	3,9	5,9	7,8	9,8
70	2,1	4,2	6,3	8,4	10,5
75	2,3	4,5	6,8	9,0	11,3
80	2,4	4,8	7,2	9,6	12
85	2,6	5,1	7,7	10,2	12,8
90	2,7	5,4	8,1	10,8	13,5
95	2,9	5,7	8,6	11,4	14,3
100	3,0	6,0	9,0	12,0	15

Tab. 17.9 Noradrenalin-Perfusor 100 µg/ml (gewichtsbezogene Laufrate in ml/h)

KG (kg)	µg/kg/min							
	0,05	0,10	0,15	0,20	0,25	0,30	0,40	0,50
50	1,5	3,0	4,5	6,0	7,5	9,0	12,0	15,0
55	1,7	3,3	5,0	6,6	8,3	9,9	13,2	16,5
60	1,8	3,6	5,4	7,2	9,0	10,8	14,4	18,0
65	2,0	3,9	5,9	7,8	9,8	11,7	15,6	19,5
70	2,1	4,2	6,3	8,4	10,5	12,6	16,8	21,0
75	2,3	4,5	6,8	9,0	11,3	13,5	18,0	22,5
80	2,4	4,8	7,2	9,6	12,0	14,4	19,2	24,0
85	2,6	5,1	7,7	10,2	12,8	15,3	20,4	25,5
90	2,7	5,4	8,1	10,8	13,5	16,2	21,6	27,0
95	2,9	5,7	8,6	11,4	14,3	17,1	22,8	28,5
100	3,0	6,0	9,0	12,0	16,0	18,0	24,0	30,0

17.16.3 Atracurium

- 4 Amp. Tracrium® à 25 mg/50 ml; 1 ml = 2 mg
- Dosierung: ca. 0,2 mg/kg/h (◘ Tab. 17.10)
- Kontinuierliche Gabe möglichst nur bei Patienten, die anschließend beatmet auf Intensivstation verlegt werden.
- Cave: Awareness, insbesondere bei TIVA. Intravenöse Zugänge regelmäßig kontrollieren

◘ Tab. 17.10 Atracurium-Perfusor 2 mg/ml

KG (kg)	40	50	60	70	80	90	100
mg/h	8	10	12	14	16	18	20
ml/h	4	5	6	7	8	9	10

17.16.4 Clonidin

- 5 Amp. à 150 µg/50 ml NaCl 0,9 %; 1 ml = 15 µg
- Dosierung: 0,3–1,5 µg/kg/h (Tab. 17.11)

Tab. 17.11 Clonidin-Perfusor 15 µg/ml (gewichtsbezogene Laufrate in ml/h)

KG (kg)	µg/kg/h					
	0,3	0,4	0,5	0,75	1,0	1,5
50	1	1,3	1,7	2,5	3,3	5
55	1,1	1,5	1,8	2,8	3,7	5,5
60	1,2	1,6	2,0	3	4	6,0
65	1,3	1,7	2,2	3,3	4,3	6,5
70	1,4	1,9	2,3	3,5	4,7	7,0
75	1,5	2,0	2,5	3,8	5	7,5
80	1,6	2,1	2,7	4,0	5,3	8,0
85	1,7	2,3	2,8	4,3	5,7	8,5
90	1,8	2,4	3,0	4,5	6	9,0
95	1,9	2,5	3,2	4,8	6,3	9,5
100	2,0	2,7	3,3	5,0	6,7	10

17.16.5 Dexmedetomidin

- 1 Amp. Dexdor® à 0,2 mg/50 ml NaCl 0,9 %; 1 ml = 4 µg
- Dosierung: Initial 0,7 µg/kg/h, anschließend 0,2–1,4 µg/kg/h (Tab. 17.12)

Tab. 17.12 Dexmedetomidin-Perfusor 4 µg/ml (gewichtsbezogene Laufrate in ml/h)

KG (kg)	µg/kg/h					
	0,2	0,3	0,5	0,7	1,0	1,4
50	2,5	3,8	6,3	8,8	12,5	17,5
60	3	4,5	7,5	10,5	15	21
70	3,5	5,3	8,8	12,3	17,5	24,5
80	4,0	6,0	10	14	20	28
90	4,5	6,8	11,3	15,8	22,5	31,5
100	5,0	7,5	12,5	17,5	25	35

17.16.6 Dobutamin

- 1 Amp. à 250 mg/50 ml NaCl 0,9 %; 1 ml = 5000 µg
- Dosierung: 2–15(–20) µg/kg/min

Tab. 17.13 Dobutamin-Perfusor 5000 µg/ml (gewichtsbezogene Laufrate in ml/h)

KG (kg)	µg/kg/min				
	2,5	**5**	**7,5**	**10**	**15**
50	1,5	3,0	4,5	6,0	9,0
55	1,7	3,3	5,0	6,6	9,9
60	1,8	3,6	5,4	7,2	10,8
65	2,0	3,9	5,9	7,8	11,7
70	2,1	4,2	6,3	8,4	12,6
75	2,3	4,5	6,8	9,0	13,5
80	2,4	4,8	7,2	9,6	14,4
85	2,6	5,1	7,7	10,2	15,3
90	2,7	5,4	8,1	10,8	16,2
95	2,9	5,7	8,6	11,4	17,1
100	3,0	6,0	9,0	12,0	18,0

17.16.7 Enoximon

- 1 Amp. Perfan® à 100 mg/40 ml NaCl 0,9 %; 1 ml = 2,5 mg
- Dosierung: Initiale Aufsättigungsdosis 0,1–1,0 mg/kg über 10 min (kann zur Vasodilatation und schwerer Hypotonien führen, ggf. darauf verzichten). Erhaltungsdosis 2,5–10 µg/kg/min (Tab. 17.14)

Tab. 17.14 Enoximon-Perfusor 2,5 mg/ml (gewichtsbezogene Laufrate in ml/h)

KG (kg)	Erhaltungsdosis µg/kg/min				
	1	2,5	5	7,5	10
50	1,2	3	6	9	12
55	1,3	3,3	6,6	9,9	13,2
60	1,44	3,6	7,2	10,8	14,4
65	1,56	3,9	7,8	11,7	15,6
70	1,68	4,2	8,4	12,6	16,8
75	1,8	4,5	9	13,5	18
80	1,92	4,8	9,6	14,4	19,2
85	2,04	5,1	10,2	15,3	20,4
90	2,16	5,4	10,8	16,2	21,6
95	2,28	5,7	11,4	17,1	22,8
100	2,4	6	12	18	24

17.16.8 Milrinon

- 1 Amp. Corotrop® à 10 mg/50 ml NaCl 0,9 %; 1 ml = 200 µg
- Dosierung: Initiale Aufsättigungsdosis 50 µg/kg über 10–20 min (in der Kardiochirurgie in der Reperfusionsphase evtl. auf ¼ reduzieren, vor der HLM geben oder gänzlich darauf verzichten). Erhaltungsdosis 0,3–0,7 µg/kg/min (Tab. 17.15)

Tab. 17.15 Milrinon-Perfusor 200 µg/ml (gewichtsbezogene Laufrate in ml/h)

KG (kg)	Erhaltungsdosis µg/kg/min				
	0,20	0,35	0,50	0,60	0,7
50	3	5,3	7,5	9,0	10,5
55	3,3	5,8	8,3	9,9	11,6
60	3,6	6,3	9,03	10,8	12,6
65	3,9	6,8	9,8	11,7	13,7
70	4,2	7,4	10,5	12,6	14,7
75	4,5	7,9	11,3	13,5	15,8
80	4,8	8,4	12,0	14,4	16,8
85	5,1	8,9	12,8	15,3	17,9
90	5,4	9,5	13,5	16,2	18,9
95	5,7	10,0	14,3	17,1	20
100	6,0	10,5	15,0	18	21

17.16.9 Propofol

- 1 Amp. à 500 mg/50 ml; 1 ml = 10 mg
- Dosierung: 0,05–0,3 µg/kg/min (Tab. 17.16)

Tab. 17.16 Propofol-Perfusor 10 mg/ml (gewichtsbezogene Laufrate in ml/h)

KG (kg)	µg/kg/min					
	0,05	0,1	0,15	0,2	0,25	0,3
50	15	30	45	60	75	90
55	16,5	33	49,5	66	82,5	99
60	18	36	54	72	90	108
65	19,5	39	58,5	78	97,5	117
70	21	42	63	84	105	126
75	22,5	45	67,5	90	112,5	135
80	24	48	72	96	120	144
85	25,5	51	76,5	102	127,5	153
90	27	54	81	108	135	162
95	28,5	57	85,5	114	142,5	171
100	30	60	90	120	150	180

17.16.10 Remifentanil

- 1 Amp. Ultiva® à 1 mg/50 ml NaCl 0,9 %; 1 ml = 20 µg
- Dosierung: 0,1–0,5 µg/kg/min

Tab. 17.17 Remifentanil-Perfusor 20 µg/ml (gewichtsbezogene Laufrate in ml/h)

KG (kg)	µg/kg/min						
	0,1	0,15	0,20	0,25	0,3	0,4	0,5
50	15	22,5	30	37,5	45	60	75
55	16,5	24,8	33	41,3	49,5	66	82,5
60	18	27	36	45	54	72	90
65	19,5	29,3	39	48,8	58,5	78	97,5
70	21	31,5	42	52,5	63	84	105
75	22,5	33,8	45	56,3	67,5	90	112,5
80	24	36	48	60	72	96	120
85	25,5	38,3	51	63,8	76,5	102	127,5
90	27	40,5	54	67,5	81	108	135
95	28,5	42,8	57	71,3	85,5	114	142,5
100	30	45	60	75	90	120	150

17.16.11 Sufentanil

- 1 Amp. à 250 μg/50 ml NaCl 0,9 %; 1 ml = 5 μg
- Übliche Dosierung: 0,3–2,0 μg/kg/h (Tab. 17.18)

Tab. 17.18 Sufentanil-Perfusor 5 μg/ml (gewichtsbezogene Laufrate in ml/h)

KG (kg)	μg/kg/h					
	0,3	0,4	0,5	1,0	1,5	2,0
50	3 ml/h	4 ml/h	5 ml/h	10 ml/h	15 ml/h	20 ml/h
55	3,3	4,4	5,5	11	16,5	22
60	3,6	4,8	6,0	12	18	24
65	3,9	5,2	6,5	13	19,5	26
70	4,2	5,6	7,0	14	21	28
75	4,5	6,0	7,5	15	22,5	30
80	4,8	6,4	8,0	16	24	32
85	5,1	6,8	8,5	17	25,5	34
90	5,4	7,2	9,0	18	27	36
95	5,7	7,6	9,5	19	28,5	38
100	6	8	10	20	30	40

17.16.12 Trinitrosan

- 1 Amp. Nitroglyzerin à 50 mg/50 ml NaCl 0,9 %; 1 ml = 1000 µg
- Dosierung: 0,25–2,0 µg/kg/min (Tab. 17.19)

Tab. 17.19 Trinitrosan-Perfusor 1000 µg/ml (gewichtsbezogene Laufrate in ml/h)

KG (kg)	µg/kg/min						
	0,25	0,3	0,35	0,4	0,5	1,0	2,0
50	0,7	0,9	1,1	1,2	1,5	3,0	6,0
55	0,8	1,0	1,2	1,3	1,7	3,3	6,6
60	0,9	1,1	1,3	1,5	1,8	3,6	7,2
65	1,0	1,2	1,4	1,6	2,0	3,9	7,8
70	1,1	1,3	1,5	1,7	2,1	4,2	8,4
75	1,1	1,4	1,6	1,8	2,3	4,5	9,0
80	1,2	1,4	1,7	1,9	2,4	4,8	9,6
85	1,3	1,5	1,8	2,0	2,6	5,1	10,2
90	1,4	1,6	1,9	2,2	2,7	5,4	10,8
95	1,4	1,7	2,0	2,3	2,9	5,7	11,4
100	1,5	1,8	2,1	2,4	3,0	6,0	12,0

17.16.13 Urapidil

- 5 Amp. Ebrantil® à 50 mg/50 ml NaCl 0,9 %; 1 ml = 5 mg
- Dosierung: Initial 10–50 mg als Bolus, anschließend 2 mg/min, reduzieren bis auf 10 mg/h (◘ Tab. 17.20)

◘ Tab. 17.20 Urapidil-Perfusor 5 mg/ml

mg/h	10	20	30	40	50	60	120
ml/h	2	4	6	8	10	12	24

17.17 Perioperative Glukokortikoidsubstitution

▪ **Indikationen**

- Therapie mit mehr als 10 mg Prednisolon oder dessen Äquivalenzdosis über mehr als 30 Tage in den letzten 3 Monaten
- Hochdosierte inhalative oder topische Kortisontherapie
- M. Addison
- ◘ Tab. 17.21 und ◘ Tab. 17.22 sowie ◘ Abb. 17.8 beinhalten Empfehlungen zur perioperativen Glukokortikoidsubstitution bei Patienten unter Langzeitkortisontherapie und/oder Nebennierenrindeninsuffizienz.

Tab. 17.21 Perioperative Glukokortikoidsubstitution bei Patienten unter Langzeitkortisontherapie

Chirurgischer Stress	Eingriff	Glukokortikoiddosierung
Minimal	Zahnbehandlung, Probeentnahme	Dauertherapie fortsetzen
Gering	Herniotomie, Koloskopie Ausgedehnte zahnchirurgische Eingriffe (>1 h)	Hydrokortison 25 mg i.v. vor dem Eingriff, präoperativ die Tagesdosis verabreichen. Tagesdosis am OP-Tag verdoppeln, normale Dosis am Folgetag
Moderat	Cholezystektomie (offen), Hemikolektomie, Revaskularisationseingriffe, Endoprotheseneinbau, abdominelle Hysterektomie	OP-Tag: Hydrokortison 100 mg als Bolus i.v., weitere 100–200 mg (in 2–3 Dosen oder kontinuierlich i.v.), Dosisreduktion bis zur Normaldosis über 1–2 Tage
Schwer	Herz-, thoraxchirurgische Eingriffe, Whipple-OP, Ösophagogastrektomie, totale Proktokolektomie, Leberresektionschirurgie, Hypophysenadenektomie, Wirbelsäuleneingriffe	OP-Tag: Hydrokortison 100 mg als Bolus i.v., weitere 200 mg kontinuierlich i.v. über 24 h, Dosisreduktion bis zur Normaldosis über 2–3 Tage
Kritisch Kranke/ Intensivtherapie	Schwere Traumata/Polytrauma Lebensbedrohliche Komplikationen	Hydrokortison 200–300 mg/d kontinuierlich i.v.

Modifiziert nach Jung u. Inder (2008) Management of adrenal insufficiency during the stress of medical illness and surgery. MJA 1888(7): 409–413

Tab. 17.22 Alternative Dosierungsempfehlungen zur perioperativen Glukokortikoidsubstitution

Eingriff	Hydrokortison® mg zusätzlich zur morgendlichen normalen Glukokortikoiddosis	Wie lange?
Kleine Eingriffe (z. B. Hernien, Arthroskopie, Laparoskopie, Schilddrüsen-OP)	25 mg	1× bei Narkoseeinleitung
Mittelschwere Eingriffe (z. B. Endoprothetik, abdominelle Hysterektomie, Kolonchirurgie)	25 mg	1× bei Narkoseeinleitung
	100 mg/d*	Über 24 h
Große Eingriffe (kardio- und thoraxchirurgische OP; OP nach Whipple, Proktokolektomie, Ösophagusresektion, ventrale Instrumentierung der Wirbelsäule)	25 mg	1× bei Narkoseeinleitung
	100 mg/d*	Über 48–72 h, Reduktion auf präoperative Dosis in 2–3 Tagen

* Bolusgabe ist möglich, besser ist die Dauerinfusion.
Modifiziert nach Milde et al. (2005) Anaesthesist 54:639–654

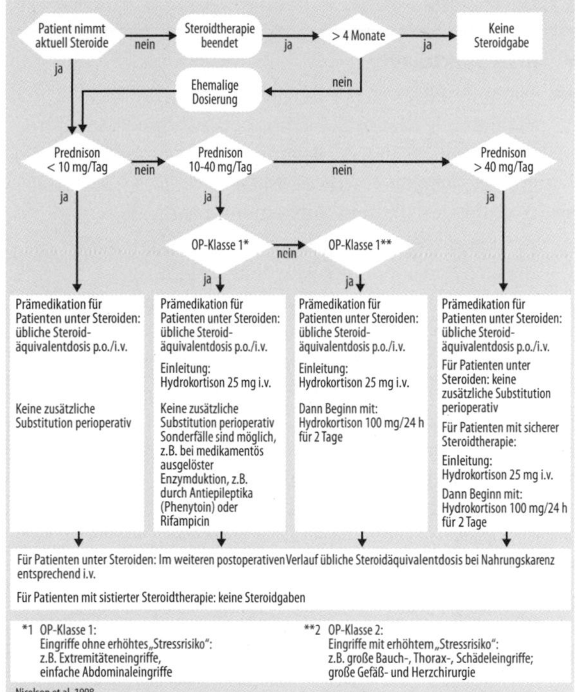

Abb. 17.8 Perioperative Glukokortikoidsubstitution. (Modifiziert nach Nicholson et al. 1998)

17.18 PONV

▪ Risikofaktoren

- Patientenfaktoren: Weibliches Geschlecht (bis zu 3-mal häufiger als Männer), Nichtraucher (doppelt so häufig wie Raucher), PONV-Anamnese, Reisekrankheit, gestörte Magen-Darm-Motilität
- Anästhesie-Faktoren: Inhalationsanästhesie, postoperative Opioidgabe, Hypotonie, Hypoxie, Maskenventilation mit Magenüberblähung
- Medikamente: Etomidate, Lachgas, Ketamin, Opioide
- OP-Faktoren: Strabismus-OP, Mittelohr-OP, Abdominalchirurgie (Laparoskopie, Laparotomie), Adenotomie, Tonsillektomie, gynäkologische Eingriffe, lange OP-Dauer
- Postoperative Faktoren: Postoperative Schmerzen
- Einteilung in Risikoklassen mittels Apfel-Score (▫ Tab. 17.23)

▪ Prophylaxe

- Dexamethason 4–8 mg (0,1 mg/kg KG) i.v. nach Anästhesieeinleitung
- TIVA (50 % Risikoreduktion)

▪ Therapie

- Granisetron (Kevatril®) 1 mg i.v. oder Ondasetron (Zofran®) 4(–8) mg i.v. (oder prophylaktisch vor Ausleitung)
- Dehydrobenzperidol (Xomolix®) 1,25 mg i.v. (oder vor Ausleitung)
- Dimenhydrinat (Vomex®) 62 mg i.v.
- Metoclopramid (Paspertin®) 10 mg i.v.

Tab. 17.23 Apfel-Score

Risikofaktoren	Punkte
Weibliches Geschlecht Nichtraucherstatus Anamnese von PONV oder Reisekrankheit Postoperative Opioidgabe	1 1 1 1
	PONV-Risiko
= Punkte 1 Punkt 2 Punkte 3 Punkte 4 Punkte	10 % 20 % 40 % 60 % 80 %
Einteilung in Risikoklassen	
10–20 % (0–1 Punkt) 20–40 % (1–2 Punkte) 60–80 % (3–4 Punkte)	Keine Prophylaxe 1–2 Interventionen 3 oder mehr Interventionen

17.19 Präoperative Antibiotikaprophylaxe

Allgemeines

- Die präoperative Gabe von Antibiotika ist nur bei Operationen
  - mit erhöhtem postoperativem Infektionsrisiko (Wundinfektionsrisiko >5 %); hierzu zählen Operationen am Dünn- und Dickdarm, da die Anzahl der Bakterien im Darm extrem hoch ist (Ileum 10^4 Keime/ml Darminhalt, Zökum 10^6 Keime/ml Darminhalt, Kolon descendens 10^{10} Keime/ml Darminhalt und Rektum 10^{11} Keime/ml Darminhalt),

  - mit möglichen schwerwiegenden lokalen (z. B. Neurochirurgie) oder systemischen Folgen (z. B. immunsupprimierten Patienten)
- Indiziert und erfolgt als single-shot ca. 30–60 min vor Hautschnitt.
- Bei OP-Dauer >2–3 h oder bei OP mit Blutverlust >1 l sollte eine Wiederholungsdosis verabreicht werden. Generell sollte eine weitere Dosis verabreicht werden, wenn die OP länger dauert als das 2-fache der Halbwertszeit des verwendeten Antibiotikums.
- Penicillinallergie: Die Gabe von Cephalosporine bei bekannter Penicillinallergie ist gerechtfertigt, wenn es sich nicht um eine echte Anaphylaxie mit Bronchospasmus und Schock bzw. toxischen epidermalen Nekrolyse handelt (genaue Anamnese erheben!). Bei Angabe von Penicillinallergie auf Gabe von Cephalosporine der Gruppe 1 (z. B. Cefazolin, Kreuzallergie 5–10 %) verzichten. Stattdessen Cephalosporine der Gruppe 2 (z. B. Cefuroxim, Kreuzallergie ca. 1 %) oder der Gruppe 3 (z. B. Ceftriaxon, Ceftazidim, Kreuzallergie <1 %) einsetzen.
- Alternativ kann bei schwerer Allergie gegen Penicilline/Cephalosporine auch Vancomycin (1 g) ca. 1 h vor Hautschnitt eingesetzt werden. Ein Re-Dosing erfolgt dann ggf. maximal einmalig nach 6 h bzw. einem Blutverlust von >1 l.

Risikofaktoren perioperativer Infektionen

- Präoperative Risikofaktoren: Notfalleingriffe, kontaminierte Wunden, Hochrisiko-Eingriffe, Fremdkörperimplantationen, präoperativer Krankenhausaufenthalt >3 Wochen, OP innerhalb 4 Wochen nach Akutaufnahme, Steine oder wiederholte Eingriffe in/an den Gallenwegen

- Perioperative Risikofaktoren: Erfahrungsstand des OP-Teams, OP-Dauer >2 h, ausgedehnte Blutungen, Notwendigkeit von Bluttransfusionen, OP-Komplikationen, mehrere operative Eingriffe, Hypoxämie, Unterkühlung
- Postoperative Risikofaktoren: Drainagedauer >3 Tage, Sepsis, Unterkühlung, Blasenkatheter, zentrale Venenkatheter, Nachweis von Enterokokken, Enterobakterien oder Anaerobiern im Wundareal
- Patientenspezifische Risikofaktoren für postoperative Infektionen: Hohes Lebensalter (>70 Jahre), reduzierter Allgemeinzustand, Mangelernährung, Adipositas, Dialysepflicht, Diabetes mellitus, Immuninkompetenz, Infektionen/Fieber vor Operation, MRSA-Trägerstatus, Drogenabusus, Leberinsuffizienz, arterielle Minderdurchblutung, periphere Ödeme, Lymphangitis, Neuropathie, weibliches Geschlecht bei bestimmten Indikationen

■ Medikamente

- ◘ Tab. 17.24

Tab. 17.24 Medikamente zur präoperativen Antibiotikaprophylaxe (modifizierte Zusammenfassung der Empfehlungen der Paul-Ehrlich-Gesellschaft 2010

OP-Gebiet	Antibiotika der Wahl	Alternative/Kommentare
Allgemeinchirurgie		
Leisten- und Bauchwand-Hernienchirurgie	Ampicillin/Sulbactam (Unacid®); Cefazolin oder Cefuroxim oder Cefotiam	Therapie bei Vorliegen von Risikofaktoren
Appendektomie (gangränöse Appendizitis, perityphlitischer Abszess ± Perforation)	Ampicillin/Sulbactam (Unacid®); Cefazolin, Cefuroxim oder Cefotiam + Metronidazol	Therapie bei Vorliegen von Risikofaktoren Bei Perforation Therapie über 3–5 Tage erforderlich
Dickdarmchirurgie (perioperative Prophylaxe obligat)	Piperacillin/Tazobactam (Tazobac®); Ampicillin/Sulbactam (Unacid®)	Cefazolin oder Cefuroxim oder Cefotiam (Spizef®) + Metronidazol. Bei Risikopatienten Ceftriaxon + Metronidazol. Bei Betalaktam-Allergie: Clindamycin + Gentamycin oder Ciprofloxacin/Levofloxacin + Metronidazol

Eingriffe an Gallenwegen (nur bei Vorliegen von Risikofaktoren)	Ampicillin/Sulbactam (Unacid®)	Cefazolin oder Cefuroxim oder Cefotiam. Bei Betalaktam-Allergie: Clindamycin + Gentamycin oder Ciprofloxacin/Levofloxacin + Metronidazol. Bei Risikopatienten (>60 Jahre, Diabetes, Ikterus, komplizierter Verlauf, Cholangitis): Piperacillin/Tazobactam (Tazobac®) oder Ceftriaxon + Metronidazol als Therapie über mehrere Tage
Eingriffe am Magen/Duodenum (Risikopatienten: Malignom, Anazidität, Alter >70. Lebensjahr, schwere Magenblutung, voroperierter Magen)	Ampicillin/Sulbactam (Unacid®); Cefazolin, Cefuroxim oder Cefotiam ± Metronidazol	Bei Betalaktam-Allergie: Clindamycin + Gentamycin. Bei Patienten mit hohem Risiko (blutendes Duodenalulkus, Magenkarzinom, Adipositas): Ceftriaxon + Metronidazol, Ertapenem
Leber-, Pankreas-, Ösophagusresektion	Cefuroxim oder Cefotiam ± Metronidazol	Bei Betalaktam-Allergie: Clindamycin + Gentamycin; Ciprofloxacib/Levofloxacin + Metronidazol. Risikopatienten: Ceftriaxon + Metronidazol
Transplantationen	Cefazolin oder Cefuroxim	

Tab. 17.24 (Fortsetzung)

OP-Gebiet	Antibiotika der Wahl	Alternative/Kommentare
Thorax- und Gefäßchirurgie		
Herz-, Gefäß-, Implantationschirurgie	Cefazolin, Cefuroxim oder Cefotiam	Bei Betalaktam-Allergie: Vancomycin ± Gentamycin. Prophylaxe > 1 Tag führt nicht zur Senkung der Infektionsrate
Lungenchirurgie (Risikopatienten: Alter >60. Lebensjahr, chronische Bronchitis, starke Raucher, Adipositas, Emphysem, Malignom)	Cefazolin, Cefuroxim oder Cefotiam	Vancomycin
Gefäßchirurgie (Eingriffe an peripheren Gefäßen, Gefäßprothesen, Mehrfacheingriffe)	Cefazolin, Cefuroxim oder Cefotiam	Vancomycin, insbesondere bei hohen Infektionsraten

Beinamputation	Ampicillin/Sulbactam (Unacid®)	Cefuroxim oder Cefotiam + Metronidazol
Unfallchirurgie, orthopädische Eingriffe		
Arthroalloplastik	Cefazolin, Cefuroxim oder Cefotiam	Bei Betalaktam-Allergie: Clindamycin + Gentamycin. Wirksamkeit von antibiotikahaltigem Zement ähnlich systemischer Antibiotikatherapie Fremdkörper begünstigen Infektionen, vorwiegend durch Staphylokokken
Schultergelenk- und Schultergelenksnahen Eingriffe	Cefazolin oder Cefuroxim	Auch gegen Propionibakterien wirksam!
Offene Fraktur	Cefazolin, Cefuroxim oder Cefotiam; Ampicillin/Sulbactam (Unacid®)	Cefazolin oder Cefuroxim oder Cefotiam + Metronidazol. Bei komplizierten offenen Frakturen Therapie bis zu 10 Tagen
Plastische Chirurgie, Handchirurgie	Cefazolin, Cefuroxim oder Cefotiam	Ampicillin/Sulbactam
Bissverletzungen Mensch, Tier	Ampicillin/Sulbactam (Unacid®)	

Tab. 17.24 (Fortsetzung)

OP-Gebiet	Antibiotika der Wahl	Alternative/Kommentare
Neurochirurgie		
Liquor-Shunt-Operationen	Cefazolin oder Cefuroxim oder Cefotiam	Vancomycin indiziert nur bei Infektionsraten >10 %
Kraniotomie	Cefazolin, Cefuroxim oder Cefotiam	Vancomycin indiziert nur bei Eingriffen mit hohem Risiko
Augenchirurgie		
	Topische Instillation vor OP: Aminoglykosid; Fluorchinolon; Neomycin-Gramicidin-Polymyxin B	Subkonjunktival: Cefazolin (optional) Tobramycin (optional)
Urologische Eingriffe		
An Harnwegen mit Eröffnung des Darmsegments	Ampicillin/Sulbactam (Unacid®)	Cefuroxim oder Cefotiam + Metronidazol. Bei antibiotischer Vorbehandlung oder vorheriger permanenter Harnableitung: Ceftriaxon, Piperacillin/Tazobactam (Tazobac®)

An Harnwegen ohne Eröffnung des Darmsegments, ohne Hinweis auf Bakteriurie	Ciprobay; Ampicillin/Sulbactam (Unacid®)	Ciprofloxacin; Cefuroxim oder Cefotiam nur bei Risikopatienten; Bei antibiotischer Vorbehandlung oder vorheriger permanenter Harnableitung: Ceftriaxon
Endoskopisch-urologische Eingriffe inkl. externer Steinzertrümmerung	Cefazolin, Cefuroxim oder Cefotiam; Ampicillin/Sulbactam (Unacid®)	Ciprofloxacin oder Levofloxacin; bei antibiotischer Vorbehandlung oder vorheriger permanenter Harnableitung: Ceftriaxon oder Piperacillin/Tazobactam (Tazobac®)
Prostatektomie	Ciprofloxacin oder Levofloxacin; Cefuroxim oder Cefotiam	
Transrektale Prostatabiopsie	Ciprofloxacin oder Levofloxacin; Cefuroxim oder Cefotiam	
Gynäkologische Eingriffe, Geburtshilfe		
Sectio	Ampicillin; Cefazolin, Cefuroxim oder Cefotiam	Ampicillin/Sulbactam, Clindamycin + Ceftriaxon Keine Prophylaxe bei geplanten, unkomplizierten Eingriffen

Tab. 17.24 (Fortsetzung)

OP-Gebiet	Antibiotika der Wahl	Alternative/Kommentare
Kürettage, Abort im 2. Trimenon	Cefazolin, Cefuroxim oder Cefotiam	Ampicillin/Sulbactam. Keine Prophylaxe bei unkomplizierter Kürettage
Induzierter Abort im 1. Trimenon; anamnestisch Adnexitis	Doxycyclin	Cefazolin oder Cefuroxim oder Cefotiam
Abdominale oder vaginale Hysterektomie	Cefuroxim oder Cefotiam ± Metronidazol	Doxycyclin
HNO		
Oropharynx-Larynx-Chirurgie (Karzinomchirurgie/Risikopatienten)	Ampicillin/Sulbactam (Unacid®); Cefazolin, Cefuroxim oder Cefotiam plus Metronidazol	Bei Beta-Lactam-Allergie: Clindamycin ± Gentamycin
Eingriffe im Kopf- und Halsbereich	Ampicillin/Sulbactam (Unacid®); Cefazolin	

17.20 Rationelle Diagnostik bei Blutungsneigung

Die Erhebung einer vollständigen Blutungsanamnese ist von entscheidender Bedeutung und kann durch Labordiagnostik nicht ersetzt werden!

- Typische Zeichen einer erhöhten Blutungsneigung:
  - Nasenbluten (>5 Episoden/Jahr oder >10 min, beidseitig)
  - Hautblutungen (Hämatome ohne Trauma, Petechien oder blaue Flecken >5 und >1 cm an Expositionsstellen)
  - Blutungen aus kleinen Wunden: >5 Episoden/Jahr oder >10 min
  - Blutungen im Mundbereich (Gaumen- oder Lippen-Blutungen: frequent, >10 min; ungewöhnlichen Blutungen beim Zahnwechsel)
  - Gastrointestinale Blutungen unklarer Ursache
  - Makroskopische Hämaturie unklarer Ursache
  - Ungewöhnlich starke Blutung bei Zahnextraktion
  - Starke oder unerwartete Blutung für die Operationsart bei mindestens einer Operation
  - Menorrhagien: Periodenblutung über 7 Tage oder Tamponwechsel häufiger als alle 2 h
  - Muskelhämatome oder Hämarthros ohne entsprechendes Trauma
  - Spontane ZNS-Blutung
- Häufigste Ursachen erhöhter Blutungsneigung:
  - Von-Willebrand-Syndrom
  - Hämophilie A oder B
  - Mangel an Faktoren VII, XI, V, XIII, X oder II
  - Thrombozytopathien

  - Medikamenteninduzierte Blutungen (Antikoagulanzien, ASS, Clopidogrel, Valproinsäure, NSAR, Cephalosporine)
  - Leber-/Niereninsuffizienz
- Diagnostik:
  - Gerinnungsstatus (Quick, PTT, Fibrinogen, TZ)
  - PFA-100-Analyse
  - Faktor-VIII-Aktivität
  - Faktor-IX-Aktivität
  - Faktor-XIII-Aktivität
  - Von-Willebrand-Faktor

17.21 Serologische Diagnostik bei Hepatitis B und C

Eine Übersicht über die serologische Diagnostik bei Hepatitis B und C ist in ◘ Tab. 17.25 aufgeführt.

◘ Tab. 17.25 Serologische Diagnostik bei Hepatitis B und C

	Serologie
Akute Hepatitis B	HBV-DNA, HbeAg, HbsAg, Anti HBc-IgM
Chronische Hepatitis B	HbsAg, Anti HBc-IgG
Ausgeheilte Hepatitis B	Anti HbsAg, Anti HBc-IgG
Kontakt zur HBV	Anti HBc-IgG
Z. n. HBV-Impfung	Anti HBs-positiv, Anti HBc-IgG-negativ
Akute Hepatitis C	HCV-RNA
Chronische Hepatitis C	Anti HCV, HCV-RNA

17.22 Strahlenschutz

Operateur und Anästhesist sind zusammen mit dem Pflegepersonal für die Einhaltung der Strahlenschutzmaßnahmen verantwortlich.

Fehlende Anwendung von Strahlenschutzmaßnahmen bei Patienten (z. B. Gonadenschutz) gilt als Körperverletzung, ist anzeigepflichtig und strafbar. Der Operateur oder derjenige, der die Röntgenstrahlen anwendet muss sich jederzeit und wiederholt vergewissern, dass alle im Raum befindlichen Personen geschützt sind.

Die Strahlenquelle befindet sich beim Röntgentisch (wie beim Urogramm) im oberen Teil des Gerätes, bei C-Bogen und Durchleuchtungsgerät im unteren Teil.

Die Streustrahlung stellt die größte Gefahrenquelle für das Personal dar. Ausreichender Abstand zur Strahlenquelle bzw. zum Patienten, adäquate Schutzmaßnahmen (Rundum-Bleischürzen, Schilddrüsenschutz, ggf. geeignete Brillen) sowie die Minimierung der Aufenthaltszeit im Gefahrenbereich sind die wichtigsten Maßnahmen zur Vermeidung unnötiger Strahlenexposition.

Beim Durchleuchtungsgerät ist die höchste Streustrahlung röhrennah (Patientenseite), die geringste neben dem Bildverstärker zu messen.

Die Wirksamkeit des Strahlenschutzzubehörs und die Strahlenbelastung einiger Röntgenuntersuchungen sind in ◘ Tab. 17.26 und ◘ Tab. 17.27 aufgeführt. Zum Strahlenschutz des Patienten müssen Bleigummiabdeckungen mit einem Gleichwert von mindestens 0,4 mmPb verwendet werden.

Tab. 17.26 Strahlenschutzzubehör

Zubehör	mm Pb	Schwächung bei 75 kV
Schürze (Personal)	0,35	98,5 %
Schürze (Patient)	0,5	99,7 %
Gonadenschutz	1	99,95 %

Tab. 17.27 Strahlenbelastung bei einigen Untersuchungen

Untersuchung	Effektive Strahlendosis	Vergleichbar mit natürlicher Bestrahlung während
CT Abdomen	10 mSv	3 Jahren
i.v. Urogramm	1,6 mSv	6 Monaten
Magen-Darm-Passage	2–4 mSv	8–16 Monaten
CCT	2 mSv	8 Monaten
Rö-Thorax	0,1 mSv	10 Tagen
CT-Thorax	8 mSv	3 Jahren
Zystourogramm	0,8 mSv	3 Monaten
Mammographie	0,7 mSv	3 Monaten

* Die natürliche Strahlenbelastung beträgt ca. 3 mSv/Jahr.

17.23 Vorgehen bei Patienten mit Koronarinterventionen/-stents

Tab. 17.28 Vorgehen bei Patienten mit Koronarinterventionen/-stents

Intervention	Zeitabstand	Vorgehen
Ballon-dilatation	<2 Wochen	Elektive Operation verschieben
	>2 Wochen	ASS weitergeben!
Bare-metal-stent (BMS)	<6 Wochen	Operation verschieben oder Bridging ASS und Clopidogrel weitergeben
	>6 Wochen	Operation möglich ASS weitergeben, Thromboseprophylaxe
Drug-eluting-Stent (DES)	<12 Monate	Operation verschieben oder Bridging ASS und Clopidogrel weitergeben
	>12 Monate	Operation möglich ASS weitergeben, Thromboseprophylaxe

17.24 Vorgehen nach Nadelstichverletzungen (Arbeitsunfall)

1. Säuberung/Desinfektion der kontaminierten Stelle: Bei Kontamination des Auges gründliches Ausspülen bzw. Desinfektion z. B. mit verdünnter Braunol®-Lösung 7,5 % (1:3 mit Wasser) oder PVP-Jod Augentropfen 1 %, bei Schleimhäute Desinfektion z. B. mit Octenidol®-Mundspüllösung, Octenisept® farblos oder verdünnter Braunol®-Lösung (1:3 mit Wasser)

2. Aufsuchen des D-Arztes:
   - Blutentnahme Mitarbeiter: Anti-HCV; Anti HIV-1/2; bei Hepatitis B-geimpften Anti-HBs, bei nicht-geimpften Anti-HBc und bei unklarem Impfstatus Anti-HBs und Anti HBc
   - Blutentnahme Indexpatient: Anti-HCV, falls positiv HCV-PCR, ; Anti-HIV-1/2, falls positiv HIV-PCR; HBs-Ag wenn Immunität beim Mitarbeiter nicht gesichert
   - Prüfung des Tetanus-/Hepatitis B-Impfstatus, HIV-Postexpositionsprophylaxe falls erforderlich!
3. Eintrag ins Verbandsbuch
4. Nachkontrollen durch den Betriebsarzt

17.25 Wichtige Formeln

Alkoholgehalt des Blutes

Blutalkoholgehalt in Promille (‰)

$$= \frac{\text{Getrunkene Alkoholmenge in g}}{\text{KG in kg} \times \text{Konstante}(0{,}68 \text{ bei Männer, } 0{,}55 \text{ bei Frauen})}$$

Alveolärer Sauerstoffpartialdruck

$PaO_2 = FiO_2\,(P_B - P_{H2o}) - PaCO_2\,[FiO_2 + (1\text{-}FiO_2)/R]$

Vereinfacht: $PaO_2 = FiO_2\,(P_B - 47) - 1{,}2\,(PaCO_2)$

oder auch: $PaO_2 = FiO_2\,(P_B - P_{H2o}) - FiO_2 - [PaCO_2/RQ]$

Arterieller Sauerstoffgehalt

$C_aO_2 = S_aO_2$ (%) × Hb (g/dl) × 1,34 (ml/g Hb) + p_aO_2 (mmHg) × 0,0031 (ml/mmHg/dl)

Vereinfacht: $CaO_2 = SaO_2 \times 1{,}34 \times Hb$

1,34 = ml O_2 pro Gramm Hb (Hüffner'sche Zahl), 0,003 = ml O_2/mmHg PaO_2/dl, Hb in g/dl

Normwert: Männer 20,4 ml/dl, Frauen 18,6 ml/dl

Alveolo-arterielle Sauerstoffgehaltdifferenz

$AaDO_2 = PAO_2 - PaO_2$

Anionenlücke

Anionenlücke = ([Na] + [K] – [Cl] + [HCO_3])

Akzeptabler Blutverlust

Akzeptabler Blutverlust = BV × (aktueller Hkt – tolerabler Hkt): mittlerer Hkt

Blutvolumen: Männer 75 ml/kg, Frauen 65 ml/kg

Berechnung des Sauerstoffvorrates einer Sauerstoffflasche

Anwendungsdauer (min) = Inhalt der Flasche (l) × Flaschendruck (bar)/Sauerstoffverbrauch (l/min)

Bluttransfusion

Geschätztes Bluttransfusionsvolumen = (Ziel-Hkt – aktueller Hkt) × (Blutvolumen/Hämatokrit der Blutkonserve)

Body-Mass-Index (BMI)

BMI = Körpermasse (in kg)/(Körpergröße in m)^2

Cardiac Index (CI)

CI = CO/BSA

CO: cardiac output (l), BSA: body surface area (m^2)

Dosage Weight (DW)

DW = IBW + 0,3 (TBW – IBW)

TBW: total body weight, IBW: ideal body weight

EK-Volumen

Erythrozyten [ml] = BV × (Ziel-Hkt – aktueller Hkt): 100

■ Erforderliche Faktor-VIII-Einheiten (IE)

IE = KG (kg) × gewünschter Faktor-VIII-Anstieg (% der Norm) × 0,5

■ Fibrinogen-Dosis

Differenz des erwünschten Anstiegs (g/l) × Plasmavolumen (l) × 1,3

Plasmavolumen: 40 ml/kg KG

■ Fick'sche Gleichung

$HZV = VO_2/(C_aO_2 - C_vO_2)$

■ Gemischtvenöse Sättigung

$SvO_2 = S_aO_2 - VO_2/13{,}9 \times Q \times [Hb]$

■ Hyperkaliämie

Insulin-Glukose-Infusion (1 IE Insulin/2–5 g Glukose i.v.)

■ Idealgewicht in kg

Frauen: Körpergröße (cm) – 100 × 0,85
Männer: Körpergröße (cm) – 100 × 0,9
oder
Männer: 45,5 + 0,91 × (Körpergröße in cm – 152,4)
Frauen: 50 + 0.91 × (Körpergröße in cm –152,4)
oder
Frauen und Männer: (Körpergröße in m)^2 × 22

■ Intrakranieller Druck

CPP = MAP – (ICP + ZVD)

■ Inspiratorische Sauerstoffkonzentration

FiO_2 (Sauerstoff-Nasenbrille) = 0,21 + O_2-Flow (l/min) × 0,04

▪ Kaliumsubstitution

Kalium-Defizit (mmol/l) = 4,5 – K_{IST} × 0,3 × kg KG

▪ Kreatinin-Clearance:

$$\text{Kreatinin} - \text{Schätz} - \text{Clearance}\,(\text{ml/min}) = \frac{150 - \text{Alter}\,[\text{Jahre}] \times \text{Gewicht}\,(\text{kg}) \times \text{k}}{\text{Serumkreatinin}\,(\text{mg/l})}$$

k = Geschlechtskonstante (Mann 1,1, Frau 0,9)

▪ Metabolisches Äquivalent (MET)

1 MET entspricht der Kalorienverbrauch von 1 kcal je kg Körpergewicht pro Stunde

▪ Mittlerer arterieller Druck (MAP)

MAP = AP_{diast} + 1/3 (AP_{syst} – AP_{diast})

▪ Natriumsubstitution

Na^+-Bedarf (mmol) = 0,2 × (Na^+_{SOLL} – Na^+_{IST}) × kg KG

Faustregel: 3,5 ml/kg/KG der 10 % NaCl Lösung heben den Na-Serumspiegel um 10 mmol/l

Eine 10 % NaCl-Lösung enthält 1,71 mmol Na^+/ml. Maximale Tagesdosis für Erwachsene 3–6 mmol Natrium pro kg KG.

▪ Osmolalität

Osmolalität (mosm/kg) = [1,86 × Na^+ (mmol/l)] + [Glukose (mg/dl)/18] + [Harnstoff (mmol/l)/6] + 9

▪ Osmotischer Druck

Osmotischer Druck (mmHg) = 19,3 × Osmolalität (mosm/kg)

Oxygenierungsindex (Horovitz-Index)

p_aO_2 (mmHg)/FiO_2 (FiO_2 von 100 % = 1,0)

Normwert: >450 mmHg

- Bei ALI (mäßig schwerer Lungenschaden) <300 mmHg
- Bei ARDS (schwerer Lungenschaden) <200 mmHg

PPSB-Gabe

Gewünschter Quickanstieg (%) × Körpergewicht (kg) = I.E. PPSB

Pufferung

Bikarbonat-Bedarf = BE × 0,3 × kg KG

Sauerstoffangebot (DO_2)

$DO_2 = CaO_2$ (ml/dl) × HZV (l/min)

Normwert 800–1000 ml/min oder 600±50 ml/min/m^2 KOF

Sauerstoffaufnahme

$VO_2 = HZV \times (C_aO_2 - C_vO_2) \times 10$

C_aO_2: arterieller Sauerstoffgehalt, C_vO_2: venöser Sauerstoffgehalt

Faktor 10 dient der Umrechnung der C_aO_2 von ml/dl in ml/l

Sauerstoffextraktionsrate

$O_2ER = (S_aO_2 - S_vO_2)/S_aO_2 \times 100$

Normwert 20–25 %

Sauerstoffpartialdruck

$Po_2 = 109 - 0{,}43 \times$ Alter (in Jahren)

Schockindex

Schockindex = Puls:$RR_{systolisch}$; Schockgefahr bei Index >1

Serum-Osmolarität

Serum-Osmolarität = Glukose (mmol/l) + Harnstoff (mmol/l) + 2 × Serum-Natrium (mmol/l) + Serum-K (mmol/l)

Shuntfraktion

$Qs/Qt = 100 \times [(P_AO_2 - P_aO_2) \times 0{,}0031]/[(P_AO_2 - P_aO_2) \times 0{,}0031 + 5]$

Qs/Qt: pulmonaler Rechts-Links-Shuntanteil, P_AO_2: alveolärer Sauerstoffpartialdruck, P_aO_2: arterieller Sauerstoffpartialdruck. $AvDO_2$ = ca. 5 ml/dl

Tubusgröße für Kinder

Über 1 Jahr: Innendurchmesser = Alter (Jahre)/4 + 4 mm

Tubuslänge ab Zahnreihe: Körpergröße/10 + 5 cm (bei Säuglingen <3 Monaten Körpergröße/10 + 4 cm)

Wasserbedarf (l) bei Hypernatriämie

$(Na^+_{IST}: Na^+_{SOLL} - 1) \times$ Ganzkörperwasser (0,6 × kg KG)

ZVK-Einführtiefe bei Kindern (V. jugularis rechts)

Tiefe (cm): Körpergröße (cm)/10–1 (bis 100 cm Körpergröße)

Tiefe (cm): Körpergröße (cm)/10–2 (ab 100 cm Körpergröße)

Katheterspitze maximal bis zur Verbindungslinie zwischen Mamille und Jugulum vorschieben!

17.26 Wärmemaßnahmen im OP-Saal

Die Mechanismen des Wärmeverlustes sind (Abb. 17.9):

- Radiation
- Konvektion
- Evaporation
- Konduktion

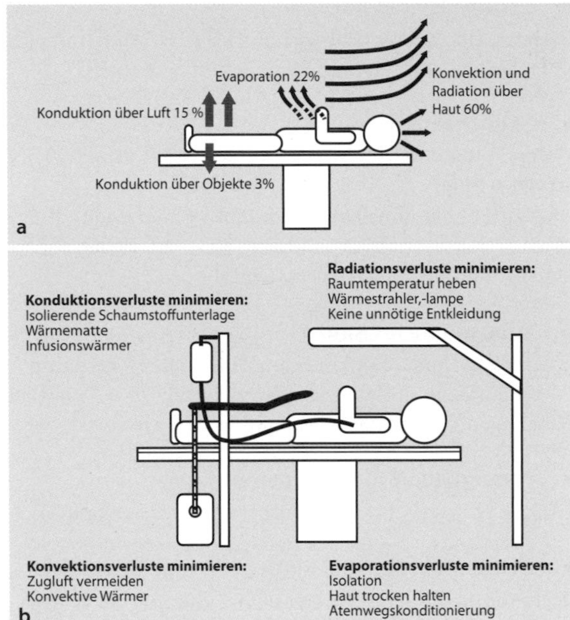

Abb. 17.9a,b Wärmemanagement im OP-Saal. **a** Mechanismen der Wärmeverlust. **b** Möglichkeiten der Wärmezufuhr

60 % des Wärmeverlustes gehen auf Konvektion (Luftströmung) und Radiation (Strahlung) zurück, 22 % auf Evaporation (Verdunstung von Wasser über die ungeschützte, entblößte Körperoberfläche, eröffnete Körperhöhlen und Beatmung mit trockenen, kalten Narkosegasen). Dazu kommen 15 % Verlust durch Konduktion (Wärmeleitung) über Luft und 3 % Konduktion über Objekte (z. B. kalter OP-Tisch). Kalte Infusionslösungen, Spüllösungen und Endoskopiegase kühlen zusätzlich.

Tab. 17.29 Mögliche Messorte zur Erfassung der Körpertemperatur

Messort	Genauigkeit	Erfassung von Temperatur-schwankungen
Pulmonalarterie	Referenzmethode	Sofort
Trommelfell	Hoch	Sofort
Harnblase	Hoch	Verzögert
Rektum	Gering	Verögert
Ösophagus	Gering	Stark verzögert
Oro-Nasophyrynx	Gering	Stark verzögert
Axilla	Sehr gering	Stark verzögert
Haut, Stirn	Sehr gering	Stark verzögert

Mögliche Messorte zur Erfassung der Körpertemperatur sind in Tab. 17.29 aufgeführt.

Beispiele von Geräten zur Wärmetherapie:

- Warm Touch® (konvektive Wärme)
- Bair Hugger®
- Level 1® Hotline® Blut- und Flüssigkeitswärmesystem
- Ranger™ Blut-/Flüssigkeitwärmesystem

17.27 Zeitintervalle vor und nach rückenmarksnaher Punktion bzw. Katheterentfernung

> **Das präoperative Absetzen von Thrombozytenaggregationshemmern erhöht das Risiko eines Koronarverschlusses nach Stentimplantation um den Faktor 90. Der Ersatz mit niedermolekularen Heparinen bietet keine ausreichende Plättchenaggregationshemmung, unfraktionierte Heparine führen sogar zu einer Plättchenaktivierung.**

Die alleinige Gabe von ASS 100 mg p.o. in den ersten 4–6 Wochen bzw. 12 Monate nach Koronarinterventionen ist unzureichend und führt zu einem deutlich erhöhten Infarktrisiko.

Das Risiko von Blutungskomplikationen unter ASS bei chirurgischen Eingriffen ist um Faktor 1,5 erhöht, unter ASS und Clopidogrel wird von einem ca. 4 % höheren Transfusionsbedarf berichtet.

Nach 5 Tagen ist die Wirkung von ASS bzw. Clopidogrel um 50 % reduziert (pro Tag um ca. 10 %). Diese Reduktion ist für die Durchführung der meisten chirurgischen Eingriffen ausreichend.

Der Beginn einer Lysetherapie <10 Tage nach spinaler bzw. epiduraler Punktionen birgt die Gefahr von Hämatombildung. Bei Notfallmäßiger Lysetherapie während der Liegezeit eines PDK muss das Fibrinogenspiegel für die Evaluation des Zeitpunktes der Katheterentfernung gemonitort werden!

Bei gefäßchirurgischen Eingriffen scheint eine intraoperative Heparinisierung ca. 2 h, eine Vollheparinisierung 6–12 h nach PDK-Anlage sicher zu sein (allerdings unzureichende Datenlage). Hier empfiehlt sich eine präoperative Katheteranlage am Vortag anzustreben!

Hinweis: Die angegebenen Zeitintervalle gelten sowohl für die rückenmarksnahen als auch für die peripheren Katheterverfahren, sowie ebenfalls für die Katheterlagekorrekturen. Mangels valider Daten kann jedoch anhand praktischer Erfahrungen davon ausgegangen werden, dass die Entfernung von peripheren Kathetern an kompressiblen Stellen (z. B. Femoraliskatheter) nach kürzeren Zeitabständen (bis zu einer Halbwertszeit) sicher ist.

Tab. 17.30 Empfohlene Zeitintervalle vor und nach rückenmarksnaher Punktion bzw. Katheterentfernung (modifiziert nach DGAI 2014)

	Therapiepause vor Punktion/ Katheterentfernung	Therapiebeginn nach Punktion/ Katheterentfernung*	Laborkontrolle
Heparine			
Unfraktionierte Heparine (Prophylaxe, ≤15.000 IE/d)	4 h	1 h	Thrombozyten bei Therapie >5 Tagen
Unfraktionierte Heparine (Therapie)	i.v. 4–6 h, s.c. 8–12 h (aPTT oder ACT im Normbereich)	1 h, 6–12 h nach i.v.-Therapie (keine i.v. Bolusgabe)	aPTT, (ACT), Thrombozyten
Niedermolekulare Heparine (Prophylaxe[a])	12 h	4 h	Thrombozyten bei Therapie >5 Tagen
Niedermolekulare Heparine (Therapie[b])	24 h (Anti-Xa unter Nachweisgrenze)	4 h	Thrombozyten, Anti-Xa
Direkte Thrombininhibitoren*			
Argatroban (Argatra®)	4 h (aPTT im Normbereich)	5–7 h	aPTT, ACT, ECT

Desirudin, Lepirudin		8–10 h (aPTT im Normbereich)	6 h	aPTT, ECT
Bivalirudin (Angiox®)		4 h (aPTT im Normbereich)	8 h	ACT
Dabigatran (Pradaxa®)	1×150–220 mg/d	28–34 h	6 h	
	2×150 mg/d	56–85 h (–5 Tage[c])	6 h	(aPTT), Thrombinzeit, ECT
Systemisches Pentasaccharide				
Fondaparinux (Arixtra®)	Prophylaxe (≤2,5 mg/d)	36–42 h	6–12 h	(Anti-Xa)
	Therapie (10 mg/d)	Kontraindiziert		
Direkte Faktor-Xa-Inhibitoren				
Rivaroxaban (Xarelto®)**	1×10 mg/d	22–26 h	4–6 h (nach traumatischer Punktion 24 h Pause)	Quick, Anti-Xa
	2×15 mg/d, 1×20 mg/d	44–65 h	4–6 h	Quick, Anti-Xa

Tab. 17.30 (Fortsetzung)

		Therapiepause vor Punktion/ Katheterentfernung	Therapiebeginn nach Punktion/ Katheterentfernung*	Laborkontrolle
Apixaban (Eliquis®)	2×2,5 mg/d	26–30 h	5–7 h	Quick, Anti-Xa
	2×5 mg/d	40–75	5–7 h	Quick, Anti-Xa
Edoxaban (Lixiana®)	1×30 mg/d	20–28 h	6–7 h	
	1×60 mg/d	40–60 h		
Heparinoide (s.c.) Danaproide		Anti-Xa-Aktivität im Normbereich (ca. 2 Tage)[d]	3–4 h	Anti-Xa
Vitamin-K-Antagonisten		INR <1,4 (ca. 2 Tage)	Sofort	INR
Argatroban*		4 h (aPTT im Normbereich)	4 h	aPTT, ECT, ACT
Cyclooxygenasehemmer				
ASS (100 mg)***-Monotherapie		Keine	Sofort	

NSAR	Keine	Sofort	
Selektive COX-II-Hemmer	Keine	Sofort	
Aggrenox (Dipyridamol + ASS)	Keine	Sofort	–
ADP-Rezeptor-Antagonisten			
Clopidogrel (Plavix®)	7–10 Tage	Sofort	PFA
Ticlodipin (Tiklid®)	7–10 Tage	Sofort	PFA
Prasugrel (Efient®)	7–10 Tage	6 h	PFA
Ticagrelor (Brilique®)	5–7 Tage	6 h	PFA
Cilostazol (Pletal®)	42 h	5 h	–
Antiaggregatorische Prostaglandine			
Iloprost	2 h	8 h	
Prostazyklin (Epoprostenol)	10 min	Sofort	
Prostaglandin E1	Mindestens 10 min	8 h	

Tab. 17.30 (Fortsetzung)

	Therapiepause vor Punktion/ Katheterentfernung	Therapiebeginn nach Punktion/ Katheterentfernung*	Laborkontrolle
Glykoprotein-IIb/IIIa-Inhibitoren			
Abciximab	Kontraindikation für Katheteranlage/48 h vor Katheterentfernung	8 h	aPTT, (PFA), Thrombozyten
Tirofiban (Aggrastat®)	Kontraindikation für Katheteranlage/8–10 h	6 h	aPTT, (PFA), Thrombozyten
Eptifibatid	Kontraindikation für Katheteranlage/8–10 h vor Katheterentfernung	6 h	
NSAR	Keine	Sofort	–
Dipyridamol	KI	5–6 h	–

Gerinnungsbeeinflussende Pflanzenpräparate			
Ginseng-Präparate	>7 Tage	Sofort	
Gingko-Präparate	>36 h	Sofort	
Knoblauch-Präparate	>7 Tage	Sofort	

Alle Zeitangaben beziehen sich auf Patienten mit einer normalen Nierenfunktion. Bei differierenden Angaben zwischen DGAI. ÖGARI und ASA wurde der längere Zeitintervall angegeben.

[a]Enoxaparin-Natrium (Clexane®) 20–40 mg/d, Certoparin-Natrium (Mono-Embolex®) 3000 IE/d, Nadroparin-Kalzium (Fraxiparin®) 0,2–0,4 ml, Dalteparin-Natrium (Fragmin®) 2500–5000 IE, Tinzaparin (Innohep®) 3500 AntiXa IE = 0,35 ml

[b]Enoxaparin-Natrium (Clexane®) 2×1 mg bzw. 100 IE/kg pro Tag s.c., Certoparin-Natrium (Mono-Embolex® Therapie) 2×8000 IE/d, Nadroparin-Kalzium (Fraxiparin®) 0,6–1,0 ml/d, Dalteparin-Natrium (Fragmin®) 1×200 IE/kg s.c. pro Tag, Tinzaparin (Innohep®) 1×175 Anti-Xa IE/kg/d

[c]Je nach Nierenfunktion. Single-shot-Verfahren, bei Katheteranlagen eher kontraindiziert!

[d]Die Anlage von Regionalanästhesieverfahren unter der Behandlung mit Heparinoide wird aufgrud deren langen Halbwertzeit und vorhandenen Alternativen als kontraindiziert angesehen!

* ASA empfiehlt die Vermeidung neuroaxialer Blockaden.

** Verlängertes Zeitintervall bei Leberinsuffizienz

*** Bei Kombinationstherapie NMH einmalig am Vorabend der Operation pausieren. Bei auffälliger Blutungsanamnese Aspirin 48–72 h vor Punktion pausieren.

Serviceteil

H. Taghizadeh, *Pocket Guide Anästhesie*,
DOI 10.1007/978-3-662-52754-2,

Stichwortverzeichnis

A

D

E

F

G

H

I

J

K

L

M

N

O

P

Q

R

S

T

U

V

Z

Printing: Bariet Ten Brink, Meppel, The Netherlands
Binding: Bariet Ten Brink, Meppel, The Netherlands